Die endokrine Chirurgie

Jannik J. P. Dreesen

Die endokrine Chirurgie

Entwicklung im deutschsprachigen
Raum nach dem Zweiten Weltkrieg

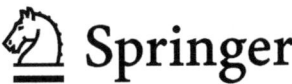

Jannik J. P. Dreesen
Medizin
Philipps-Universität Marburg
Heidelberg, Deutschland

Bei dieser Publikation handelt es sich um eine Dissertation der Philipps-Universität Marburg, vollzogen am 30.01.2024. Der originale Titel der Dissertation lautet: „Die Entwicklung der endokrinen Chirurgie im deutschsprachigen Raum nach dem Zweiten Weltkrieg".

ISBN 978-3-658-46019-8   ISBN 978-3-658-46020-4 (eBook)
https://doi.org/10.1007/978-3-658-46020-4

Die Deutsche Nationalbibliothek verzeichnet diese Publikation in der Deutschen Nationalbibliografie; detaillierte bibliografische Daten sind im Internet über https://portal.dnb.de abrufbar.

© Der/die Herausgeber bzw. der/die Autor(en), exklusiv lizenziert an Springer Fachmedien Wiesbaden GmbH, ein Teil von Springer Nature 2024

Das Werk einschließlich aller seiner Teile ist urheberrechtlich geschützt. Jede Verwertung, die nicht ausdrücklich vom Urheberrechtsgesetz zugelassen ist, bedarf der vorherigen Zustimmung des Verlags. Das gilt insbesondere für Vervielfältigungen, Bearbeitungen, Übersetzungen, Mikroverfilmungen und die Einspeicherung und Verarbeitung in elektronischen Systemen.
Die Wiedergabe von allgemein beschreibenden Bezeichnungen, Marken, Unternehmensnamen etc. in diesem Werk bedeutet nicht, dass diese frei durch jede Person benutzt werden dürfen. Die Berechtigung zur Benutzung unterliegt, auch ohne gesonderten Hinweis hierzu, den Regeln des Markenrechts. Die Rechte des/der jeweiligen Zeicheninhaber*in sind zu beachten.
Der Verlag, die Autor*innen und die Herausgeber*innen gehen davon aus, dass die Angaben und Informationen in diesem Werk zum Zeitpunkt der Veröffentlichung vollständig und korrekt sind. Weder der Verlag noch die Autor*innen oder die Herausgeber*innen übernehmen, ausdrücklich oder implizit, Gewähr für den Inhalt des Werkes, etwaige Fehler oder Äußerungen. Der Verlag bleibt im Hinblick auf geografische Zuordnungen und Gebietsbezeichnungen in veröffentlichten Karten und Institutionsadressen neutral.

Planung/Lektorat: Renate Scheddin
Springer ist ein Imprint der eingetragenen Gesellschaft Springer Fachmedien Wiesbaden GmbH und ist ein Teil von Springer Nature.
Die Anschrift der Gesellschaft ist: Abraham-Lincoln-Str. 46, 65189 Wiesbaden, Germany

Wenn Sie dieses Produkt entsorgen, geben Sie das Papier bitte zum Recycling.

*Meinen Eltern
in Dankbarkeit gewidmet*

Danksagungen

Zum Abschluss möchte ich denjenigen im besonderen Maße meinen Dank aussprechen, die mich in der Vorbereitung, bei der Quellenrecherche und beim Schreiben dieser Arbeit unterstützt haben und ohne deren Hilfe und Beistand diese Arbeit nicht vorstellbar wäre.

Meinen Eltern möchte ich für die andauernde Liebe, Geduld und Unterstützung danken, die mir besonders in der Zeit der Entstehung dieser Arbeit zuteilwurde. Danke meinem Bruder für Rat und Zuspruch, die mir allzeit viel bedeuten. Für die vielen Gespräche, guten Ratschläge und Eure Unterstützung ein herzliches Dankeschön.

Herrn Prof. Dr. med. Helmut Wolf möchte ich für seine Beratung zum Schreiben akademischer Texte und dem Vorgehen in der Quellenrecherche herzlich danken, was ein zügiges Vorankommen gerade zu Beginn der Arbeitsphase in der Quellensuche und dem Schreiben sehr erleichterte. Einen weiteren Dank möchte ich den Mitarbeiterinnen und Mitarbeitern der Universitätsbibliothek der Philipps-Universität Marburg aussprechen, die in kurzer Zeit eine umfangreiche Menge Literatur bereitgestellt, für meine Einsicht vorbereitet und so auch zum Erfolg dieser Arbeit beigetragen haben. Für die Bereitstellung der historischen Leitlinien sowie der Abbildungen der CAEK möchte ich den Fachgesellschaften der CAEK, DGCH und der DGAV danken. Dank gebührt auch den Mitarbeiterinnen und Mitarbeitern von ‚Scribbr', die die Arbeit in Bezug auf Orthographie und Grammatik lektorierten. Ebenso möchte ich Frau Prof. Dr. med. Katharina Holzer für den Austausch und die guten Anregungen gerade zum Abschluss meiner Arbeit danken.

Zu guter Letzt gebührt mein besonderer Dank Prof. Dr. med. Detlef K. Bartsch, der mir das Thema dieser Arbeit überließ und mich über den gesamten Arbeitsprozess in direkter und umfänglicher Art und Weise betreut hat. Für die Arbeit, Ihre Unterstützung, die guten Anregungen und den regelmäßigen, direkten und schnellen Austausch möchte ich Ihnen sehr herzlich danken.

Zusammenfassung

Vor 80 Jahren begann sich die endokrine Chirurgie als Subdisziplin der Allgemein- und Viszeralchirurgie im deutschsprachigen Raum zu etablieren. Im Jahr 1982 wurde die Chirurgische Arbeitsgemeinschaft Endokrinologie (CAEK) in Marburg gegründet, um die Entwicklung der endokrinen Chirurgie im deutschen Sprachraum wissenschaftlich und praktisch zu fördern sowie die Zusammenarbeit chirurgischer und nichtchirurgischer medizinischer Fachrichtungen zu stärken. Die historische Entwicklung der endokrinen Chirurgie im deutschsprachigen Raum seit dem Zweiten Weltkrieg ist weitgehend unerforscht. Ziel ist es, basierend auf einer systematischen Literaturrecherche die Entwicklung der endokrinen Chirurgie im deutschsprachigen Raum seit Mitte des 20. Jahrhunderts sowie den Beitrag deutschsprachiger Chirurgen zu dieser Entwicklung zu untersuchen. Die Chirurgie der Schilddrüse, Nebenschilddrüsen, Nebennieren und endokrin aktiven Tumoren des gastroenteropankreatischen Systems hat sich seit Ende des Zweiten Weltkrieges grundlegend geändert. Wandlungen im physiologischen und pathophysiologischen Verständnis endokriner Organe und ihrer Erkrankungen gingen Hand in Hand mit der Beschreibung neuer – und Weiterentwicklung von Therapien bekannter – Krankheitsbilder und führten zur Entwicklung zunehmend pathologieangepasster chirurgischer Strategien. Veränderte Lebensgewohnheiten und eine höhere Sensibilität für Erkrankungen der endokrinen Organe sowie neue diagnostische Methoden führten zu früheren Krankheitsdiagnosen und förderten die Chirurgie diskreterer Pathologien verglichen zur Mitte des 20. Jahrhunderts. Seit den 1990-er Jahren ist die endokrine Chirurgie durch eine fortschreitende Minimalisierung und Fokussierung ihrer Eingriffe gekennzeichnet. Laparoskopische, endoskopische und robotergestützte

Verfahren gewannen an Bedeutung in der Therapie meist kleiner, solitärer Pathologien. Die Entwicklung neuer technischer und biochemischer Hilfen sowie neuer Methoden der Lokalisationsdiagnostik unterstützten den Schutz anatomischer Strukturen und die intraoperative Kontrolle des chirurgischen Erfolgs. Deutschsprachige Chirurgen leisten seit den 1980-er Jahren einen immer größeren Beitrag auf dem Gebiet der endokrinen Chirurgie im deutsch- wie im nichtdeutschsprachigen Raum. Einen wichtigen unterstützenden Beitrag zu dieser Entwicklung leistet die CAEK mit jährlichen Tagungen, der Erstellung wissenschaftlicher Leitlinien und Unterstützung prospektiv-randomisierter klinischer Studien. Neu- und Weiterentwicklungen innerhalb der endokrinen Chirurgie sind in der weiteren Minimalisierung chirurgischer Eingriffe, der Anpassung chirurgischer Strategien an Pathologien und Pathologievarianten des menschlichen Endokriniums und in der Etablierung neuer molekularbiologischer und genetischer Methoden in Diagnostik und Therapie zu erwarten.

Summary

About 80 years ago, endocrine surgery began to establish as a subdiscipline of general and visceral surgery in German-speaking Central Europe. In 1982, the Surgical Working Group Endocrinology (Chirurgische Arbeitsgemeinschaft Endokrinologie, CAEK) was founded in Marburg to promote the development of endocrine surgery in the German-speaking regions both scientifically and practically and to strengthen cooperation between surgical and non-surgical medical specialities. The historical development of endocrine surgery in German-speaking countries since the Second World War is largely unexplored. The aim is to shed light on the development of endocrine surgery in German-speaking countries since the middle of the 20th century based on a systematic literature review and to examine the contribution of German-speaking surgeons to this development. Surgery of the thyroid, parathyroid and adrenal glands as well as endocrine active tumours of the gastroenteropancreatic system has changed fundamentally since the end of the Second World War. Progress and changes in the physiological and pathophysiological understanding of the endocrine organs and their diseases have gone hand in hand with the description of new and the development of therapies for already known clinical pictures and have led to the development of increasingly pathology-adapted surgical strategies. Changing lifestyles and a greater sensitivity to diseases of the endocrine organs, as well as newly developed diagnostic methods, led to earlier diagnosis and promoted the surgery of more discrete pathologies compared to the mid-20th century. Since the 1990s, the minimalization of surgical procedures has shaped endocrine surgical strategies. Laparoscopic, endoscopic and robot-assisted procedures gained importance in the therapy of mostly small, benign and solitary pathological changes in endocrine organs. The development of new technical and biochemical tools as well as new methods of localisation diagnostics supported the effective protection of sensitive anatomical structures and the control of surgical success. German-speaking surgeons have played an increasingly important role in endocrine surgery since the 1980s, both in German- and non-German-speaking countries. The CAEK makes an important supporting contribution to this development with annual meetings, the development of scientific guidelines and the support of large-scale prospective randomised clinical trials. New and further developments within endocrine surgery can be expected in the further minimisation of surgical interventions, the adaptation of surgical strategies to pathologies and pathological variants of the human endocrine system and in the establishment of new molecular biological and genetic methods in diagnostics and therapy. All this makes endocrine surgery a demanding and multi-layered surgical discipline.

Inhaltsverzeichnis

1	**Einleitung und Vorbemerkungen**	1
1.1	Einleitung	1
1.2	Die „endokrine Chirurgie" als chirurgische Subdisziplin	2
1.3	Die historische Entwicklung der Chirurgie endokriner Organe bis 1945	3
	1.3.1 Chirurgie der Schilddrüse	3
	1.3.2 Chirurgie der Nebenschilddrüsen	8
	1.3.3 Chirurgie der Nebennieren	9
	1.3.4 Chirurgie neuroendokriner Neoplasien von Pankreas und Ileum	12
1.4	Fragestellung der Arbeit	14
2	**Material und Methoden**	17
3	**Meilensteine in der endokrinen Chirurgie seit 1945**	21
3.1	Meilensteine in der Schilddrüsenchirurgie seit 1945	21
	3.1.1 Wandel der Operationstechnik in der Chirurgie der benignen Struma	22
	3.1.2 Intraoperative Schonung des N. laryngeus recurrens	33
	3.1.3 Erhalt der Nebenschilddrüsenfunktion in der Schilddrüsenchirurgie	44
	3.1.4 Entwicklung neuer Ligatur- und Versiegelungsmethoden in der Chirurgie der Schilddrüse	48

3.1.5 Alternative Zugangswege in der
Schilddrüsenchirurgie 52
3.1.6 Neue Ablationsverfahren bei (nicht-)funktionellen
Schilddrüsenknoten 62
3.1.7 Entwicklung der Chirurgie der
Schilddrüsenmalignome 65
3.2 Meilensteine in der Nebenschilddrüsenchirurgie seit 1945 86
    3.2.1 Wandel der Operationstechnik des primären
Hyperparathyreoidismus 87
    3.2.2 Entwicklung präoperativer
lokalisationsdiagnostischer Methoden in der
Nebenschilddrüsenchirurgie 95
    3.2.3 Intraoperative Parathormonbestimmung 103
    3.2.4 Entwicklung der Methoden der Autotransplantation
und Kryokonservierung operativ entnommenen
Nebenschilddrüsengewebes 107
    3.2.5 Entwicklung des chirurgischen Vorgehens
in der Therapie des sekundären (renalen)
Hyperparathyreoidismus 111
3.3 Meilensteine in der Nebennierenchirurgie seit 1945 116
    3.3.1 Entwicklung des prä- und perioperativen
medikamentösen Managements in der Chirurgie von
Nebennierenrinde und -mark 117
    3.3.2 Entwicklung präoperativer
lokalisationsdiagnostischer Verfahren in der
Chirurgie der Nebennieren 121
    3.3.3 Entwicklung der Operationstechniken in der
Nebennierenchirurgie 125
    3.3.4 Entwicklung der operativen Zugangswahl der
Nebennierenchirurgie 142
3.4 Meilensteine der Chirurgie neuroendokriner Neoplasien des
Pankreas und Ileums seit 1945 152
    3.4.1 Das Insulinom 155
    3.4.2 Das Gastrinom oder Zollinger-Ellison-Syndrom 165
    3.4.3 Seltene und sehr seltene pankreatische
neuroendokrine Neoplasien 173
    3.4.4 Die nichtfunktionellen pankreatischen
neuroendokrinen Neoplasien 177

	3.4.5	Die multiple endokrine Neoplasie Typ 1 und die Entwicklung der Chirurgie hiermit assoziierter neuroendokriner Neoplasien	182
	3.4.6	Die neuroendokrinen Neoplasien des Ileums	197
4	**Entwicklung und Bedeutung der chirurgischen Arbeitsgemeinschaft Endokrinologie (CAEK)**		205
5	**Bedeutende deutschsprachige Endokrine Chirurgen und ihr Einfluss auf die Endokrine Chirurgie**		211
	5.1	Hans-Dietrich Röher	211
	5.2	Matthias Rothmund	212
	5.3	Henning Dralle	213
	5.4	Peter E. Goretzki	214
	5.5	Bruno Niederle	214
	5.6	Martin K. Walz	215
	5.7	Detlef K. Bartsch	216
6	**Diskussion**		217
	6.1	Ungeklärte Fragen der endokrinen Chirurgie	217
		6.1.1 Schilddrüsenchirurgie	217
		6.1.2 Nebenschilddrüsenchirurgie	221
		6.1.3 Nebennierenchirurgie	223
		6.1.4 Chirurgie neuroendokriner Tumoren von Pankreas und Ileum	224
	6.2	Fazit	228

Anhang 237

Literaturverzeichnis 239

Abkürzungsverzeichnis

A.	Arteria
ABBA	Axillo-bilateral-breast approach
ACC	Adrenokortikales Karzinom
ACE	Arbeitsgemeinschaft Chirurgische Endokrinologie
AGS	Adrenogenitales Syndrom
APA	Aldosteronproduzierendes Adenom
APUD-System	Amine-precursor-uptake-and-decarboxylation-System
ATC	Anaplastisches Schilddrüsenkarzinom
AWMF	Arbeitsgemeinschaft der Wissenschaftlichen Medizinischen Fachgesellschaft
BABA	Bilateral axillo-breast approach
CAEK	Chirurgische Arbeitsgemeinschaft Endokrinologie
cfDNA	Cell-free DNA
cIONM	Kontinuierliches intraoperatives Neuromonitoring
CT	Computertomographie
ctDNA	Frei zirkulierende Tumor-DNA
DGAV	Deutsche Gesellschaft für Allgemein- und Viszeralchirurgie
DGCH	Deutsche Gesellschaft für Chirurgie
DTC	Differenziertes Schilddrüsenkarzinom
EndoCATS	Endoscopic cephalic access thyroid surgery
ENETS	European Neuroendocrine Tumors Society
ESES	European Society of Endocrine Surgeons
EUS	Endoskopischer Ultraschall

FMTC	Familiäres medulläres Schilddrüsenkarzinom
FNAB	Feinnadelaspirationsbiopsie
FTC	Follikuläres Schilddrüsenkarzinom
GEP-NEN	Gastroenteropankreatische neuroendokrine Neoplasien
GLP-1	Glucagon-like peptide-1
H2-Blocker	Histamin-H2-Rezeptorblocker
HIFU	Hochfrequenzultraschallablation
HNO	Hals-Nasen-Ohrenheilkunde
HPT	Hyperparathyreoidismus
IAES	International Association of Endocrine Surgeons
ICG	Indocyaningrün
iIONM	Intermittierendes intraoperatives Neuromonitoring
ioPTH	Intraoperatives Parathormon
IOUS	Intraoperativer Ultraschall
LA	Laserablation
LOS	Loss of signal
M.	Musculus
MEA	Multiple endokrine Adenomatose
MEN1	Multiple endokrine Neoplasien Typ 1
MEN2	Multiple endokrine Neoplasien Typ 2
MIBG-Szintigraphie	131-Jod-meta-Benzyl-Guanidin-Szintigraphie
MIFTC	Minimalinvasives follikuläres Schilddrüsenkarzinom
MIVAT	Minimally invasive video-assisted thyroidectomy
MRT	Magnetresonanztomographie
MTC	Medulläres Schilddrüsenkarzinom
MWA	Mikrowellenablation
N.	Nervus
NAR	Nerves at risk
NEC	Neuroendokrines Karzinom
NEN	Neuroendokrine Neoplasien
NET	Neuroendokriner Tumor
NF1	Neurofibromatose Typ 1
NF-dpNEN	MEN1-assoziierte nichtfunktionelle pankreatische neuroendokrine Neoplasien
NF-pNEN	Nichtfunktionelle pankreatische neuroendokrine Neoplasien
NIFTP	Noninvasive follicular thyroid neoplasm with papillary-like nuclear feature
NIR	Near-infrared fluoresence

Nn.	Nervi
NOTES	Natural orifice transluminal endoscopic surgery
OMIP	Offen minimalinvasive Parathyreoidektomie
PET	Positronen-Emissions-Tomographie
PGL	Paragangliomsyndrom
pHPT	Primärer Hyperparathyreoidismus
PMTC	Papilläres Mikrokarzinom der Schilddrüse
pNEN	Pankreatische neuroendokrine Neoplasien
PPI	Protonenpumpenhemmer
PPPD	Pyloruserhaltende partielle Pankreatikoduodenektomie
PRRT	Peptide receptor radionuclide therapy
PTC	Papilläres Schilddrüsenkarzinom
PTH	Parathormon
PTP	Perkutane transhepatische Portographie
RFA	Radiofrequenzablation
SASI-Test	Selective arterial secretin injection test
SDH	Succinat-Dehydrogenase
sHPT	Sekundärer Hyperparathyreoidismus
SI-NEN	Small intestinal neuroendocrine neoplasia
SPECT	Single-photon emission computer tomography
SRS	Somatostatinrezeptorszintigraphie
TOETVA	Transoral endoscopic thyroidectomy vestibular approach
TOVAT	Totally transoral video-assisted thyroidectomy
V.	Vena
vHL	Von-Hippel-Lindau-Syndrom
VIP	Vasoaktives intestinales Peptid
VMS	Verner-Morrison-Syndrom
WIFTC	Weitinvasives follikuläres Schilddrüsenkarzinom
ZES	Zollinger-Ellison-Syndrom

Abbildungsverzeichnis

Abbildung 1.1	Theodor Billroth, 1887 (Wikimedia Commons contributors 2015)	4
Abbildung 1.2	Theodor Kocher, vor 1909 (Wikimedia Commons contributors 2020)	5
Abbildung 1.3	„Beiträge zur Anatomie der Struma und zur Kropfoperation." (Enderlen und Hotz 1918, S. 57)	6
Abbildung 1.4	Ludwig Rehn, vor 1929 (Wikimedia Commons contributors 2022)	7
Abbildung 1.5	„Hr. F. Mandl: Therapeutischer Versuch bei Ostitis fibrosa generalisata mittels Exstirpation eines Epithelkörperchentumors." (Mandl 1925, S. 1343)	9
Abbildung 1.6	„Ein Fall von doppelseitigem, völlig latent verlaufenen Nebennierentumor und gleichzeitiger Nephritis mit Veränderungen am Circulationsapparat und Retinitis" (Fränkel 1886, S. 244)	12
Abbildung 1.7	„Contribution à l'étude des Paragangliomes." (Von der Mühll 1928)	12
Abbildung 1.8	Paul Langerhans, 1878 (Wikimedia Commons contributors 2014)	13

Abbildung 1.9	„Ueber den primären Krebs des Ileum nebst Bemerkungen über das gleichzeitige Vorkommen von Krebs und Tuberculose." (Lubarsch 1888, S. 280)	14
Abbildung 1.10	„Karzinoide Tumoren des Dünndarms." (Oberndorfer 1907, S. 426)	14
Abbildung 3.1	Ludwig Zukschwerdt (Wikimedia Commons contributors 2021a)	24
Abbildung 3.2	„Die gezielte Operationstechnik im Nichtendemiegebiet (mit besonderer Berücksichtigung des Adenomproblems)" (Zukschwerdt und Bay 1963, S. 823)	25
Abbildung 3.3	„Die selektive Strumektomie" (Gemsenjäger 1973, S. 492)	26
Abbildung 3.4	„Surgery for Graves' Disease: Total versus Subtotal Thyroidectomy – Results of a Prospective Randomized Trial" (Witte et al. 2000, S. 1303)	32
Abbildung 3.5	„Über die Möglichkeiten einer Schädigung des Nervus recurrens bei Strumektomien – Eine anatomische Untersuchung" (Priesching und Schönbauer 1957, S. 646)	36
Abbildung 3.6	„Prävention der Rekurrensparese und der Nebenschilddrüsen-Läsion bei Thyreoidektomie" (Tschantz 1978, S. 2286)	37
Abbildung 3.7	„Intraoperatives Neuromonitoring des Nervus laryngeus recurrens – routinemäßiger Einsatz in der Schilddrüsenchirurgie" (Kienast et al. 1998, S. 1058)	41
Abbildung 3.8	„Erstes kontinuierliches Nerven-Monitoring in der Schilddrüsenchirurgie" (Lamadé et al. 2000, S. 551)	42
Abbildung 3.9	„Thyroid Surgery without Knot Tying" (Goretzki et al. 2003, S. 430)	51
Abbildung 3.10	„Ein Beitrag zur Kosmetik bei der Strumaoperation" (Zachert 1958, S. 96)	52
Abbildung 3.11	„Die videoskopisch-assistierte Hemithyreoidektomie" (Walz et al. 2001, S. 1054)	54

Abbildung 3.12	„Cervical scarless endoscopic thyroidectomy: Axillo-bilateral-breast approach (ABBA)" (Bärlehner und Benhidjeb 2008, S. 154)	56
Abbildung 3.13	„Invisible scar endoscopic thyroidectomy by the dorsal approach: experimental development of a new technique with human cadavers and preliminary clinical results" (Schardey et al. 2008, S. 813)	57
Abbildung 3.14	„Endoscopic minimally invasive thyroidectomy: first clinical experience" (Wilhelm und Metzig 2010, S. 1757)	58
Abbildung 3.15	„Transorale partielle Parathyreoidektomie" (Karakas et al. 2010, S. 1020)	59
Abbildung 3.16	„Robotic Resection of an Ectopic Goiter in the Mediastinum" (Bodner et al. 2005, S. 249)	60
Abbildung 3.17	„Ultrasound guided percutaneous microwave ablation of hypofunctional thyroid nodules: evaluation by scintigraphic 99mTc-MIBI imaging" (Korkusuz et al. 2013, N68)	64
Abbildung 3.18	„Wann ist bei der malignen Struma die erweiterte Radikaloperation angezeigt?" (Huber 1956, S. 417)	67
Abbildung 3.19	Änderung der Resektionsstrategie in der Chirurgie der Struma maligna der Zeiträume 1955–1967 und 1968–1974 des Universitätsklinikums Heidelberg bei 105 resp. 149 Patienten (modifiziert nach Wahl et al. 1977, S. 15)	71
Abbildung 3.20	„Compartment-Oriented Microdissection of Regional Lymph Nodes in Medullary Thyroid Carcinoma" (Dralle et al. 1994a, S. 112)	79
Abbildung 3.21	„Prophylactic Thyroidectomy in 75 Children and Adolescents with Hereditary Medullary Thyroid Carcinoma: German and Austrian Experience" (Dralle et al. 1998, S. 744)	82
Abbildung 3.22	„Radikale chirurgische Intervention mit konventioneller Radiatio versus multimodalem Therapieschema beim undifferenzierten Schilddrüsenkarzinom" (Scheumann et al. 1990, S. 271)	85

Abbildung 3.23	„Chirurgie der Epithelkörperchen (Chirurgisches Referat)" (Schwaiger 1967, S. 190)	86
Abbildung 3.24	„Zur Technik der Parathyreoidektomie bei Ostitis fibrosa auf Grund neuer Beobachtungen" (Mandl 1933, S. 362)	88
Abbildung 3.25	„Primary Hyperparathyroidism due to Solitary Adenoma" (Tibblin et al. 1991, S. 511)	91
Abbildung 3.26	„Minimally invasive video-assisted parathyroidectomy – selective approach to localized single gland adenoma" (Dralle et al. 1999, S. 556)	93
Abbildung 3.27	„Auffinden eines Nebenschilddrüsen-Adenoms erst nach szintigraphischer Darstellung mit 75Se-Methionin" (Bartelheimer et al. 1965, S. 854)	98
Abbildung 3.28	„Szintigraphische Darstellung ektoper Nebenschilddrüsenadenome mit 99mTc-MIBI – 2 Fallbeispiele" (Diaz et al. 1994, S. 42)	100
Abbildung 3.29	„Szintigraphische Darstellung von Adenomen der Nebenschilddrüse mit 99mTc-Sestamibi in einem Strumaendemiegebiet" (Joseph et al. 1994, S. 93)	100
Abbildung 3.30	„Intraoperative and Postoperative PTH Secretion Mode in Patients with Hyperparathyroidism" (Fischer et al. 1990, S. 349)	105
Abbildung 3.31	„Totale Parathyreoidektomie und autologe Epithelkörperchen-Transplantation bei sekundärem Hyperparathyreoidismus" (Rothmund et al. 1976, S. 1669)	108
Abbildung 3.32	„Autotransplantation von kältekonserviertem menschlichem Nebenschilddrüsengewebe" (Wagner et al. 1981, S. 363)	109
Abbildung 3.33	„Die Behandlung des sekundären Hyperparathyreoidismus" (Pichlmaier und Edel 1971, S. 884)	112
Abbildung 3.34	„Subtotal Parathyroidectomy versus Total Parathyroidectomy and Autotransplantation in Secondary Hyperparathyroidism: A Randomized Trial" (Rothmund et al. 1991, S. 745)	113

Abbildung 3.35	„Total Parathyroidectomy With Routine Thymectomy and Autotransplantation Versus Total Parathyroidectomy Alone for Secondary Hyperparathyroidism" (Schlosser et al. 2016, S. 745)	115
Abbildung 3.36	„Zur Diagnose, Klinik und operativen Therapie des Phäochromocytoms. Histamintest und Dibenamin" (Spühler et al. 1949, S. 357)	118
Abbildung 3.37	„Ueberfunktion des gesamten Nebennierensystems ohne anatomischen Befund" (Bauer 1930, S. 592)	126
Abbildung 3.38	„Über hormonbildende Geschwülste." (Linder 1949, S. 137)	127
Abbildung 3.39	„Ein Fall von primärem Aldosteronismus" (Böhm et al. 1960, S. 1161)	130
Abbildung 3.40	„Über Diabetes mellitus bei Nebennierenmarktumoren" (Lohmann 1950, S. 138)	132
Abbildung 3.41	„Operative Therapie des sporadischen und familiären Phäochromozytoms" (Dralle et al. 1988, S. 108)	135
Abbildung 3.42	„Subtotale Adrenalektomie versus Autotransplantation der Nebennierenrinde – Alternativverfahren bei der bilateralen Adrenalektomie bei MEN II?" (Klempa et al. 1989a, S. 266)	136
Abbildung 3.43	Flussdiagramm zum diagnostischen und therapeutischen Vorgehen bei Patienten nach Diagnose eines asymptomatischen, soliden Nebennierentumors (modifiziert nach Reincke et al. 1989, S. 864)	140
Abbildung 3.44	„Zur Freilegung beider Nebennieren" (Nissen 1952, S. 169)	143
Abbildung 3.45	„Laparoskopische Adrenalektomie" (Nies et al. 1993, S. 1831)	146
Abbildung 3.46	„Die endoskopische, extraperitoneale Adrenalektomie" (Heintz und Junginger 1994, S. 1140)	147

Abbildung 3.47	„Die dorsale retroperitoneoskopische Adrenalektomie – eine neue operative Technik" (Walz et al. 1995, S. 53)	148
Abbildung 3.48	„38. Rundgespräch: Chirurgie der Erkrankungen endokriner Organe" (Pichlmayr 1979, S. 195)	154
Abbildung 3.49	„Hyperinsulinismus" (Harnapp 1936, S. 840)	155
Abbildung 3.50	„Pankreatischer Hyperinsulinismus – Wandel des Krankheitsbildes mit spezifischen Unterschieden auch bei sporadischen Erkrankungsformen (Eigene Erfahrung an 144 operierten Patienten von 1986–2009)" (Goretzki et al. 2010, S. 218)	156
Abbildung 3.51	„Therapie des organischen Hyperinsulinismus" (Rothmund und Arnold 1989, S. 468)	159
Abbildung 3.52	„Use of incretin hormone glucagon-like peptide-1 (GLP-1) for the detection of insulinomas: initial experimental results" (Gotthardt et al. 2002, S. 597)	160
Abbildung 3.53	„Minimal-invasive operative Therapie des organischen Hyperinsulinismus" (Langer et al. 2005, S. 514)	163
Abbildung 3.54	„Initial experience in robotic-assisted laparoscopic surgery of insulinomas" (Wullstein et al. 2003, S. 427 und 442)	164
Abbildung 3.55	„Chirurgie des endokrinen Pankreas in der Bundesrepublik" (Kümmerle und Rückert 1978, S. 729)	166
Abbildung 3.56	„Intraoperative biochemische Verifizierung von Gastrinomen mittels Schnell-Radioimmunoassay" (Teichmann et al. 1982, S. 257)	168
Abbildung 3.57	„Rezeptorszintigraphie bei endokrinen gastroenteropankreatischen Tumoren" (Joseph et al. 1992, S. 1025)	169
Abbildung 3.58	„Standardisiertes chirurgisches Konzept zur Diagnostik und Therapie des Zollinger-Ellison-Syndroms" (Weinel et al. 1993a, S. 485)	171

Abbildung 3.59	„Zur Kenntnis eines seltenen, durch ein Pankreasadenom verursachten Krankheitssyndroms" (Zenker et al. 1966b, S. 634)	174
Abbildung 3.60	„Renin producing neuroendocrine pancreatic carcinoma – a case report and review of the literature" (Langer et al. 2002, S. 43)	176
Abbildung 3.61	„Ueber ein endokrin inaktives Carcinom der Langerhansschen Inseln" (Hess 1946, S. 802)	177
Abbildung 3.62	„Positional Cloning of the Gene for Multiple Endocrine Neoplasia-Type 1" (Chandrasekharappa et al. 1997, S. 404)	183
Abbildung 3.63	„Pancreaticoduodenectomy Is the Best Surgical Procedure for Zollinger-Ellison Syndrome Associated with Multiple Endocrine Neoplasia Type 1" (Kong et al. 2022, S. 1928)	188
Abbildung 3.64	„Chirurgie des Hyperinsulinismus" (Peiper und Becker 1971, S. 111)	189
Abbildung 3.65	„Krankheitsbilder und operative Therapie bei multiplen endokrinen Adenomatosen (MEA-Syndrome)" (Teichmann et al. 1980, S. 313)	190
Abbildung 3.66	„Enucleation and Limited Pancreatic Resection Provide Long-Term Cure for Insulinoma in Multiple Endocrine Neoplasia Type 1" (Bartsch et al. 2013, S. 290)	191
Abbildung 3.67	„Minimally Invasive Versus Open Pancreatic Surgery in Patients with Multiple Endocrine Neoplasia Type 1" (Lopez et al. 2016, S. 1729)	193
Abbildung 3.68	„Long-term results of surgery for pancreatic neuroendocrine neoplasms in patients with MEN1" (Lopez et al. 2011, S. 1187)	196
Abbildung 3.69	„Malignes Dünndarmkarzinoid" (Gebauer et al. 1958, S. 620)	197
Abbildung 3.70	„Über den Nachweis von 5-Oxytryptamin (Enteramin, Serotonin) in Carcinoidmetastasen" (Lembeck 1954, S. 50)	198
Abbildung 3.71	„Chirurgie der Karzinoide" (Krauss 1961, S. 309)	199

Abbildung 3.72	„Method for Dissection of Mesenteric Metastases in Mid-gut Carcinoid Tumors" (Öhrvall et al. 2000, S. 1404)	200
Abbildung 3.73	„Vessel-Sparing Lymphadenectomy Should Be Performed in Small Intestine Neuroendocrine Neoplasms" (Bartsch et al. 2022, S. 3610)	202
Abbildung 4.1	Historische Logos der CAEK im zeitlichen Verlauf. Von links nach rechts: Logo 1999–2005 vorgestellt von Dralle auf dem 2. Postgradualen Kongress sowie das Logo der CAEK von 2006–2015 und das aktuelle Logo der CAEK. Gedruckt mit Genehmigung der CAEK, 25.08.2022	206

Tabellenverzeichnis

Tabelle 3.1	Einteilung der histologischen Klassifikation der Struma maligna nach Weglin und Walthard (modifiziert nach Walthard 1963b, S. 819–820)	69
Tabelle 3.2	Einteilung der Struma maligna im Vergleich der histologischen Klassifikationen von Woolner et al. und v. Albertini zusammengestellt durch Borst (modifiziert nach Borst 1966, S. 317)	69
Tabelle 3.3	Kriterien des intraoperativen PTH-Abfalls, Grenzwerte und Einsatzgebiete (modifiziert nach Lorenz und Dralle 2010, S. 638)	106
Tabelle 3.4	Klinische Befunde bei zehn Suszeptibilitätsgenen für Phäochromozytome mit Syndromen, Lokalisation sowie Malignitätsrisiko (modifiziert nach Dobschütz und Neumann 2019, S. 18)	138
Tabelle 4.1	Vorsitzende der CAEK seit ihrer Gründung bis heute (CAEK 2021; DGAV e. V. 2022a; CAEK Chronik 2012)	206
Tabelle 4.2	Jahrestagungen, Tagungsorte und Tagungspräsidenten der CAEK seit ihrer Gründung in Marburg 1982 (CAEK 2021, S. 4, 22–23)	209

Einleitung und Vorbemerkungen 1

1.1 Einleitung

Die Schilddrüse, die Nebenschilddrüsen und Nebennieren, das Pankreas sowie das enteroendokrine System nehmen als hormonproduzierende Organe eine Schlüsselstellung in der Regulation der Stoffwechselvorgänge des menschlichen Organismus ein. Bereits in der Antike und im Mittelalter in Teilen beschrieben (Corner 1931), nahm die operative Therapie innersekretorischer Organe im modernen Sinne Mitte des 19. Jahrhunderts ihren Anfang. Ihre frühe Entwicklung ging von einzelnen Zentren – viele davon im deutschsprachigen Europa – aus. Die Chirurgie der Schilddrüse mit ihren beiden bekanntesten und wegbereitenden Vertretern Theodor Billroth (Abbildung 1.1) und Theodor Kocher (Abbildung 1.2) etablierte sich ab der zweiten Hälfte des 19. Jahrhunderts in Mitteleuropa (Billroth 1869; Kocher 1883). Im Übergang zum 20. Jahrhundert erschienen national wie international erste Berichte zur Nebennierenchirurgie (Thornton 1890; Küster 1896). Ab den 1920-er und 30-er Jahren begannen sich langsam die operative Versorgung der Nebenschilddrüsen (Mandl 1925) und der neuroendokrinen Neoplasien des gastroenteropankreatischen Systems in Deutschland, Österreich, der Schweiz und anderen deutschsprachigen Regionen Europas zu etablieren (Harnapp 1936; Reiter 1937).

Mit der Beschreibung neuer Krankheitsbilder und -syndrome, neuem Verständnis in der Pathophysiologie endokriner Erkrankungen, Möglichkeiten der sicheren externen Hormonsubstitution, neu aufkommenden diagnostischen Methoden der Radioimmunoassays, neuer radiologischer und nuklearmedizinischer Diagnostik und Änderungen chirurgischer Techniken unterlag die endokrine Chirurgie seit Mitte des 20. Jahrhunderts weitreichenden Wandlungen. Geprägt durch die Minimalisierung chirurgischer Eingriffe durch endoskopische und laparoskopische

© Der/die Autor(en), exklusiv lizenziert an Springer Fachmedien Wiesbaden GmbH, ein Teil von Springer Nature 2024
J. J. P. Dreesen, *Die endokrine Chirurgie*,
https://doi.org/10.1007/978-3-658-46020-4_1

Operationsverfahren, neue Gefäßversiegelungstechniken und molekulargenetische Erkenntnisse mit Auswirkungen auf Resektionsausmaß und -zeitpunkt seit den 1990-er Jahren, stellt die moderne endokrine Chirurgie ein differenziertes und vielschichtiges chirurgisches Fach dar (Christoforides et al. 2018; Dralle 2009a; Papadakis et al. 2016; Sessa und Maragliano 2015; Toneto 2014; Toneto et al. 2016).

Eine wichtige Stütze in der Entwicklung der wissenschaftlichen endokrinen Chirurgie stellten die ab den 1970-er Jahren zunächst im skandinavischen – später im englisch- und deutschsprachigen – Raum gegründeten endokrin-chirurgischen Fachgesellschaften dar. Diese garantieren einen innerfachlichen Austausch in der endokrinologischen Chirurgie und wirken gleichzeitig als verbindende Elemente mit nichtchirurgischen Fächern. Im deutschen Sprachraum besteht hierfür die 1982 in Marburg gegründete „Chirurgische Arbeitsgemeinschaft Endokrinologie" (CAEK) (DGAV e. V. o. D.). Auf Internationaler Ebene wurde in San Francisco 1979 die „International Association of Endocrine Surgeons" (IAES) gegründet (Pasieka 2017). In Europa bestehen die „European Society of Endocrine Surgeons" (ESES), deren Gründungskonferenz 2003 in Wien stattfand (ESES 2021), sowie die „European Neuroendocrine Tumors Society" (ENETS), die 2004 in Budapest gegründet wurde (ENETS o. D.).

Zur geschichtlichen und neueren geschichtlichen Entwicklung der endokrinen Chirurgie besteht wenig – und wenn vermehrt englischsprachige – Literatur. Als Standardwerk auf diesem Gebiet zählt Richard Welbourns „The History of Endocrine Surgery", herausgegeben 1990, in dem wesentliche Entwicklungen der endokrinen Chirurgie von ihren frühesten Anfängen bis in die späten 1980-er Jahre behandelt werden (Welbourn et al. 1990). Zeiger et al. veröffentlichten in neuerer Zeit eine Sammlung historischer Anekdoten der Entwicklung der endokrinen Chirurgie von den Anfängen der Schilddrüsenchirurgie bis zur Etablierung von Auswertungskriterien der intraoperativen Parathormonbestimmung in der Nebenschilddrüsenchirurgie (Zeiger et al. 2013).

1.2 Die „endokrine Chirurgie" als chirurgische Subdisziplin

Die endokrine Chirurgie als Subdisziplin der Allgemein- und Viszeralchirurgie umfasst – der CAEK folgend – die operative Versorgung der Schilddrüse, Nebenschilddrüsen, Nebennieren und des endokrinen Pankreas als hormonproduzierende Drüsen des Menschen sowie der neuroendokrinen Tumoren des

Gastrointestinaltraktes (DGAV e. V. o. D.). Hiervon wird die chirurgische Versorgung der Hypophyse und der Gonaden als Ursprung männlicher und weiblicher Geschlechtshormone abgegrenzt, die der Neurochirurgie resp. der Urologie oder Gynäkologie zugeschlagen werden (Primo Medico o. D.). Geprägt wurde der Begriff der „endokrinen Chirurgie" und ihrer oben genannten Operationsfelder im deutschsprachigen Raum zu Beginn der 1980-er Jahre u. a. durch Friedrich Wilhelm Eigler, Professor für Chirurgie der Universität Essen, der diese in einem Rundgespräch zu dringlichen chirurgischen Eingriffen endokriner Organe absteckte. Beeinflusst wurde die Definition der endokrinen Chirurgie dabei maßgeblich durch die Begriffsbestimmung der IAES Ende der 1970-er Jahre (Eigler 1980; Dralle und Machens 2010). Historisch zählte zur allgemein- und viszeralchirurgischen endokrinen Chirurgie auch die Transplantationschirurgie des endokrinen Pankreas und dessen Inselzellapparats – wie auch die bariatrische Chirurgie, die jedoch mit der neueren Begriffsbestimmung ab den 1980-er Jahren dort zusehends verlassen wurden (Pichlmayr 1979; Dralle und Machens 2010).

Die Stellung der endokrinen Chirurgie innerhalb der Allgemein- und Viszeralchirurgie ist nach einem wesentlichen Bedeutungsgewinn zwischen den 1950-er und 80-er Jahren insbesondere durch Überschneidungen mit anderen Fachgebieten und Subspezialisierungen der operativen Medizin in Bezug auf einzelne Organe nicht mehr unumstritten. So werden die Schilddrüsen- und Nebenschilddrüsenchirurgie auch mit der Hals-Nasen-Ohrenheilkunde (HNO), die Nebennierenchirurgie mit der Urologie und die Chirurgie neuroendokriner Tumoren mit der Gastrointestinalchirurgie assoziiert (Dralle 2009a). Seit den 1990-er Jahren sind im englischsprachigen und skandinavischen Raum Abtrennungstendenzen der Chirurgie endokriner Organe von der Allgemein- und Viszeralchirurgie zu beobachten. So ist die Chirurgie der Schilddrüse in skandinavischen Ländern, in Nordamerika und Großbritannien heute auch Teil der HNO. Dort haben sich die endokrin-chirurgischen Fachgesellschaften ebenso für die Aufnahme von HNO-Ärzten geöffnet (Randolph und Healy 2008; Dralle 2009a).

1.3 Die historische Entwicklung der Chirurgie endokriner Organe bis 1945

1.3.1 Chirurgie der Schilddrüse

Bis 1850 waren in der Literatur weltweit etwa 70 Schilddrüsenresektionen unterschiedlichen Ausmaßes – mit einer Sterblichkeitsrate von etwa 40 % – dokumentiert (Süskind 1877). Die Weiterentwicklung chirurgischer Techniken vor dem

Hintergrund neuer anästhesiologischer Methoden (Long 1849, Nachdruck 1991; Schuh 1847), der Einführung der Anti- und Asepsis (Lister 1867) sowie neuen Möglichkeiten des Blutungsmanagements durch den Einsatz von Gefäßklemmen (Wells 1879; Kocher 1882) führte in der Folge zu einem deutlichen Anstieg der Operationszahlen der Schilddrüse bei einem gleichzeitig markanten Rückgang der perioperativen Sterblichkeit. Billroth berichtete 1869 bei insgesamt 59 aufgrund verschiedener Schilddrüsenerkrankungen operierter Patienten aus der Region um Zürich von einer perioperativen Sterblichkeit von 20 % (Billroth 1869). Dem gegenüber stellte Kocher in seinem Lehrbuch „Chirurgische Operationslehre" etwa 40 Jahre später bei 3333 eigenen Schilddrüseneingriffen eine operationsbedingte Sterblichkeit von 0,3 % fest (Kocher 1907), womit sich die Chirurgie der Schilddrüse bis Anfang des 20. Jahrhunderts als eine wichtige therapeutische Strategie gutartiger Schilddrüsenveränderungen etablierte.

Abbildung 1.1 Theodor Billroth, 1887 (Wikimedia Commons contributors 2015)

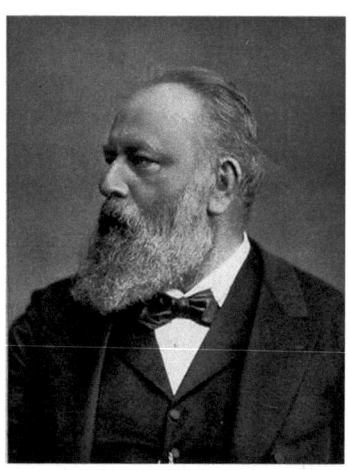

Seit ihren Anfängen stand die Schilddrüsenchirurgie in einem Spannungsfeld zwischen einer ausreichenden Radikalität in der Resektion pathologischen Gewebes, um eine Persistenz oder Rezidivbildung der Struma zu vermeiden, und der Vermeidung von typischen postoperativen Komplikationen wie der Schilddrüsenunterfunktion, der Rekurrensparese und dem permanenten Hypoparathyreoidismus. Vor diesem Hintergrund änderte sich das Operationskonzept der Struma im Laufe der Zeit z. T. erheblich (Gemsenjäger 1993b). Mit einem besseren perioperativen Management der Strumapatienten und der zunehmenden Sicherheit in der technischen Durchführung von chirurgischen Eingriffen an der Schilddrüse wurden zunächst auch deren Resektionskonzepte in ihrem Ausmaß radikaler, was schließlich auch in der vollständigen Organentfernung bei Diagnose der benignen Struma mündete. Vorteile zeigten sich hier in einem geringeren Ausmaß an Blutungskomplikationen bei Entfernung der Schilddrüse innerhalb ihrer Organkapsel sowie einer geringeren Rate an Rezidivbildungen der je zugrundeliegenden Pathologie (Gemsenjäger 1993b). Anfang der 1880-er Jahre beschrieben jedoch sowohl die Cousins Reverdin als auch Kocher den Zusammenhang zwischen der vollständigen Schilddrüsenresektion und der klinischen Erscheinung des „myxoedème operatoire" (Reverdin und Reverdin 1883, S. 126) bzw. der „Cachexia strumipriva" (Kocher 1883, S. 285) als Manifestation des schwerwiegenden und lebensbedrohlichen Schilddrüsenhormonmangels infolge der operativen Organentfernung.

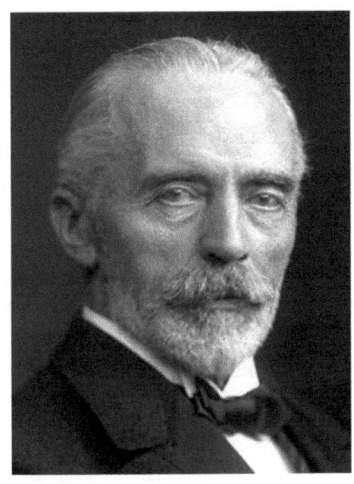

Abbildung 1.2 Theodor Kocher, vor 1909 (Wikimedia Commons contributors 2020)

Ab den 1880-er Jahren etablierten sich damit in der Schilddrüsenchirurgie mit dem Ziel des Erhalts funktionsfähigen Drüsengewebes erneut weniger radikale Resektionskonzepte. Kocher erhielt später für seine Leistungen auf dem Gebiet der Schilddrüsenchirurgie – „for his work on the physiology, pathology and surgery of the thyroid gland" – als einer der wenigen Chirurgen den Nobelpreis für Medizin (NobelPrize.org 2022a).

Im Jahr 1910 stellte Kausch einen systematischen Vergleich der bis dahin üblichen Resektionsverfahren an der Schilddrüse auf. Während sich im Alpenraum anfänglich die von Kocher nachfolgend favorisierte Hemithyreoidektomie in Form der Resektion des dominant vergrößerten Schilddrüsenlappens durchsetzte

(Kausch 1910), fand im Norden und in der Mitte Deutschlands vermehrt die beidseitige subtotale Thyreoidektomie mit Belassen eines dorsalen Rests Schilddrüsengewebes in Form der Keilresektion nach Mikulicz Anwendung (Reinbach 1899). Seltener wurde die – ebenfalls von Kocher entwickelte – Enukleationsresektion genutzt, wobei der ventrale Anteil der Schilddrüse reseziert und im hinteren Schilddrüsenteil eventuell bestehende Knoten enukleiert wurden. Das Resektionsausmaß konnte hierbei abhängig von der angenommenen Schilddrüsenrestfunktion variieren (Kausch 1910). Auch die Hemithyreoidektomie mit kontralateral subtotaler Lappenresektion fand durch Riedel im deutschen Sprachraum Anwendung, setzte sich jedoch zunächst nicht in der Breite durch (Kausch 1910). Internationales Renommee für diese Art der Schilddrüsenresektion erhielten der Amerikaner Hartley und der Australier Dunhill, die dieses fast-totale Resektionskonzept in der operativen Therapie des Morbus Basedow nutzten (Hartley 1905; Dunhill 1909).

Langfristig setzte sich in der Schilddrüsenchirurgie im deutschen Sprachraum die subtotale Resektion nach Mikulicz in ihrer Anwendung durch, die später durch Enderlen und Hotz mit der Unterbindung der Schilddrüsenarterien für das Erreichen geringerer perioperativer Blutungskomplikationen und zur Rezidivprophylaxe modifiziert wurde (Enderlen und Hotz 1918, Abbildung 1.3).

(Aus der Chirurgischen Universitätsklinik Würzburg und dem Diakonissenhaus Freiburg i. Br.)

Beiträge zur Anatomie der Struma und zur Kropfoperation.

Von

Geh. Hofrat Prof. Dr. E. Enderlen und Prof. Dr. G. Hotz.

Mit 4 Tafeln.

Abbildung 1.3 „Beiträge zur Anatomie der Struma und zur Kropfoperation." (Enderlen und Hotz 1918, S. 57).

Ergänzung fand die klinische Klassifikation der Schilddrüsenüberfunktion ab den 1910-er und 20-er Jahren in der Beschreibung des ‚toxischen' bzw. autonomen Adenoms zunächst in den USA und später im deutschen Sprachraum. Der Begriff ‚toxisch' reflektierte auf die eigenständige Produktion von Schilddrüsenhormonen des betroffenen Gewebeareals (Plummer 1913; Breitner 1927).

Abbildung 1.4 Ludwig Rehn, vor 1929 (Wikimedia Commons contributors 2022)

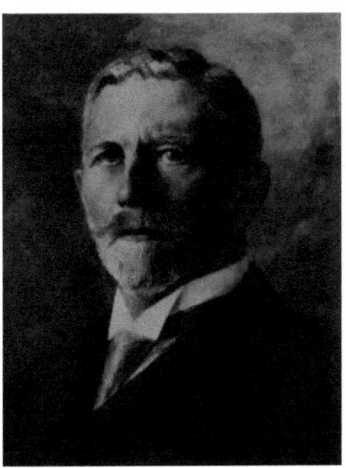

Zeitgleich zur Operation der jodmangelbedingten Struma nodosa entwickelte sich die des Morbus Basedow – erstmals in Deutschland berichtet von Rehn 1884 (Rehn 1884, Abbildung 1.4). Unter dem Aspekt des Zusammenhangs der Menge des belassenen Schilddrüsenrestgewebes und dem Erfolg der operativen Therapie bestand hier bis zur Mitte des 20. Jahrhunderts eine regelmäßige Anpassung der angewandten Resektionskonzepte. Langfristig setzte sich auch hier die bilaterale subtotale Schilddrüsenresektion nach Mikulicz, modifiziert durch Enderlen-Hotz – mit Unterbindung der vier Schilddrüsenarterien – als Therapie der Wahl durch (Nell 1947). Vorstöße, die Thyreoidektomie im Umgang mit dem Morbus Basedow vermehrt durchzuführen, wie Sudeck dies von neuem in den 1920-er Jahren unter dem Eindruck der Substitutionsmöglichkeit von Thyroxin beschrieben hatte, setzten sich allerdings zunächst aufgrund der angenommenen therapeutischen Unsicherheit der externen Hormongabe nicht durch (Sudeck 1925; Sauerbruch 1931).

Die Substitution von Schilddrüsenhormonen (,Schilddrüsenfütterung') in Form von – aus Schilddrüsen vom Schaf gewonnenem (Murray 1891) – Sekret war bereits 1893 von Kocher an Patienten mit operativ bedingter ,Cachexia strumipriva' durchgeführt worden (Kocher 1893). Diese blieb jedoch mit dem Verlassen der Thyreoidektomie als Resektionsstrategie in der Schilddrüsenchirurgie Ende des 19. Jahrhunderts dort weitgehend ungenutzt (Sudeck 1925). Die Isolation des Schilddrüsenhormons Thyroxin in seiner Reinform wurde erstmals 1915 berichtet (Kendall 1915). Ergänzt wurde die Therapie des Morbus Basedow durch die Röntgenbestrahlung der Schilddrüse, wozu Liek Anfang der 1920-er Jahre eine Übersicht bot (Liek 1921) sowie durch die in ihrer Wirkung umstrittenen Resektion des Thymus (Bircher 1923; Capelle 1932). Einen wesentlichen Beitrag zum Rückgang der operativen Mortalität in Form der thyreotoxischen Krise leisteten die Amerikaner Plummer und Boothby 1924 mit der Vorbehandlung von Basedow-Patienten mit Jod in Form der ‚Lugolschen Lösung' (‚Plummerung') (Plummer und Boothby 1924), über deren Einsatz bspw. Sauerbruch nach einer Literatursichtung einen deutlichen Rückgang der ‚Basedow-Letalität' mit klinikabhängigen Schwankungen von 8–48 % auf 0–27 % der Fälle vermerkte (Sauerbruch 1931).

Erste Berichte der operativen Heilung von Schilddrüsenmalignomen in der zweiten Hälfte des 19. Jahrhunderts gehen auf die Chirurgen Schuh – u. a. publiziert von Rose – und Kocher zurück (Rose 1879; Kocher 1877). Mitteilungen über die erfolgreiche Therapie der häufig erst im fortgeschrittenen Krankheitsstadium diagnostizierten Schilddrüsenkarzinome blieben jedoch lange selten (Kaufmann 1879; Kausch 1910). Die totale Organentfernung wurde zwar als therapeutisch berechtigt angesehen, war jedoch mit Blick auf den Erhalt der Schilddrüsenfunktion umstritten (Sudeck 1925), womit sich im individuellen Resektionsvorgehen in Abhängigkeit von der Lehrmeinung und Operationsschule eine große Varianz ergab und lange Zeit subtotale Resektionskonzepte auch in der Karzinomchirurgie der Schilddrüse dominierten (Wahl et al. 1977).

1.3.2 Chirurgie der Nebenschilddrüsen

Die Nebenschilddrüsen wurden – verglichen mit den übrigen endokrinen Organen – spät in ihrer Anatomie sowie Physio- und Pathophysiologie erkannt und beschrieben. Nach ihrer Erstbeschreibung am indischen Nashorn 1852 als „[…] small compact yellow glandular body [that] was attached to the thyroid at the point where the veins emerge" (Owen 1852, S. 48), beschrieb der Schwede Sandström diese drei Jahrzehnte später beim Menschen (Seipel et al. 1938, englischsprachiger Nachdruck, im schwedischen Original von Sandström 1880 veröffentlicht). Schritte in Richtung der Aufklärung ihrer physiologischen Funktion wurden mit der Beschreibung der postoperativen, hypocalcämiebedingten Tetanie nach Thyreoidektomie begangen (Wölfler 1882). Der Franzose Gley beschrieb 1891, dass die Entfernung der Nebenschilddrüsen bei Kaninchen und Hunden das Auftreten tetanischer Symptome bedingte (Gley 1891). Im selben Jahr beschrieb der Deutsche von Recklinghausen in einer Festschrift anlässlich des Geburtstages des Pathologen Rudolf Virchow zwei Fälle, die als Manifestation der Osteitis fibrosa cystica generalisata und damit als eine Erstbeschreibung der Knochenmanifestation des primären Hyperparathyreoidismus (pHPT) gedeutet werden (v. Recklinghausen 1891). Lange bestand die Vermutung, dass es sich bei der beobachteten Vergrößerung der Nebenschilddrüsen bei der Osteitis fibrosa um ihre kompensatorische Hyperplasie infolge der Knochenerkrankung handelte (Vermeulen 2010). Den Beweis für den kausalen Zusammenhang hormonproduzierender Nebenschilddrüsenadenome als Verursacher des Krankheitsbildes des ‚Morbus Recklinghausen' erbrachte schließlich der Wiener Chirurg Mandl durch die operative Entfernung des Nebenschilddrüsenadenoms eines Patienten mit ausgeprägter Manifestation der Osteitis fibrosa (Mandl 1925, Abbildung 1.5). Bis 1933 schlossen sich dem über 55 mitgeteilte Fälle von Nebenschilddrüsenoperationen mit einer perioperativen Sterblichkeit von 7,3 % weltweit – mit einem Schwerpunkt in den USA – an (Mandl 1933).

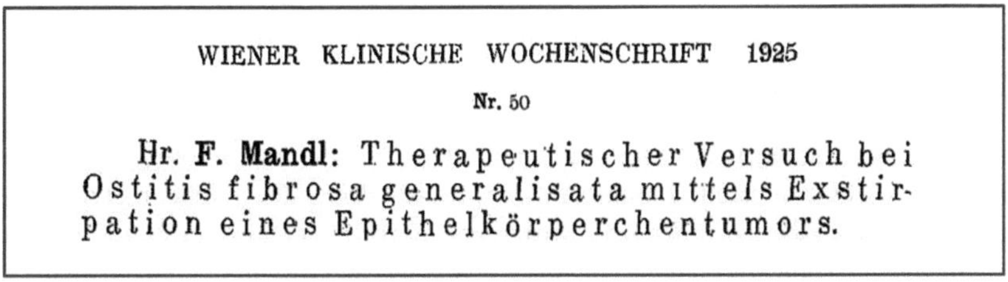

WIENER KLINISCHE WOCHENSCHRIFT 1925

Nr. 50

Hr. F. Mandl: Therapeutischer Versuch bei Ostitis fibrosa generalisata mittels Exstirpation eines Epithelkörperchentumors.

Abbildung 1.5 „Hr. F. Mandl: Therapeutischer Versuch bei Ostitis fibrosa generalisata mittels Exstirpation eines Epithelkörperchentumors." (Mandl 1925, S. 1343).

Zwei Jahre später erfolgte in den USA die Beschreibung des sekundären Hyperparathyreoidismus (sHPT) als festgestellte Vergrößerung der Nebenschilddrüsen bei Patienten mit Niereninsuffizienz (Pappenheimer und Wilens 1935).

1.3.3 Chirurgie der Nebennieren

Die Ursprünge der Nebennierenchirurgie liegen im ausgehenden 19. Jahrhundert. Der Brite Thornton veröffentlichte 1890 einen vierseitigen Bericht über die primär erfolgreiche Entfernung eines 20 Pfund schweren virilisierenden Tumors bei einer Mitte dreißig jährigen Frau bei anfänglichem Verdacht einer Nierenpathologie (Thornton 1890). Im deutschen Sprachraum folgten kurz darauf kasuistische Berichte, etwa der Entfernung einer hämorrhagischen Nebennierenzyste durch

Pawlik (Pawlik 1896) oder der chirurgischen Therapie einer Nebennierentuberkulose (Hadra und Östreich 1896). Küster berichtete in einer kleinen Fallserie über die chirurgische Versorgung von Nebennierentumoren sowohl über transabdominelle wie retroperitoneale operative Zugangswege, wobei die operierten Nebennierenraumforderungen meist aufgrund ihres Größenwachstums symptomatisch und erkannt wurden (Küster 1896). Derlei Operationen waren allerdings mit einer hohen peri- und postoperativen Morbidität und Mortalität verbunden und blieben selten. Als einer der ersten geplanten operativen Eingriffe an der Nebenniere – der Entfernung eines virilisierenden Tumors einer jungen Frau – gilt der durch den britischen Chirurgen Sargent 1914. Die Falldarstellung wurde aufgrund des Ausbruchs des Ersten Weltkriegs neun Jahre später veröffentlicht (Holmes 1925). Pathologische Korrelate geschlechtshormonproduzierender Prozesse stellten bis Ende der 1940-er Jahre eine der Hauptindikationen für die Rarität der Nebennierenchirurgie dar. Wesentliche Entwicklungen auf diesem Gebiet wurden vor und nach 1945 mit einem Schwerpunkt im englischsprachigen Raum vorangetrieben. Broster veröffentlichte dort etwa Berichte über die einseitige Adrenalektomie bei Patientinnen mit dem adrenogenitalen Syndrom (AGS) bzw. geschlechtshormonproduzierenden Nebennierentumoren, bei denen die Adrenalektomie nach vorangegangener transabdomineller Nebennierenexploration in einer zweiten Operation über einen dorsalen Zugang erfolgte (Broster et al. 1932). Young berichtete hierzu 1936 über die Möglichkeit des bilateralen einzeitigen Eingriffs von dorsal zur beidseitigen subtotalen Adrenalektomie (Young 1936).

Bezüglich der zweiten wesentlichen Nebennierenrindenpathologie veröffentlichte Cushing 1932 nach langjähriger Beschäftigung mit dem nach ihm benannten Syndrom seine umfassende Beschreibung des Krankheitsbilds des Hyperkortisolismus, dessen Ursache er auf basophile Adenome der Hypophyse zurückführte (Cushing 1932). Bereits zuvor waren die charakteristischen klinischen Stigmata des Cushing-Syndroms mit stammbetonter Adipositas, Striae und Vollmondgesicht, u. a. bekannt. Eine Beteiligung der Nebennieren in der Ätiopathogenese des klinischen Bildes galt bereits als sicher (Parkes Weber 1926; Bauer 1930).

Nebennierenresektionen bei klinischem Bild des Cushing-Syndroms wurden unter Verweis auf Cushings Arbeit ab den 1930-er Jahren mit einem Schwerpunkt in den USA durchgeführt (Walters et al. 1934; Priestley et al. 1951). Im deutschen Sprachraum bestehen Beschreibungen der Nebennierenexploration und -tumorentfernung bei beschriebenen Cushing-Syndrom-charakteristischen Stigmata zur selben Zeit (Bauer 1930; Assmann und Krauspe 1935). Eine klare

1.3 Die historische Entwicklung der Chirurgie endokriner Organe ...

Unterscheidung zwischen geschlechtshormonproduzierenden Tumoren und dem Hyperkortisolismus erfolgte bei z. T. überschneidender klinischer Symptomatik zunächst häufig nicht. Ein wesentliches Problem stellte bei Resektionen der Nebennierenrinde der Mangel an synthetisch hergestellten Cortisol-Derivaten zur postoperativen Hormonsubstitution dar, womit die postoperative, nicht adäquat behandelbare Nebennierenrindeninsuffizienz eine lebensgefährliche Situation für die operierten Patienten darstellte (Priestley et al. 1951).

Zur dritten Pathologie der Nebenniere zählt das Phäochromozytom. Der Deutsche Fränkel beschrieb den häufigsten Nebennierenmarktumor 1886 in der Veröffentlichung des Falls einer 18-jährigen Frau mit wiederkehrenden massiven Blutdruckschwankungen. Im Sektionsbefund der, in ihrem Krankheitsverlauf verstorbenen Frau, vermutete dieser einen Zusammenhang der klinischen Erscheinung mit zwei während der Autopsie aufgefundenen Nebennierenraumforderungen (Fränkel 1886, Abbildung 1.6). Ein Vorliegen eines MEN2-A-Syndroms wurde in diesem Fall 2007 mit Wahrscheinlichkeit nachgewiesen (Neumann et al. 2007). Die ersten erfolgreichen Operationen des Phäochromozytoms gehen auf den Chirurgen Roux aus der französischsprachigen Schweiz 1926 (Von der Mühll 1928, Abbildung 1.7) und Mayo in den USA 1927 zurück (Mayo 1927). Auf Grundlage von Mayos Veröffentlichung berichtete dessen amerikanischer Kollege Pincoffs über den ersten gezielten chirurgischen Eingriff aufgrund eines vermuteten Nebennierenmarktumors (Pincoffs 1929). Die erste geplante und erfolgreich durchgeführte Adrenalektomie aufgrund eines Phäochromozytoms publiziert in deutscher Sprache wurde von Kalk im Jahr 1934 veröffentlicht (Kalk 1934). Insgesamt blieb die Anzahl publizierter Phäochromozytomoperationen vor dem Hintergrund eines eingeschränkt wirksamen perioperativen Blutdruckmanagements bis zur Mitte des 20. Jahrhunderts – mit bis 1946 geschätzt weltweit 50 durchgeführten Operationen – klein (Mandl 1947).

In der ersten Hälfte des 20. Jahrhunderts war die Nebennierenchirurgie zudem von diversen weiteren – heute obsoleten – therapeutischen Ansätzen geprägt. Hierzu zählen Versuche der chirurgischen Heilung der Epilepsie (Brüning 1920; Bumke und Küttner 1920). Auch die subtotale Adrenalektomie in der Therapie der essentiellen Hypertonie wurde beschrieben (Decourcy 1934, u. a.).

> **Ein Fall von doppelseitigem, völlig latent verlaufenen Nebennierentumor und gleichzeitiger Nephritis mit Veränderungen am Circulationsapparat und Retinitis¹).**
>
> (Aus der med. Klinik und dem pathol. Institut zu Freiburg i. Br.)
>
> Von Dr. Felix Fränkel,
> approb. Arzt aus Ratibor i. Schl.

Abbildung 1.6 „Ein Fall von doppelseitigem, völlig latent verlaufenen Nebennierentumor und gleichzeitiger Nephritis mit Veränderungen am Circulationsapparat und Retinitis" (Fränkel 1886, S. 244).

> **Contribution à l'étude des Paragangliomes.**
>
> présentée par M. Roland Von der Mühll pour l'obtention du grade de Docteur en médecine.
>
> Lausanne, le 9 décembre 1927.

Abbildung 1.7 „Contribution à l'étude des Paragangliomes." (Von der Mühll 1928).

1.3.4 Chirurgie neuroendokriner Neoplasien von Pankreas und Ileum

Erstmals beschrieb Langerhans in seiner Dissertation die nach ihm benannten inselartigen Strukturen des endokrinen Pankreas 1869 (Langerhans 1869, Abbildung 1.8).

Nachdem im ausgehenden 19. Jahrhundert deren innersekretorische Funktion vermutet wurde (Laguesse 1894), waren zu Beginn des 20. Jahrhunderts die histopathologischen Korrelate der glukagon- und insulinproduzierenden Alpha- und Betazellen bekannt (Lane 1907). Dem folgte in den 1930-er Jahren die Beschreibung der somatostatinproduzierenden Deltazellen (Bloom 1931). Die

Abbildung 1.8 Paul Langerhans, 1878 (Wikimedia Commons contributors 2014)

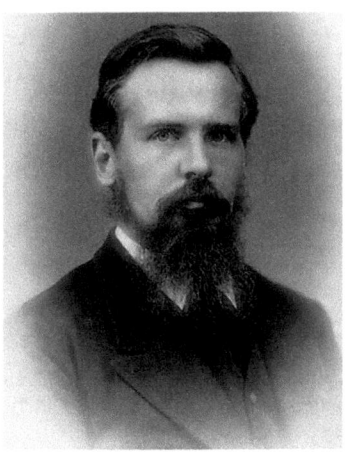

Beschreibung von Tumoren des Inselzellapparates erfolgte ebenfalls Anfang des 20. Jahrhunderts. Nicholls veröffentlichte 1902 einen Beitrag über die histopathologische Erscheinung eines Inselzelladenoms ohne Verweis auf eine damit assoziierte klinische Symptomatik (Nicholls 1902). Der Amerikaner Harris publizierte 1924 die Beschreibung des klinischen Bilds des Hyperinsulinismus als erstes Krankheitsbild neuroendokriner Pankreastumoren (Harris 1924). Erste operative Eingriffe aufgrund dessen erfolgten Ende der 1920-er Jahre in den USA und Kanada (Wilder et al. 1927; Howland et al. 1929) sowie in den 1930-er Jahren im deutschen Sprachraum (Harnapp 1936; Reiter 1937).

Etwa zeitgleich zur Beschreibung des endokrinen Pankreas mit seinen histopathologischen Korrelaten wurden erste umfassendere Berichte zu den neuroendokrinen Tumoren des Gastrointestinaltraktes veröffentlicht. Lubarsch gilt als einer der ersten, die die Erscheinung eines neuroendokrinen Dünndarmtumors als „primären Krebs des Ileums" beschrieben (Lubarsch 1888, Abbildung 1.9).

Oberndorfer nutzte 1907 zu dessen Charakterisierung die Begrifflichkeit des „Karzinoids", um eine sprachliche Abgrenzung zu den klinisch aggressiveren Adenokarzinomen des Gastrointestinaltrakts auszudrücken, womit dieser die terminologische Bezeichnung dieser Tumoren fast ein Jahrhundert lang prägte (Oberndorfer 1907, Abbildung 1.10). Als weitere Entität des ‚Karzinoids' wurde die der Appendix Mitte der 1910-er Jahre beschrieben (Gosset und Masson 1914). Mit der Entwicklung des anatomischen Konzepts eines diffusen enteroendokrinen Systems nach Feyrter, erhielten diese in den 1930-er Jahren ein anatomisch-histopathologisches Korrelat (Feyrter 1938).

> **Ueber den primären Krebs des Ileum nebst Bemerkungen über das gleichzeitige Vorkommen von Krebs und Tuberculose.**
>
> Von Dr. Otto Lubarsch,
> früherem Assistenten am pathologischen Institut zu Breslau.
>
> (Hierzu Taf. VIII—IX.)

Abbildung 1.9 „Ueber den primären Krebs des Ileum nebst Bemerkungen über das gleichzeitige Vorkommen von Krebs und Tuberculose." (Lubarsch 1888, S. 280).

> Aus der Prosektur des städtischen Krankenhauses München r. I.
> (Prosektor: Privatdozent Dr. Oberndorfer.)
>
> **Karzinoide Tumoren des Dünndarms.**
>
> Von
>
> **Siegfried Oberndorfer.**
>
> (Mit 2 Abbildungen auf Tafel XI.)

Abbildung 1.10 „Karzinoide Tumoren des Dünndarms." (Oberndorfer 1907, S. 426).

1.4 Fragestellung der Arbeit

In der Folgezeit wurde eine Vielzahl neuer pathophysiologischer Erkenntnisse über das menschliche Endokrinium gewonnen. Hierzu zählen etwa die des Zusammenhangs des pHPT mit der Bildung von Nierensteinen (Albright et al. 1934), Neuerungen des operativen Managements von Nebennierenerkrankungen und der Beschreibung neuer endokrin aktiver Tumoren wie dem Gastrinom (Zollinger und Ellison 1955), dem – das Vasoaktive intestinale Peptid (VIP) produzierende – VIPom (Priest und Alexander 1957; Verner und Morrison 1958)

1.4 Fragestellung der Arbeit

sowie dem Glukagonom (McGavran et al. 1966). Zahlreiche neue lokalisationsdiagnostische Methoden zur Visualisierung von Schilddrüse, Nebenschilddrüsen, Nebennieren und neuroendokrinen Neoplasien von Pankreas und Gastrointestinaltrakt wurden entwickelt und etabliert. Die Operationstechnik hat sich seitdem in allen Bereichen weiterentwickelt. Seit den 1990-er Jahren haben zunehmend minimalinvasive Operationsverfahren an Stellenwert innerhalb der endokrinen Chirurgie gewonnen, die – angepasst an veränderte Krankheitsbilder – zu wesentlichen Änderungen in Art und Ausmaß deren operativer Therapie beigetragen haben. Die heute bekannte Vielfalt an Erscheinungsformen operativ therapierbarer endokriner Erkrankungen erfordert deren umfassende Kenntnis und stellt eine anspruchsvolle Chirurgie dar. Impulse zur Weiterentwicklung endokrin-chirurgischer Methoden und Vorgehensweisen gehen seit den 1980-er Jahren immer häufiger vom deutschsprachigen Raum aus. Die dortige Entwicklung der endokrinen Chirurgie soll vor diesem Hintergrund untersucht und herausgearbeitet werden, wer diese Entwicklungen prägte.

Die Fragestellung der vorliegenden Arbeit lautet: Wie haben sich das operative Vorgehen und die operative Technik in der endokrinen Chirurgie im deutschsprachigen Raum seit dem Zweiten Weltkrieg entwickelt und wer hat maßgeblich zu diesen Entwicklungen beigetragen?

Material und Methoden 2

Die Grundlage dieser Arbeit stellt eine umfangreiche Recherche publizierter Literatur zur endokrinen Chirurgie und mit ihr assoziierter Veröffentlichungen dar. Der Fokus dieser Literatursuche lag auf publizierten Texten in Fachzeitschriften und Lehrbüchern zur endokrinen Chirurgie mit allgemein- und viszeralchirurgischem Schwerpunkt. Dies umfasst Quellen zur Chirurgie der Schilddrüse, Nebenschilddrüsen, Nebennieren sowie die Chirurgie gastroenteropankreatischer neuroendokriner Tumoren (DGAV e. V. o. D.). Bei der Vorstellung der Entwicklung des operativen Vorgehens in der Behandlung neuroendokriner Neoplasien wurde eine thematische Eingrenzung vorgenommen. Der Fokus liegt hier auf den pankreatischen neuroendokrinen Neoplasien (pNEN) mit einem Schwerpunkt auf deren häufigsten Manifestationen: dem Insulinom, dem Gastrinom, den nichtfunktionellen pankreatischen neuroendokrinen Tumoren (NF-pNEN) und den neuroendokrinen Neoplasien des Dünndarms (SI-NEN). Aufgrund der Veranlagung zur Manifestation von pNEN mit speziellen chirurgischen Behandlungsanforderungen wurde ebenfalls ein Beitrag über das Syndrom der multiplen endokrinen Neoplasie Typ 1 (MEN1, Wermer-Syndrom) in diese Arbeit aufgenommen. Neuroendokrine Neoplasien außerhalb des Gastrointestinaltraktes – bspw. der Lunge oder des Urogenitaltraktes – wurden nicht berücksichtigt. Auch die Chirurgie der Hypophyse, die der Neurochirurgie zugeordnet ist sowie die der Gonaden als endokrin aktive Drüsen männlicher und weiblicher Geschlechtshormone, die mit der Urologie bzw. Gynäkologie assoziiert sind, wurden von der Bearbeitung innerhalb dieser Arbeit ausgeschlossen (Primo Medico o. D.).

Zu Beginn wurden für diese Arbeit aktuelle Publikationen zur historischen Entwicklung der operativen Therapie von Erkrankungen der Schilddrüse (Christoforides et al. 2018), Nebenschilddrüsen (Toneto et al. 2016), Nebennieren (Papadakis et al. 2016) und des Pankreas (Toneto 2014) gesichtet. Diese Arbeiten wurden genutzt, um initial eine Übersicht über die Entwicklungsgeschichte der endokrinen Chirurgie zu erhalten und wichtige Entwicklungen innerhalb der chirurgischen Endokrinologie bis in die zweite Hälfte des 20. Jahrhunderts nachzuvollziehen. An originär deutschsprachiger Literatur wurde der Sammelband „Chirurgie im Wandel der Zeit – 1945–1983" genutzt, der anlässlich des 100-jährigen Bestehens der Deutschen Gesellschaft für Chirurgie (DGCH) herausgegeben wurde und Beiträge zur Schilddrüsenchirurgie (Steiner 1983) sowie zur Chirurgie der übrigen endokrinen Organe (Peiper 1983) beinhaltet. Eine weitere Grundlage dieser Arbeit stellt die Veröffentlichung von Dralle und Machens „European endocrine surgery in the 150-year history of *Langenbeck's Archives of Surgery*" dar (Dralle und Machens 2010). Zusätzlich wurden in der Universitätsbibliothek der Philipps-Universität Marburg vorhandene aktuelle und historische Lehrbücher und Sammelwerke als Referenz für diese Arbeit genutzt. Insbesondere fanden hierbei die Lehrbücher „Praxis der Viszeralchirurgie: Endokrine Chirurgie" (Siewert et al. 2013), „Endokrine Chirurgie: Evidenz und Erfahrungen" (Dralle et al. 2014c) sowie „Die Chirurgie der Schilddrüse" (Flörcken 1951), „Chirurgische Endokrinologie: Symposium Marburg 1982" (Röher und Wahl 1983), „Endokrine Chirurgie" (Röher 1987) sowie „Hyperparathyreoidismus" (Rothmund und Delling 1991) Anwendung. Auch Kapitel einiger Lehrbücher zur historischen Entwicklung der Chirurgie einzelner endokriner Organe wurden genutzt. Hierbei sind die Beiträge in „Surgery of the Thyroid and Parathyroid Glands" (Röher und Schulte 2007), „Adrenal Glands: Diagnostic Aspects and Surgical Therapy" (Harris und Wheeler 2005) und in „Pancreatic Neuroendocrine Neoplasms: Practical Approach to Diagnosis, Classification, and Therapy" (Sessa und Maragliano 2015) hervorzuheben.

Als nächstes folgte die Suche nach für diese Arbeit relevanten Publikationen deutschsprachiger Autoren. Diese systematische Literaturrecherche wurde über die Online-Datenbanken für medizinische Literatur ‚PubMed' und ‚Embase' durchgeführt. Die hierzu verwendeten Suchbegriffe waren: ‚thyroid surgery', ‚parathyroid surgery', ‚adrenal surgery', ‚neuroendocrine tumours surgery', ‚insulinoma', ‚zollinger ellison syndrome', ‚vipoma' und ‚multiple endocrine neoplasia'. In beiden Online-Datenbanken erfolgte nach Eingabe des jeweiligen Suchbegriffs eine Einschränkung der Suchergebnisse auf deutschsprachige Quellen, um eine erste Reduktion der Quellenmenge zu erreichen und einen Fokus auf Literatur, die im deutschen Sprachraum veröffentlicht wurde, zu legen. Auf

2 Material und Methoden

diese Weise wurden auf ‚PubMed' bzw. ‚Embase' für die Suchbegriffe ‚thyroid surgery' 2147 bzw. 1734, für ‚parathyroid surgery' 615 bzw. 486, für ‚adrenal surgery' 2139 bzw. 811, für ‚neuroendocrine tumours surgery' 2489 bzw. 57, für ‚insulinoma' 211 bzw. 293, für ‚zollinger ellison syndrome' 296 bzw. 367, für ‚verner morrison syndrome' 63 bzw. 59, für ‚multiple endocrine neoplasia' 246 bzw. 310 gelistete Veröffentlichungen gefunden. Diese wurden daraufhin auf ihre inhaltliche Eignung für diese Arbeit geprüft. Der thematische Schwerpunkt der Veröffentlichung sollte auf operativen Methoden der endokrinen Chirurgie bzw. den Chirurgen unterstützenden Techniken wie bildgebenden, biochemischen und lokalisationsdiagnostischen Methoden liegen. Mit diesem Fokus wurden die gesammelten Quellen, deren Veröffentlichung zwischen dem Jahr 1946 und dem dritten Quartal 2022 liegen, anhand ihrer Überschriften auf Eignung für diese Arbeit bewertet. Erschien der thematische Schwerpunkt der Veröffentlichung geeignet, wurde die Quelle im Volltext bezogen und inhaltlich geprüft. Literatur, die sich in einem Teil dieses Prüfverfahrens als nicht geeignet für die Verwendung innerhalb dieser Arbeit herausstellte, wurde von ihrer weiterführenden Bearbeitung ausgeschlossen.

Anhand dieser so gesammelten Veröffentlichungen wurde eine umfangreiche Vor- und Rückwärtsrecherche nach weiteren Publikationen durchgeführt. Zugelassen waren hierfür neben deutsch- auch englisch- und französischsprachige Quellen. Ziel war es, erste Fallberichte und -serien angewandter Operationsmethoden bzw. speziell den Chirurgen bei seiner Arbeit unterstützender Technik zu finden, aber auch deren weitere Entwicklung national wie international nachzuvollziehen. Für diese Vor- und Rückwärtsrecherchen wurde neben ‚PubMed' und ‚Embase' auch die Online-Literaturdatenbank ‚Web of Science' genutzt. Hier konnte in der Auswahl publizierter Literatur ein Fokus auf in Deutschland, Österreich und der Schweiz veröffentlichte Quellen gelegt werden. Die verwendeten Quellentexte wurden, wo es möglich war, über das Internet bezogen. Hierfür wurden zunächst die Online-Plattformen der Verlage Springer, Elsevier und Thieme genutzt. Weitere Quellentexte wurden über die Online-Bibliothek ‚Internet Archive' (https://archive.org/) bezogen. Literatur, die nicht über das Internet verfügbar war, wurde über die Universitätsbibliothek der Philipps-Universität Marburg sowie über die medizinische Zentralbibliothek ZB MED in Köln bezogen. Aktuelle und historische Leitlinien, die ab Mitte der 1990-er Jahre von Fachgesellschaften der endokrinen Chirurgie herausgegeben wurden und als Empfehlungen u. a. der CAEK, ESES und ENETS den aktuellen Wissensstand auf dem Gebiet der Chirurgie der Schilddrüse, Nebenschilddrüsen, Nebennieren und gastroenteropankreatischen neuroendokrinen Neoplasien (GEP-NEN) darstellen, wurden ebenfalls aufgenommen und über die jeweilige Fachgesellschaft oder die ‚Arbeitsgemeinschaft der Wissenschaftlichen Medizinischen Fachgesellschaft' (AWMF) bezogen. Zuletzt wurden Kongressbeiträge der CAEK-Jahrestagungen der Jahre 1996 bis 2019 gesichtet und relevante Beiträge in diese Arbeit aufgenommen.

Aufnahme in diese Arbeit konnten nur Quellen finden, die im Originaltext vorhanden und prüfbar waren. Nur in Ausnahmefällen wurde das alleinige Vorliegen eines publizierten Abstracts akzeptiert. Die genutzten Quellen sind methodisch auf die Ergebnisse der initialen Quellen- sowie der Vor- und Rückwärtsrecherche begrenzt.

Den Abschluss dieser Arbeit bildet eine Würdigung von sieben im deutschsprachigen Raum tätigen endokrinen Chirurgen, deren Hauptwirken in der zweiten Hälfte des 20. und den ersten beiden Jahrzehnten des 21. Jahrhunderts lag bzw. liegt und die in herausragender akademischer Weise in der endokrinen Chirurgie im deutschsprachigen Europa wirkten bzw. wirken. Grundlage dieser Vorstellung stellte eine Publikationsleistung von mindestens 200 Veröffentlichungen, ein h-Index von 40 und der Vorsitz in CAEK, ESES, ENETS oder IAES dar. Zudem sollte das Wirken der vorgestellten Chirurgen zu wesentlichen Teilen auf dem Gebiet der endokrinen Chirurgie gelegen haben bzw. liegen. Die Angaben zu Publikationsleistung und h-Indices wurden der Online-Literaturdatenbank ‚Web of Science' entnommen. Hierzu wurden zunächst in der Autorensuche („Researchers") die Nachnamen der gesuchten Autoren mit Schreibvariationen mit dem ersten Buchstaben des Vornamens eingetragen und die Autorensuche gestartet. Gesuchte Personen können in ‚Web of Science' mehrere Profile haben. Darum wurden diese in einem nächsten Schritt anhand des Namens, der Institutionen und der Veröffentlichungen der Autoren auf Zusammengehörigkeit geprüft. Bei Vorliegen mehrerer Profile eines Autors wurden diese ausgewählt und zusammengefügt. Dem schloss sich eine Plausibilitätsprüfung der Zugehörigkeit der Artikel zu den vorgestellten Autoren an. Abschließend wurden die Gesamtpublikationsleistung und der h-Index der gesuchten Person festgestellt („view citation report"). Die Publikationsleistung und die h-Indices sind Stand Ende Juni 2022 bei dem jeweiligen endokrinen Chirurgen vermerkt. Die endgültige Prüfung beider Werte erfolgte am 8. August 2022.

Wesentliche Entwicklungen in der endokrinen Chirurgie werden in den jeweiligen Kapiteln diskutiert. Der Diskussionsteil dieser Arbeit soll auf sogenannte ‚ungelöste Fragen' der endokrinen Chirurgie des 21. Jahrhunderts eingehen, Entwicklungen aufzeigen und daraus Schlüsse für die Zukunft ziehen.

Meilensteine in der endokrinen Chirurgie seit 1945

3.1 Meilensteine in der Schilddrüsenchirurgie seit 1945

Die Chirurgie der Schilddrüse war bis in die Mitte des 20. Jahrhunderts insbesondere im alpinen Mitteleuropa durch eine massive ‚Verkropfung' der dortigen Bevölkerung geprägt. Die Prävalenz großer Jodmangelstrumen betrug in deren Endemieregionen bis zur Einführung der flächendeckenden Jodsalzprophylaxe 50–80 %, sodass sich diese dort im Gegensatz zur heutigen Zeit nicht selten bis retroviszeral und retrosternal ausbreiteten, was bedeutenden Einfluss auf Resektionsausmaß und -methode der Schilddrüsenchirurgie hatte (Steiner 1983). Das Patientengut in Nord- und Mitteldeutschland wies hingegen aufgrund der dort besseren Jodversorgung größere Ähnlichkeiten mit dem heutigen auf (Stucke 1962). Der Beginn der Jodierung von Speisesalz in der Schweiz und in Österreich ab den 1920-er resp. 60-er Jahren – mit einer Jodsalzbeimengung von 5–10 mg/kg Kochsalz – half schließlich, die Prävalenz der Jodmangelstrumen in diesen Regionen erheblich zu senken (Steiner 1983). Galten in den 1920-er Jahren in der Schweiz noch 15 bis über 60 % der Wehrpflichtigen aufgrund ihres ‚Kropfes' für wehruntauglich, war es im Jahr 1942 nur noch 1 ‰ (reviewed in König et al. 1974).

Mit dem Rückgang der Prävalenz großer Jodmangelstrumen war auch ein Wandel in der Pathologie maligner Schilddrüsentumoren verbunden. Dominierten im alpinen Raum verglichen mit dem Norden Deutschlands – und mehr noch als mit den in der Literatur häufig verglichenen USA – in der ersten Hälfte des 20. Jahrhunderts noch aggressivere, weniger differenzierte Schilddrüsenkarzinome, nahm deren Anteil aufgrund der Einführung der Jodsalzprophylaxe

© Der/die Autor(en), exklusiv lizenziert an Springer Fachmedien Wiesbaden GmbH, ein Teil von Springer Nature 2024
J. J. P. Dreesen, *Die endokrine Chirurgie*,
https://doi.org/10.1007/978-3-658-46020-4_3

im zeitlichen Verlauf zugunsten deutlich weniger aggressiver, differenzierterer Karzinomentitäten ab (Walthard 1963a; Wahl et al. 1977).

Fortschritte wurden auch in der konservativen Behandlung der hyperthyreoten Struma und des Morbus Basedow erreicht. Die Einführung der präoperativen ‚Plummerung' – der Versorgung der Patienten mit Jod in Form der ‚Lugolschen Lösung' – führte zu einer deutlichen Abnahme des Risikos der thyreotoxischen Krise bei Basedow-Operationen (Plummer und Boothby 1924) und galt hierdurch in Lehrbüchern der Chirurgie bis in die 1950-er Jahre geradezu als „Zaubermittel" (Garré et al. 1958, S. 392). Ergänzung fand die ‚Plummerung' mit der Nutzung der im Amerika der 1940-er Jahre entwickelten ersten Thyreostatika auf Harnstoffbasis (Astwood 1943; Astwood und Vanderlaan 1946). Mit Aufkommen der standardisierten, synthetischen Herstellung der Schilddrüsenhormone Thyroxin und Trijodthyronin wurde die postoperative Hormonsubstitution besser steuerbar und zunehmend sicher (Harington 1926; Gross et al. 1952). Zudem erleichterte die Entwicklung der Radiojoddiagnostik in den 1930-er Jahren durch die Unterscheidung zwischen funktionellen und nichtfunktionellen Gewebearealen die präoperative Differenzierung verschiedener Schilddrüsenpathologien – allen voran solitärer ‚warmer', ‚heißer' und ‚kalter' Knoten – sowie deren Operationsplanung (Hertz et al. 1938; Horst et al. 1959). Einen weiteren wesentlichen Beitrag zum therapeutischen Repertoire von Schilddrüsenerkrankungen stellte um 1940 die Entwicklung der Radiojodtherapie von Schilddrüsenüberfunktionszuständen sowie von differenzierten Schilddrüsenkarzinomen dar (Hamilton 1940; Seidlin et al. 1946).

Schilddrüsenoperationen repräsentieren einen der häufigsten chirurgischen Eingriffe im deutschen Sprachraum. Seit den frühen 2000-er Jahren ist hier jedoch ein Rückgang der Anzahl der durchgeführten Schilddrüseneingriffe zu beobachten (Dralle et al. 2014b). Als ursächlich für diesen Rückgang der Operationszahlen sind sowohl eine bessere Jodversorgung der Allgemeinbevölkerung als auch strengere Indikationsstellungen zum operativen Schilddrüseneingriff zu sehen (Bartsch et al. 2018).

3.1.1 Wandel der Operationstechnik in der Chirurgie der benignen Struma

Chirurgisches Vorgehen in der Therapie der benignen Knotenstruma und solitärer Schilddrüsenknoten
Zur Mitte des 20. Jahrhunderts hatte sich lehrbuchmäßig in der Chirurgie der benignen diffusen und nodulären Schilddrüsenvergrößerungen die bilaterale

3.1 Meilensteine in der Schilddrüsenchirurgie seit 1945

subtotale ‚Keilresektion' mit Zurücklassen zweier daumengroßer dorsaler Gewebereste mit Unterbindung der vier Schilddrüsenarterien etabliert (Enderlen und Hotz 1918). Die Hemithyreoidektomie bei rein unilateralen Schilddrüsenveränderungen und die intraglanduläre Enukleation von Zysten oder einzelner gut abgrenzbarer Knoten spielten in der chirurgischen Therapie der Struma benigna nach allgemeiner Lehrmeinung eine untergeordnete Rolle (Garré 1949; Flörcken 1951). Das Belassen kleiner Schilddrüsenknoten wurde bei Durchführung der subtotalen Resektion teilweise akzeptiert (Steiner 1955), teilweise wurde deren Enukleation aus dem dorsalen Schilddrüsensaum auch im Sinne der Enukleationsresektion als möglich angesehen und angestrebt (Flörcken 1951). Besonders im Umgang mit großen Jodmangelstrumen fand die subtotale Resektion im süddeutschen Raum, in Österreich und der Schweiz großen Anklang (Steiner 1983; Wahl et al. 1990).

Um die Schilddrüsenfunktion nicht zu gefährden, die medikamentös noch als schlecht steuerbar galt, und zum Schutz dorsal der Schilddrüsenkapsel gelegener anatomischer Strukturen wie der Nebenschilddrüsen und des N. recurrens wurde im deutschen Sprachraum eindringlich vor einem zu weitreichenden Resektionsausmaß in der Schilddrüsenchirurgie gewarnt (Flörcken 1951; Steiner 1955). Im amerikanischen Schrifttum war hingegen etwa zeitgleich im Konflikt zwischen Rezidivbildung und Erhalt der Schilddrüsenfunktion die Tendenz zu immer ausgedehnteren Resektionen erkennbar (Bartlett 1951). Auch etablierte sich im deutschen Sprachraum verglichen mit den USA zunächst eine konservativere Indikationsstellung für chirurgische Eingriffe an der Schilddrüse. Stellte in den USA allein das Vorhandensein eines Schilddrüsenknotens den Grund zur Resektion dar, wie Lang 1951 vermerkte (Lang 1951), blieb dies im deutschen Sprachraum häufig primär Schilddrüsenvergrößerungen vorbehalten, die durch Druck auf benachbarte Organe mit obstruktiver Symptomatik oder hormonelle Überfunktionszustände klinisch auffällig wurden. Zwar galt auch hier, Knotenstrumen lehrbuchmäßig aufgrund deren maligner Potenz zu operieren, dies fand aber aufgrund deren hoher Prävalenz nicht allumfassend statt. Auch soziale und kosmetische Faktoren konnten die chirurgische Therapie begründen (Flörcken 1951).

Mit einem verbesserten pathogenetischen Verständnis der Entstehung benigner Schilddrüsenvergrößerungen entwickelten sich zur Mitte des 20. Jahrhunderts ergänzend zur subtotalen Resektion neue Resektionsvorgehen im deutschen Sprachraum. Allen voran war dies die funktionskritische, funktions- und morphologieorientierte resp. selektive Schilddrüsenresektion (Wahl et al. 1990). Vorrangiges Ziel dieser Resektionsvariante lag im funktionellen und morphologischen Erhalt gesunden Schilddrüsengewebes, womit das Resektionsausmaß abhängig von der Schilddrüsenpathologie stark variieren konnte (Gemsenjäger 1973). Zur Erreichung dieses Ziels stellte die Einführung der Radiojoddiagnostik ab den 1950-er Jahren im deutschen Sprachraum eine wesentliche diagnostische und differenzialdiagnostische Bereicherung dar, mit der präoperativ eine funktionelle Unterscheidung zwischen verschiedenen Schilddrüsenpathologien möglich wurde (Horst 1951, 1952). Heim berichtete vor diesem Hintergrund 1961 Erfahrungen der Chirurgie des Rudolf-Virchow-Krankenhauses Berlin mit einem „funktionskritischen", gewebeschonenden operativen Vorgehen in der Therapie benigner Schilddrüsenveränderungen mit der Radiojoddiagnostik als „Wertmesser" der genutzten Resektionsstrategie (Heim 1961, S. 755). Ein solches Vorgehen galt insbesondere für die Chirurgie der Schilddrüse im Norden und in der Mitte Deutschlands als geeignet, wo kleinere Schilddrüsenveränderungen und Schilddrüsenknoten gegenüber der diffus vergrößerten oder multinodulär veränderten Struma des Alpenraums dominierten. Ebenso beschrieb Zukschwerdt (Abbildung 3.1) aus Hamburg-Eppendorf „gezielte Eingriffe" an der Schilddrüse unter Nutzung der Radiojoddiagnostik (Zukschwerdt und Bay 1963, S. 823), um so pathologisch veränderte Schilddrüsengewebeareale gezielt zu entfernen und gesundes Gewebe zu erhalten.

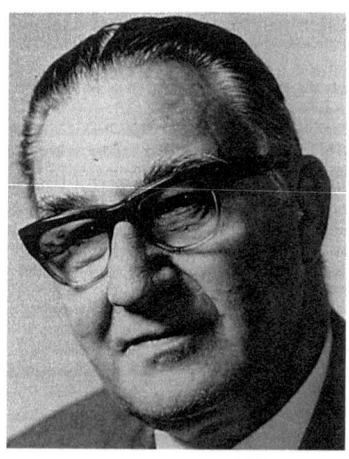

Abbildung 3.1 Ludwig Zukschwerdt (Wikimedia Commons contributors 2021a)

Zukschwerdt gilt als einer der führenden Vertreter der funktionsorientierten Schilddrüsenchirurgie. Wesentliche Leistungen in Zusammenarbeit mit dem Radiologen Horst und weiteren Mitarbeitern lagen insbesondere in der systematischen Untersuchung und Zuordnung nuklearmedizinischer Befunde der

3.1 Meilensteine in der Schilddrüsenchirurgie seit 1945

Schilddrüsenszintigraphie zu deren Pathologien mit Wahl eines chirurgisch angepassten Therapiekonzepts (Horst et al. 1959; Zukschwerdt und Bay 1963, Abbildung 3.2; Zukschwerdt et al. 1963).

Der Schweizer Gemsenjäger – ebenso einer der führenden Vertreter des Prinzips der funktionsorientierten oder selektiven Schilddrüsenchirurgie – definierte diese 1973:

„Auf die häufigste chirurgische Schilddrüsenerkrankung, die blande Struma, bezogen, versteht man unter selektiver Strumektomie die Kropfbeseitigung durch gezielte Resektion morphologisch und funktionell abnormer Schilddrüsenanteile unter weitgehender Schonung des normalen Parenchyms und dessen Blutversorgung. Dieses operationstaktische Vorgehen wird den patho-physiologischen Vorstellungen gerecht, wonach der blanden Erst- und Rezidivstruma eine über den normal funktionierenden Reglerkreis zustande gekommene anhaltend vermehrte thyreotrope Stimulation zugrunde liegt (Gemsenjäger 1973, S. 493, Abbildung 3.3)."

Besondere Beachtung in der funktionsorientierten Schilddrüsenchirurgie kam den solitären Schilddrüsenknoten zu, in deren Behandlung von Vertretern einer funktionsorientierten Resektionsstrategie bei sicherem Ausschluss von Malignität die gezielte Enukleation angestrebt wurde:

„Da meist nur die Knoten in der Funktion abweichen, die übrige Schilddrüse aber normal arbeitet, sollte diese bei der Operation wenn möglich funktionsfähig erhalten bleiben (Zukschwerdt und Bay 1963, S. 823)."

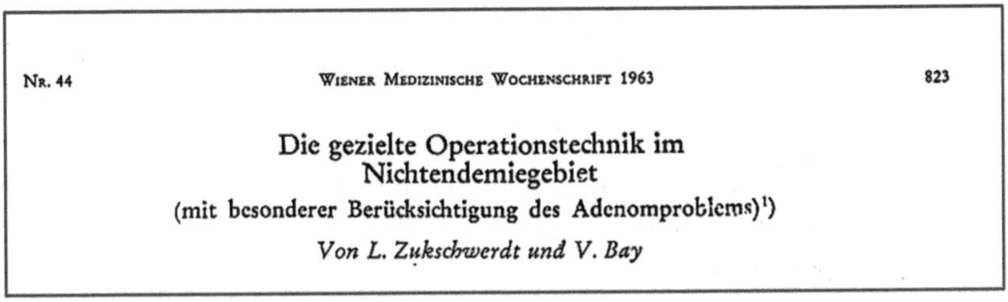

Nr. 44   WIENER MEDIZINISCHE WOCHENSCHRIFT 1963   823

Die gezielte Operationstechnik im Nichtendemiegebiet
(mit besonderer Berücksichtigung des Adenomproblems)¹)

Von L. Zukschwerdt und V. Bay

Abbildung 3.2 „Die gezielte Operationstechnik im Nichtendemiegebiet (mit besonderer Berücksichtigung des Adenomproblems)" (Zukschwerdt und Bay 1963, S. 823)

Röher und Wahl plädierten bspw. ebenso im Umgang mit kalten Knoten zunächst nur für deren Exzision mit gesundem Geweberandsaum bzw. für die subtotale Resektion bei multiplen Knoten. Zeigten sich in der nachfolgenden histologischen Untersuchung Zeichen von Malignität, sollte eine komplettierende Thyreoidektomie erfolgen. Eine initiale Hemithyreoidektomie wurde in Erwartung ungleich höherer operativer Komplikationsraten abgelehnt (Röher und Wahl 1981). Im weiteren zeitlichen Verlauf setzte sich die subtotale Lappenresektion oder größenabhängig die Lobektomie auch bei als benigne eingeschätzten Knoten durch. Die reine Knotenenukleation verlor an Bedeutung. Bei fraglicher Malignität etablierte sich auf Dauer die initiale Hemithyreoidektomie zur Vermeidung der Reoperation auf der gleichen Seite (Rothmund und Zielke 1991).

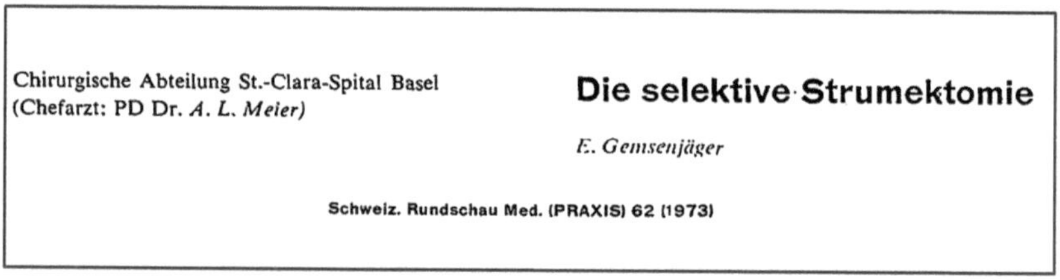

Chirurgische Abteilung St.-Clara-Spital Basel
(Chefarzt: PD Dr. *A. L. Meier*)

Die selektive Strumektomie

E. Gemsenjäger

Schweiz. Rundschau Med. (PRAXIS) 62 (1973)

Abbildung 3.3 „Die selektive Strumektomie" (Gemsenjäger 1973, S. 492)

Etwa zeitgleich zum Aufkommen der funktionsorientierten Chirurgie als Abkehr vom standardisierten Resektionskonzept nach Enderlen-Hotz erschienen Arbeiten, die den Nutzen der Unterbindung der vier Schilddrüsengefäße zur Rezidivprophylaxe untersuchten. Während einige Gruppen insbesondere aus dem norddeutschen Raum hiervon in den 1950-er und 60-er Jahren aufgrund mangelnder beobachteter Wirksamkeit u. a. im Umgang mit Adenomen abwichen (Haas 1958; Zukschwerdt und Bay 1963), blieb die Arterienligatur in Endemiegebieten der Knotenstruma in Anwendung (Steiner et al. 1972; Steiner et al. 1974). Zur Rezidivprophylaxe wurde die Ligatur der unteren Schilddrüsenarterien zwar auch in den 1990-er Jahren genutzt, blieb in ihrer Durchführung allerdings bei fraglicher Langzeitwirkung und erhöhter Gefährdung der Funktionsfähigkeit der Nebenschilddrüsen umstritten (Klammer et al. 2000). Als vorteilhaft zeigte sich allerdings die Präparation der Schilddrüse in einem hierdurch blutleereren und damit übersichtlicheren Operationsfeld (Zornig et al. 1989).

Mit neuem Verständnis pathophysiologischer Prozesse zur Rezidivbildung benigner Schilddrüsenveränderungen gewann die funktionskritische Resektionstechnik ab den 1970-er Jahren weiter an Popularität. Einerseits wurde in der Abtragung von übermäßig viel gesundem Schilddrüsengewebe selbst ein Grund für eine kompensatorische hypophysäre TSH-Überproduktion und damit eine

Wachstumsstimulation verbliebenen Schilddrüsengewebes gesehen (Zukschwerdt und Bay 1963; Roth 1972). Andererseits wurde eine autonome Proliferationsfähigkeit von Schilddrüsenknoten erkannt, was deren vollständige Resektion als Schutz vor der Rezidivbildung erforderte (Gemsenjäger 1983). Ein Fokus wurde im selektiven Resektionskonzept speziell auf embryologisch bedingt häufig in den dorsalen Anteilen der Schilddrüse befindliche Knoten gelegt, die in der herkömmlichen subtotalen Resektion meist zurückblieben und einen Ausgangspunkt für die Rezidivbildung darstellen konnten (Gemsenjäger 1993b).

In der Folgezeit finden sich diverse Veröffentlichungen zu Nutzung und Durchführung der funktionsorientierten resp. selektiven Schilddrüsenresektion im deutschsprachigen Schrifttum (Goretzki et al. 1985; Röher et al. 1991; Wahl und Rimpl 1998). Röher beschrieb diese in „Chirurgische Operationslehre" 1990 ausführlich (Röher 1990). Ihren Höhepunkt erreichte die funktionsorientierte Schilddrüsenchirurgie zuletzt mit ihrer leitliniengemäßen Empfehlung zur operativen Therapie benigner Schilddrüsenerkrankungen (Dralle und Hartel 1998).

Hierin hieß es wörtlich:

„Ziel der operativen Behandlung einer Knotenstruma ist die möglichst vollständige Beseitigung aller knotigen Veränderungen und das Belassen des normalen Schilddrüsengewebes. Die morphologie- und funktionsgerechte Resektionsstrategie erlaubt unterschiedliche individuelle Resektionsverfahren. In jedem Fall ist das Belassen von Knoten zu vermeiden, da diese die Hauptursache von Rezidiventwicklungen sind. Bei vollkommen knotig umgewandeltem Schilddrüsengewebe kann auch eine subtotale oder (fast)totale Thyreoidektomie indiziert sein. Bei Knotenstrumen mit malignitätsverdächtigen Knoten wird die Durchführung einer ipsilateralen Hemithyreoidektomie empfohlen, um bei gegebener Indikation im Falle des erst postoperativ möglichen Karzinomnachweises eine nur unilaterale Reoperation durchführen zu müssen (Dralle und Hartel 1998, S. 4)."

Zur Chirurgie solitärer Knoten hieß es:

„Bei *malignitätsunverdächtigen Solitärknoten* ist, je nach Knotengröße, eine Knotenexzision mit Entfernung des umgebenden Randsaumes normalen Schilddrüsengewebes, eine subtotale Lappenresektion oder, bei lappeneinnehmenden Knoten, auch [eine] totale Lappenresektion (Hemithyreoidektomie) angezeigt.

Bei *malignitätsverdächtigen Knoten* ist aufgrund des Risikos eines erst postoperativ möglichen Karzinomnachweises grundsätzlich eine Hemithyreoidektomie anzustreben, um im Falle der erforderlichen totalen Thyreoidektomie in 2. Sitzung das erhöhte Morbiditätsrisiko der ipsilateralen Reoperation zu vermeiden (Dralle und Hartel 1998, S. 5)."

Subtotale und funktionsorientierte Resektionen mit Gewebeerhalt dominierten bis in die 1990-er und 2000-er Jahre die chirurgische Therapie benigner Schilddrüsenerkrankungen, die sich verglichen mit radikaleren Resektionsstrategien durch deutlich niedrigere schilddrüsenspezifische Komplikationen wie der Rekurrensparese und dem postoperativen Hypoparathyreoidismus auszeichneten (Wahl und Rimpl 1998; Thomusch et al. 2003a).

Mit der anatomischen Beschreibung und Beachtung der vorderen Grenzlamelle als bindegewebige Schicht zwischen äußerer Schilddrüsenkapsel und Bindegewebsraum mit den Nn. recurrentes und Nebenschilddrüsen (Stelzner 1988) bestanden ab den 1990-er Jahren neue Möglichkeiten zur Schonung dieser Strukturen auch bei ausgedehnteren Schilddrüsenresektionen (Gemsenjäger 1993a, 1993b; Bay et al. 1988). Über die Nutzung der ‚totalen' Thyreoidektomie in der chirurgischen Behandlung der benignen Struma wurde ab Ende der 1980-er Jahre zunächst v. a. außereuropäisch berichtet und als Strategie der Wahl der chirurgischen Behandlung der multinodulär veränderten Struma empfohlen (Reeve et al. 1987). Aber auch im deutschen Sprachraum wurden bald Studien über umfangreichere Resektionen der Struma multinodosa veröffentlicht. Als von wesentlicher Bedeutung stellte sich bei totalen und fast-totalen Resektionsstrategien die konsequente Nutzung eines standardisierten chirurgischen Konzepts inklusive der Darstellung des N. recurrens heraus, womit sich deren sichere Durchführbarkeit auch verglichen mit subtotalen und funktionsorientierten Resektionskonzepten zeigte (Steinmüller et al. 2001). Zudem bestand bei der Wahl radikalerer Resektionsverfahren bis hin zur Thyreoidektomie ein deutlich geringeres Strumarezidivrisiko verglichen zur subtotalen Resektion, womit insbesondere das erhöhte Komplikationsrisiko bei Rezidivoperationen stark knotig veränderter Strumen deutlich reduziert werden konnte (Müller et al. 1998).

Umfasste die groß angelegte prospektive „Qualitätssicherungsstudie benigne und maligne Struma" bei mehr als 5195 hieraus analysierten Operationen nur 88 totale und 527 fast-totale Thyreoidektomien im Jahr 1998 (Thomusch et al. 2003a), stieg deren Anteil nachfolgend kontinuierlich an. So berichtete etwa die Hallenser Gruppe in der eigenen Klinik einen Anstieg des relativen Anteils der Thyreoidektomien an der Gesamtheit der Schilddrüsenoperationen von 20 % im Jahr 1996 auf 70 % im Jahr 2009 (Dralle 2009b), womit ein allgemeiner Trend beschrieben wurde (Dralle et al. 2014b). Die Änderung und Ausweitung des Resektionskonzepts benigner Schilddrüsenveränderungen ab den 2000-er Jahren ist dabei auf verschiedene Einflussfaktoren zurückzuführen. So wurde mit der Verbesserung der Schilddrüsensonographie eine zunehmend detailliertere Darstellung auch kleiner, nicht tastbarer Schilddrüsenknoten auch nach subtotaler Resektion möglich (Dralle 2009b). Häufige Rezidivbildungen in bis zu 50 % der

Fälle bei subtotalen Resektionskonzepten (Agarwal und Aggarwal 2008) sowie das häufig zufällige Auffinden kleiner Schilddrüsenkarzinome in Operationspräparaten (Miccoli et al. 2006; Agarwal und Aggarwal 2008) sind ebenfalls als wichtige Einflussfaktoren für den Anstieg des Anteils totaler Lappenentfernung in der Schilddrüsenchirurgie anzusehen (Dralle 2009b). Nicht zuletzt aufgrund weiterer Erkenntnisse über molekulare Ursprünge und pathogenetische Risikofaktoren der Strumaentstehung und der auch bei subtotaler Resektion häufig notwendigen Schilddrüsenhormonsubstitution (Musholt 2010) verließ schließlich die S2k-Leitlinie „Operative Therapie benigner Schilddrüsenerkrankungen" des Jahres 2010 die Empfehlung eines funktionskritischen Vorgehens. Diese forderte nunmehr die Durchführung radikalerer Resektionen in der Therapie multinodulär veränderter Strumen mit der (fast-totalen) Thyreoidektomie (AWMF 2010). Hierzu hieß es dort wörtlich zum Umgang mit der Struma multinodosa:

„Insofern erfordert das individuell zu wählende Resektionsausmaß stets eine Abwägung zwischen dem potentiellen krankheitsbedingten und dem operativen Risiko. Bei vollkommen knotig umgewandeltem Schilddrüsengewebe oder multiplen Knoten in beiden Schilddrüsenlappen sollte eine Thyreoidektomie oder Fast-totale Thyreoidektomie angestrebt werden. Parenchymbelassende Verfahren sind zu begründen (AWMF 2010, S. 10)."

Für den Umgang mit solitären Schilddrüsenknoten hieß es dort:

„Bei Solitärknoten ohne Malignitätshinweis ist, je nach Knotengröße und intrathyreoidaler Lage, eine Knotenexzision mit Entfernung des umgebenden Randsaumes normalen Schilddrüsengewebes, eine subtotale Lappenresektion oder eine Hemithyreoidektomie angezeigt.

Bei malignitätsverdächtigen Knoten sollte aufgrund des Risikos eines erst postoperativ möglichen Karzinomnachweises grundsätzlich eine Hemithyreoidektomie durchgeführt werden, um im Falle der erforderlichen Thyreoidektomie in zweiter Sitzung das erhöhte Komplikationsrisiko der ipsilateralen Reoperation zu vermeiden (AWMF 2010, S. 10)."

Für hormonell aktive solitäre Knoten und die hormonaktive Struma multinodosa wurde ein Vorgehen äquivalent zu dem der benignen Entitäten gefordert (AWMF 2010). Vergleichende Studien zeigten nachfolgend eine geringere Rate von Reoperationen aufgrund von Rezidivbildungen oder postoperativen Karzinomdiagnosen bei Durchführung eines solchen Vorgehens gegenüber subtotalen und funktionsorientierten Resektionskonzepten (Barczyński et al. 2011). Dennoch wurden in diesem Zeitraum auch gegenläufige Stimmen laut, die die vollständige Schilddrüsenentfernung als Standardresektion mit Blick auf den definitiven Organverlust und angenommenen höheren Komplikationsraten in Frage stellten, womit wieder ein individuelles pathologieabhängiges Resektionsvorgehen diskutiert wurde (Wagner 2014). Die Therapieempfehlungen der S2k-Leitlinie des Jahres 2010 zum Umgang mit der multinodösen Struma sowie dem Schilddrüsenadenom wurden weitgehend, z. T. wörtlich in den nachfolgenden Leitlinien 2015 und 2021 übernommen (AWMF 2015, 2021). Laut StuDoQ/Schilddrüsen-Register erfolgte im Zeitraum April 2017 bis Juli 2018 bei 12 888 eingeschlossenen Schilddrüsenoperationen bei über 87 % entweder die Thyreoidektomie – mit einem Anteil von fast 50 % – oder die Hemithyreoidektomie, die in fast 37 % der Fälle Anwendung fand (Bartsch et al. 2019).

Chirurgisches Vorgehen in der Therapie des Morbus Basedow
Die Ätiopathogenese des Morbus Basedow war zur Mitte des 20. Jahrhunderts in ihren Details noch nicht abschließend aufgeklärt. Dennoch wurde die ‚Immunthyreopathie' von den originären Schilddrüsenpathologien – wie der Knotenstruma und dem Strumaknoten – als Systemerkrankung mit Schilddrüsenmanifestation abgegrenzt (Sunder-Plassmann 1940). Das hier gewählte Resektionsausmaß unterlag bis zur Mitte des 20. Jahrhunderts mehreren Änderungen. Eine retrospektive Untersuchung des Göttinger Klinikums beschrieb in der Zeit von 1912–1944 einen Übergang von der Hemithyreoidektomie, zur Hemithyreoidektomie mit kontralateral-subtotaler Lappenresektion zur subtotalen Resektion der Schilddrüse mit Unterbindung aller vier Schilddrüsenarterien (Nell 1947). Einen wesentlichen Beitrag zur Senkung der operativen Mortalität des Morbus Basedow leistete die aufwendige Vorbereitung der Patienten mit der ‚Plummerung' sowie die Aufteilung der Operation in zwei bis drei Sitzungen, die mit der sorgsamen Unterbindung der Schilddrüsengefäße begonnen wurde (Sauerbruch 1931; Nell 1947).

Wesentliche Änderungen erfuhr das Resektionsvorgehen des Morbus Basedow zwischen Mitte der 1950-er und den 1990-er Jahren durch Überlegungen zur Funktionsfähigkeit der Menge belassenen Schilddrüsengewebes. In den 1950-er Jahren wurde unter der Vorstellung einer physiologischen Resektion eine Restschilddrüsenmasse nach Operation von 20–30 g angestrebt, um postoperative hypothyreote Zustände zu vermeiden (Steiner 1955). Vor der Thyreoidektomie, wie sie Sudeck in den 1920-er Jahren oder die Amerikaner Scot und Ramey in den 1940-er Jahren in der chirurgischen Therapie des Morbus Basedow durchführten, wurde vielmehr gewarnt (Sudeck 1925; Scott und Ramey 1949). Ursächlich hierfür wurde das erhöhte perioperative Komplikationsrisiko der Thyreoidektomie sowie die darauf folgende postoperative Schilddrüsenunterfunktion mit lebenslanger Abhängigkeit der externen Hormonsubstitution, deren dauerhafte Durchführung als unsicher galt, angegeben (Flörcken 1951; Steiner 1955). In den nachfolgenden Jahrzehnten zeichnete sich hingegen unter funktionellen Überlegungen ein ausgedehnteres Resektionskonzept im Umgang mit dem Morbus Basedow ab, wobei das Restgewicht mit 6–8 g deutlich kleiner als in den 1950-er Jahren gewählt wurde (Röher 1978; Görtz et al. 1983). Auch eine Anpassung des Resektionsausmaßes an den Grad der regionaltypischen Jodversorgung wurde diskutiert, wonach in Küstenregionen kleinere und im Alpenraum größere Mengen Schilddrüsengewebe belassen werden sollten. Eine Unterbindung der vier Schilddrüsenarterien wurde angestrebt, um den intraoperativen Blutverlust so gering wie möglich zu halten (Bay 1980). Basierend u. a. auf den Arbeiten von Michie et al., die in den 1970-er Jahren die postoperative Schilddrüsenfunktion systematisch mit der Menge verbliebenen Schilddrüsengewebes verglichen (Michie et al. 1972; Michie 1975), wurden auch im deutschen Sprachraum ausgedehntere Resektionskonzepte etabliert. Dralle et al. berichteten 1987 im Zusammenhang mit der Durchführung der fast-totalen Thyreoidektomie von deutlich niedrigeren Rezidivquoten bei gleichbleibenden Komplikationsraten verglichen zur subtotalen Resektion und ordneten dem radikaleren Resektionskonzept den therapeutischen Vorrang ein (Dralle et al. 1987). Weitere Arbeitsgruppen quantifizierten das intraoperativ zu belassene Restgewicht insgesamt auf 4–6 g beider Schilddrüsenlappen (Röher et al. 1991; Böttger 1997). Die Leitlinie des Jahres 1998 forderte dem folgend zur Therapie des Morbus Basedow die subtotale Resektion mit einem Schilddrüsenrestvolumen von etwa 5 ml, womit von einer Rezidivwahrscheinlichkeit um 5 % ausgegangen wurde (Dralle und Hartel 1998). Wörtlich hieß es hierzu in der Leitlinie:

„Beim *M. Basedow* wird heute die ausgedehnt subtotale Thyreoidektomie mit kleinem Rest (kleiner als 5 ml Gesamtrest) als Verfahren der Wahl angesehen (beidseitige Resektion mit bilateralem Rest oder Hemithyr[e]oidektomie mit kontralateral subtotaler Resektion und unilateralem Rest). Hierbei ist mit einer Rezidivrate von unter 5 % zu rechnen. Bei den weitaus meisten Patienten ist postoperativ eine lebenslange Hormonsubstitution erforderlich. Auf der Basis größerer Schilddrüsenreste (über 5 ml Gesamtrest) ist das Ziel einer euthyreoten Stoffwechsellage ohne Substitution demgegenüber mit einer deutlich höheren Hyperthyreoserezidivrate verbunden. Zu große Schilddrüsenreste können darüber hinaus einen ungünstigen Einfluß auf den Verlauf einer endokrinen Orbitopathie haben (Dralle und Hartel 1998, S. 6)."

Vor dem Hintergrund feinerer Operationstechniken zur Dissektion der Schilddrüsenkapsel vor der vorderen Grenzlamelle und einer damit einhergehenden verringerten Rate postoperativer Rekurrensparesen und transienter oder permanenter Phasen des Hypoparathyreoidismus wurden ab Ende der 1990-er Jahre weiter ausgedehnte Operationen möglich (Stelzner 1988; Gemsenjäger 1993a, 1993b; Gemsenjäger et al. 2002). Dabei war das Resektionsausmaß weiterhin strittig. Witte et al. verglichen in einer prospektiv-randomisierten Studie im Jahr 2000 die Ergebnisse der fast-totalen und totalen Thyreoidektomie beim Morbus Basedow. In diesem Studiendesign wurde erstmals der Einfluss der Resektionsstrategie des Morbus Basedow auf die – mit diesem assoziierte – Orbitopathie sowie auf den TSH-Antikörperspiegel der Patienten untersucht. Bei gleichwertigen Therapieergebnissen der fast-totalen und der totalen Thyreoidektomie wurde bei fast-totaler Resektion ein geringeres Risiko der akzidentellen Schädigung speziell der Nebenschilddrüsen festgestellt, womit der fast-totalen Thyreoidektomie in dieser Studie der Vorzug gegeben wurde (Witte et al. 2000, Abbildung 3.4).

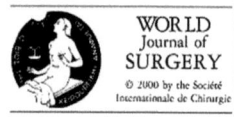

Abbildung 3.4 „Surgery for Graves' Disease: Total versus Subtotal Thyroidectomy – Results of a Prospective Randomized Trial" (Witte et al. 2000, S. 1303)

Eine internationale Metaanalyse stellte hingegen acht Jahre später – u. a. unter Beachtung der Studienergebnisse von Witte et al. (Witte et al. 2000) – insgesamt kein solches erhöhtes Komplikationsrisiko bei der Wahl der Thyreoidektomie in der Therapie des Morbus Basedow fest. Gleichzeitig wurde in deren Durchführung ein deutlich geringeres Risiko der Rezidivbildung und Reoperation gegenüber der subtotalen Resektion beschrieben, weshalb hier der Thyreoidektomie gegenüber anderen Resektionsstrategien der Vorzug gegeben wurde (Stålberg et al. 2008). U. a. hierauf basierend forderte die Leitlinie des Jahres 2010 die routinemäßige Thyreoidektomie insbesondere bei gleichzeitiger Orbitopathie und bestimmten immunologischen Prädilektionen zur Vermeidung von Persistenz und Rezidivbildung: „Bei gegebener Operationsindikation des M. Basedow ist immer eine Thyreoidektomie anzustreben" (AWMF 2010, S. 10). Jedoch wurde die standardmäßige Durchführung dieses radikalen Vorgehens – ähnlich der benignen Knotenstruma – u. a. aufgrund möglicher operativer Komplikationen und des totalen Organfunktionsverlusts diskutiert (Dralle et al. 2011; Wagner 2014). In der Folge rückte die S2k-Leitlinie des Jahres 2015 wieder von der generellen Forderung der routinemäßig anzustrebenden vollständigen Organentfernung ab. Neben der Thyreoidektomie wurde auch eine fast-totale Resektion als mögliches therapeutisches Vorgehen beim Morbus Basedow betrachtet (AWMF 2015). Diese Handlungsempfehlung wurde ebenso in der aktuellen S2k-Leitlinie übernommen (AWMF 2021). Zuletzt zeigte die TONIG-Studie als prospektive Multicenterstudie der CAEK in der Chirurgie des Morbus Basedow eine Gleichwertigkeit der totalen gegenüber der fast-totalen Resektion in Bezug auf ihre Komplikationsrate. Dort zeigte sich hingegen bei der fast-totalen Resektion ein erhöhtes Risiko für postoperative Nachblutungen (Maurer et al. 2019). Weiterhin dominiert im deutschen Sprachraum die Thyreoidektomie als operative Methode der Wahl in der Therapie des Morbus Basedow. In einer aktuellen Auswertung des StuDoQ/Schilddrüsen-Registers fand sie bei mehr als 1800 dokumentierten Basedow-Patienten in 78 untersuchten Zentren im Zeitraum zwischen April 2017 und April 2019 in mehr als 93 % der Fälle Anwendung (Maurer et al. 2020).

3.1.2 Intraoperative Schonung des N. laryngeus recurrens

Zu den häufigsten Komplikationen der Schilddrüsenchirurgie zählt die akzidentelle Läsion des N. recurrens, die dessen transiente oder permanente Parese zur Folge hat. Die einseitige Schädigung des Nervs geht zumeist mit einem eingeschränkten Stimmumfang und/oder Atem- und Schluckstörungen einher, während die beidseitige Schädigung einen lebensbedrohlichen Zustand darstellt (Stucke 1962; Rueff und Mohr 1970). Die Lehrmeinungen, wie eine solche Läsion durch korrektes intraoperatives Handeln vermieden werden kann, waren lange Zeit uneinheitlich. Sie reichten von der Forderung der absoluten Unterlassung der Darstellung („Bekommt man den Nerven nicht zu Gesicht, kann man ihn nicht verletzen") bis zu der nach ausnahmsloser intraoperativer Darstellung („Der Nerv muß dargestellt werden, um ihn sicher schonen zu können") (Zornig et al. 1989, S. 44).

Über das Schädigungsmuster des Rekurrensnervs bestanden über die Zeit verschiedene Theorien und Überzeugungen. Meist wurden indirekt erfolgte Schädigungen als ursächlich für die Rekurrensparese identifiziert – allen voran Dehnung, Zug oder Druck (Link 1966; Bay und Engel 1980). Bei hyperthyreoten Strumen wurde zudem eine erhöhte Blutungsneigung sowie eine leichtere Brüchigkeit des Nervs als dessen Gefährdung angenommen (Bay und Engel 1980). In der Zeit der nicht angestrebten Nervendarstellung wurde die direkte Durchtrennung des Nervs ebenfalls als häufigere Läsionsursache festgestellt (Ruëff und Mohr 1970). Als Risikofaktoren für die Nervenläsion stellte eine österreichische retrospektive Studie unter Einschluss von über 7500 Fällen ausgedehnte Geweberesektionen, die Größe und Ausdehnung der Struma sowie das weibliche Geschlecht fest (Hermann et al. 1991). Als weiterer komplizierender Faktor in der Nervenschonung besteht zudem ein häufig anatomisch atypischer Nervenverlauf sowie die seltene Entität des N. recurrens non-recurrens (Seiler und Wagner 1994). In einer aktuellen internationalen datenbankbasierten Studie wurden risikoexponierte Rekurrensnerven (nerves at risk, NAR) bezüglich ihres anatomischen Verlaufs standardisiert und – im Falle eines Signalverlustes beim Neuromonitoring (loss of signal, LOS) – bezüglich des Mechanismus der neuronalen Verletzung untersucht. Hierzu wurden 1000 NAR von 574 Patienten in 17 Zentren aus 12 Ländern untersucht. Eine höher als erwartete Rate der Nn. recurrentes – etwa 23 % der NAR – wies hierin einen abnormalen anatomischen Verlauf auf. Zugverletzungen waren die mit Abstand häufigste Form der NAR-Verletzung und deutlich weniger rekonvaleszent als in früheren Berichten (Liddy et al. 2021). Zudem wurde in einer kürzlich erschienenen Auswertung von Daten des StuDoQ/Schilddrüsen-Registers die Größe der resezierten Schilddrüse ab einer Masse über 100 g als unabhängiger Risikofaktor für die Schädigung des N. recurrens auch bei Nutzung des intraoperativen Nervenmonitorings festgestellt (Mintziras et al. 2022). Die beiden wesentlichen Verfahren zur Schonung des Rekurrensnervs stellen heute die Darstellung des Nervenverlaufs und dessen Funktionsprüfung mittels intraoperativen Neuromonitorings (IONM) dar (AWMF 2021).

Intraoperative Darstellung des N. laryngeus recurrens
Überlegungen, den N. recurrens frei zu präparieren und in seinem Verlauf darzustellen, um ihn zu schonen, sind alt. Bereits Kocher hatte sich mit der Frage der Nervendarstellung befasst, sah aber in seinen Operationsergebnissen keinen Unterschied zwischen der Visualisierung des Rekurrensnervs und deren Unterlassung (Kocher 1883). Konträr zu diesem befürworteten einige Zeitgenossen die routinemäßige Darstellung des Nervenverlaufs als sichere und effektive

3.1 Meilensteine in der Schilddrüsenchirurgie seit 1945

Methode für dessen Schonung (Riedel 1903; Stierlin 1907). Auf die Arbeit Stierlins geht die Beschreibung des sogenannten „Glockenzugphänomens" (Stierlin 1907, S. 102) als feines, rhythmisches, pulssynchrones Zucken des N. recurrens in Abhängigkeit der Arterienpulsation zurück, dem Stierlin v. a. in der operativen Ausbildung zur Rekurrenspräparation einen besonderen didaktischen Wert zusprach (Stierlin 1907). In der Breite durchsetzen konnte sich dieser präparative Mehraufwand zunächst jedoch nicht. Eine bessere Möglichkeit, den Rekurrensnerv zu schonen, wurde in der intrakapsulären subtotalen Schilddrüsenresektion nach Mikulicz gesehen, bei der der Nerv hinter dem belassenen dorsalen Schilddrüsenrest sicher geschützt lag (Kausch 1910). Weitere Gründe der Nichtdarstellung stellen uneinheitliche Konzepte bezüglich der Stabilität des Rekurrensnervs bei seiner Präparation dar. Während Stierlin den Kehlkopfnerv als widerstandsfähig beschrieb (Stierlin 1907), sah etwa der Wiener Chirurg Kaspar hierin eine äußerst empfindliche Struktur, die sich neben der engen Verbindung zur A. thyroidea inferior durch einen stark variablen anatomischen Verlauf durch Verlagerungen und Anomalien charakterisieren könne. Eine Schonung sah dieser eher durch ein sorgsames Vorgehen bei der Gefäßligatur garantiert (Kaspar 1942).

Im englischsprachigen Raum erschienen zur Mitte des 20. Jahrhunderts erste systematische Untersuchungen zu dem Einfluss der Freilegung des N. recurrens auf dessen Pareserate. Die erste Veröffentlichung dieser Art erfolgte durch die Amerikaner Lahey und Hoover gegen Ende der 1930-er Jahre. Hierin demonstrierten diese mittels routinemäßiger systematischer Nervendarstellung bei 3000 Patienten eine – allerdings nicht routinemäßig laryngoskopisch bestätigte – Rate an Rekurrenspareseen von nur 0,3 % und eine ausreichende Stabilität des rückläufigen Kehlkopfnervs gegenüber dessen Freilegung (Lahey und Hoover 1938). Der Brite Riddell berichtete über eine Reduktion der Rate von Nervenläsionen durch dieses Verfahren von 3,5 % auf 2,1 % bei jeweils 511 NAR (Riddell 1956).

Vor dem Hintergrund relativ niedriger Pareseraten durch die subtotale Resektion mit Erhalt eines schützenden dorsalen Gewebe restes unterblieb im deutschen Sprachraum auch nach dem Zweiten Weltkrieg häufig die routinemäßige Darstellung des N. recurrens. Wichtiger wurde eine schonende Schilddrüsenpräparation ohne brüske Luxationen eingeschätzt (Mündnich und Mandl 1956; Stucke 1962). Mündnich und Mandl gaben an, eine Darstellung, wie sie Lahey forderte, nicht anzustreben. Ein Sichtbarwerden des N. recurrens – als eine durch das Bindegewebe der Nervengefäßleitplatte durchschimmernde Struktur – wurde allerdings akzeptiert, was diese als häufig vertretene Strategie in der Schilddrüsenchirurgie im Umgang mit dem N. recurrens im deutschen Sprachraum betrachteten. Bei anatomischen Unklarheiten und weit dorsal gelegenen Adenomen sahen

> **92. Über die Möglichkeiten einer Schädigung des Nervus recurrens bei Strumektomien**
> Eine anatomische Untersuchung
>
> Von
>
> A. PRIESCHING (a. E.) und L. SCHÖNBAUER-Wien
> (Vortragender: L. SCHÖNBAUER)
>
> Mit 7 Textabbildungen

Abbildung 3.5 „Über die Möglichkeiten einer Schädigung des Nervus recurrens bei Strumektomien – Eine anatomische Untersuchung" (Priesching und Schönbauer 1957, S. 646)

diese hingegen eine aktive Nervendarstellung als berechtigt an (Mündnich und Mandl 1956). Wesentlich für den sicheren Erhalt des N. recurrens galt die genaue Kenntnis seines anatomischen Verlaufs wie auch atypischer, pathologiebedingter Verlaufsformen, zu denen Priesching und Schönbauer 1957 häufig wiederkehrende Verlagerungsmuster vorstellten (Priesching und Schönbauer 1957, Abbildung 3.5). Basierend hierauf beschrieb Priesching die Darstellung des N. recurrens in den meisten Fällen der Schilddrüsenvergrößerung als nicht notwendig (Priesching 1958). Dieser verwies u. a. auf die Problematik großer ‚Kropfausdehnungen', die eine sichere Präparation des Rekurrensnervs vor der eigentlichen Resektion der Struma aus Platzmangel häufig unmöglich machte. Eine Ausnahme konnte im Umgang mit zervikal, retroviszeral ausgedehnten Strumen liegen, bei denen dieser die Nervenpräparation als durchführbar erachtete (Priesching 1958). Auch im weiteren zeitlichen Verlauf wurde im deutschen Sprachraum die Darstellung des N. recurrens insbesondere bei Anwendung der keilförmigen subtotalen Schilddrüsenresektion häufig nicht angestrebt. Eine Ausnahme dieser Praxis galt wie bereits in Prieschings Ausführungen bei sehr ausgedehnten operativen Eingriffen wie der Lobektomie oder der selten durchgeführten Thyreoidektomie etwa bei Schilddrüsenkarzinomen oder der Rezidivstruma (Schacht et al. 1972; Bay und Engel 1980). Eine retrospektive Untersuchung der Jahre 1983–1991 zeigte in solchen Fällen eine Überlegenheit der Nervendarstellung durch eine Reduktion der Rekurrenspareserate von 21 % auf etwa 7 % (Wagner und Seiler 1994). Berichte über den Nutzen der Nervendarstellung auch bei der subtotalen Resektion folgten vereinzelt. Der Schweizer Berchtold berichtete im Jahr

1976 in knapper Form darüber, dass die intraoperative Nervenidentifikation in der Chirurgie des Morbus Basedow die Nervenschonung sicherer mache (Berchtold 1976).

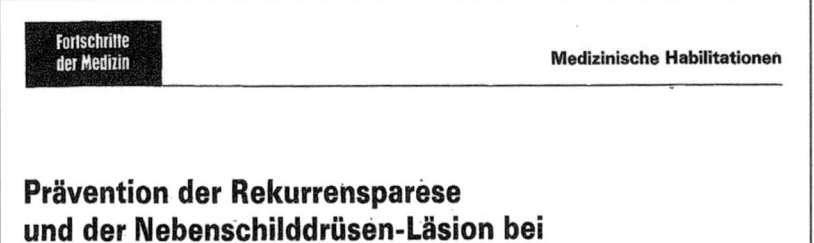

Abbildung 3.6 „Prävention der Rekurrensparese und der Nebenschilddrüsen-Läsion bei Thyreoidektomie" (Tschantz 1978, S. 2286)

Eine erste systematische Übersichtsarbeit über den Mehrwert der Nervendarstellung aus Mitteleuropa stammt von dem Schweizer Tschantz, der in seiner Habilitationsschrift eine Variante der intraoperativen Nervenfunktionsprüfung beschrieb und berichtete, wie der Rekurrensnerv als solcher routinemäßig aufgefunden, präpariert und erhalten werden könne. Hierzu verglich er die Ergebnisse dreier Arbeitsgruppen miteinander. Die erste strebte keine Nervendarstellung an. Die zweite suchte den Rekurrensnerv auf, präparierte diesen aber nicht frei. Die dritte stellte den Nerv im ganzen Verlauf dar. Durch die Darstellung zeigte sich in dieser Untersuchung eine deutliche Reduktion der Rekurrenspareserate auf fast gegen Null verglichen zu den beiden anderen Vorgehensweisen. Ergänzend beobachtete Tschantz durch die konsequente Nervendarstellung in 100 Schilddrüsenoperationen im eigenen Patientengut in keinem einzigen Fall das Auftreten einer Rekurrensparese (Tschantz 1978, Abbildung 3.6).

Ende der 1980-er Jahre wurde in der Literatur die Rate der Nervenschädigung bei Erstoperationen zwischen 0,6 % und 4,5 % angegeben, wobei diese bei Rezidivoperationen auf über 9,3–50 % und bei Operationen von Schilddrüsenkarzinomen auf 8–20 % anstieg (reviewed in Horch et al. 1989). In diese Zeit fallen weitere Veröffentlichungen systematischer Untersuchungen zur Wertigkeit der Darstellung des N. recurrens in der Chirurgie benigner Strumen. Zornig et al.

veröffentlichten 1989 eine Literaturübersicht u. a. unter Einschluss der Veröffentlichung von Tschantz sowie eigener Ergebnisse bei mehr als 1300 untersuchten Fällen, die für den Mehrnutzen der routinemäßigen Darstellung des Rekurrensnervs sprachen (Zornig et al. 1989). Weitere Literaturzusammenstellungen und retrospektive Studien stützten diese Schlussfolgerung (Jatzko et al. 1994; Joosten et al. 1997; Mättig et al. 1998). Dennoch blieb die Forderung der Nervendarstellung auch in den 1990-er Jahren bei der subtotalen Schilddrüsenresektion strittig. Einerseits galt eine Präparation der Schilddrüse ventral der vorderen Grenzlamelle als sicher für die Integrität des Rekurrensnervs (Stelzner 1988; Gemsenjäger 1993b). Andererseits zeigten gegenläufige Untersuchungen im Falle der subtotalen Resektion – anders als bei radikaleren Resektionsstrategien – keine Überlegenheit der Nervenfreilegung gegenüber deren Unterlassens (Koch et al. 1996). Vor dem Hintergrund der Leitlinienempfehlung zur Anwendung der funktionsorientierten Schilddrüsenresektion, die häufig eine Resektion des dorsalen Anteils der Schilddrüse notwendig machte, wurde in der Leitlinie des Jahres 1998 die nichtskelettierende, durchblutungsschonende Präparation des N. recurrens in der operativen Therapie benigner Schilddrüsenerkrankungen gefordert. Dort hieß es wörtlich:

„Die schonende, das heißt nicht-skelettierende, Nervendurchblutung-erhaltende präparative Darstellung des N. recurrens mindert das Schädigungsrisiko und sollte immer dann durchgeführt werden, wenn die Präparations- bzw. Resektionsnähe zum möglichen Verlauf des N. recurrens eine Darstellung erforderlich macht, um die anatomische und funktionelle Integrität des Nerven bestmöglichst zu schonen. Bei allen Primäreingriffen, deren Präparations- bzw. Resektionsebene der vorderen Grenzlamelle liegt und bei allen Reoperationen, die mit einer Präparation im möglichen Nervenverlauf einhergehen, sollte die Resektion unter Darstellung des N. recurrens durchgeführt werden [sic]. Der N. recurrens sollte grundsätzlich bei der (fast)totalen Lappenresektion bzw. Hemithyreoidektomie und totalen Thyreoidektomie dargestellt werden (Dralle und Hartel 1998, S. 7)."

Im selben Jahr wurde eine erste prospektive Multicenterstudie zur Nervendarstellung mit einer Studienlaufzeit, die sich – unter Einschluss berichteter Operationszahlen und -ergebnisse aus 45 Krankenhäusern aus ostdeutschen Bundesländern – über das Jahr 1998 erstreckte, durchgeführt. Diese bestätigte den Wert der in der Leitlinie geforderten Nervendarstellung insbesondere bei ausgedehnten Operationen. Vorteile der Nervenidentifikation wurden in der Studie auch bei Durchführung der subtotalen Resektion gesehen (Thomusch et al. 2000). In dieser „Qualitätssicherungsstudie benigne und maligne Struma" erfolgte bei hier mehr als 7600 analysierten Schilddrüsenoperationen eine Nervendarstellung in

40 % der Fälle. In 20 % der Fälle wurde eine funktionelle Überwachung mittels Nervenmonitoring angegeben (Thomusch und Dralle 2000b). Die Forderung der präparativen Nervendarstellung der Leitlinie des Jahres 1998 wurde vor diesem Hintergrund im Wesentlichen in ihren Nachfolgerinnen übernommen. Seit der Leitlinie des Jahres 2010 wird eine grundsätzliche Darstellung bei Primär- und Rezidivoperationen der Schilddrüse gefordert:

> „Die schonende, das heißt nicht-skelettierende, nervendurchblutungserhaltende präparative Darstellung des N. laryngeus recurrens mindert das Schädigungsrisiko und sollte grundsätzlich sowohl bei Primäreingriffen als auch bei Rezidiveingriffen durchgeführt werden. [...]. Ausnahmsweise kann auf die Darstellung verzichtet werden, wenn sich die Resektionsebene in sicherem Abstand ventral der lateralen Grenzlamelle zum Nervenverlauf befindet (AWMF 2010, S. 11)."

Eine Nichtdarstellung sollte begründet dokumentiert werden. Während eine Präparation des N. laryngeus recurrens standardmäßig erfolgen solle, muss für den feineren N. laryngeus superior bisher eine routinemäßige Darstellung nicht begründet werden (AWMF 2010, 2015, 2021). Die intraoperative Freilegung und Verlaufsdarstellung des N. recurrens wird heute fast ausnahmslos durchgeführt (Bartsch et al. 2019).

Intraoperatives Neuromonitoring des N. laryngeus recurrens
Die intraoperative Funktionsprüfung gilt als Ergänzung der Nervendarstellung. Im Gegensatz zum englischsprachigen Raum fanden Schilddrüsenoperationen im deutschen Sprachraum zu diesem Zweck bis in die 1960-er Jahre häufig in Lokalanästhesie statt (Flörcken 1951). Dieses Vorgehen war mit der Vorstellung verbunden, durch eine kontinuierliche Stimmprüfung Nervenschädigungen frühzeitig feststellen und den schädigenden Einfluss frühzeitig abstellen zu können. Gefordert wurde, die Gewebestränge im Nervenverlaufsgebiet vor ihrer Durchtrennung mit einer anatomischen Pinzette zu fassen, zusammenzudrücken und den Patienten phonieren zu lassen (Flörcken 1951).

Mit zunehmend sicherer Anästhesie und der Feststellung höherer allgemeiner Komplikationsraten ohne Vorteil für den Erhalt des Rekurrensnervs wurde die Lokalanästhesie in der Chirurgie der Schilddrüse zugunsten der Allgemeinanästhesie ausgehend von den 1930-er Jahren bis in die 1960-er Jahre verlassen (Kaspar 1942; Steiner 1983).

Die moderne Variante der Funktionsprüfung des Stimmnervs mittels Elektrostimulation wurde erstmals Ende der 1960-er Jahre beschrieben. Die Schweden Flisberg und Lindholm berichteten in ihrer Veröffentlichung 1969 über Schilddrüsenoperationen in mehr als einem Dutzend Fällen, in denen eine funktionelle

Nervenüberwachung erfolgt war. Hierbei wurden nach erfolgter elektrischer Nervenstimulation Muskelaktionspotentiale des Musculus vocalis mit – über die Membrana cricothyreoidea eingebrachten – Nadelelektroden abgeleitet (Flisberg und Lindholm 1969). Dem vorangegangen waren elektrophysiologische Untersuchungen zur Funktion der äußeren und inneren Kehlkopfmuskulatur ab Mitte der 1950-er Jahre. So berichteten Mündnich und Mandl von physiologischen Untersuchungen zur Innervation der laryngealen Muskulatur (Mündnich 1955; Mündnich und Mandl 1956). Untersuchungen zur Funktion der Kehlkopfinnervation mittels Elektrostimulation beschrieb auch der Däne Faaborg-Andersen 1957 im Rahmen seiner Promotion, auf dessen Arbeit Flisberg und Lindholm in ihrer Publikation Bezug nahmen (Faaborg-Andersen 1957; Flisberg und Lindholm 1969).

Etwa zeitgleich zu Flisberg und Lindholm berichtete eine amerikanische Arbeitsgruppe über ein Verfahren zur Rekurrensidentifizierung mittels Bestimmung von Druckunterschieden im Larynx – hervorgerufen durch externe Nervenreizungen, die eine Kontraktion der laryngealen Muskulatur bedingten. Hierdurch erzeugte Druckschwankungen im Kehlkopf wurden durch einen präparierten Intubationstubus abgeleitet (Shedd und Burget 1966). In den folgenden drei Jahrzehnten stellten diverse Arbeitsgruppen Weiterentwicklungen der funktionellen intraoperativen Nervenüberwachung vor, von denen Lamadé et al. im Jahr 2000 wesentliche Vertreter zusammenfassten (Lamadé et al. 2000): So nutzten einige Gruppen laryngoskopisch in den Musculus vocalis eingesetzte Mikroelektroden zur Ableitung von Muskelaktionspotentialen, die über eine Stimulationselektrode provoziert wurden (Davis et al. 1979). Andere verzichteten ganz auf die Nutzung einer Ableitelektrode und stellten die Funktion der Kehlkopfmuskulatur nach elektrischer Reizung des N. recurrens palpatorisch fest (James et al. 1985). Weitere Ansätze lagen in der direkten bronchoskopischen Beurteilung der Stimmbandfunktion mit Einführung eines flexiblen Bronchoskops durch die Nase (Premachandra et al. 1990).

In diese Vielzahl an Arbeiten reihten sich die Ergebnisse deutschsprachiger Arbeitsgruppen ein. Tschantz beschrieb in seiner Habilitationsschrift u. a. die Nutzung eines Neurostimulators, mit dem sichtbare Kontraktionen der laryngealen Muskulatur provoziert werden konnten (Tschantz 1978).

Tschopp und Probst nutzten 1994 laryngoskopisch in den M. vocalis eingesetzte Feinnadelelektroden, mit denen elektromyographisch Muskelpotentiale abgeleitet werden konnten (Tschopp und Probst 1994). Eine ähnliche Methode zur intraoperativen Prüfung der Funktion des N. recurrens mittels intralaryngeal eingesetzter monopolarer Nadelelektroden berichteten Horn und Rötzscher 1999 (Horn und Rötzscher 1999).

Käufer et al. untersuchten hingegen den Nutzen einer intraoperativen Extubation bei doppelseitiger Operation, um nach laryngoskopischer Kontrolle der Stimmbandfunktion die kontralaterale Schilddrüsenseite anzugehen und veröffentlichten zu diesem Verfahren ihre Ergebnisse 1995 (Käufer et al. 1995).

Kienast et al. veröffentlichten 1998 erste Ergebnisse über die Nutzung des ‚Neurosign 100' in Kombination mit bipolaren Nadelelektroden. Diese wurden hier seit 1995 analog zu den Arbeiten von Flisberg und Lindholm durch das Ligamentum cricothyroideum in den M. vocalis eingesetzten (Kienast et al. 1998, Abbildung 3.7; Neumann 2000).

1058 Langenbecks Arch Chir Suppl II (Kongreßbericht 1998)

Intraoperatives Neuromonitoring des Nervus laryngeus recurrens – routinemäßiger Einsatz in der Schilddrüsenchirurgie

A. Kienast[1], C. Richter[1] und H.-J. Neumann[2]

[1] Klinik für Allgemein-, Unfall- und Visceralchirurgie, [2] Klinik für HNO-Heilkunde, Kopf- und Halschirurgie, Städtisches Krankenhaus Martha-Maria Halle-Dölau gem. GmbH, Röntgenstraße 12, D-06120 Halle

---

Abbildung 3.7 „Intraoperatives Neuromonitoring des Nervus laryngeus recurrens – routinemäßiger Einsatz in der Schilddrüsenchirurgie" (Kienast et al. 1998, S. 1058)

Etwa zeitgleich zur Entwicklung des iIONM leistete die Gruppe um Lamadé in ersten experimentellen Untersuchungen am porcinen Modell Beiträge zur Entwicklung eines kontinuierlichen Neuromonitorings (cIONM) (Lamadé et al. 1996).

Nach Weiterentwicklungen und Verbesserungen wurde die Zulassungsstudie dieser Variante des IONM am Menschen von Lamadé et al. im Jahr 2000 veröffentlicht (Brandner et al. 1998; Lamadé et al. 2000, Abbildung 3.8).

Technische Grundlage dieser neuen Methode zur Nervenschonung stellte die Ableitung von Summenaktionspotentialen an der Stimmbandoberfläche mit – an einem Intratrachealtubus angebrachten – Oberflächenelektroden dar. Über eine Stimulationselektrode am N. recurrens oder N. vagus erfolgte die Reizung des Stimmnervs in einer festgelegten Frequenz, womit eine kontinuierliche Überwachung dessen physiologischer Funktion ermöglicht wurde (Lamadé et al. 2000).

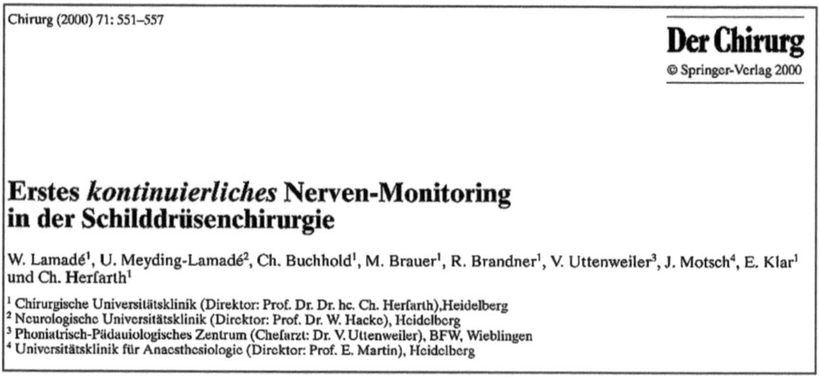

> Chirurg (2000) 71: 551–557
>
> **Der Chirurg**
> © Springer-Verlag 2000
>
> **Erstes *kontinuierliches* Nerven-Monitoring in der Schilddrüsenchirurgie**
>
> W. Lamadé[1], U. Meyding-Lamadé[2], Ch. Buchhold[1], M. Brauer[1], R. Brandner[1], V. Uttenweiler[3], J. Motsch[4], E. Klar[1] und Ch. Herfarth[1]
>
> [1] Chirurgische Universitätsklinik (Direktor: Prof. Dr. Dr. hc. Ch. Herfarth), Heidelberg
> [2] Neurologische Universitätsklinik (Direktor: Prof. Dr. W. Hacke), Heidelberg
> [3] Phoniatrisch-Pädauiologisches Zentrum (Chefarzt: Dr. V. Uttenweiler), BFW, Wieblingen
> [4] Universitätsklinik für Anaesthesiologie (Direktor: Prof. E. Martin), Heidelberg

Abbildung 3.8 „Erstes kontinuierliches Nerven-Monitoring in der Schilddrüsenchirurgie" (Lamadé et al. 2000, S. 551)

In einer Vergleichsstudie zwei Jahre später, die die Wertigkeit der transligamentären bipolaren Elektrodenableitung, der laryngoskopisch in den Musculus vocalis eingesetzten monopolaren Oberflächenelektroden und des cIONM verglich, zeigte sich zunächst das iIONM mit bipolarer Ableitung unter den Aspekten der Signalstärke, eines geringeren Gewebetraumas und höherer Identifikationssicherheit des N. recurrens gegenüber den anderen Verfahren überlegen (Tschopp und Gottardo 2002). Bereits kurz nach der Jahrtausendwende erfuhr das IONM als funktionelle Unterstützung in der Nervenidentifikation im deutschen Sprachraum breitere Anwendung. In der „Qualitätssicherungsstudie benigne und maligne Struma" wurde die Nutzung des IONM in etwa 20 % der Fälle dokumentiert. Bei ausgedehnten Operationen zeigte der Einsatz des IONM eine Überlegenheit im Nervenerhalt gegenüber dem Verzicht hierauf (Thomusch und Dralle 2000b). Im Jahr 2003 folgte eine deutschlandweit angelegte Multicenterstudie zum Nutzen des IONM in der Schilddrüsenchirurgie mit hierin über 8900 ausgewerteten operativen Eingriffen und über 16 000 NAR. Die Studie zählt damit initial zu den größten Untersuchungen dieser Art (Thomusch et al. 2003b). Als zentraler Nutzen des iIONM besteht die Möglichkeit des intraoperativen Strategiewechsels bei einseitigem Signalverlust und geplanter bilateraler Operation, womit die lebensbedrohliche bilaterale Stimmbandlähmung durch eine Anpassung der Operationsstrategie – bspw. durch ein zweizeitiges operatives Vorgehen – weitgehend verhindert werden kann (Dralle et al. 2008; Staubitz et al. 2020). Einen Beitrag zur Stimmnervsicherheit lieferte das Neuromonitoring auch

3.1 Meilensteine in der Schilddrüsenchirurgie seit 1945

bei Anwendung alternativer Zugangswege in der Schilddrüsenchirurgie – so im Rahmen neuer endoskopischer Operationen (Witzel 2007; Witzel und Benhidjeb 2009; Jonas 2016) wie auch beim roboterassistierten Vorgehen (Maurer et al. 2018a).

Eine Weiterentwicklung des Nervenmonitorings auf dem Gebiet der kontinuierlichen Überwachung ist in der Entwicklung neuer Elektroden zu sehen (Hermann 2007; Lamadé et al. 2007; Schneider et al. 2009; Lamadé et al. 2011). Hier sind repräsentativ die Entwicklung der Saxophon- oder der Ankerelektrode zu nennen, die schnell und atraumatisch zur Nervenüberwachung platziert, eine bessere Signalstabilität im Vergleich zu Vorläufermodellen garantierten. Auf diese Weise kann – anknüpfend an die Überlegungen zur intraoperativen Phonation unter Lokalanästhesie früherer Zeit – intraoperativ durch Amplitudensenkung und Latenzzeitverlängerung der abgeleiteten elektrischen Potentiale ein initialer Nervenschaden identifiziert und ggf. adäquat behandelt werden (Schneider et al. 2009; Schneider et al. 2012a; Schneider et al. 2013). Neuere Studien identifizierten zuletzt die Zugverletzungen mit einem Anteil von über 80 % als mit Abstand häufigste Form der Rekurrensnervverletzungen (Liddy et al. 2021), zu deren Feststellung das cIONM in der Lage ist. Es mehren sich die Daten, die eine Überlegenheit des cIONM gegenüber dem iIONM in der intraoperativen Schonung des Rekurrensnervs andeuten. Schneider et al. berichteten zuletzt über eine retrospektive Untersuchung mit mehr als 6000 Patienten, von denen etwa gleich viele je dem cIONM oder iIONM zugeführt wurden. Bezogen auf die NAR zeigte sich hier das cIONM mit einer 1,5 %igen frühpostoperativen Rekurrenspareserate dem iIONM, bei dem die Nervenlähmung in 2,5 % der Fälle festgestellt wurde, überlegen. Zudem persistierten passagere Rekurrensparesen deutlich seltener nach kontinuierlicher als nach intermittierender Nervenüberwachung (Schneider et al. 2021).

Für den regelhaften Einsatz des IONM besteht nach der aktuellen S2k-Leitlinie trotz ubiquitärer Nutzung und einigen Studien, die über die positive Wirkung der intraoperativen Nervenfunktionsprüfung berichteten, zwar eine Empfehlung, diese wird aber bei nicht ausreichender Studienlage – insbesondere aufgrund eines Mangels an prospektiv-randomisierten Studien – nicht verpflichtend gefordert (AWMF 2021). Bezüglich der Standards in der Anwendung und Durchführung des IONM wird auf die zugehörigen Empfehlungen der CAEK verwiesen (Dralle et al. 2013). Die Auswertung des EUROCRINE-Registers des Zeitraums 2015–2019 mit 4600 ausgewerteten Operationen in 82 Krankenhäusern assoziierte die Nutzung des IONM mit einer niedrigeren Rate postoperativer Rekurrensparesen, ohne allerdings zwischen intermittierender und kontinuierlicher Überwachung zu unterscheiden (Staubitz et al. 2020). Eine zuvor veröffentlichte Auswertung von im StuDoQ/Schilddrüsen-Register der Jahre 2017 und 2018 dokumentierten 12 888 Patienten zeigte eine Nutzung des IONM in über 98 % der Fälle. Dabei überwog die Verwendung des iIONM. Das cIONM fand hier bei 17,4 % der Patienten Anwendung (Bartsch et al. 2019). Somit hat sich das IONM auch ohne eine prospektiv-randomisierte Studie und damit begrenzter Evidenz bezüglich seines Benefits im klinischen Alltag als Routine durchgesetzt. Es wird sich weisen, ob das cIONM künftig das iIONM ablösen wird. Eine prospektiv-randomisierte Studie wird bezüglich des Vergleichs zwischen iIONM und cIONM in ihrer Durchführung schwierig, da aufgrund der insgesamt geringen Pareseraten mehr als 2000 Patienten randomisiert werden müssten, um signifikante Ergebnisse zu erlangen (Bartsch et al. 2019).

3.1.3 Erhalt der Nebenschilddrüsenfunktion in der Schilddrüsenchirurgie

Konventionelle Schonung der Nebenschilddrüsen in der Schilddrüsenchirurgie
Neben der Verletzung des N. recurrens stellt die akzidentelle Läsion der Nebenschilddrüsen bzw. Epithelkörperchen die zweite charakteristische Komplikation der Schilddrüsenchirurgie dar. Häufig ist diese auf eine akzidentelle Entnahme, Devaskularisierung und seltener auf direkte Schädigung zurückzuführen. Die Nebenschilddrüsenschädigung ist mit einem gestörten Kalzium-Phosphathaushalt, Nierenfunktionsstörungen, Nierensteinen, Weichteilverkalkungen und einer Verschlechterung der Knochenqualität assoziiert und bisher medikamentös über die Gabe von Vitamin-D- und Kalziumpräparaten nicht zufriedenstellend therapierbar (AWMF 2021). Die Rate des transienten Hypoparathyreoidismus nach chirurgischen Eingriffen an der Schilddrüse wurde in der Auswertung des StuDoQ/Schilddrüsen-Registers in Abhängigkeit der zugrundeliegenden Pathologie mit 11,9 % bis etwa 28 % angegeben – die des permanenten Hypoparathyreoidismus abhängig von der Wahl des Resektionsausmaßes mit 1,5–3,5 % (Bartsch et al. 2019).

Um die Funktion der Nebenschilddrüsen zu erhalten und die postoperative Tetanie zu vermeiden, entwickelten sich früh Strategien zu deren Schonung. Als wesentlich für den Erhalt der Funktion der Nebenschilddrüsen wurde im frühen 20. Jahrhundert deren sichere Blutversorgung identifiziert (Halsted und Evans 1907). Diese konnte auch nach Unterbindung der Schilddrüsenarterien nach Enderlen-Hotz über Kollaterale in der dorsalen Schilddrüsenkapsel erhalten werden. Dahingegen machte die Thyreoidektomie mit Mitnahme der Kapsel den Erhalt insbesondere der Blutversorgung der Nebenschilddrüsen über die unteren

3.1 Meilensteine in der Schilddrüsenchirurgie seit 1945

Schilddrüsenarterien zwingend notwendig, da diese andernfalls nicht mehr sicher garantiert wurde. Das Zurücklassen von Schilddrüsengewebe bestand damit als wirkungsvolle Maßnahme, die Nebenschilddrüsenfunktion zu erhalten (Enderlen und Hotz 1920). Die eigentliche Darstellung der Nebenschilddrüsen wurde zumeist aus Furcht vor der akzidentellen Schädigung dieser als sehr fragil angenommenen Organe abgelehnt (Kaspar 1942). Eine wesentliche Voraussetzung für die Schonung der Nebenschilddrüsen und deren Funktionserhalts stellten damit genaue anatomische Kenntnisse sowie deren vorsichtige und sorgfältige Präparation dar. Als sichere Methode der Organschonung war folglich lehrbuchmäßig zur Mitte des 20. Jahrhunderts die subtotale Resektion der Schilddrüse mit unterlassener Unterbindung der A. thyroidea inferior etabliert (Garré 1949; Garré et al. 1958).

Mit Durchführung von Resektionen im Sinne der funktionsorientierten Schilddrüsenchirurgie wurde bei Präparation im Bereich der dorsalen Schilddrüsenkapsel hingegen auch die Darstellung der Nebenschilddrüsen als notwendig angesehen (Bay und Engel 1980; Gemsenjäger 1983; Rothmund und Zielke 1991). Bei einem solchen Vorgehen zeigte sich wie im Umgang mit dem N. recurrens die Beachtung der vorderen Grenzlamelle als hilfreich (Stelzner 1988; Gemsenjäger 1993a). Für den Erhalt einer adäquaten Nebenschilddrüsenfunktion galt es, mindestens eine Nebenschilddrüse auf beiden Seiten mit intakter Blutversorgung zu belassen (Bay und Engel 1980). Die Leitlinie des Jahres 1998 forderte in der Chirurgie benigner Schilddrüsenerkrankungen wörtlich:

„Für die Chirurgie der Schilddrüse ist wesentlich, daß aufgrund der gemeinsamen Blutversorgung von Schilddrüse und Nebenschilddrüsen durch die unteren und oberen Polgefäße eine sehr sorgfältige Dissektion zwischen zu erhaltenden Nebenschilddrüsen und der Schilddrüse zu erfolgen hat, um die Durchblutung der Nebenschilddrüsen, die wesentlich ist für ihre Funktion, nicht zu gefährden. Bei jeder Schilddrüsenresektion, die mit einer möglichen Beeinträchtigung der anatomischen oder funktionellen Integrität der Nebenschilddrüsen einhergeht, ist zu gewährleisten, daß gefährdete Nebenschilddrüsen sicher identifiziert und gut vaskularisiert in situ erhalten werden (Dralle und Hartel 1998, S. 7)."

Hierfür bewährte sich in nachfolgenden Untersuchungen die intraoperative Identifikation und Vitalitätsprüfung von einer bis drei Nebenschilddrüsen (Rimpl und Wahl 1998; Thomusch et al. 2000).

Bei akzidenteller Entnahme oder Devaskularisierung wurde früh die Möglichkeit der Nebenschilddrüsenautotransplantation diskutiert, wobei die betroffene Nebenschilddrüse dem Operationssitus entnommen, in kleine Teile zergliedert und in die Halsmuskulatur reimplantiert werden kann.

Erste Beschreibungen der so erfolgten Autotransplantation von Nebenschilddrüsengewebe in der Schilddrüsenchirurgie stammen aus den USA der 1920-er Jahre (Lahey 1926). Die ebenfalls praktizierte allogene Transplantation von Nebenschilddrüsengewebe zeigte sich hingegen wenig nutzbringend (Urban 1927). Zur Mitte des 20. Jahrhunderts stellte die Rückverpflanzung eines Epithelkörperchens „[…] in die Gegend der hinteren Kapsel des Kropfrestes […]" bei akzidenteller Entfernung bereits eine klare Empfehlung dar (Flörcken 1951, S. 50) und genoss – allerdings ohne biochemischen Beleg der Funktionalität – allgemeine Verbreitung (Wagner et al. 1984).

Eine Weiterentwicklung der chirurgischen Technik in der Autotransplantation (Alveryd 1968) sowie die Verfügbarkeit der radioimmunologischen Bestimmung des Parathormons (PTH), mit der ab den 1970-er Jahren auch die funktionelle Integrität des autotransplantierten Nebenschilddrüsengewebes bestätigt werden konnte, verfeinerten und stützten diese Strategie (Hickey und Samaan 1975; Paloyan et al. 1976; Wagner et al. 1984). In der Leitlinie des Jahres 1998 hieß es:

> „Durchblutungsgestörte Nebenschilddrüsen sollten in kleine Stückchen zerteilt autotransplantiert werden (Dralle und Hartel 1998, S. 7)."

Die Empfehlung der Autotransplantation wurde in nachfolgende Leitlinien übernommen (AWMF 2010, 2015, 2021). Der in situ Erhalt der Nebenschilddrüsen durch eine schonende Präparation stellt weiterhin die wichtigste chirurgische Maßnahme dar, einen postoperativen Hypoparathyreoidismus zu vermeiden (Thomusch et al. 2003c; Lorente-Poch et al. 2015; AWMF 2021).

Visualisierung der Nebenschilddrüsen mittels „near-infrared fluorescence"

Mit der Zeit wurden verschiedene Hilfen entwickelt, die Nebenschilddrüsen intraoperativ zu schonen, bzw. deren Funktion zu überwachen. Hierzu zählen sowohl der Einsatz der Lupenbrille, der auch zur sicheren, schonenden Präparation des Rekurrensnervs beiträgt (Cavallaro et al. 1998; Testini et al. 2004), sowie die intraoperative PTH-Bestimmung (Lindblom et al. 2002). Überlegungen Nebenschilddrüsen farblich mit Toluidinblau zu markieren, um deren Präparation in der operativen Therapie des Hyperparathyreoidismus zu erleichtern, gehen in die 1960-er Jahre zurück (Klopper und Moe 1966; Hurvitz et al. 1968; Röher und Trede 1972), konnten sich aber auf Dauer nicht durchsetzen.

Seit den 2010-er Jahren steht für die Anfärbung und die intraoperative Vitalitätsprüfung der Nebenschilddrüsen in der Schilddrüsenchirurgie die Technik der ‚near-infrared angiography' (NIR) zur Verfügung. Diese basiert methodisch auf der intrinsischen Autofluoreszenz von Nebenschilddrüsengewebe nach ‚near-infrared'-Exposition. Zur Darstellung der Vaskularisierung der Nebenschilddrüsen wird Indocyaningrün (ICG) verwendet, das unter Infrarotlicht bei einer Wellenlänge von ca. 820 nm fluoresziert (Lavazza et al. 2016). ICG wurde in den 1950-er Jahren in seiner Anwendung zugelassen und wird seit den 1970-er Jahren im Medizinsektor genutzt, um Blut- und Lymphgefäße sowie die Gallengänge intraoperativ bei abdominellen chirurgischen Eingriffen darzustellen. Frühen Einsatz erfuhr das ICG insbesondere auch in der Augenheilkunde (Suh et al. 2015). Als Teil der ‚near-infrared fluorescence' kann das ungiftige ICG intravenös appliziert und durch den Einsatz spezieller Kameratechnik grünfluoreszierend visualisiert werden (Vidal Fortuny et al. 2016a).

Suh et al. aus Korea berichteten 2015 von der experimentellen Nutzung von ICG in der Darstellung der Nebenschilddrüsenperfusion in der Schilddrüsenchirurgie am Hundemodell und hielten eine Nutzung beim Menschen für prinzipiell möglich (Suh et al. 2015).

Zur Zeit dieser Veröffentlichung lief bereits eine Pilotstudie zum intraoperativen Einsatz der ICG-Färbung am Menschen in Genf, wo eine erste Anwendung in Form eines Fallberichts von Vidal Fortuny et al. 2015 veröffentlicht und ein Jahr später über den erfolgreichen Einsatz der ICG-Färbung zur Nebenschilddrüsendarstellung in 36 Schilddrüsenoperationen im Zeitraum zwischen Mai und Oktober 2014 berichtet wurde (Vidal Fortuny et al. 2016a; Vidal Fortuny et al. 2016b). An diese erfolgreiche Pilotstudie schlossen sich einige kleinere internationale Studien mit ähnlich positiven Berichten an (Zaidi et al. 2016; Yu et al. 2017), die u. a. die Verwendung der ICG-Färbung auch bei Nutzung alternativer operativer Zugangswege in der Schilddrüsenchirurgie als bereichernd für die Einschätzung der Vitalität von Nebenschilddrüsengewebe ansahen (Yu et al. 2017).

Im Jahr 2018 folgte die Veröffentlichung einer ersten randomisiert-kontrollierten Studie zum intraoperativen ICG-Einsatz mit 196 Fällen über einen Zeitraum von September 2014 bis Februar 2016. Die Genfer Gruppe unterstrich darin die Chance, eine Vitalitätsprüfung der Nebenschilddrüsen zuverlässig durchführen und bei intraoperativem Schädigungsnachweis betroffenes Gewebe direkt entnehmen und autotransplantieren sowie das Resektionskonzept bei beidseitiger Schilddrüsenresektion ändern zu können, um die Entwicklung eines postoperativen Hypoparathyreoidismus zu vermeiden. (Vidal Fortuny et al. 2018). Eine Studie zur intraoperativen Anwendung der ICG-Färbung aus Deutschland wurde 2018 von Karampinis et al. in einer Fallserie im Rahmen einer deutsch-italienischen Kooperation veröffentlicht, worin diese über ähnlich positive Ergebnisse wie vorangegangene Studienveröffentlichungen berichteten (Karampinis et al. 2018). Neben dieser Reihe positiver Berichte über die Anwendung der ICG-Färbung bestehen auch negative Studien hierzu. Papavramidis et al. berichteten 2020 über keine nachweisbare Korrelation zwischen der Anwendung der ICG-Färbung und der Veränderung biochemischer Parameter der Nebenschilddrüsenfunktion (Papavramidis et al. 2020), sodass die Datenlage auf diesem Gebiet bisher nicht eindeutig ist. Die Anwendung der NIR konnte sich bisher in der Schilddrüsenchirurgie nicht weiträumig durchsetzen. Gründe dafür sind neben der weiter uneindeutigen Datenlage zu ihrem Nutzen in den hohen Anschaffungskosten von ca. 40 000 € v. a. der benötigten Kameratechnik zu sehen. Gemäß der aktuellen deutschen S2k-Leitlinie kann der Einsatz der ICG-Färbung zur Identifikation der Nebenschilddrüsen in der Schilddrüsenchirurgie unterstützend angewandt werden (AWMF 2021).

3.1.4 Entwicklung neuer Ligatur- und Versiegelungsmethoden in der Chirurgie der Schilddrüse

Weitere Fortschritte in der Schilddrüsenchirurgie wurden in den vergangenen Jahrzehnten auf dem Gebiet der Blutstillung und der Gefäßversiegelungstechniken im Umgang mit der gut durchbluteten Schilddrüse erreicht. Bis in die 1990-er Jahre fand hier v. a. die doppelte Ligatur der zu durchtrennenden Gefäßenden Anwendung, wobei die Gefäße je mit Klemmen gefasst und anschließend mittels Ligaturfäden verschlossen wurden. Dieses Vorgehen kann aufwendig und zeitintensiv sein (Siperstein et al. 2002; Minner et al. 2007). Vor dem Hintergrund neu aufkommender laparoskopischer Operationsverfahren in den 1990-er Jahren wurden neue Techniken der Gefäßligatur entwickelt. Hierzu zählte der Einsatz von Metallclips sowie der von Klammernahtgeräten. Bestand allerdings bei Nutzung von Metallclips ein erhöhtes Dislokationsrisiko, waren Klammernahtgeräte eher für den Verschluss größerer Gefäße oder von Gefäßbündeln geeignet und zudem deutlich teurer als herkömmliche Ligaturverfahren (Kennedy et al. 1998). In der Schilddrüsenpräparation setzte sich so zunächst in der breiteren Anwendung bis in die 1990-er Jahre der monopolare Elektrokauter als einziges neueres Versiegelungsverfahren in der Blutstillung und Gewebepräparation durch. Vor diesem Hintergrund bestand für eine schnellere und sicherere Schilddrüsenpräparation die Hoffnung auf neue Gefäßversiegelungstechniken (Siperstein et al. 2002). Die beiden hierfür im Wesentlichen angewandten Systeme stellten das ultraschallbasierte

„Harmonic Scalpel" (Amaral 1994, S. 92) und die bipolare Gefäßversiegelung als ‚LigaSure-System' dar (Kennedy et al. 1998).

Das ‚Harmonic Scalpel' wirkt mittels Hochfrequenzultraschall mit 55 500 Hz auf das – die Ultraschallklingen umgebende – Gewebe in einer Entfernung von bis zu 1,5 mm ein und bricht in diesem auf molekularer Ebene bei Temperaturen von 80° C Wasserstoffbrückenbindungen auf. In der Folge denaturieren Proteoglykane und Kollagenfasern der extrazellulären Matrix und bilden mit freier intrazellulärer und interstitieller Flüssigkeit eine kleberartige Substanz, die eine Verklebung der Schnittränder bewirkt (Siperstein et al. 2002). Der Italiener Hüscher berichtete 1997 über die Nutzung des ‚Harmonic Scalpel' zur Darstellung des N. recurrens im Rahmen der von ihm durchgeführten ersten endoskopischen Hemithyreoidektomie, nachdem er die Schilddrüsengefäße zuvor mit Gefäßclips ligiert hatte (Hüscher et al. 1997). Weitere Anwendung fand das ‚Harmonic Scalpel' ebenfalls in der minimalinvasiven Chirurgie der Nebenschilddrüsen (reviewed in Mantke et al. 2003).

Feil berichtete 1997 in Innsbruck über die Anwendung des ‚Harmonic Scalpel' in einer offenen, prospektiven Studie zwischen 1996 und 1997 bei 13 totalen und subtotalen, offen-chirurgisch durchgeführten Schilddrüsenresektionen und zwei Thyreoidektomien aufgrund von Karzinomen, wobei Gefäßligaturen bzw. -umstechungen nur bei größeren Gefäßen gesetzt bzw. durchgeführt wurden. Insbesondere als vorteilhaft wurde die Vermeidung thermischer Kollateralschäden bei Nutzung der Ultraschaltechnik beschrieben (Feil 1997). Erste größere vergleichende retrospektive Studien zum Einsatz des ‚Harmonic Scalpel' stammen aus Finnland. Bei sonst geringem Unterschied in den operativen Ergebnissen sicherte die Nutzung des ‚Harmonic Scalpel' dort eine Zeitersparnis von über 35 % bei einer durchschnittlichen Operationszeit von 100 min. – gegenüber 154 min. bei konventionellem Vorgehen (Voutilainen et al. 1998). In einer ersten prospektiven Studie aus Frankreich konnten diese Ergebnisse bestätigt werden. Gleichzeitig wurde hier in der Nutzung des ‚Harmonic Scalpels' verglichen zum konventionellen Vorgehen auch ein geringerer Blutverlust und weniger postoperative Schmerzen berichtet (Meurisse et al. 2000), was in einer nachfolgenden prospektiv-randomisierten Studie Bestätigung fand (Defechereux et al. 2003).

In Deutschland berichteten Kubo und Sahm im gleichen Jahr den Einsatz der Ultrazisionstechnik, die diese ab der Präparation der oberflächlichen Halsfaszie als alleiniges Instrument zur Präparation in mehr als 350 Fällen in der offenen Schilddrüsenchirurgie nutzten, womit sich die Präparation der Schilddrüse auch bei nichttotalen Resektionskonzepten fast gänzlich blutungsfrei zeigte. Eine Limitierung der Technik wurde im Umgang mit großen Venen gesehen, die von diesen herkömmlich ligiert wurden (Kubo und Sahm 2003). Im selben Jahr veröffentlichten Mantke et al. einen Bericht über 30 Patienten, die von diesen mittels des Einsatzes des ‚Harmonic Scalpels' 2001 operiert wurden. Ausgenommen der Ligatur großer Gefäße wurden auch diese Operationen rein in Ultrazisionstechnik durchgeführt. Die Gruppe verwies bei gleicher Komplikationsrate auf eine mehr als halbierte Operationszeit von 64 min. gegenüber 143 min. bei Nutzung des ‚Harmonic Scalpel' gegenüber der herkömmlichen Gefäßligatur (Mantke et al. 2003).

Alternativ zur Ultraschalldissektion wurde das ‚LigaSure-System' als rückkopplungsgesteuerte elektrothermische Versiegelungsmethode Ende der 1990-er Jahre vorgestellt. Hier wird mittels Strom thermische Energie erzeugt, die in einer Umgebung von etwa 3 mm auf das umliegende Gewebe einwirkt und dieses koaguliert (Kennedy et al. 1998; Oussoultzoglou et al. 2008). Erste Erfahrungen zum Einsatz des „LigaSure Bipolar Vessel Sealing System" in der Schilddrüsenchirurgie wurden aus Italien berichtet (Sandonato et al. 2003, S. 411). Die Gruppe um Sandonato beschrieb durch dessen Nutzung eine geringere Komplikationsrate verglichen mit der konventionellen Blutstillung, sah allerdings eine Einschränkung in der Verbreitung dieser Technik in hohen Anschaffungskosten liegen (Sandonato et al. 2003). Die positiven Erfahrungen der italienischen Gruppe in der praktischen Anwendung des ‚LigaSure-Systems' erfuhren in einer griechischen Studie, die ein Jahr danach veröffentlicht wurde, zunächst jedoch keine Bestätigung. Hier zeigte sich das ‚LigaSure-System' gegenüber Einzelknopfnähten weder in einer Senkung der operativen Komplikationsrate und des Blutverlusts als überlegen, noch ergab sich bei den genannten hohen Anschaffungskosten des Systems eine nennenswerte operative Zeitersparnis (Kiriakopoulos et al. 2004).

In Deutschland berichteten Goretzki et al. 2003 auf der 22. Jahrestagung der CAEK über Ergebnisse der Nutzung eines modifizierten ‚LigaSure-Systems' im Rahmen einer ersten prospektiv-randomisierten Untersuchung mit für die Schilddrüsenchirurgie angepasster Klinge, die ein genaueres Präparieren der Schilddrüse erlaubte (Goretzki et al. 2003, Abbildung 3.9; Goretzki et al. 2005).

Eine weiterführende Studie publizierten Goretzki et al. 2005, wobei diese bei unveränderten Komplikationsraten eine Zeitersparnis bei Nutzung des modifizierten ‚LigaSure-Systems' gegenüber Einzelknopfnähten von 26 % – bei 87 min. gegenüber 118 min. Operationszeit – bei einer geringeren Rate postoperativer Schmerzen berichteten (Goretzki et al. 2005).

Die Überlegenheit der neuen Gefäßversiegelungsmethoden gegenüber der klassischen Gefäßligatur zeigte sich auch in weiteren Studien v. a. in einer kürzeren Operationsdauer – nicht aber in einem wesentlichen Rückgang perioperativer Komplikationsraten (Kilic et al. 2007; Sartori et al. 2008).

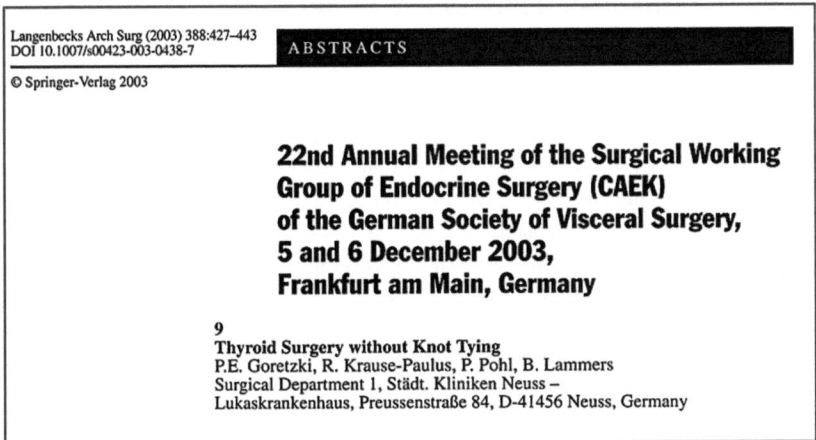

Abbildung 3.9 „Thyroid Surgery without Knot Tying" (Goretzki et al. 2003, S. 430)

Eine deutsche Metaanalyse ließ ebenso 2013 für die Ultrazisionstechnik und ‚LigaSure' einzig in der Zeitersparnis eine Überlegenheit gegenüber herkömmlichen Ligaturverfahren erkennen. Diese sah damit deren Eignung v. a. für Kliniken mit großem Fallvolumen gegeben, um Operationen zu beschleunigen und größere Operationskapazitäten zu schaffen, was in kleineren Häusern in Anbetracht der Kosten der neuen Versiegelungsmethoden als nicht zwingend notwendig erachtet wurde (Contin et al. 2013). Eine französische prospektiv-randomisierte Multicenterstudie mit mehr als 1300 dokumentierten Fällen – ohne Einschluss onkologischer Patienten und solchen mit substernalen Strumen – konnte hingegen bei einer nur 10 min. kürzeren Operationszeit keine Vorteile der neueren Versiegelungsmethoden gegenüber dem konventionellen Hämostasemanagement feststellen (Blanchard et al. 2017). Wo herkömmliche Gefäßligaturen nicht gesetzt werden können, um eine optimale Blutungskontrolle zu erreichen – wie in der Nutzung von minimalinvasiven und alternativen operativen Zugangswegen der Schilddrüsenchirurgie – nimmt die Gefäßversiegelung hingegen einen wesentlichen Stellenwert ein (Bärlehner und Benhidjeb 2008; Choi et al. 2012). In den Leitlinien werden bisher keine Angaben zur Nutzung von Gefäßversiegelungstechniken gemacht (AWMF 2021).

3.1.5 Alternative Zugangswege in der Schilddrüsenchirurgie

Bereits de Quervain wies 1912 in seiner Veröffentlichung „Zur Technik der Kropfoperation" auf die Bedeutung des kosmetischen Ergebnisses in der Schilddrüsenchirurgie bei Setzen der Inzision an einer solch exponiert liegenden Körperpartie wie dem Hals hin. Dabei hob er den von Kocher entwickelten Kragenschnitt als einen Meilenstein – auch in kosmetischen Belangen verglichen mit den bis in das frühe 20. Jahrhundert eingesetzten H-, T- und U-Schnitten, die große, entstellende Narben am Hals zurückließen – hervor (Quervain 1912). Zachert veröffentlichte 1958 einen „Beitrag zur Kosmetik bei der Strumaoperation", in dem er den Umgang mit der Bildung hypertropher Narben und von Keloiden am Hals nach der Schilddrüsenoperation abhandelte. Um diese zu vermeiden, nutzte er einen kleineren, höher angesetzten Kocher-Schnitt als chirurgischen Zugangsweg sowie aus Tierorganen gewonnene Hirudoid-Salbe ab dem 6. postoperativen Tag, deren durchblutungsfördernde und antiphlogistische Wirkung ein besseres kosmetisches Ergebnis erbringen sollte (Zachert 1958, Abbildung 3.10).

Med. Klin. 1958 Nr. 3

Ein Beitrag zur Kosmetik bei der Strumaoperation
Von Dr. med. Horst Zachert
*Aus der Chirurgischen Abteilung des Evang. Krankenhauses Elsey, Hohenlimburg i. Westf.,
Chefarzt: Dr. med. Werner Bufe*

Abbildung 3.10 „Ein Beitrag zur Kosmetik bei der Strumaoperation" (Zachert 1958, S. 96)

Ab den 1990-er Jahren kamen in der Schilddrüsenchirurgie operative Methoden auf, die zunächst zum Ziel hatten, die Länge der Narbe am Hals zu minimieren, später auch ohne Schnitt am Hals auszukommen und alternative Wege über die Axilla, Brust, Retroaurikularregion oder über natürliche Körperöffnungen wie Mundvorhof und -höhle zu nutzen. Zentrale Bedeutung kommt hier endoskopischen Operationstechniken zu. Einen besonderen Stellenwert nehmen diese heute im asiatischen Kulturraum ein, wo Narben im Halsbereich als deutlich störender empfunden werden als in Europa (Ikeda et al. 2000;

Maurer et al. 2018a). Im Bereich des Kocher-Schnitts verlaufen dortigen kulturell-religiösen Vorstellungen folgend wichtige ‚Meridiane', was insbesondere dort eine Vermeidung des Hautschnittes am Hals attraktiv macht (Prommegger 2020).

Die endoskopische Schilddrüsenchirurgie
Erste Erfolge auf dem Gebiet der minimalinvasiven Chirurgie der Halsorgane wurden Mitte der 1990-er Jahre erzielt, als die Arbeitsgruppe um Gagner erstmals erfolgreich eine vollständig endoskopisch durchgeführte subtotale Parathyreoidektomie berichtete. Anwendung fanden hier vier 5 mm-Trokare, die unterhalb des Platysmas kurz oberhalb der Clavicula eingeführt wurden. Die Arbeitshöhle wurde mittels Kohlenstoffdioxid-Insufflation geschaffen (Gagner 1996). Der erste Bericht über eine erfolgreich endoskopisch durchgeführte Schilddrüsenoperation als Hemithyreoidektomie wurde ein Jahr später aus Italien bei einer 30-jährigen Frau berichtet. Verwendet wurden hierbei drei Trokare, die unterhalb des Platysmas am vorderen Rand des Musculus sternocleidomastoideus entlanggeführt wurden. Initial setzten Hüscher et al. Kohlenstoffdioxid zur Schaffung des Arbeitsraums ein, um dann in der fast fünf Stunden dauernden Operation auf einen ‚wall-lifter' zu wechseln, womit Nebenwirkungen des Kohlenstoffdioxids vermieden wurden (Hüscher et al. 1997). Nachfolgend wurde eine kleinere Fallserie von fünf endoskopisch durchgeführten Hemithyreoidektomien ohne größere Komplikationen von Yeung et al. aus Hong Kong berichtet, die zwar die Sicherheit der Operation bestätigten, aber nachteilig auf die vergleichsweise langen Operationszeiten verwiesen (Yeung 1998). Durchsetzen konnte sich die endoskopische Thyreoidektomie nicht. Berichte zu deren Anwendung sind im deutschen Sprachraum selten. Anwendung fanden endoskopische Verfahren hier im Jahr 2000 mit der endoskopischen Parathyreoidektomie, worüber Baca et al. aus Bremen berichteten (Baca et al. 2000).

Die minimalinvasive videoassistierte Thyreoidektomie
Die italienische Gruppe um Miccoli inaugurierte 1999 mit der Vorstellung der Ergebnisse einer kleinen Fallserie mit Nutzung der „minimalinvasiven videoassistierten Thyreoidektomie" (MIVAT) eine weitere Methode der minimalinvasiven Schilddrüsenchirurgie (Miccoli et al. 1999). Zuvor hatten diese den Einsatz dieser Technik in der operativen Versorgung der Nebenschilddrüsen beschrieben (Miccoli et al. 1997). Hierbei wurde dem Bericht von Miccoli et al. folgend ein kurzer Hautschnitt am Hals mit 1,5 cm Länge gesetzt, wodurch anschließend ein Trokar eingeführt wurde. Nach Schaffung einer Operationshöhle mittels der Insufflation von Kohlenstoffdioxid wurde die Operationshöhle für die weiteren Operationsschritte mittels der Hilfe kleiner externer Retraktoren offen gehalten

und die eigentliche Resektion mit speziellen chirurgischen Instrumenten in Form der Hemithyreoidektomie durchgeführt (Miccoli et al. 1999). Im Jahr 2002 folgte die Veröffentlichung der Ergebnisse einer ersten Multicenterstudie, in der sowohl Thyreoidektomien wie Hemithyreoidektomien im Zeitraum 1999–2001 durchgeführt worden waren und die die Sicherheit der MIVAT demonstrierten. Hieran beteiligt war auch das deutsche ‚Zentrum für Minimal Invasive Chirurgie' in Essen (Miccoli et al. 2002). Alternativ zur Nutzung von Kohlenstoffdioxid wurde kurz nach ihrer Inauguration über die MIVAT in Form der Technik eines gasfreien operativen Zugangs berichtet (Bellantone et al. 1999; Yeh et al. 2000).

Die Essener Gruppe veröffentlichte 2001 ihre initialen Ergebnisse zur Nutzung der MIVAT im Zeitraum der Jahre 1999–2000 zur minimalinvasiven Hemithyreoidektomie mit positiven Ergebnissen insbesondere bei Nutzung der modifizierten Variante des gasfreien Zugangs. Dabei zeichnete sich dieses minimalinvasive Vorgehen gegenüber der konventionellen Resektion durch einen geringeren Analgetikaverbrauch und eine kürzere Hospitalisierungsdauer aus (Walz et al. 2001, Abbildung 3.11).

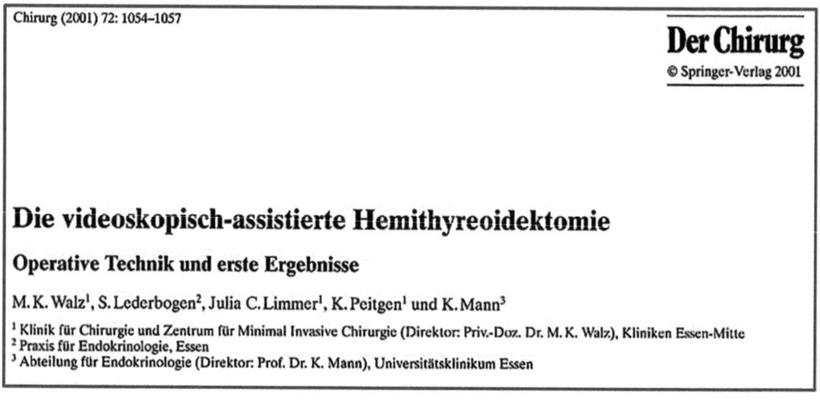

Chirurg (2001) 72: 1054–1057

Der Chirurg
© Springer-Verlag 2001

Die videoskopisch-assistierte Hemithyreoidektomie

Operative Technik und erste Ergebnisse

M. K. Walz[1], S. Lederbogen[2], Julia C. Limmer[1], K. Peitgen[1] und K. Mann[3]

[1] Klinik für Chirurgie und Zentrum für Minimal Invasive Chirurgie (Direktor: Priv.-Doz. Dr. M. K. Walz), Kliniken Essen-Mitte
[2] Praxis für Endokrinologie, Essen
[3] Abteilung für Endokrinologie (Direktor: Prof. Dr. K. Mann), Universitätsklinikum Essen

---

Abbildung 3.11 „Die videoskopisch-assistierte Hemithyreoidektomie" (Walz et al. 2001, S. 1054)

Im gleichen Jahr berichteten Geßmann et al. aus Frankfurt a. M. auf der 20. Arbeitstagung der CAEK ebenfalls über erste Ergebnisse zur Anwendung der MIVAT. Hierbei fand neben der bisher klassischerweise durchgeführten Lobektomie auch die selektive resp. funktionsorientierte Schilddrüsenresektion

Anwendung. Das bessere kosmetische Ergebnis und eine geringere Gewebetraumatisierung durch die minimalinvasive Operationstechnik stellten sie dabei den kürzeren Operationszeiten und den damit verbundenen geringeren Kosten des herkömmlichen offen-chirurgischen Vorgehens gegenüber (Geßmann et al. 2001). Zwei Jahre später veröffentlichte die gleiche Arbeitsgruppe weiterführende Ergebnisse der MIVAT für die selektive, funktions- und morphologiegerechte Schilddrüsenresektion mit Erfahrungen aus fast 200 Fällen. Neben der bereits bemerkten längeren Operationszeit zeigte sich hier eine geringgradig höhere Komplikationsrate verglichen zu radikaleren minimalinvasiven Resektionsverfahren. Um Schilddrüsenknoten möglichst vollständig feststellen und entfernen zu können, fand der intraoperative Ultraschall routinemäßige Anwendung, womit die sichere Durchführbarkeit der selektiven Resektion in minimalinvasiver Technik aufgezeigt war (Schabram et al. 2004). Die MIVAT stellt die derzeit am häufigsten im deutschsprachigen Raum angewandte Variante der minimalinvasiven Schilddrüsenchirurgie dar (Bartsch et al. 2019).

Entwicklung neuer chirurgischer Zugangswege über Brust und Axilla sowie des ‚Axillo-bilateral-breast approach' und ‚Bilateral axillo-breast approach'
Neben den minimalinvasiven Operationsmethoden der Schilddrüsenchirurgie, die im Wesentlichen eine Verkürzung der hierfür notwendigen Halsinzision und damit Narbenlänge bewirken sollten, wurden insbesondere in ostasiatischen Ländern Zugangsmethoden entwickelt, die gänzlich ohne spätere Halsnarben auskommen sollten. Als operative Zugangswege wurden hierzu die Axilla sowie die Mamillenregion gewählt. Durch die verglichen zur konventionellen Schilddrüsenchirurgie notwendigen größeren extrazervikalen Hautschnitte und das damit verbundene größere operative Trauma werden diese ‚minimalinvasiven' Verfahren unter dem Oberbegriff der ‚alternativen chirurgischen Zugangswege' zusammengefasst (Maurer et al. 2017). Erste extrazervikale Zugänge in der Schilddrüsenchirurgie über die Mamille (Ohgami et al. 2000; Ohshima et al. 2002) sowie über die Axilla (Ikeda et al. 2000; Ikeda et al. 2002) wurden zu Beginn der 2000-er Jahre veröffentlicht. Insgesamt fanden diese Verfahren in Mitteleuropa wenig Anwendung – bei jedoch größerer Verbreitung im asiatischen Raum. Über eine Pilotstudie zur Nutzung des axillären Zugangs in Deutschland berichtete Witzel 2007 (Witzel 2007).

Weiterentwicklungen beider Verfahren stellten deren Kombination in Form des ‚Axillo-bilateral-breast approach' (ABBA) (Shimazu et al. 2003) und des ‚Bilateral axillo-breast approach' (BABA) dar (Choe et al. 2007). Beim ABBA wird eine einseitige axilläre Inzision durch beiderseits über den Mamillen gesetzte Inzisionen ergänzt (Shimazu et al. 2003). Um eine bessere optische Darstellung auch bei komplizierten Operationen zu erhalten, wurde der ABBA durch bilaterale axilläre Inzisionen zum BABA erweitert. Beide Verfahren werden auch für die chirurgische Therapie kleiner differenzierter Schilddrüsenkarzinome angewandt (Choe et al. 2007; Choi et al. 2012).

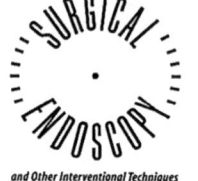

Surg Endosc (2008) 22: 154–157
DOI: 10.1007/s00464-007-9393-7

© Springer Science+Business Media, LLC 2007

and Other Interventional Techniques

Cervical scarless endoscopic thyroidectomy: Axillo-bilateral-breast approach (ABBA)

Eckhard Bärlehner, Tahar Benhidjeb

Department of Surgery and Centre of Minimally Invasive Surgery, HELIOS Klinikum Berlin-Buch, Hobrechtsfelder Chaussee 100, D-13125, Berlin, Germany

Received: 3 January 2007/Accepted: 26 January 2007/Online publication: 13 April 2007

Abbildung 3.12 „Cervical scarless endoscopic thyroidectomy: Axillo-bilateral-breast approach (ABBA)" (Bärlehner und Benhidjeb 2008, S. 154)

Erfahrungen mit dem ABBA im deutschsprachigen Europa wurden aus dem ‚Zentrum für minimal invasive Chirurgie in Berlin-Buch' berichtet. Dort wies dieser operative Zugangsweg mit seiner guten, hochauflösenden Bildvergrößerung, einem verhältnismäßig großen Arbeitsraum sowie der ggf. bilateralen Resektionsmöglichkeit einige Stärken auf. Aufgrund langer Operationszeiten, hoher Anschaffungskosten und der notwendigen Ausbildung zur Nutzung der Technik zeigte sich das Verfahren dennoch eher für den Einsatz in spezialisierten Zentren und nicht für die breitflächige Nutzung geeignet (Strik et al. 2007; Bärlehner und Benhidjeb 2008, Abbildung 3.12).

Diese operativen Zugangswege werden weltweit in der minimalinvasiven Schilddrüsenchirurgie am häufigsten angewandt (AWMF 2021). Ein Fokus ihrer Nutzung liegt dabei in ostasiatischen Staaten mit Zentren, die in deren Anwendung z. T. über Erfahrungen in mehreren tausend Fällen verfügen (Kim et al. 2018). In Mitteleuropa finden diese Verfahren hingegen kaum Nutzung (Maurer et al. 2017; Bartsch et al. 2019).

Retroaurikuläre Zugangswege in der Schilddrüsenchirurgie
Erstmals angewandt wurde der retroaurikuläre operative Zugangsweg in der Schilddrüsenchirurgie 2006. Über ihre Erfahrungen in dessen Nutzung berichteten Schardey et al. aus München zwei Jahre später (Schardey et al. 2008, Abbildung 3.13).

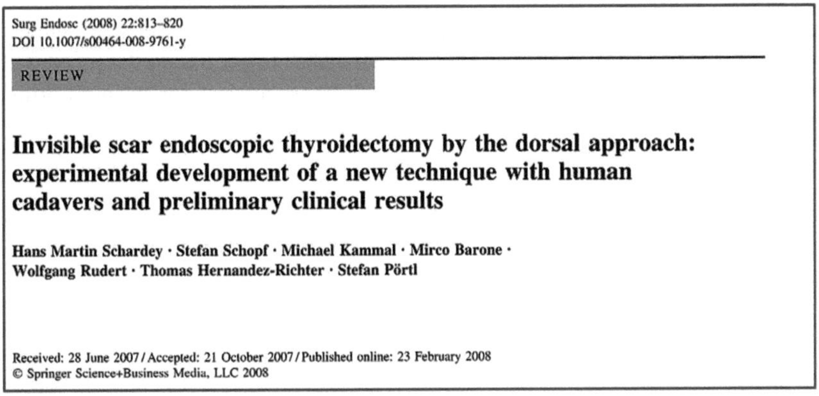

> Surg Endosc (2008) 22:813–820
> DOI 10.1007/s00464-008-9761-y
>
> REVIEW
>
> **Invisible scar endoscopic thyroidectomy by the dorsal approach: experimental development of a new technique with human cadavers and preliminary clinical results**
>
> Hans Martin Schardey · Stefan Schopf · Michael Kammal · Mirco Barone · Wolfgang Rudert · Thomas Hernandez-Richter · Stefan Pörtl
>
> Received: 28 June 2007 / Accepted: 21 October 2007 / Published online: 23 February 2008
> © Springer Science+Business Media, LLC 2008

Abbildung 3.13 „Invisible scar endoscopic thyroidectomy by the dorsal approach: experimental development of a new technique with human cadavers and preliminary clinical results" (Schardey et al. 2008, S. 813)

Dieser ersten Veröffentlichung von Ergebnissen in drei Fällen schloss sich zwei Jahre später die Beschreibung von Thyreoidektomien über den retroaurikulären Zugangsweg bei 30 Patienten an. In diesem Vorgehen wurde der Zugang durch eine Inzision in einem projizierten Dreieck zwischen Sternocleidomastoideus- und Trapeziusmuskel sowie dem Mastoid gewählt. Ziel war hierbei, über natürliche, anatomisch präformierte Spalträume von retroaurikulär an die Schilddrüsenloge zu gelangen, während der hierfür notwendige lange Schnitt von bis zu 10 cm Länge hinter dem Ohr wieder vollständig vom Haaransatz verdeckt werden sollte, um so ein narbenfreies äußeres Erscheinungsbild zu erhalten (Schardey et al. 2010). Auch ein roboterassistiertes Vorgehen ist bei Nutzung dieses alternativen Zugangs möglich (Terris et al. 2011). Erfahrungen in der ‚Endoscopic cephalic access thyroid surgery' (EndoCATS) wurden zuletzt in Deutschland in größeren Studien veröffentlicht. Die EndoCATS bleibt in ihrer Durchführung jedoch bei insgesamt noch geringer Datenlage spezialisierten Zentren vorbehalten (Ahnen et al. 2022).

Zugangswege über die Mundhöhle und den Mundvorhof
Minimalinvasive Zugangswege in der Schilddrüsenchirurgie über die Mundhöhle wurden Ende der 2000-er Jahre im deutschen Sprachraum von zwei Gruppen beschrieben. Witzel et al. veröffentlichten 2008 erste Ergebnisse präklinischer Machbarkeitsstudien zur Entwicklung eines sublingualen transoralen Zugangs (Witzel et al. 2008). Zugleich berichtete die Marburger Gruppe auf der 27. Jahrestagung der CAEK über einen ähnlichen sublingualen Zugangsweg, dessen technische Machbarkeit diese sowohl an Schweinen als auch an menschlichen Leichen erprobt hatten (Karakas et al. 2008). Dabei folgten beide Gruppen dem Trend, operative Eingriffe über präformierte Körperhöhlen – der ‚Natural orifice transluminal endoscopic surgery' (NOTES) – durchzuführen.

Surg Endosc (2010) 24:1757–1758
DOI 10.1007/s00464-009-0820-9

VIDEOS

Endoscopic minimally invasive thyroidectomy: first clinical experience

Thomas Wilhelm · Andreas Metzig

Received: 13 May 2009 / Accepted: 2 December 2009 / Published online: 25 December 2009
© Springer Science+Business Media, LLC 2009

Abbildung 3.14 „Endoscopic minimally invasive thyroidectomy: first clinical experience" (Wilhelm und Metzig 2010, S. 1757)

Witzel et al. entwickelten zunächst ein hybrides Verfahren, bei dem zusätzlich zum Schnitt in der Mundhöhle ein kurzer Hilfsschnitt unterhalb des Kehlkopfs gesetzt wurde, durch den eine Zange die Schilddrüse bei deren Resektion stabilisieren konnte (Witzel et al. 2008).

In nachfolgenden präklinischen Untersuchungen wurde diese Methode zu einem vollständig endoskopischen Verfahren – der ‚Totally transoral videoassisted thyroidectomy' (TOVAT) – modifiziert (Benhidjeb et al. 2009). Diese kam erstmals im März 2009 im Rahmen einer Hemithyreoidektomie am Menschen zur Anwendung (Wilhelm und Metzig 2010, Abbildung 3.14), dem sich die Veröffentlichung der Ergebnisse einer kleineren Fallserie im Rahmen einer ‚proof-of-concept'-Studie anschloss (Wilhelm und Metzig 2011).

Karakas et al. führten den – von ihnen entwickelten – Zugang hingegen direkt über den Duktus thyreoglossus als embryologisch präformierte anatomische Struktur ohne Notwendigkeit der Insufflation von Kohlenstoffdioxid zur Schaffung einer Operationshöhle. Den ersten operativen Eingriff dieser Art beim Menschen berichteten diese 2010 in Form einer rein transoral durchgeführten Parathyreoidektomie bei der Diagnose des primären Hyperparathyreoidismus (Karakas et al. 2010, Abbildung 3.15).

Kasuistiken	
Chirurg 2010 · 81:1020–1025 DOI 10.1007/s00104-010-1922-6 Online publiziert: 14. Mai 2010 © Springer-Verlag 2010	E. Karakas[1] · T. Steinfeldt[2] · A. Gockel[2] · A. Sesterhenn[3] · D.K. Bartsch[1] [1] Klinik für Visceral-, Thorax- und Gefäßchirurgie, Universitätsklinikum Gießen-Marburg GmbH, Standort Marburg [2] Klinik für Anästhesie und Intensivtherapie, Universitätsklinikum Gießen-Marburg GmbH, Standort Marburg [3] Klinik für Hals-, Nasen- und Ohrenheilkunde, Universitätsklinikum Gießen-Marburg GmbH, Standort Marburg
	Transorale partielle Parathyreoidektomie

Abbildung 3.15 „Transorale partielle Parathyreoidektomie" (Karakas et al. 2010, S. 1020)

Auf Anuwong aus Thailand geht schließlich die Weiterentwicklung des transoralen Zugangswegs zu einem operativen Zugang über den Mundvorhof in Form des ‚Transoral endoscopic thyroidectomy vestibular approach' (TOETVA) zurück. Seine Gruppe führte zwischen 2014 und 2015 insgesamt 60 Operationen über den TOETVA – als weniger komplikationsbehaftetes Verfahren verglichen zur TOVAT – durch (Anuwong 2016). Eine Publikation der Ergebnisse einer größeren Fallserie folgte zwei Jahre später (Anuwong et al. 2018). Im Rahmen einer internationalen Kooperation zwischen deutschen und österreichischen Chirurgen mit Anuwong folgte im Juni und Oktober 2017 die Anwendung des TOETVA im deutschsprachigen Raum (Karakas 2018). Eine kurz darauf begonnene kleinere Operationsserie des TOETVA wurde noch im selben Jahr von Seiten der Charité berichtet (Zorron et al. 2018). Nach Experteneinschätzung könnte diese Technik zukünftig einen dauerhaften Platz im Repertoire der Schilddrüsenchirurgie für hochselektionierte Patienten einnehmen.

Entwicklung der roboterassistierten Schilddrüsenchirurgie
Die Amerikaner Lobe et al. berichteten 2005 von Erfahrungen in der Anwendung des da Vinci-Roboters in zwei Halsoperationen: einer auf diese Weise erstmals durchgeführten Hemithyreoidektomie bei solitärem Schilddrüsenknoten und einer Vagus-Nerv-Stimulator-Anlage zur Therapie eines Anfallsleidens. Im operativen Vorgehen wurde ein transaxillärer Zugangsweg gewählt. Dabei zeigte das roboterassistierte Verfahren insbesondere durch die hohe Bewegungsfreiheit mit sechs Bewegungsgraden und ausgestattet mit einer hochauflösenden 3D-Optik Vorteile gegenüber der bisherigen minimalinvasiven Schilddrüsenchirurgie (Lobe et al. 2005). Bis Ende der 2000-er Jahre folgten aus Korea Publikationen von ersten großen Fallserien zur Nutzung roboterassistierter Schilddrüsenoperationen (Kang et al. 2009b; Kang et al. 2009a). Kang et al. berichteten hierbei auch über Erfahrungen in der Durchführung robotergestützter Operationen bei kleinen papillären Schilddrüsenkarzinomen. Den genannten Vorteilen der filigranen Instrumente mit hochauflösender 3D-Optik standen dabei hohe Anschaffungskosten und längere Operationszeiten gegenüber (Kang et al. 2009a).

Bereits 2005 hatten Bodner et al. aus Innsbruck über die erste erfolgreiche roboterassistierte Resektion eines ektop im Mediastinum einer Patientin gelegenen Schilddrüsenadenoms berichtet (Bodner et al. 2005, Abbildung 3.16).

CASE REPORT

Robotic Resection of an Ectopic Goiter in the Mediastinum

Johannes Bodner, MD, John Fish, MD,† Andreas C. Lottersberger, MD,‡
Gerold Wetscher, MD Prof,* and Thomas Schmid, MD Prof**

(*Surg Laparosc Endosc Percutan Tech* 2005;15:249–251)

Abbildung 3.16 „Robotic Resection of an Ectopic Goiter in the Mediastinum" (Bodner et al. 2005, S. 249)

Im Jahr 2014 wurden schließlich mehrere Beschreibungen roboterassistierter Schilddrüsenoperationen im deutschsprachigen Raum mit der Schilddrüse als eigentliche chirurgische Zielstruktur veröffentlicht. Al Kadah et al. aus Homburg a. d. Saar berichteten über eine kleine Fallserie von Patienten, die im Zeitraum von März bis Oktober 2012 mittels da Vinci-Roboter operiert wurden (Al Kadah et al. 2014). Aus Hamburg wurde die Durchführung der ersten roboterassistierten

3.1 Meilensteine in der Schilddrüsenchirurgie seit 1945

Schilddrüsenchirurgie im deutschsprachigen Raum über einen einzelnen axillär gesetzten Schnitt berichtet (Lörincz et al. 2014). Auch aus Marburg wurde ein Fallbericht zur roboterassistierten Hemithyreoidektomie zur operativen Entfernung einer onkozytären Metaplasie veröffentlicht (Maurer et al. 2014). Diesem schloss sich bis 2018 eine größere Fallserie an (Eckhardt et al. 2015; Maurer et al. 2018a). Neben roboterassistierten Zugängen über die Axilla wurden im weiteren zeitlichen Verlauf robotergestützte Schilddrüsenresektionen über retroaurikuläre Zugänge (Terris et al. 2011) sowie als NOTES berichtet (Lee et al. 2015).

Bedeutung alternativer Zugangswege in der Schilddrüsenchirurgie
Empfehlungen zum Einsatz alternativer operativer Zugangswege in der Schilddrüsenchirurgie wurden im deutschen Sprachraum aufgrund der hierbei im Vordergrund stehenden kosmetischen Begründung und einer mangelhaften Studienlage lange Zeit zurückhaltend ausgesprochen. Das einzige Verfahren, das im Rahmen minimalinvasiver Eingriffe als sicher galt, war die MIVAT, für deren Anwendung allerdings eine weitreichende Erfahrung des Operateurs in der konventionellen Schilddrüsenchirurgie und ein selektioniertes Patientengut gefordert wurde (AWMF 2010). In den Empfehlungen der aktuellen S2k-Leitlinie wurde der Umgang mit den alternativen Zugängen verglichen zu den vorangegangenen Leitlinien deutlich differenzierter ausgeführt, worin neben der MIVAT auch anderen Operationsstrategien Rechnung getragen wurde. Dabei wurden erstmals konkrete Empfehlungen zu geeigneten Selektionskriterien in Bezug auf Knoten- und Schilddrüsengröße sowie Kontraindikationen zur Nutzung der alternativen Schilddrüsenzugangswege ausgesprochen. Auch die besonderen Anforderungen der Patientenaufklärung in Bezug auf zugangsspezifische Komplikationen bspw. der Armplexusläsion bei axillären Zugangswegen und der Läsion des N. mentalis bei transoralen Zugängen wurde behandelt (AWMF 2021).

Im deutschen Sprachraum werden alternative Zugangswege in der Schilddrüsenchirurgie v. a. bei benignen Erkrankungen genutzt. Ein Einsatz wie in den ostasiatischen Ländern, in denen auch Unterformen differenzierter Schilddrüsenkarzinome eine Indikation haben, hierüber reseziert zu werden, besteht im deutschsprachigen Mitteleuropa nicht (Kang et al. 2009a; AWMF 2021). Weltweit am häufigsten wird die transaxilläre roboterassistierte Thyreoidektomie durchgeführt – gefolgt von dem BABA mit bzw. ohne Roboterassistenz (AWMF 2021). Zentren etwa in Südkorea verfügen auf dem Gebiet der alternativen Schilddrüsenzugänge mittlerweile über Erfahrungen in bis zu mehreren tausend Fällen (Kim et al. 2018). Im deutschen Sprachraum spielen diese Verfahren hingegen nach wie vor eine untergeordnete Rolle. So wird auch eine Narbe am Hals hier als weniger störend als im asiatischen Kulturraum empfunden (Maurer et al. 2018a).

In einer Auswertung des StuDoQ/Schilddrüsen-Registers über 12 888 Schilddrüsenoperationen in einem 15-Monats-Zeitraum zwischen 2017 und 2018 wurde die MIVAT nur in 286 Fällen dokumentiert durchgeführt, was einem Anteil von 2,2 % entsprach. Robotergestützte Zugänge und der ABBA wurden mit 14 bzw. 3 Operationen berichtet (Bartsch et al. 2019). In einer Untersuchung zum kurzfristigen Outcome von Patienten in der operativen Versorgung des Morbus Basedow wurden bei mehr als 1800 untersuchten Patienten in lediglich 1,4 % der Fälle alternative Zugänge genutzt, wobei auch hier die MIVAT den größten Anteil hatte (Maurer et al. 2020).

3.1.6 Neue Ablationsverfahren bei (nicht-)funktionellen Schilddrüsenknoten

In der Therapie insbesondere benigner Schilddrüsenknoten und -zysten wurden in den vergangenen drei Jahrzehnten mehrere nichtchirurgische und nicht auf der Anwendung von Radiojod basierende Verfahren entwickelt, die eine gezielte Eliminierung dieser solitär vorliegenden Strukturen ermöglichen sollten (Feldkamp et al. 2020). Die Technik der neuen Ablationsverfahren umfasst fünf Methoden, mit denen strukturell verändertes Schilddrüsengewebe zerstört wird (Feldkamp et al. 2020). Hierzu zählen seit den frühen 1990-er Jahren:

1. Ethanol- und Polidocanol-basierte Ablationsverfahren,
2. die Radiofrequenzablation (RFA),
3. die Mikrowellenablation (MWA),
4. die Laserablation (LA) und
5. die Hochfrequenzultraschallablation (HIFU).

Zu den heute am häufigsten eingesetzten Techniken zählen die RFA, MWA und HIFU.

Die Radiofrequenzablation
Berichte erster Studien zur Nutzung der RFA zur Abtragung von Schilddrüsengewebe stammen aus den frühen 2000-er Jahren (Dupuy et al. 2001). Ihre Funktion basiert auf einem hochfrequenten Wechselstrom, der über eine unter sonographischer Kontrolle in das zu behandelnde Gewebe eingebrachten Sonde appliziert wird und direkt umgebenes Gewebe mittels Hitzeeinwirkung destruiert (Dupuy et al. 2001). Eine erste Beschreibung der Anwendung der RFA am Menschen stammt aus den USA. Diese umfasste eine Veröffentlichung einer kleinen

Fallserie von Patienten mit Lymphknotenrezidiven differenzierter Schilddrüsenkarzinome (DTC) nach bereits erfolgter Neck-dissection (Dupuy et al. 2001). Anwendung fand die RFA auch zur thermalen Ablation benigner Schilddrüsenveränderungen, worüber eine koreanische Gruppe 2006 eine erste Fallserie publizierte (Kim et al. 2006). Die Weiterentwicklung der monopolaren zur bipolaren RFA wurde etwa zeitgleich 2016 sowohl aus Frankfurt a. M. als auch aus China berichtet. Mit Nutzung der bipolaren Ableitung entfiel insbesondere der zuvor notwendige Gebrauch einer Erdungselektrode, über deren Einsatz das Risiko von Hitzeschäden über Kriechströme bestand (Kohlhase et al. 2016; Korkusuz et al. 2016; Li et al. 2016). Berichtete Erfahrungen zu Sicherheit und Effektivität der RFA zur Ablation benigner Schilddrüsenknoten in Mitteleuropa in einem größeren Studienkollektiv und prospektiven Studiendesign stammten zuletzt aus Österreich (Dobnig und Amrein 2018).

Die Mikrowellenablation
Die japanische Gruppe Tsutsui et al. berichtete über die ergänzende Nutzung der MWA im Rahmen der endoskopischen Ablation intratracheal eingewachsener DTC nach der initialen Anwendung des ‚Nd:YAG-Lasers' (Tsutsui et al. 2008). Die Beschreibung des singulären Einsatzes der MWA zur Abtragung von Schilddrüsengewebe folgte wenig später aus China (Feng et al. 2012). Das Funktionsprinzip dieser Technik basiert auf der Generierung eines elektromagnetischen Wechselfeldes über eine Sonde mit einer Leistung von 1–150 W bei einer Frequenz von 950–2450 MHz. Dies führt innerhalb dieses Feldes zu einer Wechselwirkung von Gewebewasser und Ionen, wodurch Temperaturen von mehr als 100° C erreicht werden können. Hiermit zeigt sich die MWA im Wirkradius und ihrer Wirkstärke der RFA gegenüber im Allgemeinen überlegen (Feldkamp et al. 2020).

Besonders wurde die MWA initial für gemischt oder hauptsächlich zystische Knoten im Schilddrüsengewebe eingesetzt (Feng et al. 2012; Yue et al. 2013). Die erste Anwendung der ultraschallgestützten perkutanen MWA in Europa wurde 2013 von der Gruppe um Korkusuz aus Frankfurt a. M. zur Abtragung eines benignen kalten Schilddrüsenknotens beschrieben (Korkusuz et al. 2013, Abbildung 3.17; DZTA 2022). Eine nachfolgende Fallserie sah in der MWA einen Wert auch bei multinodulär veränderten Strumen, wo bisher hauptsächlich die Radiojodtherapie als nichtchirurgische Therapiemaßnahme genutzt wurde (Korkusuz et al. 2014a).

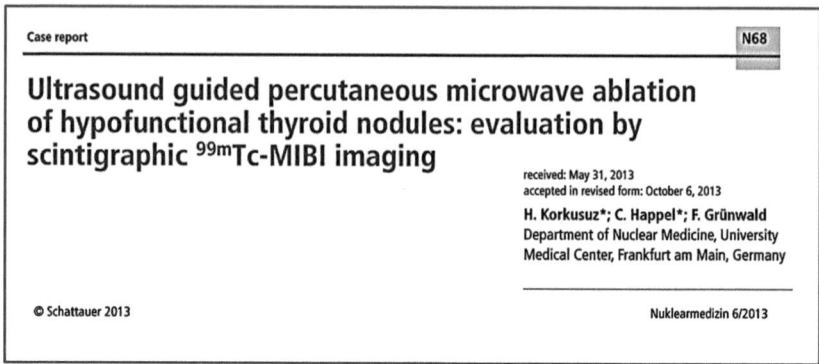

Abbildung 3.17 „Ultrasound guided percutaneous microwave ablation of hypofunctional thyroid nodules: evaluation by scintigraphic 99mTc-MIBI imaging" (Korkusuz et al. 2013, N68)

Die Hochfrequenzultraschallablation
Die HIFU stellt eine Technik zur Thermodestruktion biologischen Gewebes dar (Esnault et al. 2011). Computergestützt sendet der hier über der Pathologie aufgesetzte Ultraschallkopf einen Hochfrequenzultraschallimpuls auf den sonographisch dargestellten Schilddrüsenknoten mit einem Sicherheitsabstand zum gesunden Gewebe aus, worüber das Zielgewebe destruiert wird (Esnault et al. 2011). Die französische Gruppe um Esnault nutzte diese Technik erstmals Ende der 2000-er Jahre zur Abtragung eines autonomen Adenoms beim Menschen (Esnault et al. 2010). Dem folgte 2011 eine erste Fallserie (Esnault et al. 2011). Die Frankfurter Gruppe folgte mit der Veröffentlichung eigener Erfahrungen drei Jahre später. Weitere Nachbeobachtungen schlossen sich an, die bei Nutzung der HIFU einen nachhaltigen Effekt über die Verkleinerung der therapierten Schilddrüsenknoten feststellten (Korkusuz et al. 2014b, 2015). Insgesamt blieb das behandelte Patientengut klein. Weitere Veröffentlichungen der Ergebnisse kleinerer Fallserien mit der Anwendung der HIFU bis zu einer Knotengröße von 3 ml folgten (Sennert et al. 2018).

Stellenwert lokalablativer Verfahren zur Therapie benigner Schilddrüsenknoten
Insgesamt finden thermoablative Verfahren in der klinischen Routine der Versorgung benigner Schilddrüsenpathologien im deutschen Sprachraum selten Anwendung – verglichen mit ostasiatischen Ländern, wo diese Verfahren aufgrund kulturell-religiöser Besonderheiten häufiger angewandt werden (Dobnig

et al. 2019; Feldkamp et al. 2020). Die deutsche S2k-Leitlinie des Jahres 2015 zur Therapie benigner Schilddrüsenerkrankungen traf auf Basis einer eingeschränkten Studienlage noch keine abschließende Wertung für die Nutzung der beschriebenen Ablationsverfahren (AWMF 2015). Dennoch ist eine zunehmende Etablierung thermaler Ablationsverfahren als Alternative zur konventionellen Schilddrüsenresektion in der Behandlung benigner Schilddrüsenknoten zu beobachten. Insbesondere vor dem Hintergrund der Patientenzufriedenheit und Lebensqualität zeigte sich zuletzt eine Überlegenheit thermoablativer Verfahren gegenüber der konventionellen Schilddrüsenresektion (Jin et al. 2021). Zum gleichen Ergebnis kam eine systematische Übersichtsarbeit zur Nutzung thermoablativer Verfahren in der Therapie benigner und maligner Schilddrüsenknoten 2021, die insgesamt 75 Studien auswertete. Auch hier wurde der Schluss gezogen, dass die RFA von Schilddrüsenknoten eine effektive und sichere Alternative zur Chirurgie insbesondere von Hochrisikopatienten mit gutartigen Schilddrüsenknoten und selektionierten Schilddrüsenkarzinomen darstelle (Muhammad et al. 2021). Um 2020 wurden im deutschen Sprachraum erste detaillierte fachgesellschaftliche Empfehlungen zur Nutzung der neuen (thermo-)ablativen Verfahren der Schilddrüse veröffentlicht (Dobnig et al. 2019; Feldkamp et al. 2020). Ebenso ging die aktuelle deutsche Leitlinie verglichen zu vorangegangenen Leitlinien detaillierter auf Indikationsstellung und Voraussetzungen zur Anwendung dieser Verfahren ein (AWMF 2021).

3.1.7 Entwicklung der Chirurgie der Schilddrüsenmalignome

Weitreichende Fortschritte in der Schilddrüsenchirurgie wurden in der Zeit seit dem Zweiten Weltkrieg insbesondere in der Therapie der Schilddrüsenkarzinome erzielt. Mitte des 20. Jahrhunderts lag der Anteil der Schilddrüsenkarzinompatienten in Mitteleuropa mit einem Überleben von 1–5 Jahren zwischen 10 und 20 % (Lang 1951). Die Mortalitätsrate während der Malignomoperationen wurde in Lehrbüchern auf bis zu 30 % beziffert, während mit dem Erreichen einer dauerhaften Heilung bei nur etwa 10 % der Karzinompatienten gerechnet wurde (Garré 1949). Bessere therapeutische Ergebnisse wurden in den USA erzielt, wo der Anteil der Karzinompatienten mit 5-Jahres-Überlebenszeit um 1950 mit teilweise deutlich über 50 % angegeben wurde (reviewed in Lang 1951). Als Grund hierfür wurde im deutschen Sprachraum zunächst ein deutlich radikaleres therapeutisches Vorgehen US-amerikanischer Chirurgen angesehen. Während in den Jodmangelgebieten im deutschen Sprachraum häufig große Strumen dominierten und obstruktive Beschwerden die vorwiegende Operationsindikation bei Schilddrüsenvergrößerungen darstellten, wurden Schilddrüsenknoten jenseits des Atlantiks deutlich häufiger als mögliche Malignomvorstufen der operativen Therapie zugeführt (Lang 1951). Andererseits dominierten dort – aufgrund einer verglichen zum deutschsprachigen Europa besseren Jodversorgung – prognostisch günstigere differenzierte Schilddrüsenkarzinome (DTC) (Borst 1966; Kind 1966). Nicht zuletzt aufgrund einer in der Allgemeinbevölkerung geringeren Sensitivität für Schilddrüsenvergrößerungen und fehlenden Früherkennungsmaßnahmen wurden Schilddrüsenkarzinome in Mitteleuropa häufig erst in fortgeschrittenen Krankheitsstadien diagnostiziert, was die Chancen auf eine kurative Therapie bei Diagnosestellung zusätzlich einschränkte (Weber 1948). Horst et al. berichteten 1959 nach einer Literatursichtung, dass etwa 40–60 % aller operierten Schilddrüsenkarzinome intraoperative Zufallsentdeckungen bei vergrößerten Schilddrüsen ohne präoperativen Malignitätsverdacht darstellten. Bei präklinischer Diagnose zeigten sich Schilddrüsenkarzinome bereits in 70–80 % inoperabel (Horst et al. 1959).

Wie um 1950 gilt auch heute die chirurgische Therapie der Struma maligna als erste kurative Maßnahme (AWMF 2012). Ergänzt wurde die operative Karzinomtherapie ab Mitte des 20. Jahrhunderts durch neue adjuvante Therapiekonzepte und Maßnahmen zur Früherkennung und Differenzierung verschiedener Schilddrüsenpathologien. Zu diesen zählt insbesondere die diagnostische und therapeutische Nutzung von radioaktivem Jod und seiner Isotope, mit denen ein szintigraphischer Nachweis funktionell veränderten Schilddrüsengewebes in Form minderjodspeichernder kalter Knoten ermöglicht wurde (Hertz et al. 1938; Horst 1952). Erst mit dieser klinisch nutzbaren funktionellen Bewertbarkeit von Schilddrüsengewebe wurde auch eine adäquate Frühdiagnose von Schilddrüsenkarzinomen möglich (Horst et al. 1959). Ebenso wie die Beschreibung des diagnostischen Einsatzes von Radiojod wurden erste Berichte zu dessen therapeutischer Nutzung zur Ablation von Schilddrüsengewebe ab 1940 publiziert (Hamilton 1940; Seidlin et al. 1946; Eichler et al. 1951). Mit dessen Gebrauch wurde bei DTC mit Jodspeicherung erstmals eine Ablation von Metastasen ermöglicht und eine deutliche Besserung der mittleren Überlebenszeit von Malignompatienten selbst in fortgeschritteneren Krankheitsstadien erzielt. Voraussetzung für die Radiojodtherapie stellte die Thyreoidektomie dar, um einerseits deren Wirkung zu steigern und andererseits geringere Radiojoddosen zu benötigen (Eichler et al. 1951; Horst 1952).

Bis in die 1960-er Jahre war die Therapie der Schilddrüsenkarzinome durch eine große Heterogenität bei der Wahl des Resektionsausmaßes und des Ausmaßes der Lymphknotendissektion am Hals geprägt. Lehrbuchmäßig galt die Thyreoidektomie als anzustrebende therapeutische Strategie aller Schilddrüsenkarzinome, sofern sie früh genug erfolgte (Garré 1949; Garré et al. 1958).

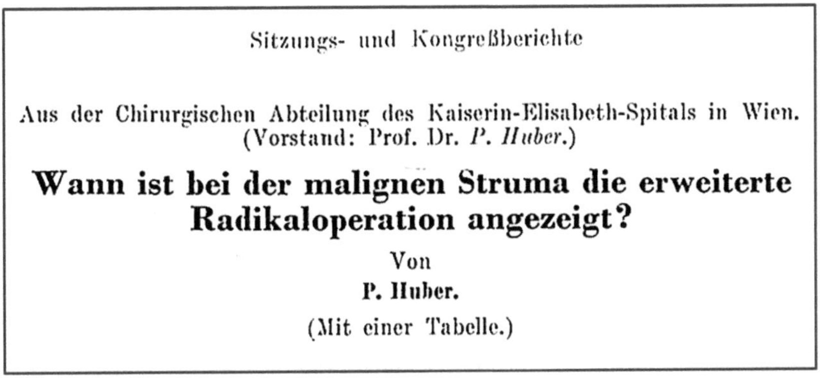

> Sitzungs- und Kongreßberichte
>
> Aus der Chirurgischen Abteilung des Kaiserin-Elisabeth-Spitals in Wien.
> (Vorstand: Prof. Dr. P. Huber.)
>
> **Wann ist bei der malignen Struma die erweiterte Radikaloperation angezeigt?**
>
> Von
> P. Huber.
> (Mit einer Tabelle.)

Abbildung 3.18 „Wann ist bei der malignen Struma die erweiterte Radikaloperation angezeigt?" (Huber 1956, S. 417)

In Abhängigkeit des jeweiligen Tumorstadiums – etwa bei zufälliger Entdeckung oder begrenztem Wachstum in einem Schilddrüsenlappen – fanden allerdings häufig auch subtotale Resektionsstrategien oder einseitig begrenzte Lappenentfernung Anwendung (Flörcken 1951; Linder und Freyschmidt 1961). Unter den Bedingungen (1) eines in den kontralateralen Schilddrüsenlappen eingewachsenen Schilddrüsenkarzinoms, (2) bei multizentrischem Tumorwachstum, (3) unklarer Lage des Primarius bei erfolgter Metastasierung in multinodös veränderten Strumen sowie (4) bei geplantem Radiojodeinsatz sollte hingegen eine vollständige Organentfernung erfolgen (Huber 1956, Abbildung 3.18). Bis in die 1950-er Jahre dominierten dennoch insgesamt die subtotalen Resektionsstrategien in der operativen Therapie der Struma maligna (Wahl et al. 1977).

Auch der Nutzen einer radikalen Lymphadenektomie war bei Schilddrüsenkarzinomen umstritten. So sahen besonders einige französischsprachige und amerikanische Operationsschulen ausgedehnte Resektionen und Lymphknotenausräumungen bis ins Mediastinum in der Malignomchirurgie als berechtigt an (Dargent 1948; McClintock et al. 1954). Andere vertraten hingegen deutlich weniger radikale Resektionskonzepte. Scheicher teilte in einer persönlichen Mitteilung gegenüber Huber die Ansicht mit, bei „maligne[n] Strumen auch dann nicht radikal [zu operieren], wenn dies technisch möglich wäre, weil die Dauerheilung seiner Ansicht nach ein rein biologisches Problem sei" (Huber 1956). Für sein eigenes Vorgehen resümierte Huber hierbei mehrere „Erfahrungstatsachen":

„1. Die Ausräumung der seitlichen Halsdrüsen hat keinen Zweck, wenn nicht tatsächlich veränderte Drüsen tastbar sind. 2. Tastbar veränderte Lymphknoten sollen entweder gleichzeitig mit der einseitigen Exstirpation mitentfernt oder, wenn dies zur Sicherung der Diagnose nötig ist, vor der Entfernung des Schilddrüsenlappens exstirpiert werden. 3. Es ist nicht bewiesen, daß die radikale Ausräumung der seitlichen Halsregion vor der einfachen Entfernung der erkennbar erkrankten Drüsengruppe irgendwelche Vorteile besitzt. 4. Die doppelseitige Totalexstirpation der beiden Schilddrüsenlappen ist bei Vorliegen bestimmter Voraussetzungen nicht nur erlaubt, sondern zu fordern. 5. Die totale Thyreoidektomie als Voraussetzung für eine Isotopenbehandlung von Metastasen muß in jedem Einzelfall sehr sorgfältig erwogen werden. [...] (Huber 1956, S. 423–424)."

Fortschritte in der histologischen Klassifikation von Schilddrüsenmalignomen
Bis in die 1960-er Jahre bestanden im deutsch- wie im englischsprachigen Raum zur histologischen Charakterisierung der Struma maligna bis zu sieben Klassifikationssysteme, die sich bevorzugt an der histopathologischen Erscheinung der Schilddrüsentumoren und weniger an klinischen und therapeutischen Faktoren orientierten (Borst 1966). Diese kannten eine Vielzahl an histologischen Subkategorien, die die Vergleichbarkeit unterschiedlicher Therapien in Studien sowie in Bezug auf Sterbeziffern deutlich erschwerten (Huber 1956; Keminger 1964; Borst 1966). Im deutschen Sprachraum fanden die Systematiken von Wegelin modifiziert von Walthard sowie die von v. Albertini am häufigsten Anwendung (Tabelle 3.1 und 3.2) (Albertini 1955; Walthard 1963b).

Erst mit der histologischen Einteilung nach Woolner et al. von der Mayo-Klinik wurde eine Klassifikation geschaffen, die sich im Wesentlichen an deren klinischer Relevanz auf der Grundlage von Langzeitbeobachtungen im eigenen Patientengut orientierte. Woolner et al. unterteilten die Vielzahl möglicher histologischer Entitäten und Subentitäten vereinfacht in die heute allgemein gültigen Kategorien der papillären (PTC), follikulären (FTC) und anaplastischen (ATC) sowie soliden Karzinome mit amyloidem Stroma (medulläres Karzinom, MTC) (Woolner et al. 1961), die 1975 Eingang in die WHO-Klassifikation der Schilddrüsentumoren und 1974 in deren Klassifikation der Deutschen Gesellschaft für Endokrinologie fanden (Klein et al. 1976). Nach Veröffentlichung der vierten

Tabelle 3.1 Einteilung der histologischen Klassifikation der Struma maligna nach Weglin und Walthard (modifiziert nach Walthard 1963b, S. 819–820)

1. Epitheliale Formen:
Metastasierendes Adenom
Großzelliges metastasierendes Adenom (Hürthle):
Solide Form
Follikuläre, papilläre Form
Wuchernde Struma Langhans:
Solide Form
Follikuläre Form
Papilläre, basedowifizierte Form
Wasserhelle Form
Papillom
Karzinom
Solide Form
Follikuläre, papilläre Form
Plattenepithelkarzinom
Sklerosierendes Mikrokarzinom (Graham)

2. Sarkome:
Mit präkollagener Zwischensubstanz: Spindelzellen-, Polymorphzellen-, Riesenzellen-Retikulosarkom
Mit kollagener Zwischensubstanz: Fibro-, Myxo-, Osteo-Chondrosarkom

3. Hämangioendotheliom.

4. Karzino-Sarkom.

Tabelle 3.2 Einteilung der Struma maligna im Vergleich der histologischen Klassifikationen von Woolner et al. und v. Albertini zusammengestellt durch Borst (modifiziert nach Borst 1966, S. 317)

Woolner et al. 1961	v. Albertini 1955
Papilläres Karzinom	Malignes Papillom, malignes papilläres Adenom, papilläres Adenokarzinom
Follikuläres Karzinom	Metastasierende Adenome, wuchernde Struma Langhans – organoides Schilddrüsengewebe
Solides Karzinom mit amyloidem Stroma	Solides Karzinom
Anaplastisches Karzinom	Anaplastische Karzinome, metaplasierende Karzinome, nichtepitheliale Malignome (Sarkome, Hämangioendotheliome)

Auflage der WHO-Klassifikation 2017 folgte 2022 deren fünfte Auflage (Baloch et al. 2022).

Mit Einführung der Jodsalzprophylaxe ist ein Wandel innerhalb der Schilddrüsenmalignommanifestationen zugunsten der differenzierten, in ihrem Krankheitsverlauf gutartigeren PTC und FTC zu verzeichnen (Walthard 1963a; Kind 1966; Wahl et al. 1977; Hofstädter et al. 1980).

Entwicklung der Chirurgie papillärer Schilddrüsenkarzinome

Die PTC zählen zu den weniger aggressiven Schilddrüsenkarzinomen und gemeinsam mit den FTC zu den Malignomen der Schilddrüse mit der besten Langzeitüberlebensprognose (Hoffmann et al. 1999). Im Umgang mit den PTC war in den 1960-er Jahren eine nach Größe und Verteilungsmuster differenzierte Vorgehensweise etabliert. Borst beschrieb 1966 die Hemithyreoidektomie als „[…] Standardverfahren zur Beseitigung eines unilateral nicht infiltrativ wachsenden papillären Malignoms" (Borst 1966, S. 319). Erst bei offensichtlich bilateral ausgedehntem PTC sollte diesem folgend die Thyreoidektomie Anwendung finden. Die Durchführung einer zusätzlichen kontralateralen subtotalen Resektion nach ipsilateraler Lobektomie bei lokal begrenztem Primarius wurde hingegen im deutschen Sprachraum als strittig beschrieben und fand v. a. in den amerikanischen Operationsschulen Unterstützung (Woolner et al. 1961; Borst 1966). Die Radiojodtherapie fand in der postoperativen Therapie des PTC zunächst – Borst folgend – eingeschränkt Anwendung. Die Lymphknotendissektion wurde bei Vorliegen von „offensichtlichen Lymphknotenmetastasen" vorgenommen (Borst 1966).

Röher empfahl 1969, nach Lobektomie und Isthmusresektion ipsilateral auf Grundlage eines intraoperativen Isthmus-Schnellschnitts über die subtotale Resektion der kontralateralen Seite zu entscheiden, fasste aber die gleichzeitige kontralaterale subtotale Resektion nach Woolner als bestes anzunehmendes Vorgehen auf, um Rezidiven vorzubeugen. In einer prophylaktischen Lymphadenektomie wurde wenig Nutzen gesehen (Röher 1969). Vielmehr erfuhr eine selektive Halslymphknotenausräumung bei klinischem Metastasennachweis in weiteren Veröffentlichungen Bestätigung (Bokelmann et al. 1970). Mit Nutzung ausgedehnterer chirurgischer Resektionskonzepte und der Verfügbarkeit neuer adjuvanter Therapeutika verband Röher 1969 die Hoffnung, eine 5-Jahres-Überlebensrate von 80 % in der Behandlung von Patienten mit DTC zu erreichen (Röher 1969).

Beeinflusst durch neuere Untersuchungen zur häufigen multifokalen Ausbreitung der PTC innerhalb der Schilddrüse in bis zu etwa zwei Drittel der Fälle und der zunehmenden Bedeutung der Radiojodtherapie in der postoperativen

3.1 Meilensteine in der Schilddrüsenchirurgie seit 1945

Karzinombehandlung wurden Resektionsstrategien im Umgang mit den PTC zunehmend radikaler (Clark et al. 1959; Clark et al. 1966). In der Folge wurden auch in Mitteleuropa ausgedehntere Resektionskonzepte in Bezug auf das PTC verfolgt, womit sich der Anteil der Thyreoidektomien in der Malignomchirurgie zum Teil erheblich steigerte (Freyschmidt et al. 1967; Röher 1969; Knöchelmann 1969; Wahl et al. 1977).

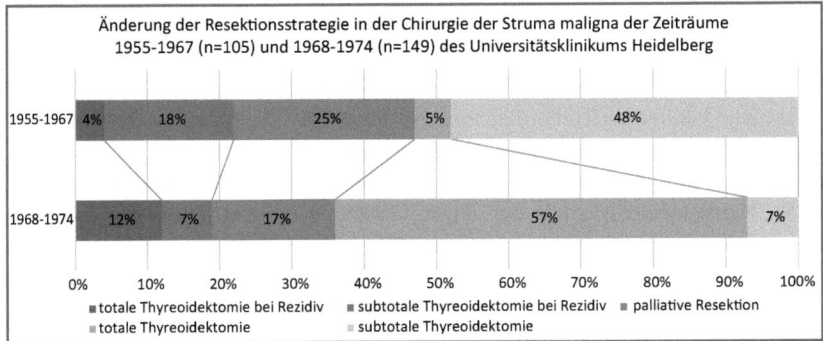

Abbildung 3.19 Änderung der Resektionsstrategie in der Chirurgie der Struma maligna der Zeiträume 1955–1967 und 1968–1974 des Universitätsklinikums Heidelberg bei 105 resp. 149 Patienten (modifiziert nach Wahl et al. 1977, S. 15)

Eine Übersicht des Universitätsklinikums Heidelberg für den Zeitraum 1955–1974 zeigte hierbei einen Anstieg des Anteils der Thyreoidektomien an allen Resektionsformen von 5 % im Zeitraum 1955–1967 auf fast 60 % im Zeitraum 1968–1974. Gleichzeitig wurde dort ein Rückgang der Nutzung subtotaler Resektionsformen von 48 % auf 7 % vermerkt. Der Anteil differenzierter Karzinome stieg in diesem Zeitraum markant an (49 % vs. 71 %). Gleichzeitig zeigte sich ein starker Rückgang der postoperativen Sterblichkeit (14 % vs. 5 %) und der Rezidivbildungen (54 % vs. 11 %) (Wahl et al. 1977). Diese besseren klinischen Ergebnisse waren von einem Anstieg der Rate des postoperativen Hypoparathyreoidismus begleitet (2 % vs. 11 %). Gründe für eine bessere Frühdiagnose der Schilddrüsenkarzinome wurden vorrangig in besseren klinischen Kontrollen und einer höheren Aufmerksamkeit bei verdächtigen Läsionen in Schilddrüsenambulanzen und allgemeinmedizinischen Praxen gesehen (Wahl et al. 1977, Abbildung 3.19).

Diese Phase eines radikalen Resektionsvorgehens wurde ab den 1970-er Jahren wieder durch einen Rückgang in der operativen Radikalität in Abhängigkeit bestimmter Einflussfaktoren abgelöst. So wurde von den Amerikanern Tollefsen et al. ein Missverhältnis zwischen den Angaben zur multizentrischen Verteilung der PTC und der Rezidivrate nach Lobektomie beschrieben. Aufgrund mit der Thyreoidektomie verbundener Komplikationen wie dem Hypoparathyreoidismus und bei unzureichender Hormonsubstitution dem Myxödem sprachen sich diese für das Belassen von funktionsfähigem, nichtbetroffenem Schilddrüsengewebe bei selektionierten Karzinompatienten aus (Tollefsen et al. 1972). Vor dem Hintergrund des weiteren Rückgangs aggressiver Tumorformen und der anteilsmäßigen Zunahme differenzierter Schilddrüsenmalignome sowie einer zunehmend häufigeren Tumordiagnose in frühen Krankheitsstadien etablierte sich auch im deutschen Sprachraum ein zunehmend stadienabhängiges, an Risikofaktoren orientiertes Resektionskonzept (Sellschopp und Rinck 1984; Wahl et al. 1985). Hierbei fanden neben der Thyreoidektomie die fast-totale Thyreoidektomie und Hemithyreoidektomie sowie die bilaterale subtotale Resektion bei jungen Patienten mit PTC und kleiner Tumorgröße – meist T1- und T2-Tumoren – als eingeschränkt radikale Resektionsverfahren Anwendung. Bei Lymphknotenbefall wurde eher die selektive Lymphadenektomie als eine radikale Neck-dissection durchgeführt (Berchtold et al. 1984; Wahl et al. 1985). Bei okkulten Tumoren ohne Lymphknotenmetastasen, die als Zufallsbefunde aufgefallen waren, wurde keine erneute Intervention angestrebt (Wahl et al. 1985).

Nach dieser Periode eingeschränkter Radikalität etablierte sich ab Mitte der 1990-er Jahre erneut ein ausgedehnteres Resektionsvorgehen im Umgang mit den PTC. Der Hintergrund für dieses Vorgehen lag u. a. in einer Übersichtsarbeit von Röher et al. aus dem Jahr 1993 begründet, in der diese die Rezidivrate des PTC bei eingeschränkt radikaler Resektion untersucht hatten. Dabei zeigte sich bei PTC größer 1,5 cm im Durchmesser bei eingeschränkter Radikalität eine übermäßig hohe Rezidivrate. Um einerseits eine sichere primäre chirurgische Heilung zu erzielen und andererseits die postoperative Wirkung der Radiojodtherapie in ihrer Effektivität zu steigern, sprach sich die Gruppe um Röher für die Thyreoidektomie inklusive ipsilateraler Lymphknotendissektion bei auffälliger Exploration aus. Eine Ausnahme stellten hier PTC kleiner 1,5 cm dar, die in dieser Untersuchung in keinem Fall bei eingeschränkter chirurgischer Radikalität Rezidive gebildet hatten (Röher et al. 1993). Unter Verweis auf die Veröffentlichung Röhers et al. wurde in der „Leitlinie der Therapie maligner Schilddrüsentumoren" des Jahres 1996 die Thyreoidektomie als einzig zulässige Resektionsvariante bei allen PTC größer 1 cm gefordert. Hierbei sollte auch eine routinemäßige zentrale Lymphknotendissektion sowie eine selektive laterale

Lymphknotenausräumung bei Verdacht auf dortige Metastasenbildungen erfolgen. Ausgenommen hiervon waren lediglich die submentalen und submandibulären Lymphknotengruppen (Hartel und Junginger 1996). Hierbei zeigte sich die Kompartmentresektion einem selektiven Vorgehen bei Lymphknotenmetastasierung überlegen (Scheumann et al. 1994; Dralle et al. 1994a). Lediglich bei inzidentell nach Schilddrüsenoperationen aufgefundenen kleinen gekapselten Primärtumoren von weniger als 1 cm Größe forderte die Leitlinie bei geringem Rezidivrisiko keine Komplettierungsoperation. Wenn eine onkologische Resektion aufgrund von Tumoren kleiner als 1 cm erfolgte, sollte bei fehlender Lymphknotenmetastasierung eine Lobektomie resp. Hemithyreoidektomie folgen (Hartel und Junginger 1996). Einen Beitrag zu Verhalten und Therapie gekapselter PTC hatten u. a. Schröder et al. 1984 veröffentlicht (Schröder et al. 1984).

Die Thyreoidektomie wurde weiterhin in der Leitlinie des Jahres 2012 im operativen Umgang mit den PTC größer 1 cm als Therapie der Wahl gefordert. Lediglich bei solitär vorliegenden papillären Mikrokarzinomen (PMTC) wurde die Hemithyreoidektomie bei geplanter chirurgischer Intervention als berechtigt angesehen. Bei inzidentell aufgefundenem PMTC sah auch die Leitlinie des Jahres 2012 die Komplettierungsoperation bei erfolgter Resektion des Tumors im Gesunden nicht als indiziert (AWMF 2012).

Die Frage der Notwendigkeit der prophylaktischen Lymphknotendissektion bei größeren PTC ohne offensichtliche Metastasierung blieb strittig, wobei einige Studien sowohl einen Vorteil in deren Durchführung feststellten, andere hingegen hierdurch keinen zusätzlichen Nutzen berichteten (Scheumann et al. 1994; Steinmüller et al. 2000). Auch ab welcher Tumorgröße bei den PTC mit einem erhöhten Risiko der Metastasierung zu rechnen sei, blieb weiterhin unklar. Die Hallenser Gruppe berichtete 2005 über ein deutlich erhöhtes Risiko für die Metastasierung von DTC ab einer Tumorgröße von 2 cm (Machens et al. 2005). Basierend v. a. auf den Ergebnissen und Argumenten internationaler Veröffentlichungen wurde die Forderung der aktuellen deutschen Leitlinie in Bezug auf die obligate prophylaktische Lymphknotendissektion bei Vorliegen des PTC zurückhaltender gestellt (AWMF 2012). So wurden dort die Vorteile der prophylaktischen Resektion mit einem besseren Tumorstaging (Bonnet et al. 2009), der sichereren Elimination von Mikrometastasen (Pereira et al. 2005) und einer erleichterten Thyreoglobinverlaufskontrolle (Sywak et al. 2006) mit einem nach wie vor fraglichen onkologischen Nutzen (White et al. 2007; Cooper und Tufano 2012) sowie möglichen peri- und postoperativen Operationskomplikationen abgewogen (AWMF 2012).

Eine erste prospektiv-randomisierte Studie aus Italien konnte nachfolgend keinen klinischen Vorteil der prophylaktischen Lymphknotendissektion bei fehlendem ultraschallgestützten Metastasennachweis feststellen (Viola et al. 2015). Dies fand in einer weiteren – allerdings kleineren – prospektiv-randomisierten Studie mit kürzerer Laufzeit Bestätigung. Auch hier zeigte sich eine prophylaktische Lymphknotendissektion bei kleinen, nichtinvasiv wachsenden PTC als nicht erforderlich, sofern noch keine Lymphknotenmetastasierung stattgefunden hatte (Ahn et al. 2022). Für lokal in ihrem Wachstum fortgeschrittene Tumoren besteht weiterhin das standardmäßige Vorgehen in Form der Thyreoidektomie mit zentraler Lymphadenektomie (Hermann et al. 2020; Kurtaran et al. 2020). Jedoch zeigte eine aktuelle Studie zuletzt auch im Umgang mit bis zu 4 cm großen low-risk PTC ohne Kapseldurchbruch, dass sich die Ergebnisse einer Hemithyreoidektomie verglichen zur vollständigen Organentfernung nicht signifikant unterschieden (Matsuura et al. 2022). Hiermit bleibt eine abschließende Bewertung des optimalen chirurgischen Vorgehens insbesondere in der Behandlung der low-risk PTC aus.

Entwicklung der Chirurgie follikulärer Schilddrüsenkarzinome
Die FTC stellen heute die zweithäufigste Entität der Schilddrüsenkarzinome dar. Im Gegensatz zum PTC metastasieren diese vorwiegend hämatogen (Hundahl et al. 2000). Die Thyreoidektomie stellte im Verlauf der zweiten Hälfte des 20. Jahrhunderts mit wenigen Ausnahmen das standardmäßig gewählte Therapiekonzept des – ebenso in seinem klinischen Verlauf verglichen zum PTC aggressiveren – FTC dar. Von wesentlicher Bedeutung zeigte sich hierdurch auch der effektivere, postoperative Einsatz von Radiojod (Borst 1966; Röher 1969). Ausnahmen dieser Behandlungsstrategie konnten als ‚eingekapselt' diagnostizierte Karzinome darstellen, bei denen etwa Borst in seiner Veröffentlichung 1966 eine Lappenentfernung als ausreichend bewertete (Borst 1966).

Ab den 1980-er Jahren bestanden weitere Überlegungen zu einem eingeschränkt radikalen Resektionsvorgehen bei bestimmten Entitäten der FTC. Sellschopp und Rinck berichteten 1984, das FTC bei einem T1- bis T2-Primärtumor ohne Metastasen bevorzugt mittels Hemithyreoidektomie mit kontralateraler subtotaler Resektion zu operieren, wobei diese kontralateral einen kleinen Rest gesunden Schilddrüsengewebes zur Aufrechterhaltung der Schilddrüsenfunktion beließen (Sellschopp und Rinck 1984). Insgesamt überwogen jedoch – aufgrund ihrer frühen Metastasenbildung – die radikalen Therapiegrundsätze in der Chirurgie der FTC. Nur wenige Zentren der endokrinen Chirurgie sahen in einem speziellen Patientengut Ausnahmen der Thyreoidektomie als berechtigt an (Berchtold et al. 1984; Wahl et al. 1985).

3.1 Meilensteine in der Schilddrüsenchirurgie seit 1945

Zu Beginn der 1990-er Jahre wurden in Studien sowohl eine multiple FTC-Manifestation innerhalb der Schilddrüse wie auch eine Lymphknotenbeteiligung als deren prognostisch relevante Risikofaktoren identifiziert, was die standardmäßige Thyreoidektomie wie auch eine selektive Neck-dissection im Umgang mit den FTC rechtfertigte (Böttger et al. 1990). Nicht zuletzt aufgrund der weiterführenden Beobachtung eines erhöhten Risikos für Rezidivbildungen von FTC unabhängig ihrer Größe und dem Patientenalter bei limitiertem Resektionsvorgehen bestand – auch zur Ermöglichung der Radiojodtherapie – die obligate Thyreoidektomie in der Therapie der FTC standardmäßig (Röher et al. 1993). Dem folgend machte auch die Leitlinie des Jahres 1996 die vollständige Organentfernung in Kombination mit einer zentralen Lymphknotendissektion – analog zur chirurgischen Therapie des PTC größer 1 cm – zur Bedingung für eine erfolgreiche operative Therapie der FTC (Hartel und Junginger 1996). Witte et al. unterstützten dieses aggressive Therapiekonzept mit den Ergebnissen einer retrospektiven Studie, wobei diese bei 173 untersuchten Patienten mit FTC in 30 Fällen – einem Anteil von etwa 17 % – bereits eine initiale Lymphknotenmetastasierung dokumentierten. Aufgrund der prognostischen Bedeutung der Lymphknotenbeteiligung sprachen sich diese wie die Leitlinie für eine grundsätzliche Thyreoidektomie mit zentraler Lymphknotendissektion in Fällen des FTC aus. Im Falle der Tumorgröße T2 sollte zusätzlich eine uni- oder bilaterale laterale Lymphknotendissektion erfolgen (Witte et al. 2002).

Seit einiger Zeit erlangen die Subtypen des FTC, das minimalinvasive FTC (MIFTC) und die ‚noninvasive follicular thyroid neoplasm with papillary-like nuclear feature' (NIFTP) zunehmend Bedeutung für ein differenziertes therapeutisches Vorgehen. Bereits Mitte des 20. Jahrhunderts war im amerikanischen Schrifttum die Wichtigkeit der Angioinvasion des FTC auch bei noch nicht durchdrungener Tumorkapsel bekannt (Graham 1924; Hazard und Kenyon 1954). Lang et al. hoben 1986 auf Basis einer retrospektiven Untersuchung über 14 Jahre den Faktor der Tumorinvasion in Gefäße als wichtigsten Prognosefaktor für den Krankheitsverlauf und die mittlere Überlebenszeit der Malignompatienten hervor. Auf Basis der histologischen und makroskopischen Erscheinung der Schilddrüsenkarzinome unterschieden diese zwischen „[…] minimal versus extensive invasion […]" (Lang et al. 1986, S. 254). Auch der Pathologe Hedinger differenzierte zwischen enkapsulierten MIFTC und weitinvasiven Formen des FTC (WIFTC) (Hedinger 1988). Weitere Klassifikationen des FTC gehen u. a. auf Rosai et al. zurück. Diese unterschieden histopathologisch in enkapsulierte FTC mit lediglich bestehender Kapselinvasion, Invasion von drei Gefäßen bzw. mehr als drei Gefäßen sowie in die WIFTC (Rosai 2005).

In der Schweiz berichteten Gemsenjäger et al. 1997 über eigene klinische Erfahrungen mit dem FTC während zweier Dekaden. Darunter waren 37 Patienten mit MIFTC, die je der Thyreoid- oder Hemithyreoidektomie ohne Radiojodeinsatz zugeführt wurden, wobei in keinem Fall eine Rezidivbildung beschrieben wurde (Gemsenjäger et al. 1997). Asari et al. sprachen sich 2009 auf Grundlage der Ergebnisse ihrer Untersuchung einer Serie von über 200 Patienten – behandelt im Zeitraum 1963–2006 – für die Thyreoidektomie sowohl beim breit- wie minimalinvasiven FTC als Resektionskonzept der Wahl aus. Wegen des Fehlens einer Lymphknotenbeteiligung beim MIFTC wurde hier keine Lymphadenektomie als therapeutisch notwendig erachtet. Gegenteilig wurde beim WIFTC im Krankheitsverlauf eine Lymphknotenmetastasierung in 20 % der Fälle dokumentiert, weshalb hier deren Resektion als begründet erschien (Asari et al. 2009).

In den 1970-er Jahren wurde ergänzend zu den histologisch getrennten Formen der PTC und FTC deren Mischform als „papillary carcinoma, follicular variant" beschrieben (Chem und Rosai 1977), wobei sich im zeitlichen Verlauf der darauf folgende Terminus „encapsulated follicular variant of papillary thyroid carcinoma" zu dem des „noninvasive follicular thyroid neoplasm with papillary-like nuclear feature" änderte. Der Wegfall der Bezeichnung als ‚Karzinom' sollte dabei auf den benignen nichtmetastasierenden Charakter der NIFTP hindeuten (Nikiforov et al. 2016). Damit steht für den operativen Umgang mit den NIFTP ein eingeschränktes Resektionsausmaß zur Verfügung, was meist lediglich die Entfernung des betroffenen Schilddrüsenlappens umfasst. Diese Klassifikation fand in weiten Teilen Bestätigung. Allerdings scheint auch bei Diagnose des NIFTP eine Metastasierung zumindest in Einzelfällen möglich (Parente et al. 2018).

Die Leitlinie des Jahres 2012 sah, bei sicherer Diagnose des minimalinvasiven FTC ohne Angioinvasion die primäre oder sekundäre Thyreoidektomie als möglicherweise verzichtbar an. Bei vorliegender Angioinvasion des MIFTC wurde hingegen analog zum therapeutischen Umgang mit den WIFTC die Thyreoidektomie mit postoperativer Radiojodtherapie gefordert (AWMF 2012). In Bezug auf die Lymphknotendissektion verfolgte die Leitlinie ein weniger radikales Regime im Vergleich zu ihrer Vorgängerin. Basierend u. a. auf den Arbeiten von Asari et al. wurde im Umgang mit dem MIFTC keine Lymphadenektomie verlangt (Asari et al. 2009). Bei Vorliegen eines WIFTC wurde – bei einer von dieser Gruppe postulierten Prävalenz von Lymphknotenmetastasen in 20 % der Fälle – bei prä- oder intraoperativem Nachweis einer Lymphknotenbeteiligung die Lymphadenektomie empfohlen. Eine prophylaktische Lymphknotenentfernung wurde im Umgang mit den FTC hingegen als nicht erforderlich eingeschätzt

(AWMF 2012). Für den Umgang mit MIFTC gab die ESES 2014 ebenfalls Leitlinienempfehlungen heraus. Hierin wurde die zu wählende Resektionsstrategie sowohl vom Patientenalter als auch von der Tumorgröße abhängig gemacht. Ein Alter unter 45 Jahren, eine Tumorgröße unter 4 cm und ein Fehlen von Gefäßinvasionen rechtfertigten demgemäß in der chirurgischen Therapie des MIFTC die Durchführung der Hemithyreoidektomie. Andernfalls wurde ein radikaleres Resektionsvorgehen im Sinne der Thyreoidektomie als anzustreben festgelegt (Dionigi et al. 2014).

Entwicklung der Chirurgie medullärer Schilddrüsenkarzinome
Das MTC nimmt eine Sonderstellung in der Klassifikation maligner Schilddrüsenerkrankungen ein. Nach ersten Beschreibungen des MTC als „Amyloidtumor mit Metastasen" zu Beginn des 20. Jahrhunderts (Burk 1901) erfolgte dessen histopathologische Einordnung in den 1950-er Jahren als Schilddrüsenkarzinom, bestehend aus Gruppen solider, regulär angeordneter Karzinomzellen (Horn 1951). Seinen heutigen Namen erhielt das MTC Ende der 1950-er Jahre durch die Amerikaner Hazard et al., die dieses den in der Schilddrüse parafollikulär gelegenen C-Zellen als deren histopathologisches Korrelat zuordneten (Hazard et al. 1959). Die Beschreibung des – von diesen Zellen produzierten – Calcitonins als kalziumstoffwechselregulierendes Hormon stammt aus dem Jahr 1962 (Copp et al. 1962). Zwei Jahre später wurde von Foster et al. die Produktionsstätte des Calcitonins beim Menschen in der Schilddrüse verortet (Foster et al. 1964). Pearse und Polak charakterisierten schließlich die C-Zellen als Bestandteil des APUD-Systems (Amine-precursor-uptake-and-decarboxylation-System). Damit nimmt das MTC – als nicht vom Follikelepithel der Schilddrüse abstammende Neoplasie – eine Sonderstellung innerhalb der Klassifikation der Schilddrüsenmalignome ein (Pearse und Polak 1971).

Ab den 1960-er und 70-er Jahren war die sichere Bestimmung von Calcitonin mittels Radioimmunoassays möglich (Tashjian und Melvin 1968; Tashijan et al. 1970). Hieran orientiert wurden auch im deutschen Sprachraum entsprechende Methoden der radioimmunologischen Calcitoninbestimmung entwickelt (Hüfner und Hesch 1971).

Das MTC tritt hereditär im Rahmen der multiplen endokrinen Neoplasie Typ 2A und 2B (MEN2A und 2B) (siehe unten) (Steiner et al. 1968), des familiären medullären Schilddrüsenkarzinoms (FMTC) oder sporadisch auf und spricht schlecht auf herkömmliche adjuvante Therapien wie der externen Bestrahlung an (Williams et al. 1966). Auch sind die C-Zellen – und folglich das MTC – nicht in der Lage, Jod aufzunehmen und zu speichern, womit die therapeutische

Nutzung von Radiojod als Behandlungsoption dieser Tumoren entfällt (Williams et al. 1966). Gleichzeitig zeigt das MTC eine Tendenz zur frühzeitigen Lymphknotenmetastasierung, die von entscheidender prognostischer Bedeutung ist. Eine stattgehabte Metastasierung ist mit einer deutlichen Verschlechterung der Langzeitüberlebensprognose betroffener Patienten verglichen zu einem noch lokal begrenzten Befund assoziiert (Rossi et al. 1980; Schröder et al. 1988). In neuerer Zeit konnte allerdings ein gutes therapeutisches Ansprechen der MTC auf bestimmte Tyrosinkinaseinhibitoren festgestellt werden, die vielversprechende neue Behandlungsoptionen auch des fortgeschrittenen MTC darstellen (Wells et al. 2012; Elisei et al. 2013).

Der Begriff des ‚medullären Schilddrüsenkarzinoms' setzte sich im deutschen Sprachraum erst nach und nach durch. Borst bezeichnete dieses etwa in seiner Veröffentlichung über die Schilddrüsenkarzinome 1966 als „Carcinoma solidum mit amyloidem Stroma", das sich durch sein langsames Wachstum und die Neigung zur multiplen Metastasierung sowie über eine schlechte bis fehlende Ansprache auf die Therapie mit Radiojod und externe Bestrahlung charakterisierte. Als Therapie der Wahl des MTC sah Borst die Lobektomie mit kontralateraler subtotaler Resektion sowie im Falle der Metastasierung die ein- oder beidseitige Lymphknotendissektion als notwendig und berechtigt an (Borst 1966). Im chirurgischen Umgang mit den MTC zeigten sich bald Entwicklungen hin zu deutlich radikaleren Resektionsstrategien, womit sich hier zumeist die Thyreoidektomie mit modifizierter Neck-dissection als Vorgehen der Wahl durchsetzte (Schumann 1978; Berchtold et al. 1984). Weniger radikale Resektionsstrategien wurden nunmehr nur von einigen chirurgischen Zentren im Umgang mit der sporadischen Form des MTC in einem selektionierten Patientengut berichtet, bei dem die Hemithyreoidektomie oder die fast-totale Thyreoidektomie als therapeutisch ausreichend angesehen wurde (Berchtold et al. 1984). Insgesamt blieb jedoch die obligate Thyreoidektomie mit Lymphknotendissektion vor dem Hintergrund mangelnder adjuvanter Therapiealternativen und der häufig weit dorsal in der Schilddrüse liegenden MTC sowohl bei sporadischen wie hereditären Varianten das Vorgehen der ersten Wahl (Wahl et al. 1985). So beschrieben Buhr et al. die Thyreoidektomie mit Entnahme der dorsalen Schilddrüsenkapsel in Kombination mit einer ausgedehnten Lymphknotenausräumung mit Entfernung des gesamten lymphatischen Fettgewebes als obligat in der operativen Therapie des MTC. Bei familiären Varianten sollte eine beidseitige Lymphadenektomie am Hals erfolgen. Bei sporadischer Manifestation konnte zunächst nur die der befallenen Seite durchgeführt werden (Buhr et al. 1991). Im chirurgischen Vorgehen der Lymphknotendissektion zeigten Dralle et al. eine prognostische Überlegenheit der Entfernung ganzer Lymphknotenkompartimente

3.1 Meilensteine in der Schilddrüsenchirurgie seit 1945

gegenüber einer selektiven Entnahme lediglich suspekter Lymphknoten, was bei diesen bis 1986 das Vorgehen der Wahl dargestellt hatte. Basierend hierauf publizierten sie eine neue Einteilung der zervikomediastinalen Lymphknotenkompartimente, die abhängig verschiedener Metastasierungsmuster des MTC operativ ausgeräumt werden sollten (Dralle et al. 1994a, Abbildung 3.20).

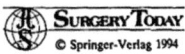

Surgery Today
Jpn J Surg (1994) 24:112–121

© Springer-Verlag 1994

Compartment-Oriented Microdissection of Regional Lymph Nodes in Medullary Thyroid Carcinoma

HENNING DRALLE,[1] IRIS DAMM,[1] GEORG FRIEDRICH WILHELM SCHEUMANN,[1] JÖRG KOTZERKE,[2] ECKART KUPSCH,[3] HEINZ GEERLINGS,[4] RUDOLF PICHLMAYR[1]

[1] Klinik für Abdominal- und Transplantationschirurgie, [2] Abteilung Nuklearmedizin und Klinische Biophysik, [3] Institut für Pathologie, [4] Abteilung Biometrie, Medizinische Hochschule Hannover, Konstanty-Gutschow-Str. 8, 30625 Hannover, Germany

Abbildung 3.20 „Compartment-Oriented Microdissection of Regional Lymph Nodes in Medullary Thyroid Carcinoma" (Dralle et al. 1994a, S. 112)

Bei Persistenz des Tumors – angezeigt durch postoperativ fortbestehend hohe Calcitoninwerte – war ggf. eine komplettierende Lymphknotendissektion evtl. mit palliativer mediastinaler Lymphknotenausräumung in einer zweiten Operation durchzuführen (Wahl et al. 1985). Die Leitlinie des Jahres 1996 forderte auf dieser Grundlage in der Therapie des MTC, bei sporadischem MTC neben der obligaten Thyreoidektomie die ipsilaterale und bei hereditärem MTC die beidseitige, systematische laterale Lymphadenektomie durchzuführen (Hartel und Junginger 1996). Auch in der aktuellen Leitlinie stellt die Thyreoidektomie die Grundlage der chirurgischen Therapie des MTC dar (AWMF 2012).

Für eine frühzeitige Diagnostik bei suspekten Schilddrüsenveränderungen fordern diverse endokrinologische Fachgesellschaften seit den 2000-er Jahren die routinemäßige Nutzung der Calcitonin-Bestimmung als Screening-Maßnahme des MTC (Karges et al. 2004; Pacini et al. 2006). Auch in der Planung der prophylaktischen Lymphknotendissektion spielt die Calcitoninbestimmung eine wesentliche Rolle. Bei basalen Werten kleiner 20 pg/ml – bei einer Referenz kleiner 10 pg/ml – ist zunächst von keiner Lymphknotenbeteiligung auszugehen. Darüber ist bei einem zunehmend häufigeren Befall zentraler und lateraler Lymphknotenkompartimente sowohl die zentrale wie laterale Lymphknotendissektion indiziert (Machens und Dralle 2010; AWMF 2012).

Von der Wiener Gruppe wurden zudem in den 2000-er Jahren Assoziationen zwischen histopathologisch im Schilddrüsenpräparat festgestellten desmoplastischen Veränderungen und der stattgehabten Metastasenbildung des MTC berichtet, dem sich Untersuchungen hierzu in größeren Studienkollektiven anschlossen (Kaserer et al. 2001; Scheuba et al. 2006; Koperek et al. 2008). Bestätigung erhielt dieses Konzept zuletzt ebenfalls in einer retrospektiven Kohortenstudie von Niederle et al., die fehlende desmoplastische Reaktionen im histologischen Präparat damit als Einflussfaktor für die therapeutische Entscheidung zur Unterlassung der lateralen Kompartmentresektion bekräftigten (Niederle et al. 2021b).

In der Therapie bereits fernmetastasierter MTC gilt weiterhin nach Abwägung des Nutzens eines chirurgischen Eingriffs gegenüber dessen Risiken die Thyreoidektomie in Verbindung mit der Lymphknotendissektion häufig als berechtigt. Die postoperative Nachsorge besteht in einer regelmäßigen Kontrolle des Serumcalcitonins und der Schilddrüsensonographie, um eine etwaige Rezidivbildung frühzeitig erkennen zu können. Auch im Rezidivfall gilt die Operation als indiziert (Kroiß et al. 2021). Während die Thyreoidektomie inklusive der bilateralen Lymphknotendissektion bei manifesten hereditären MTC aufgrund deren multifokalen Auftretens obligat ist, wird im Umgang mit sporadischen, kleinen, auf die Schilddrüse begrenzten MTC ein weniger radikales Vorgehen im Sinne einer möglichen subtotalen Resektion oder Hemithyreoidektomie mit oder ohne Lymphadenektomie diskutiert (Lorenz et al. 2020). Grundlage eines solchen Vorgehens stellen retrospektive Studien dar, die bei postoperativ inzidentell entdecktem MTC bei kleinem, auf einen Schilddrüsenlappen begrenzten Tumor ohne Fernmetastasierung und Verzicht auf eine Reoperation keinen Unterschied im mittleren Überleben der operierten Patienten feststellten (Raffel et al. 2004). Japanische Studien zur Therapie des MTC berichteten ebenfalls über die sichere Anwendung der Hemithyreoidektomie als Operationsvorgehen bei sporadischen, kleinen, solitären Tumoren. Viel wichtiger sei diesen folgend die therapeutische oder prophylaktische modifizierte Neck-dissection bei allen MTC-Patienten ausgenommen bei Durchführung der prophylaktischen Thyreoidektomie (Ito et al. 2008; Ito et al. 2018).

Prophylaktische Thyreoidektomie des MEN2-assoziierten, hereditären medullären Schilddrüsenkarzinoms
Einen wesentlichen Meilenstein in der Versorgung der MTC stellt die prophylaktische Thyreoidektomie bei Patienten mit Veranlagung zur Manifestation eines familiären MTC dar. Am häufigsten mit dem Syndrom der MEN2 – seltener mit dem FMTC assoziiert – hat das MTC bei Betroffenen eine nahezu 100 %ige Lebenszeitprävalenz, was die prophylaktische operative Entfernung der Schilddrüse bei adäquater präoperativer Diagnostik rechtfertigt (Dralle et al. 2014a; AWMF 2012).

Eine erste Beschreibung der MEN2 geht auf einen Fallbericht des US-Amerikaners Sipple aus dem Jahr 1961 zurück, der basierend auf eigenen Untersuchungen und Literaturauswertungen eine Assoziation zwischen der Manifestation von Schilddrüsenkarzinomen und Phäochromozytomen der Nebenniere feststellte (Sipple 1961). Eine Ergänzung fand Sipples Beschreibung 1963 in einem Fallbericht von Manning et al., die in dem Fall einer jungen Frau neben der Manifestation von familiären Phäochromozytomen und einer Nebenschilddrüsenüberfunktion auch die eines okkulten Schilddrüsenkarzinoms mit „amyloidem Stroma" und Ausbreitung in beide Schilddrüsenlappen identifizierten (Manning et al. 1963, S. 69–71). Eine Fallserie unter Einschluss von 17 MEN2-Patienten wurde von Williams 1965 publiziert, der die beschriebenen Schilddrüsenkarzinome als MTC erkannte (Williams 1965). Beschreibungen von Fällen des nach Sipple benannten Syndroms der MEN2 wurden ab den 1970-er Jahren ebenso im deutschen Sprachraum publiziert (Mathys et al. 1972; Schmidt 1974).

Ein Durchbruch in der Diagnostik des familiären MTC stellte die Entwicklung calcitoninsensitiver Radioimmunoassays dar, mit denen bereits in frühen Tumorstadien ohne klinische Symptomatik auf biochemischer Ebene die Karzinomdiagnose gestellt werden konnte (Tashjian und Melvin 1968; Tashijan et al. 1970). Nutzung konnten die Assays ab den 1970-er Jahren in Screening-Untersuchungen zur Bestimmung basaler Serumcalcitoninwerte (Hüfner und Hesch 1971) wie auch in Form von Kalzium- und Pentagastrinprovokationstests bei Personen unter familiärem Risiko (Hennessy et al. 1973; Starling et al. 1978; Wahl et al. 1981) finden. Ein Weg zudem verlässliche Daten zu Screening und Therapie sporadischer und hereditärer MTC zu erlangen, stellte die Etablierung nationaler Register zur Datenerhebung und Auswertung dar. Im Jahr 1988 wurde zu diesem Zweck in der Bundesrepublik das ‚Register für das medulläre Schilddrüsenkarzinom in der Bundesrepublik Deutschland' von der ‚Studiengruppe medulläres Schilddrüsenkarzinom' eingerichtet (Raue et al. 1990). Für frühe oder prophylaktische Operationen bei Personen mit nahen Verwanden mit MEN2 war insbesondere der Nachweis des Zusammenhangs des MTC-Tumorstadiums mit der Höhe stimulierter Serumcalcitoninwerte von großer Bedeutung, was sich in Screening-Untersuchungen zunutze gemacht wurde (Wells et al. 1982; Schmid et al. 1994). Diese Untersuchungen zeigten sich jedoch aufwendig und häufig nicht konsequent durchführbar, da sich Blutsverwandte von Patienten mit MTC bis zum Alter von 35 Jahren jährlichen Provokationstestungen unterziehen mussten. Dabei konnten diese Provokationstests in bis zu 5 % der Fälle falsch-positive Befunde zeigen (Dralle et al. 1996).

Zu Beginn der 1990-er Jahre identifizierten schließlich zwei Arbeitsgruppen die für die Manifestation der MEN2 verantwortlichen RET-Protoonkogenmutation auf molekularer Ebene, womit erstmals eine sichere genetische Identifikation von Mutationsträgern vor der eigentlichen klinischen Syndrommanifestation möglich wurde (Donis-Keller et al. 1993; Mulligan et al. 1993). Nachdem die Überlegenheit der Gen-Analyse über andere Früherkennungsuntersuchungen in der Diagnostik des hereditären MTC bei asymptomatischen Genträgern gesichert war, wurden auf dieser Grundlage erste Indikationen zur prophylaktischen Thyreoidektomie gestellt und berichtet (Lips et al. 1994; Wells et al. 1994). Die erste prophylaktische Thyreoidektomie auf Basis der präoperativen Gendiagnostik wurde in Deutschland 1994 von Dralle durchgeführt. Ein Bericht hierzu wurde zunächst nicht veröffentlicht (Dralle et al. 1998, Abbildung 3.21).

Bis Ende der 1990-er Jahre erschienen im deutschen Sprachraum mehrere kleine Fallserien zur Verlässlichkeit der genetischen Testung und der hierauf basierenden prophylaktischen Thyreoidektomie (Frilling et al. 1995; Görtz et al. 1996; Frank-Raue et al. 1996; Mann et al. 1998). Eine deutsch-österreichische Veröffentlichung fasste 1998 Erfahrungen von seit 1994 durchgeführten 75 prophylaktischen Thyreoidektomien bei Kindern mit RET-Protoonkogenmutation zusammen (Dralle et al. 1998).

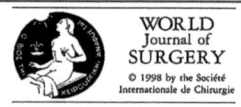

Abbildung 3.21 „Prophylactic Thyroidectomy in 75 Children and Adolescents with Hereditary Medullary Thyroid Carcinoma: German and Austrian Experience" (Dralle et al. 1998, S. 744)

Die prophylaktische Thyreoidektomie fand damit auch Einzug in die Leitlinie des Jahres 1996. Hier wurde bei Patienten mit genetisch gesicherter RET-Protoonkogenmutation ohne Karzinommanifestation die Thyreoidektomie ohne

Lymphknotendissektion gefordert (Hartel und Junginger 1996). Dem gegenüber war das ‚Timing', wann ein solcher Eingriff zu erfolgen habe, strittig. So bestanden Forderungen der möglichst frühzeitigen Thyreoidektomie bei Diagnosestellung sowie altersabhängige und an den Ergebnissen von Provokationstests orientierte Ansätze (Niccoli-Sire et al. 1999). Im behandlungsbezogenen Vorgehen wurde in der Leitlinie des Jahres 2012 ein „kombiniert DNA-basiert-biochemisches Konzept" basierend auf einer gut etablierten Genotyp/Phänotyp-Korrelation der MEN2-MTC verfolgt (AWMF 2012, S. 48), das den Betroffenen einen zeitlichen ‚Korridor' zur Entscheidungsfindung ermöglichen soll. Dieser basiert auf dem genetischen Nachweis einer RET-Protoonkogenmutation und regelmäßigen Calcitonin-Kontrollen, um die prophylaktische Thyreoidektomie aufgrund ihrer Nebenwirkungen für den wachsenden Organismus bei Kindern so lang wie möglich hinauszuzögern (AWMF 2012).

> „Der Kalzitoninspiegel ist [...] bei der Wahl des individuell günstigsten Zeitpunktes der prophylaktischen Thyreoidektomie von wesentlicher Bedeutung. Der späteste Zeitpunkt der prophylaktischen Thyreoidektomie ist gegeben, wenn im Stimulationstest pathologisch erhöhte Kalzitoninwerte gemessen werden (AWMF 2012, S. 48)."

Ausnahmen des beschriebenen Vorgehens bestehen jedoch bei bestimmten Mutationen bei Patienten mit dem MEN2-B-Syndrom mit der Mutation des Codons 918, dessen Krankheitsverlauf bereits im Säuglingsalter beginnen kann und die Thyreoidektomie so früh wie möglich erfordert, um die Manifestation eines MTC bei diesen Patienten zu verhindern (Brauckhoff et al. 2004; AWMF 2012).

Entwicklung der Chirurgie un- und entdifferenzierter Schilddrüsenkarzinome
Die un- und entdifferenzierten Schilddrüsenkarzinome zählen mit einer mittleren Überlebenszeit von nur wenigen Monaten bis Jahren zu den in ihrem klinischen Verlauf aggressivsten aller humanen Malignome (Wendler et al. 2016). Sie gehen gehäuft aus vorbestehenden Schilddrüsenveränderungen in Jodmangelgebieten hervor (Walthard 1963a; Keminger und Kober 1991). Aufgrund des geringen therapeutischen Ansprechens auf die konventionelle Strahlentherapie sowie auf Radiojod wurde maximal in den seltenen Fällen der frühen operativen Entfernung dieser Tumoren eine kurative Chance gesehen (Borst 1966; Röher 1969). Häufig erst im fortgeschrittenen Krankheitsstadium erkannt und diagnostiziert, berichtete Röher 1969 von einer 5-Jahres-Überlebensrate der betroffenen Malignompatienten von lediglich 1–5 %. War eine kurative Resektion des Tumors nicht möglich, konnte ggf. eine chirurgische Tumorresektion mit palliativer Intention zur Druckentlastung von benachbarten Organen gerechtfertigt sein (Röher 1969). Auch

eine Super- bzw. Megavoltbestrahlung konnte in palliativer Intention in ihrer Anwendung Berechtigung erhalten (Borst 1966; Röher et al. 1973). Eine therapeutische Ergänzung konnte im individuellen Fall bei ggf. noch differenzierten Karzinomanteilen der Radiojodeinsatz darstellen (Röher et al. 1973).

Hoffnungen wurden vor dem Hintergrund stark eingeschränkter therapeutischer Ergebnisse ab den 1970-er Jahren in sogenannte ‚multimodale' Therapiekonzepte gesetzt. Diese umfassten neben der chirurgischen Malignomentfernung neue und weiterentwickelte chemotherapeutische Therapieregime sowie die hyperfraktionierte externe Bestrahlung (Wallgren und Norin 1973). Vor diesem Hintergrund konnte eine Verlängerung mittlerer Überlebenszeiten so behandelter Patienten um mehrere Monate bis z. T. Jahre von einigen Gruppen berichtet werden (Kim und Leeper 1983; Tallroth et al. 1987).

Scheumann et al. bewerteten 1990 insbesondere die radikale chirurgische Tumorreduktion mit nachfolgender Bestrahlung als therapeutisch essentiell. In einem Vergleich mit den Ergebnissen von Tallroth et al. vom schwedischen Karolinska Institut bewerteten diese die radikale Resektion gegenüber einem multimodalen Therapiekonzept sowohl prognostisch wie auch in Bezug auf therapeutische Komplikationsraten als zu bevorzugen und betonten damit den behandlungsbezogenen Wert einer aggressiven chirurgischen Vorgehensweise in der Therapie undifferenzierter Schilddrüsenkarzinome (Tallroth et al. 1987; Scheumann et al. 1990, Abbildung 3.22). Bestätigung erfuhren die Ergebnisse dieser Veröffentlichung auch in der ein Jahr später erschienenen Publikation von Keminger und Kober zur Therapie hochmaligner Schilddrüsenmalignome (Keminger und Kober 1991) sowie in weiteren nachfolgenden Veröffentlichungen (Passler et al. 1999).

Die Leitlinie des Jahres 1996 forderte bei noch auf die Schilddrüse begrenzter Malignommanifestation, die Thyreoidektomie inklusive einer zentralen Lymphadenektomie durchzuführen. Im Falle eines organüberschreitenden Wachstums sollte dieser folgend ein multimodales Therapiekonzept in Form der Radiochemotherapie und der Operation in hierauf spezialisierten Zentren erfolgen (Hartel und Junginger 1996).

Nachfolgende Hoffnungen für eine Verbesserung der Therapie des ATC, dem Erreichen besserer Überlebensraten sowie einer besseren Lebensqualität der betroffenen Patienten wurden weiterhin insbesondere in die Kombination chemotherapeutischer und nuklearmedizinischer Therapieansätze gesetzt (Troch et al. 2010). In der aktuellen Leitlinie des Jahres 2012 wird das zu wählende Therapiekonzept an den möglichen Manifestationen der intrathyreoidal sowie extrathyreoidal gelegenen undifferenzierten Schilddrüsenkarzinomen mit

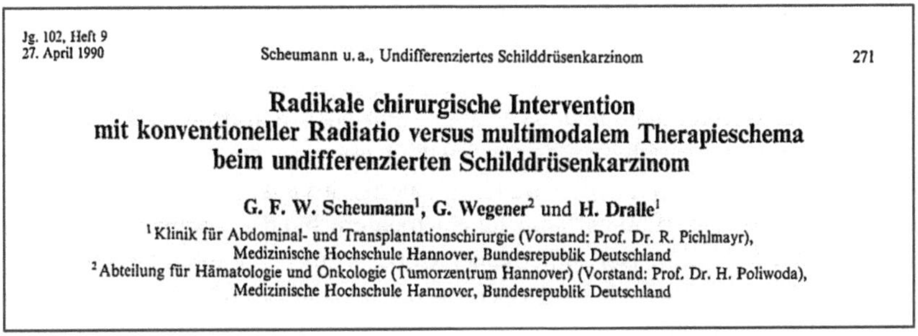

3.1 Meilensteine in der Schilddrüsenchirurgie seit 1945

Jg. 102, Heft 9
27. April 1990   Scheumann u. a., Undifferenziertes Schilddrüsenkarzinom   271

**Radikale chirurgische Intervention
mit konventioneller Radiatio versus multimodalem Therapieschema
beim undifferenzierten Schilddrüsenkarzinom**

G. F. W. Scheumann[1], G. Wegener[2] und H. Dralle[1]

[1] Klinik für Abdominal- und Transplantationschirurgie (Vorstand: Prof. Dr. R. Pichlmayr),
Medizinische Hochschule Hannover, Bundesrepublik Deutschland
[2] Abteilung für Hämatologie und Onkologie (Tumorzentrum Hannover) (Vorstand: Prof. Dr. H. Poliwoda),
Medizinische Hochschule Hannover, Bundesrepublik Deutschland

Abbildung 3.22 „Radikale chirurgische Intervention mit konventioneller Radiatio versus multimodalem Therapieschema beim undifferenzierten Schilddrüsenkarzinom" (Scheumann et al. 1990, S. 271)

oder ohne Zervikoviszeralinfiltration ausgerichtet (AWMF 2012). In den seltenen Fällen noch intrathyreoidal gelegener ATC wurde in der Leitlinie die Thyreoidektomie sowie bei beidseitiger Ausdehnung und dem Vorliegen differenzierter Karzinomanteile der Radiojodeinsatz gefordert. Bei extrathyreoidaler Ausbreitung ohne Organinfiltration sei laut Leitlinie die Thyreoidektomie mit Bestrahlung in ihrer Durchführung möglich, während bei Organinfiltration auf chirurgische Maßnahmen in der Regel verzichtet werden solle (AWMF 2012). Ein individuelles Resektionskonzept sei jedoch in einem palliativen Vorgehen etwa bei Infiltration des Aerodigestivtraktes gerechtfertigt. Hier ist das chirurgische Vorgehen durch eine anspruchsvolle Resektions- und Rekonstruktionsstrategie charakterisiert (Musholt 2020).

Neue Hoffnungen in der Therapie dieser hochaggressiven, undifferenzierten Tumoren mit nach wie vor eingeschränkter mittlerer Überlebenszeit von meist nur einigen Monaten (Wendler et al. 2016; Wächter et al. 2020) werden mit der Entwicklung neuer Tyrosinkinaseinhibitoren und PD1-Antagonisten verbunden (Subbiah et al. 2018; Capdevila et al. 2020; Dierks et al. 2021). Die Marburger Gruppe beschrieb kürzlich basierend auf dem BRAF-Tumorstatus in einer kleinen Fallserie von Patienten mit ATC ein 4–6-wöchiges neoadjuvantes Therapiekonzept mit Tyrosinkinase- und/oder PDL1-Inihibitoren, welches die komplette Resektion auch fortgeschrittener ATC ermöglichte (Maurer et al. submitted).

3.2 Meilensteine in der Nebenschilddrüsenchirurgie seit 1945

Bis zur Mitte des 20. Jahrhunderts war im deutschen Schrifttum zur Chirurgie des primären Hyperparathyreoidismus (pHPT) nur eine begrenzte Anzahl von Berichten verfügbar, während hierzu im amerikanischen und skandinavischen Schrifttum bis in die 1960-er Jahre hinein mehrere hundert Fallbeschreibungen vorlagen (Wanke 1962). Der Amerikaner Cope – einer der Pioniere der Erforschung der Pathophysiologie und operativen Therapie des pHPT – schrieb zu diesem Sachverhalt 1960:

> „In those areas of the world where medicine was based predominantly on pathology, such as the continent of Europe, hyperparathyroidism continued to be recognized only as a bone disease. In contrast, in the United States, where metabolic derangements were of greater interest, the disease soon became more widely appreciated (Cope 1960, S. 395)."

Während in Europa die Operationsindikation für den pHPT meist spät auf Grundlage des voll ausgebildeten Krankheitsbildes mit Knochenveränderungen in Form der Osteitis fibrosa gestellt wurde, folgten amerikanische Chirurgen häufiger den Veröffentlichungen von Albright, der 1934 einen Zusammenhang zwischen der Nebenschilddrüsenüberfunktion und der klinischen Manifestation von Nierensteinen hergestellt hatte (Albright et al. 1934). Aufmerksamkeit erhielt der Marburger Chirurg Schwaiger, als er auf dem deutschen Chirurgenkongress in München 1967 über insgesamt 66 Fälle des pHPT im eigenen Patientengut der Jahre 1962–1966 berichtete. Von diesen wurden 56 Patienten aufgrund der renalen Manifestation des Hyperparathyreoidismus (HPT) operiert. In fünf Fällen wurde die Operationsindikation aufgrund dessen renal-ossärer Manifestation gestellt. In fünf weiteren Fällen stellten ossäre oder intestinale Manifestationen des HPT die Indikation zum chirurgischen Eingriff dar (Schwaiger 1967, Abbildung 3.23).

Abbildung 3.23
„Chirurgie der Epithelkörperchen (Chirurgisches Referat)" (Schwaiger 1967, S. 190)

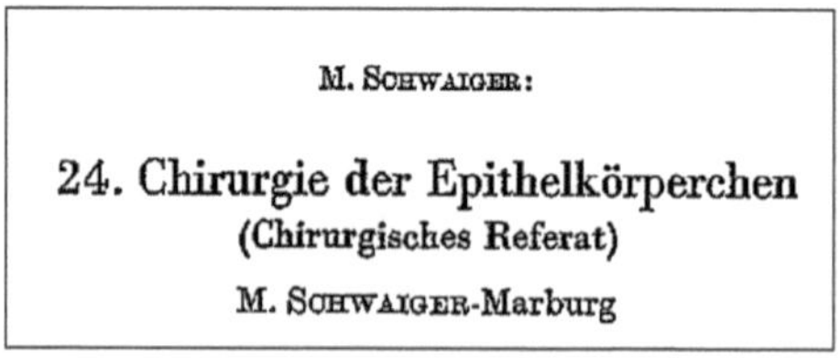

M. SCHWAIGER:

24. Chirurgie der Epithelkörperchen
(Chirurgisches Referat)

M. SCHWAIGER-Marburg

Dieser Umstand war nicht zuletzt den Arbeiten seines Vorgängers Zenker geschuldet, der in der Zeit seiner chirurgischen Tätigkeit in Marburg Erfahrungen u. a. in den USA in der Chirurgie des HPT gesammelt hatte und über die Kooperation mit der urologischen Forschungsstelle Bad Wildungen diese große Anzahl an Fällen zusammenstellte, wonach auch im deutschsprachigen Raum häufiger Fälle der operativen Therapie des pHPT berichtet wurden (Peiper 1983). Der nachfolgend weitere Anstieg der diagnostizierten Fälle des pHPT ist nicht zuletzt auf den routinemäßigen Einsatz laborchemischer Methoden zur Serumkalziumbestimmung zurückzuführen, mit deren Nutzung die Manifestation eines HPT zunehmend häufiger auch in klinisch asymptomatischen Stadien aufgedeckt werden konnte (Röher und Schmidt-Gayk 1977; Rothmund et al. 1979).

3.2.1 Wandel der Operationstechnik des primären Hyperparathyreoidismus

Primäres Therapieziel in der Behandlung des pHPT stellt die Entfernung aller pathologisch veränderten Nebenschilddrüsen dar (AWMF 2020). Begonnen mit der Beschreibung Mandls über die erste erfolgreiche Nebenschilddrüsenadenomexstirpation 1925, stellt die Adenomentfernung den häufigsten chirurgischen Eingriff aufgrund eines pHPT dar (Mandl 1925).

In einer 1933 aufgestellten Literaturübersicht (Abbildung 3.24) über – bis dahin weltweit berichtete und über persönliche Mitteilungen zusammengetragene – 55 Nebenschilddrüsenoperationen setzte Mandl vier Grundregeln für das intraoperative Vorgehen in der Versorgung des pHPT fest:

„Diese hat die Aufgabe,

1. die E.K. intra operationem sicherzustellen (Lokalisation),
2. ihre normale Beschaffenheit von pathologischer zu trennen,
3. Nebenverletzungen zu verhüten,
4. die Tetanie, die postoperativ nach E.K.-Tumorexstirpation auftreten kann, zu vermeiden (Mandl 1933, S. 367)."

Mit der Aufgabe der sicheren Lokalisation des gesuchten Nebenschilddrüsenadenoms durch den Chirurgen war zumeist die bilaterale Halsexploration verbunden, durch deren Durchführung erst die Darstellung und ein Vergleich aller Nebenschilddrüsen untereinander in Bezug auf ihre makroskopische Erscheinung ermöglicht wurde (Mandl 1933). Im Jahr 1935 folgte der Beschreibung der singulären Nebenschilddrüsenadenome Mandls die der Vierdrüsenhyperplasie durch den Amerikaner Cope als weitere Ursache des HPT sowie der therapeutischen Empfehlung zur subtotalen Parathyreoidektomie in Form der Resektion von 3½ Drüsen, womit die bilaterale Halsexploration weitere Relevanz erfuhr (Cope 1935). Von zentraler Bedeutung für den Chirurgen war hier die genaue Kenntnis der häufig komplexen Anatomie der Nebenschilddrüsen, die sich embryologisch bedingt in einem weiten Areal in Hals und Mediastinum auffindbar zeigen (Gilmour 1938).

(Aus dem S. Canning Childs-Spital und Forschungsinstitut Wien
[Primarius Dr. *A. Edelmann*].)

Zur Technik der Parathyreoidektomie bei Ostitis fibrosa auf Grund neuer Beobachtungen.

Von

Privatdozent Dr. Felix Mandl,
Leiter der chirurgischen Station.

Mit 1 Textabbildung.

(*Eingegangen am 1. II. 1933.*)

Abbildung 3.24 „Zur Technik der Parathyreoidektomie bei Ostitis fibrosa auf Grund neuer Beobachtungen" (Mandl 1933, S. 362)

Von chirurgischer Seite war in etwa 80 % der Fälle von einer hinreichend regelgerechten Nebenschilddrüsenlokalisation auszugehen (Seidel und Schmiedt 1963). Das Resektionskonzept sollte sich an der zugrundeliegenden Pathologie orientieren. Galt bei Adenomen die alleinige Exstirpation als heilbringend, sollte bei der primären Hyperplasie 30–200 mg vitales Gewebe verbleiben. In der Identifizierung der Nebenschilddrüsen und Abgrenzung ihrer Pathologien hatte neben deren alleiniger makroskopischer Bewertung durch den Operator die enge Zusammenarbeit mit der Pathologie zur histopathologischen Einordnung des entnommenen Nebenschilddrüsengewebes zentrale Bedeutung (Seidel und Schmiedt 1963). Die Exploration der Nebenschilddrüsen zeigte sich dabei z. T. ausgedehnt.

War nach initialer bilateraler Exploration des Halses kein pathologisch verändertes Epithelkörperchen auffindbar, sollte die subtotale Resektion der Schilddrüse erfolgen, um die intrathyreoidale Lage eines Nebenschilddrüsenadenoms auszuschließen. War auch dies erfolglos, wurde zwei bis drei Wochen später in einer zweiten Sitzung das Mediastinum exploriert. In seltenen Fällen konnte auch dies erfolglos bleiben und keine pathologisch vergrößerte Nebenschilddrüse auffindbar sein. Dennoch bestand der chirurgische Grundsatz darin, kein gesundes Nebenschilddrüsengewebe zu resezieren, um bei meist fehlender therapeutischer Wirkung das Risiko des Auftretens eines postoperativen Hypoparathyreoidismus mit Tetanie zu verringern. Schwaiger setzte Hoffnungen in diesem Fall in neue präoperative lokalisationsdiagnostische Methoden, mit deren Einsatz zukünftig atraumatisch eine Adenomlokalisation möglich werden sollte (Schwaiger 1967).

Forderungen einiger US-amerikanischer Operationsschulen – vor dem Hintergrund einer angenommen hohen Rate unentdeckter Nebenschilddrüsenhyperplasien – routinemäßig eine subtotale bis totale Resektion der Nebenschilddrüsen beim pHPT auch bei makroskopisch solitärem Adenom vorzunehmen (Paloyan et al. 1969), setzten sich auf Dauer nicht durch (Edis et al. 1977).

Entwicklung der unilateralen Halsexploration in der Chirurgie des primären Hyperparathyreoidismus
Berichte über die Anwendung prä- und intraoperativer Maßnahmen, die genutzt wurden, um die intraoperative Halsexploration beim sporadischen pHPT zu begrenzen, erschienen zunächst vereinzelt mit einem Schwerpunkt in den USA und im skandinavischen Raum. Der Amerikaner Cope sprach sich Anfang der 1960-er Jahre für ein klinisch angepasstes intraoperatives Vorgehen in der Chirurgie des pHPT aus. War der HPT nicht stark ausgeprägt und wurde ein großes Adenom in der Halsexploration frühzeitig aufgefunden, konnte Cope folgend der operative Eingriff beendet werden. Hingegen war diesem folgend bei klinisch schwerwiegenderem HPT sowie nur kleinen aufgefundenen Nebenschilddrüsen eine ausgedehntere Halsexploration mit Darstellung aller Nebenschilddrüsen notwendig (Cope 1960).

Ab den 1970-er Jahren erschienen international einzelne systematische Berichte zur limitierten Resektionsstrategie mit einseitiger Halsexploration. Voraussetzung für das Gelingen dieses Vorgehens war einerseits die umfangreiche Erfahrung des Chirurgen in der makroskopischen Einschätzung hyperplastischen Nebenschilddrüsengewebes und – mehr als sonst – die enge Zusammenarbeit zwischen Chirurgie und Pathologie. Zeigte sich bei Wahl eines solchen limitierten intraoperativen explorativen Vorgehens lediglich eine Nebenschilddrüse makroskopisch und histopathologisch verändert, sollte die kontralaterale Seite des Halses unangetastet bleiben. Hiermit war sowohl eine geringere operative Morbidität – allen voran des postoperativen Hypoparathyreoidismus – wie auch eine ausbleibende überflüssige Vernarbung der kontralateralen Halsseite verbunden (Roth et al. 1975; Tibblin et al. 1982; Tibblin et al. 1984). Zentral für dieses Anliegen stellten sich Weiterentwicklungen spezieller histologischer Färbemethoden wie der von Tibblin genutzten Öl-Rot-Färbung dar, die speziell lipidhaltige Zellen anfärbte und so half, histologisch zwischen hyperplastischem und gesundem Nebenschilddrüsengewebe zu unterscheiden (Ljungberg und Tibblin 1979).

Neben diesen intraoperativen Maßnahmen fanden zeitgleich erste Versuche einer unilateralen Exploration basierend auf präoperativ sonographisch gesicherten Befunden Anwendung. Nach ersten Berichten aus Japan (Arima et al. 1975) und dem englischsprachigen Raum (Crocker et al. 1978; Karo et al. 1978; Sample et al. 1978) zur sonographischen Darstellung der Nebenschilddrüsen ab Mitte der 1970-er Jahre mit der Nutzung von 5–7 MHz-Schallköpfen und noch eingeschränkter Sensitivität erfuhr die präoperative Sonographie mit der Einführung neuer hochauflösender Ultraschallgeräte mit einer Frequenz über 10 MHz eine weitere Aufwertung ihrer diagnostischen Bedeutung (Edis und Evans 1979). Basierend auf einer angenommenen Treffsicherheit von bis zu 90 % bei der Darstellung von Nebenschilddrüsenadenomen wurde folglich in einigen Zentren auch die unilaterale chirurgische Halsexploration durchgeführt. Diese war gekennzeichnet durch eine deutlich kürzere Operationszeit und eine geringere operative Belastung für die Patienten, sofern sich die zweite ipsilaterale Nebenschilddrüse intraoperativ normal zeigte (Simeone et al. 1981; Pyrtek und McClelland 1983). Trotz positiver Ergebnisse der präoperativen Nebenschilddrüsensonographie erster deutschsprachiger Berichte zu Beginn der 1980-er Jahre konnte diese hier zunächst lediglich einen ergänzenden Stand in der präoperativen Diagnostik der Nebenschilddrüsenadenome einnehmen (Welter et al. 1981a; Lorenz et al. 1981; Kuhn et al. 1981; Maier 1981).

Trotz dieser Berichte über die erfolgreiche unilaterale Halsexploration beim pHPT setzte sich diese zunächst nicht gegen die weitverbreitete bilaterale Exploration des Halses mit Darstellung aller vier Nebenschilddrüsen durch, in deren sorgsamer Durchführung die wichtigste Maßnahme gesehen wurde, Persistenz und Rezidivbildung des pHPT zu verhindern (Rothmund et al. 1990b).

Um 1990 wurden erste großangelegte Studien zum Vergleich des limitierten und konventionellen operativen Vorgehens in der Chirurgie des pHPT veröffentlicht. Hervorzuheben ist hier die Multicenterstudie von Tibblin et al. unter Einschluss von Operationszentren in Kliniken in fünf Ländern in Amerika und Europa – darunter auch Deutschland. Hier wurden gleichwertige Ergebnisse der uni- und bilateralen Exploration unter Einsatz präoperativer Lokalisationsdiagnostik und intraoperativer histologischer Untersuchung bei geringerem Zeitaufwand in der Durchführung der unilateralen Exploration berichtet (Tibblin et al. 1991, Abbildung 3.25). Die Wahrscheinlichkeit des Auftretens eines postoperativen Hypoparathyreoidismus nach unilateraler Parathyreoidektomie und limitierter Halsexploration wurde zudem als geringgradig niedriger als bei der ausgedehnten bilateralen Halsexploration bei Vorliegen eines solitären Nebenschilddrüsenadenoms angegeben (Tibblin et al. 1991).

> Eur J Surg 157: 511–515, 1991
>
> PRIMARY HYPERPARATHYROIDISM DUE TO SOLITARY ADENOMA
>
> *A Comparative Multicentre Study of Early and Long Term Results of Different Surgical Regimens*
>
> Sten Tibblin, Jean P. Bizard, Anne-G. Bondeson, Jaap Bonjer, Hajo A. Bruining, Frank Meier, Charles Proye, Jean-L. Quievreux, Matthias Rothmund, Norman W. Thompson, Per Udén and Andreas Zielke
>
> *From the Departments of Surgery, University Hospitals of Ann Arbor, Mich., USA; Lille, France; Malmö, Sweden; Marburg, Germany; Rotterdam, the Netherlands*
>
> (Submitted for publication November 26, 1990. Accepted after revision August 7, 1991)

Abbildung 3.25 „Primary Hyperparathyroidism due to Solitary Adenoma" (Tibblin et al. 1991, S. 511)

In einer wenige Jahre später veröffentlichten, deutschen prospektiven Studie zum präoperativen Einsatz der Sonographie als Entscheidungsgrundlage für ein fokussiertes Vorgehen wurde ein Therapieerfolg in über 95 % der Fälle angegeben (Friedrich et al. 1997). Dennoch blieb die unilaterale Halsexploration auf Basis präoperativer lokalisationsdiagnostischer Maßnahmen in ihrer Anwendung in der konventionell-offenen Nebenschilddrüsenchirurgie strittig (Funke et al. 1997). Der wesentliche Nachteil dieser Methode wurde weiter im höheren Risiko gesehen, bi- oder multiglanduläre Veränderungen aufgrund der fehlenden intraoperativen Kontrollmöglichkeit der Gegenseite zu übersehen, was bei Persistenz oder Rezidivbildung primär vermeidbare und komplikationsreichere Reoperationen notwendig machte (Thomusch und Dralle 2000a). Dennoch führten zeitgleiche Weiterentwicklungen im Bereich der präoperativen Diagnostik zu einer größeren Sicherheit bei der Lokalisationsbestimmung pathologisch veränderter Nebenschilddrüsen. Zu den wichtigsten Entwicklungen zählen die Sestamibi-Szintigraphie (99 m-Tc-MIBI, Methoxy-isobutyl-isonitril-Szintigraphie) (Coakley et al. 1989), Verbesserungen in der präoperativen Bildqualität von Ultraschall und Computertomographie (CT), die Technik der Bildfusion mit der ‚Single-photon emission computertomography' (SPECT) als SPECT/CT (Rubello et al. 2002; Kaczirek et al. 2003) sowie die Einführung der intraoperativen Parathormon-(PTH)-Bestimmung als ‚biochemischen Schnellschnitt' zur intraoperativen Absicherung des operativen Erfolgs (Nussbaum et al. 1988) (siehe Abschnitt 3.2.2 und Abschnitt 3.2.3).

Entwicklung minimalinvasiver Zugangswege in der Nebenschilddrüsenchirurgie
Eine deutliche Wertsteigerung erhielten präoperative lokalisationsdiagnostische Maßnahmen und die in ihrem Ausmaß limitierte Halsexploration in der Nebenschilddrüsenchirurgie unter dem Einfluss neu aufkommender minimalinvasiver Operationsverfahren, die bei minimalem Trauma ein optimales kosmetisches Ergebnis am Hals mit kleiner Narbe ergeben sollten (Dralle et al. 1999; Lorenz et al. 2000). Im Jahr 1996 berichtete Gagner erstmals über die erfolgreiche Durchführung einer endoskopischen Nebenschilddrüsenoperation in Form einer subtotalen Parathyreoidektomie bei Vierdrüsenhyperplasie (Gagner 1996). Im deutschen Sprachraum stellten Baca et al. ihre Erfahrungen in der endoskopischen Nebenschilddrüsenoperation im Jahr 2000 vor (Baca et al. 2000). Hieran schlossen sich in kurzer Zeit Entwicklungen mehrerer minimalinvasiver Operationsverfahren an, für deren Durchführung meist eine 1–2 cm lange Inzision am Hals ausreichte. Darunter waren als Hauptvertreter die offen minimalinvasive Parathyreoidektomie (Open minimally invasive parathyroidectomy, OMIP) (Norman und Chheda 1997; Norman et al. 1998), die minimalinvasive videoassistierte Parathyreoidektomie (Minimally invasive video-assisted parathyroidectomy, MIVAP) (Miccoli et al. 1997) sowie die endoskopische Parathyreoidektomie über einen lateralen Zugang (Endoscopic parathyroidectomy by lateral approach, EPLA) (Henry et al. 1999).

Zentrale Bedeutung kam bei Anwendung minimalinvasiver Operationsverfahren der möglichst genauen präoperativen Adenomlokalisation sowie der Bestätigung des operativen Erfolgs durch einen intraoperativ gemessenen PTH-Abfall nach Adenomentfernung zu (Spelsberg und Peller-Sautter 1999; Dralle et al. 1999). Eine erste prospektive Studie zur Nutzung der OMIP wurde 2001 in Österreich von der Wiener Gruppe veröffentlicht. Hierbei wurde die gute Durchführbarkeit eines gleichzeitigen Eingriffs an Schilddrüse und Nebenschilddrüsen bei Wahl dieses operativen Vorgehens in einem Jodmangelgebiet aufgezeigt. Die präoperative Lokalisation der Nebenschilddrüsenpathologien war zuvor mittels

3.2 Meilensteine in der Nebenschilddrüsenchirurgie seit 1945

Sonographie und Sestamibi-SPECT sowie der therapeutische Erfolg mittels intraoperativer PTH-Bestimmung (ioPTH) gesichert worden (Prager et al. 2001). Über die Durchführung der OMIP hatten Prager et al. 1999 auf der 18. Jahrestagung der CAEK berichtet (Prager et al. 1999a).

Die Marburger Gruppe verglich in einer prospektiv-randomisierten Studie 2005 direkt die OMIP mit der bilateralen Halsexploration in der Chirurgie des präoperativ lokalisierten sporadischen pHPT. Es zeigte sich in der OMIP-Gruppe eine deutlich reduzierte Operationszeit und eine signifikant reduzierte Rate postoperativer Hypokalzämien (Bergenfelz et al. 2005).

Die OMIP zur fokussierten Nebenschilddrüsenadenomentfernung stellt heute die weltweit am häufigsten angewandte Vorgehensweise der minimalinvasiven Methoden der Nebenschilddrüsenchirurgie dar (reviewed in AWMF 2020).

Erste Erfahrungen aus dem deutschen Sprachraum zur Nutzung der MIVAP berichtete die Hallenser Gruppe 1998 auf der 17. Jahrestagung der CAEK, der eine Veröffentlichung über ein kleines Studienkollektiv mit guten Ergebnissen ein Jahr später folgte (Heemken et al. 1998; Dralle et al. 1999, Abbildung 3.26). Auch die Durchführung der MIVAP in Lokalanästhesie zeigte sich als sicher durchführbar (Frilling et al. 2000). Im operativen Outcome und Komplikationen sind OMIP und MIVAP als ebenbürtig zu betrachten. Die OMIP zeichnet sich jedoch der MIVAP gegenüber durch eine deutlich kürzere Operationszeit aus (Hessman et al. 2010).

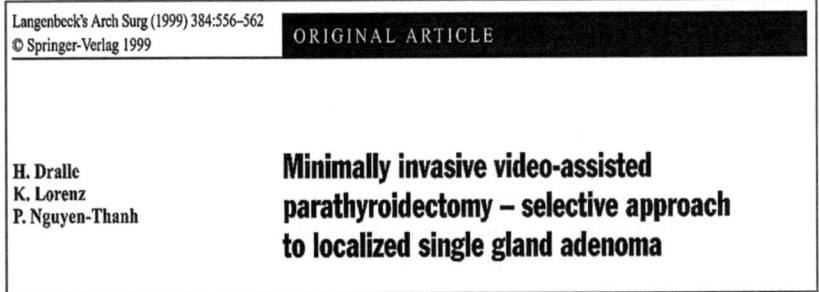

Abbildung 3.26 „Minimally invasive video-assisted parathyroidectomy – selective approach to localized single gland adenoma" (Dralle et al. 1999, S. 556)

Ein dritter, lateraler Zugangsweg in der Nebenschilddrüsenchirurgie geht auf Henry et al. zurück, die bei dessen Anwendung am Vorderrand des M. sternocleidomastoideus eine kurze Inzision setzten und über diesen lateralen Zugang sowohl Videoendoskop wie Arbeitstrokare einführten, womit eine Präparation vor sowie hinter der Schilddrüse ermöglicht wurde (Henry et al. 1999). Bei Vorliegen bilateraler Nebenschilddrüsenpathologien stellt dessen Anwendung allerdings aufgrund der eingeschränkten Erreichbarkeit der Gegenseite über den lateralen Zugang einen Nachteil dar (AWMF 2020).

Nachfolgend wurden von weiteren Arbeitsgruppen minimalinvasive Verfahren und alternative Zugangswege entwickelt, über deren Anwendung keine sichtbaren Narben am Hals hinterlassen werden sollten. Überschneidend mit der Entwicklung alternativer Zugänge in der Schilddrüsenchirurgie über transaxilläre (Ikeda et al. 2002), transaxillär-retroaurikuläre (Lee et al. 2009), transorale (Karakas et al. 2010) und robotergestützte Zugangswege (Landry et al. 2011) finden diese in Mitteleuropa jedoch wenig Anwendung (AWMF 2020). Videoassistiert-minimalinvasive Operationsverfahren spielen im europäischen Raum ebenfalls in der Regelversorgung solitärer Nebenschilddrüsenadenome eine untergeordnete Rolle. Nach einer aktuellen Aufstellung des EUROCRINE-Registers für den Zeitraum zwischen Januar 2015 und Dezember 2018 fanden diese hier nur in 3,2 % der Fälle Anwendung. Gründe werden hierfür ebenso in längeren Operationszeiten bei unklarem operativen Outcome und fraglichem kosmetischen Vorteil gegenüber der OMIP gesehen (Hessman et al. 2010; Bergenfelz et al. 2021). Im Jahr 1999 stellte die Leitlinie zur Therapie des HPT fest:

> „Bei Vorliegen einer Eindrüsenerkrankung kann auch eine unilaterale/minimalinvasive Exploration durchgeführt werden, wenn intraoperativ, z. B. biochemisch durch PTH-Schnell-Assay, eine Eindrüsenerkrankung mit ausreichender Sicherheit bestätigt werden kann (Hartel und Dralle 1999, S. 4)."

Die ESES empfahl 2009 in einem Positionspapier die Verwendung minimalinvasiver Zugangswege in der operativen Therapie des pHPT bei konkordanten Ergebnissen in Sestamibi-Szintigraphie und präoperativem Ultraschall. Im Falle der Diskordanz empfahl sie den Einsatz der ioPTH (Bergenfelz et al. 2009a). Die bilaterale Halsexploration hat gegenüber minimalinvasiven und fokussierten Operationsstrategien an Bedeutung in der routinemäßigen operativen Versorgung des pHPT verloren (Bergenfelz et al. 2021). Bei negativer präoperativer Lokalisationsdiagnostik ist die bilaterale Halsexploration nach wie vor indiziert (AWMF 2020).

3.2.2 Entwicklung präoperativer lokalisationsdiagnostischer Methoden in der Nebenschilddrüsenchirurgie

Voraussetzung für ein fokussiertes und minimalinvasives Vorgehen in der Therapie des pHPT ist die sichere präoperative Adenomlokalisation. Erste Versuche der präoperativen Lokalisation von Nebenschilddrüsengewebe mittels bildgebender Verfahren gehen in die 1930-er Jahre zurück, in denen Nebenschilddrüsenadenome in Röntgenaufnahmen aufgrund veränderter Konturen von Ösophagus, Trachea oder Lunge – später auch mittels Bariumbreischluck kontrastiert – dargestellt werden sollten (Wyman und Robbins 1954). Seldinger veröffentlichte 1954 Ergebnisse zur präoperativen Lokalisation überfunktionellen Nebenschilddrüsengewebes mittels Angiographie, wobei durch das Nebenschilddrüsenwachstum veränderte Gefäßverläufe am Hals angiographisch sichtbar gemacht wurden (Seldinger 1954). Mit der Zeit folgten weitere Ansätze der prä- und intraoperativen Nebenschilddrüsenlokalisation mittels verfeinerter präoperativer röntgenologischer Verfahren (Wyman und Robbins 1954), neuer intraoperativer Färbemethoden (Klopper und Moe 1966; Hurvitz et al. 1968) sowie verfeinerter radioimmunologischer PTH-Bestimmung über einen Venenkatheter (Hardy und Eraslan 1963). Aufgrund einer deutlich schlechteren Treffergenauigkeit konnten sich diese Methoden gegenüber der chirurgischen bilateralen Halsexploration jedoch langfristig nicht durchsetzen. Der Radiologe Doppman konstatierte daher 1986:

„In my opinion, the only localizing study indicated in a patient with untreated primary hyperparathyroidism is to localize an experienced parathyroid surgeon (Doppman 1986, S. 117)."

Darum wurde bei operativen Ersteingriffen teilweise auch ganz auf die Lokalisationsdiagnostik verzichtet und erst bei ausbleibendem operativen Erfolg vor der Reoperation auf diese zurückgegriffen (Rothmund et al. 1979). Zu den heute angewandten präoperativen lokalisationsdiagnostischen Methoden im Umgang mit dem HPT zählen die Sonographie, die CT, die Magnetresonanztomographie (MRT), sowie in der funktionellen Untersuchung, die Sestamibi-Szintigraphie als SPECT und die Positronen-Emissions-Tomographie (PET) – kombiniert mit der CT oder MRT (AWMF 2020; Burgstaller et al. 2022). Ebenso kann hier die 4D-Computertomographie (4D-CT) zur dynamischen Bildgebung angewandt werden (Rodgers et al. 2006).

Die Sonographie in der Nebenschilddrüsendiagnostik
Die Sonographie stellt eine der am häufigsten angewandten lokalisationsdiagnostischen Methoden für das präoperative Auffinden von Nebenschilddrüsenadenomen dar (AWMF 2020). Nachdem erste Berichte über die sonographische Untersuchung der Schilddrüse bereits in den 1960-er Jahren in Japan veröffentlicht wurden (Fujimoto et al. 1967), erschien 1975 ebenfalls in Japan ein erster Bericht zur Nutzung der Sonographie zur bildgebenden Darstellung der Nebenschilddrüsen des Menschen (Arima et al. 1975). Weitere veröffentlichte Fallserien zur Anwendung der Sonographie in der Nebenschilddrüsendiagnostik gehen auf mehrere US-amerikanische und australische Arbeitsgruppen zurück (Sample et al. 1978; Karo et al. 1978; Crocker et al. 1978). Im Jahr 1979 wurde erstmals die Nutzung eines hochauflösenden 10 MHz-Schallkopfs in den USA beschrieben (Edis und Evans 1979). Auch im deutschen Sprachraum fand die präoperative Sonographie zur Lokalisation von Nebenschilddrüsenadenomen frühzeitige Anwendung (Rothmund et al. 1979). Erste systematische Untersuchungen zu dessen Nutzen wurden hier 1981 von mehreren Gruppen veröffentlicht (Welter et al. 1981a; Lorenz et al. 1981; Kuhn et al. 1981; Maier 1981).

Die Treffsicherheit der präoperativen Nebenschilddrüsensonographie wurde zur Mitte der 1980-er Jahre im Studienrahmen auf bis zu 87–92 % geschätzt (reviewed in Schwerk et al. 1985), was nicht zuletzt auf eine sich schnell verbessernde sonographische Technik mit Digitalkonvertern und besseren Ultraschallköpfen zurückgeführt wurde (Welter et al. 1981a; Zocholl et al. 1986). Dennoch war der präoperative Einsatz der untersucherabhängigen Sonographie bei gleichzeitig besseren Trefferraten durch die chirurgische Halsexploration beim operativen Ersteingriff, die in spezialisierten Zentren bis zu 97–99 % betragen konnte, in ihrem Wert nicht unumstritten (Utech et al. 1984; Rothmund 1984). Aufgrund ihrer geringen Kosten, der fehlenden Strahlenbelastung der untersuchten Patienten und einer beliebigen Wiederholbarkeit in ihrer Durchführung etablierte sich die präoperative Sonographie bis Anfang der 1990-er Jahre als eines der wesentlichen bildgebenden Verfahren in der präoperativen Lokalisationsdiagnostik von Nebenschilddrüsenpathologien (Günther und Müller-Leisse 1991). Die „Leitlinien zur Therapie des Hyperparathyreoidismus" des Jahres 1999 zählten die präoperative Ultraschalluntersuchung in der Diagnostik neben der Anamnese, der klinischen und laborchemischen Untersuchung sowie der Stimmbandfunktionsprüfung zu den präoperativ notwendigen Untersuchungen der Nebenschilddrüsenchirurgie. Ein Fokus bei ihrer Anwendung lag diesen gemäß im Ausschluss gleichzeitig bestehender intrathyreoidaler Veränderungen. Trotz guter Studienerfolge gab die Leitlinie zu bedenken, dass sich die sonographische Darstellung insbesondere kleiner Nebenschilddrüsenadenome bzw. einer

Vierdrüsenhyperplasie als schwierig gestalten konnte (Hartel und Dralle 1999). Die ‚Soll-Empfehlung' zum Einsatz der präoperativen Sonographie ist auch in der aktuellen Leitlinie geblieben. Einschränkung in ihrem diagnostischen Wert bestehen jedoch bei atypisch gelegenen Nebenschilddrüsenadenomen im retropharyngealen, paraösophagealen oder mediastinalen Raum. Auch gleichzeitig vorliegende Schilddrüsenvergrößerungen können eine Einschränkung der Sensitivität des präoperativen Ultraschalls bedingen (AWMF 2020). Die gepoolte Sensitivität der – in ihrer Treffsicherheit nach wie vor untersucherabhängigen – Sonographie wird in der Lokalisation von Nebenschilddrüsenadenomen aktuellen Untersuchungen folgend auf über 93 % mit einem positiven Vorhersagewert von 76 % geschätzt (Cheung et al. 2012).

Die Szintigraphie in der Nebenschilddrüsendiagnostik
Als weitere mit am häufigsten genutzte Methode, atypisch gelegene Nebenschilddrüsenadenome präoperativ zu lokalisieren, gilt deren funktionelle Darstellung mittels Szintigraphie (AWMF 2020). Potchen berichtete zu Beginn der 1960-er Jahre von ersten tierexperimentellen Untersuchungen, in denen er die Speicherung radioaktiv markierten Methionins in Ratten-Nebenschilddrüsen beobachtete (Potchen 1963). Ein Jahr später veröffentlichte er gemeinsam mit Sodee einen ersten Bericht über die Verwendung von 75-Se-Selenomethionin im Rahmen der Nebenschilddrüsenszintigraphie beim Menschen (Potchen und Sodee 1964), während auch DiGiulio und Beierwaltes sowie Haynie et al. 1964 erste Fallberichte zu dessen klinischer Anwendung publizierten (DiGiulio und Beierwaltes 1964; Haynie et al. 1964). Während die ersten beiden Gruppen eine aufwendige und zeitintensive Vorbereitung für die Durchführung der Untersuchung beschrieben – die Patienten waren angehalten, sich über mehrere Wochen kalziumarm zu ernähren, um einen möglichst hohen Nebenschilddrüsenfunktionszustand beobachten zu können. Um keine Bildüberlagerung durch die Schilddrüse zu erhalten, war zudem die Einnahme von Trijodthyronin über mehrere Tage vor der Untersuchung notwendig, um so die Schilddrüsenfunktion zu unterdrücken (Potchen und Sodee 1964; DiGiulio und Beierwaltes 1964) – berichteten Haynie et al. bei nachfolgend sicherer Adenomlokalisation aufgrund des reduzierten Allgemeinzustands der von ihnen vorgestellten Patientin, keine besondere Vorbereitung durchgeführt zu haben (Haynie et al. 1964).

Im deutschen Sprachraum berichteten Bartelheimer et al. ein Jahr nach diesen ersten mitgeteilten klinischen Erfahrungen über den Nutzen der Selenomethionin-Szintigraphie anhand der Vorstellung des Falls einer 22-jährigen Patientin. Diese hatte zuvor fünf erfolglos verlaufene chirurgische Halsexplorationen durchgestanden, bevor durch den Einsatz der Szintigraphie – trotz verglichen zur heutigen

Technik stark eingeschränkter Bildqualität – ein Adenom in der Gefäßscheide der A. carotis aufgefunden und im Folgenden von Zukschwerdt entfernt werden konnte (Bartelheimer et al. 1965, Abbildung 3.27).

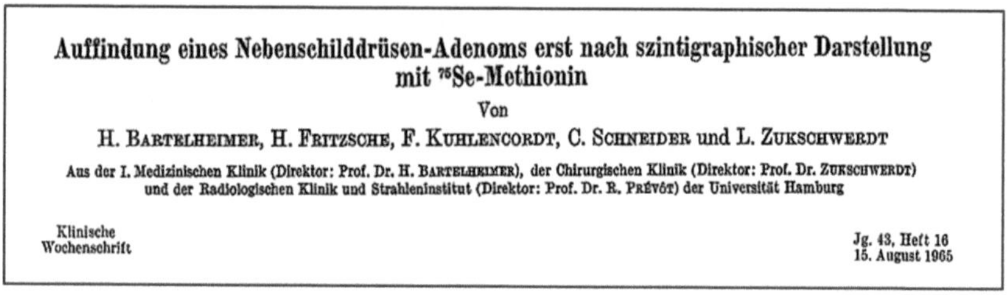

> **Auffindung eines Nebenschilddrüsen-Adenoms erst nach szintigraphischer Darstellung mit ⁷⁵Se-Methionin**
>
> Von
>
> H. BARTELHEIMER, H. FRITZSCHE, F. KUHLENCORDT, C. SCHNEIDER und L. ZUKSCHWERDT
>
> Aus der I. Medizinischen Klinik (Direktor: Prof. Dr. H. BARTELHEIMER), der Chirurgischen Klinik (Direktor: Prof. Dr. ZUKSCHWERDT) und der Radiologischen Klinik und Strahleninstitut (Direktor: Prof. Dr. R. PRÉVÔT) der Universität Hamburg
>
> Klinische Wochenschrift
>
> Jg. 43, Heft 16
> 15. August 1965

Abbildung 3.27 „Auffinden eines Nebenschilddrüsen-Adenoms erst nach szintigraphischer Darstellung mit 75Se-Methionin" (Bartelheimer et al. 1965, S. 854)

Auch bei Risikopatienten, bei denen aufgrund der körperlichen Belastung wiederholte chirurgische Eingriffe am Hals vermieden werden sollten, zeigte die relativ genaue Adenomlokalisation der Selenomethionin-Szintigraphie ihren Nutzen (Sack et al. 1965). Trotz dieser guten Erfolge in Einzelfällen wurde die Treffsicherheit der neuen Technik Ende der 1960-er Jahre auf nur etwa 50 % geschätzt (Hamelmann et al. 1967). DiGiulio und Morales verwiesen auf diagnostische Einschränkungen der Szintigraphie in der Darstellung kleiner und ins Mediastinum verlagerter Adenome sowie bei Vorliegen einer Vierdrüsenhyperplasie bei allgemein eingeschränkter Bildqualität und häufigen Bildüberlagerungsartefakten (DiGiulio und Morales 1969). Dennoch konnte sich diese erste Form der Nebenschilddrüsenszintigraphie aufgrund ihrer gefahrlosen Anwendung für den Patienten als Ergänzung weiterer lokalisationsdiagnostischer Maßnahmen wie dem Röntgen vorläufig einen gewissen Stellenwert in ihrer Nutzung erhalten (Haubold et al. 1968).

Eine Weiterentwicklung auf dem Gebiet der funktionellen Nebenschilddrüsendarstellung stellte darum ab Anfang der 1980-er Jahre die Subtraktionsszintigraphie mit dem Einsatz von Technetium und Thallium als radioaktive Marker dar (Ferlin et al. 1983). Kurz nach ihrer Erstbeschreibung folgten der Veröffentlichung Ferlins et al. aus Italien erste berichtete Fallserien zu Nutzung der Technetium-Thallium-Subtraktionsszintigraphie aus Großbritannien und Japan (Young et al. 1983; Takagi et al. 1983), denen sich auf deutschsprachiger Seite 1984 weitere Beiträge anschlossen (Kraus et al. 1984; Müller et al. 1984). Die Subtraktionsszintigraphie nahm in ihrem diagnostischen Wert schnell die zweite

3.2 Meilensteine in der Nebenschilddrüsenchirurgie seit 1945

Stelle im Algorithmus zur präoperativen Lokalisationsdiagnostik für chirurgische Eingriffe der Nebenschilddrüsen hinter der Sonographie ein (Kraus et al. 1984). Dennoch zeigte auch diese nuklearmedizinische Untersuchungstechnik bei relativ großem diagnostischen Aufwand mit Verwendung zweier radioaktiver Marker in ihrer Treffsicherheit mit 50–72 % eine große Schwankungsbreite in der sicheren Adenomlokalisation (reviewed in Giebel und Knoblich 1989).

Die Briten Coakley et al. veröffentlichten 1989 schließlich erste Erfahrungen zur Nutzung der Sestamibi-Szintigraphie, die besonders mitochondrienreiches Gewebe darstellt (Coakley et al. 1989; O'Doherty et al. 1992). Hierbei wurde verglichen zur Subtraktionsszintigraphie von allgemein besseren, weniger aufwendigen Darstellungsmöglichkeiten der Nebenschilddrüsenaktivität berichtet. Damit stellte die Sestamibi-Szintigraphie eine adäquate Alternative zur Subtraktionsszintigraphie dar (Coakley et al. 1989). Eine größere Fallserie zur Untersuchung der Funktionalität der aus der Herzdiagnostik stammenden Methode folgte 1992 durch die gleiche Arbeitsgruppe. Sie verglich auch hierin die Subtraktionsszintigraphie mit der Sestamibi-Szintigraphie, wobei sich zweitere durch ihre besseren physikalischen Eigenschaften, kürzere Untersuchungszeiten und damit geringere Strahlenbelastung charakterisierte (O'Doherty et al. 1992). PubMed-gelistete Publikationen zum diagnostischen Einsatz der Sestamibi-Szintigraphie der Nebenschilddrüsen im deutschsprachigen Raum erschienen 1994. Diaz et al. berichteten über die erfolgreiche Anwendung der Sestamibi-Szintigraphie in zwei Fällen 1990 und 1993 (Diaz et al. 1994, Abbildung 3.28). Im selben Jahr berichteten Joseph et al. erste positive Erfahrungen in deren Anwendung in der Adenomlokalisation in einer größeren Fallserie (Joseph et al. 1994, Abbildung 3.29).

Mit einer niedrigeren Strahlenexposition und einer einfacheren Technik ohne aufwendige computergestützte Bildsubtraktion zeigte sich die Sestamibi-Szintigraphie auch in weiteren Studien der Subtraktionsszintigraphie überlegen (Grünwald et al. 1995). Die Leitlinie des Jahres 1999 sprach der präoperativen szintigraphischen Untersuchung der Nebenschilddrüsen bei pHPT und sHPT zunächst nur einen Wert in der weiterführenden Lokalisationsdiagnostik in der Vorbereitung von Wiederholungseingriffen oder geplanten minimalinvasiven Operationen zu. In der Diagnostik des pHPT sollte diese dann an erster Stelle vor MRT- bzw. CT-Untersuchungen des Halses und der selektiven Halsvenenkatheterisierung mit PTH-Bestimmung erfolgen (Hartel und Dralle 1999). Basierend auf den Empfehlungen der ESES (Bergenfelz et al. 2009a) steht in der aktuellen deutschen Leitlinie die Sestamibi-Szintigraphie mit der Sonographie an erster Stelle der präoperativen Lokalisationsdiagnostik und gehört zu den hier am häufigsten angewandten Maßnahmen. Der Nachweis vergrößerter Nebenschilddrüsen

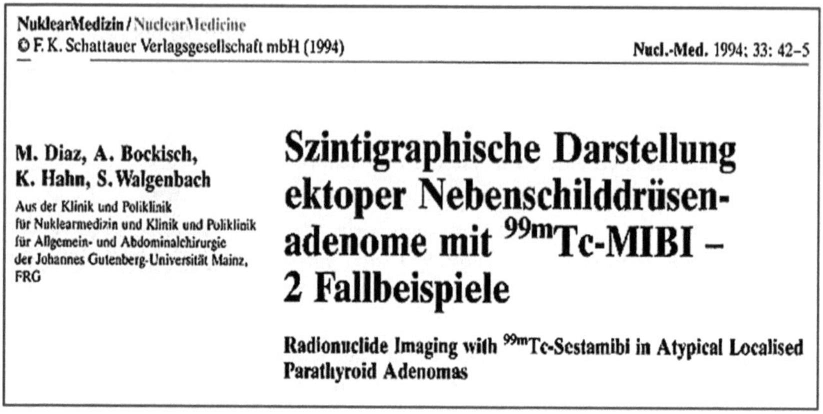

NuklearMedizin / NuclearMedicine
© F. K. Schattauer Verlagsgesellschaft mbH (1994)
Nucl.-Med. 1994; 33: 42–5

M. Diaz, A. Bockisch, K. Hahn, S. Walgenbach

Aus der Klinik und Poliklinik für Nuklearmedizin und Klinik und Poliklinik für Allgemein- und Abdominalchirurgie der Johannes Gutenberg-Universität Mainz, FRG

Szintigraphische Darstellung ektoper Nebenschilddrüsenadenome mit ^{99m}Tc-MIBI – 2 Fallbeispiele

Radionuclide Imaging with ^{99m}Tc-Sestamibi in Atypical Localised Parathyroid Adenomas

Abbildung 3.28 „Szintigraphische Darstellung ektoper Nebenschilddrüsenadenome mit 99mTc-MIBI – 2 Fallbeispiele" (Diaz et al. 1994, S. 42)

gelinge nach Literaturübersicht hiermit abhängig vom Adenomgewicht bei 57–94 % der Patienten. Eine so erfolgte Diagnostik wird mit Heilungsraten von über 97 % verbunden (AWMF 2020).

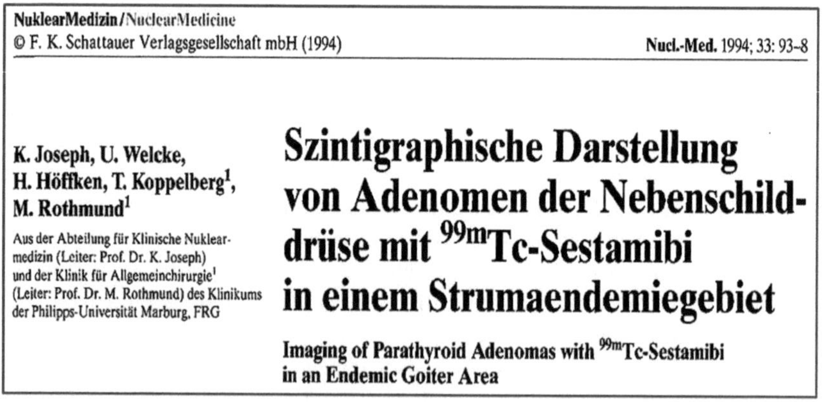

NuklearMedizin / NuclearMedicine
© F. K. Schattauer Verlagsgesellschaft mbH (1994)
Nucl.-Med. 1994; 33: 93–8

K. Joseph, U. Welcke, H. Höffken, T. Koppelberg[1], M. Rothmund[1]

Aus der Abteilung für Klinische Nuklearmedizin (Leiter: Prof. Dr. K. Joseph) und der Klinik für Allgemeinchirurgie[1] (Leiter: Prof. Dr. M. Rothmund) des Klinikums der Philipps-Universität Marburg, FRG

Szintigraphische Darstellung von Adenomen der Nebenschilddrüse mit ^{99m}Tc-Sestamibi in einem Strumaendemiegebiet

Imaging of Parathyroid Adenomas with ^{99m}Tc-Sestamibi in an Endemic Goiter Area

Abbildung 3.29 „Szintigraphische Darstellung von Adenomen der Nebenschilddrüse mit 99mTc-Sestamibi in einem Strumaendemiegebiet" (Joseph et al. 1994, S. 93)

Zuletzt wurde die Technik der Nebenschilddrüsenszintigraphie durch die Bildfusion mit der CT zur virtuellen Halsexploration erweitert. Zu Beginn der 2000-er Jahre erschienen erste Berichte zur Bildfusion von szintigraphischen Bildaufnahmen und CT, um zunächst atypisch mediastinal gelegene Nebenschilddrüsen darzustellen (Rubello et al. 2002; Kaczirek et al. 2003). In weiteren Publikationen zur Nutzung der virtuellen Halsexploration wurde die Sensitivität dieses Verfahrens mit bis zu 90 % angegeben (Profanter et al. 2004; Prommegger et al. 2009). Zusammenfassend ist einer aktuellen Literaturaufstellung folgend in der Anwendung der SPECT/CT mit einer Sensitivität zwischen 83–97 % zu rechnen (AWMF 2020).

Die Positronen-Emissions-Tomographie in der Nebenschilddrüsendiagnostik
Eine Ergänzung fand die präoperative Diagnostik des pHPT in der PET, die in Kombination mit CT- oder MRT-Aufnahmen eine bessere anatomische Orientierung im Hals ermöglichen sollte und mit der Hoffnung auf eine genauere präoperative Diagnostik von Mehrdrüsenerkrankungen verbunden wurde. Zwei für diese Technik im Wesentlichen genutzte Marker sind das 11 C-Methionin und das 18 F-Fluorchinolin (Treglia et al. 2019).

Erstmals wurden in den frühen 1990-er Jahren Berichte über eine vermehrte Anreicherung von 11 C-Methionin in den Nebenschilddrüsen aus Schweden und Großbritannien publiziert, womit eine Lokalisation der Nebenschilddrüsen in einer Mehrzahl der Fälle mit persistierendem oder rezidivierendem HPT korrekt dargestellt und eine Überlegenheit in der Sensitivität gegenüber herkömmlichen szintigraphischen Methoden in SPECT-Technik beschrieben wurde (Hellman et al. 1994; Sundin et al. 1996; Cook et al. 1996). Dies fand auch in deutschsprachigen Veröffentlichungen Bestätigung (Otto et al. 2004). Eine Weiterentwicklung in der Anwendung des 11 C-Methionin-PET erfolgte durch die ergänzende Nutzung der CT zur direkten Bildfusion, dessen Einsatz erstmals in Schweden und Belgien berichtet wurde. Dort konnte hierdurch – ähnlich wie durch die SPECT/CT-Bildfusion – eine weitere Verbesserung in der präoperativen Nebenschilddrüsenlokalisation erzielt werden (Hessman et al. 2008; Tang et al. 2008). Im deutschen Sprachraum wurden Ergebnisse hierzu in den frühen 2010-er Jahren veröffentlicht. Schmidt et al. berichteten von einem Fall, in dem bei negativer SPECT/CT die Anwendung der PET/CT ein gesuchtes Nebenschilddrüsenadenom korrekt lokalisierte (Schmidt et al. 2011). Ergebnisse aus einem größeren Patientenkollektiv wurden von Weber et al. berichtet, die mittels der PET/CT mit 11 C-Methionin in größeren Fallserien über 90 % aller Adenome über 0,5 g

Gewicht lokalisieren konnten und von einer Sensitivität des Verfahrens von 83–91 % nach Literatursicht und eigenen Ergebnissen ausgingen (Weber et al. 2010; Weber et al. 2013).

Die Nutzung von radioaktiv markiertem Fluor zur Funktionsdiagnostik von Nebenschilddrüsengewebe stellt die zweite Säule neuerer nuklearmedizinischer lokalisationsdiagnostischer Verfahren in der Nebenschilddrüsendarstellung dar. Erstmalige Anwendung erfuhr dieses in den 1990-er Jahren in Form der 18 F-FDG-PET (Neumann et al. 1994) und in den 2000-er Jahren der 18 F-DOPA-PET (Lange-Nolde et al. 2006), jedoch ohne größere Erfolge gegenüber herkömmlichen diagnostischen Methoden aufzuzeigen. Ein Durchbruch in der Anwendung des radioaktiv markierten Fluors in der Nebenschilddrüsendarstellung wurde schließlich 2013 mit Verwendung des 18 F-Fluorocholin in Frankreich erzielt. Quak et al. beschrieben hier eine Anreicherung von 18 F-Fluorocholin in einer Nebenschilddrüse im Rahmen der PET/CT eines Prostatakarzinompatienten. Diese inzidentell festgestellte Fluorocholin-Mehranreicherung am Rand der Schilddrüse stellte sich nachfolgend als Nebenschilddrüsenadenom heraus (Quak et al. 2013). Ähnliche Erfahrungen berichtete eine Schweizer Arbeitsgruppe ein Jahr später (Cazaentre et al. 2014).

Eine Pilotstudie zur Anwendung und diagnostischen Wertigkeit der 18 F-Fluorocholin-PET/CT wurde 2014 in Slowenien mit guten Ergebnissen auch in der Lokalisation von multiplen Drüsenhyperplasien und Doppeladenomen, in deren Darstellung bis dahin eine Schwäche der Sestamibi-Szintigraphie gelegen hatte, veröffentlicht (Lezaic et al. 2014). Fallberichte aus dem deutschsprachigen Raum stellten ebenfalls die Eignung dieser neuen Technik beim sekundären Hyperparathyreoidismus (sHPT) und Mehrdrüsenhyperplasien fest (Huellner et al. 2016). Größere Untersuchungen auch aus dem deutschen Sprachraum berichteten konkordant von guten Ergebnissen in der Verwendung der 18 F-Fluorocholin-PET (Beheshti et al. 2018; Huber et al. 2018; Fischli et al. 2018).

Eine weitere deutschsprachige Studie untersuchte die Wertigkeit der 18 F-Fluorocholin-PET/4D-CT-Bildfusion bei Patienten mit pHPT. Bei 141 von 147 in dieser Studie ausgewerteten Patientenfällen – fast 96 % – konnte damit ein Nebenschilddrüsenadenom korrekt lokalisiert werden. Hervorzuheben ist, dass das 18 F-Fluorocholin-PET/4D-CT bei 74 Patienten mit ‚doppelt negativer' Lokalisation im Ultraschall und in der Sestamibi-Szintigraphie bei 66 Patienten ein Nebenschilddrüsenadenom korrekt lokalisierte (Smaxwil et al. 2021). Ein systematisches Review mit Metaanalyse zum Vergleich der diagnostischen Zuverlässigkeit beider PET-Methoden zeigte zuletzt eine Überlegenheit der 18 F-Fluorocholin-PET gegenüber der Nutzung des 11 C-Methionins. Die Metaanalyse umfasste 22 Studien, wovon acht die diagnostische Genauigkeit der 11 C-Methionin-PET und 14 die der 18 F-Fluorocholin-PET untersuchten. Die gepoolte Sensitivität der 18 F-Fluorocholin-PET zeigte sich dort mit 92 % signifikant höher verglichen mit der der 11 C-Methionin-PET, die nur 80 % betrug (Bioletto et al. 2021).

Der Wert des diagnostischen Einsatzes von 11 C-Methionin bzw. 18 F-Fluorocholin wird in der Leitlinie von 2020 als weitgehend gleichwertig angesehen. Die Stärke des 11 C-Methionin-PET/CT liege in dessen geringen Kosten, während die Anwendung von 18 F-Fluorocholin einen Vorteil in der besseren Darstellung von Mehrdrüsenerkrankungen darstelle (AWMF 2020).

3.2.3 Intraoperative Parathormonbestimmung

Die intraoperative PTH-Bestimmung stellt heute einen integralen Bestandteil der Chirurgie der Nebenschilddrüsen dar, ohne die der aktuellen Leitlinie folgend eine sichere und routinemäßige Durchführung eines unilateral begrenzten operativen Eingriffs nicht möglich erscheine (AWMF 2020). Seinen Ursprung hat die quantitative PTH-Bestimmung in den 1950-er Jahren, als es gelang, reines PTH zu isolieren, nachdem erste tierexperimentelle Isolierungsversuche des PTH bereits in den 1920-er Jahren erfolgt waren (Collip 1925; Rasmussen und Craig 1959; Aurbach 1959). In dieser Form im klinischen Alltag noch nicht nutzbar, waren die Arbeiten der Amerikaner Berson und Yalow mit der Entwicklung der Methoden der Radioimmunoassays in der klinischen Quantifizierung des PTH wegweisend (Berson et al. 1963). Radioimmunoassays basieren in ihrem Funktionsprinzip auf der kompetitiven Bindung von Antikörpern mit radioaktiver Markierung – in diesem Fall gegen PTH gerichtet – zu denen die zu quantifizierende Menge PTH unklarer Konzentration hinzugegeben wird. Über die kompetitive Bindung des PTH unklarer Konzentration an die Antikörper wird das radioaktiv markierte PTH mit bekannter Konzentration teilweise aus ihrer Antikörperbindung verdrängt, wodurch über eine inverse Beziehung zwischen gemessener Radioaktivität und Konzentration des nichtmarkierten Hormons schließlich dessen Konzentration bestimmt werden kann (Berson und Yalow 1968). Yalow erhielt 1977 für ihren Beitrag in der Entwicklung der Radioimmunoassays zur quantitativen Bestimmung von Peptidhormonen den Nobelpreis für Medizin (NobelPrize.org 2022c).

Ihren klinischen Wert zeigte die radioimmunologische PTH-Bestimmung zunächst in der präoperativen biochemischen Adenomlokalisation, wobei mittels selektiver Katheterisierung von Nebenschilddrüsenvenen und nachfolgender

PTH-Serumkonzentrationsbestimmung in den entnommenen Blutproben eine Seitenlokalisation ermöglicht wurde (Reitz et al. 1968; Reitz et al. 1969; Offermann et al. 1974; Hesch et al. 1975). Jedoch war noch keine einheitliche Unterscheidung zwischen biochemisch aktiven und inaktiven PTH(-Fragmenten) möglich (Hesch et al. 1974).

Bis Ende der 1980-er Jahre wurde international versucht, mithilfe verschiedener Methoden wie der quantitativen cAMP-Bestimmung im Urin, dessen Konzentration mit der des Serum-PTH korrelierte, Ergebnisse von operativen Nebenschilddrüseneingriffen frühzeitig in ihrem Erfolg einzuordnen (Wray et al. 1974; Spiegel et al. 1978). Weitere Techniken, deren Wertigkeit zur intraoperativen Nebenschilddrüsenidentifikation untersucht wurden, waren deren spezifische Anfärbung (Klopper und Moe 1966; Röher und Trede 1972), die Dichte- oder Schwimmprobe in Mannitol zur Unterscheidung zwischen Fett- und Nebenschilddrüsengewebe (Wang und Rieder 1978) und die intraoperative Bestimmung ionisierten Kalziums (Rosen und Pollard 1988). Aufgrund methodenspezifischer Defizite erfuhren diese Verfahren jedoch keine weitergehende Verbreitung.

Nussbaum et al. veröffentlichten Ende der 1980-er Jahre Ergebnisse zur Nutzung eines modifizierten Radioimmunoassays, welches im Gegensatz zu anderen Assays nur das intakte, biologisch aktive PTH und nicht dessen Abbauprodukte detektieren konnte. Diese machten sich zudem in der intraoperativen Anwendung der PTH-Bestimmung die biologisch kurze Halbwertszeit des intakten PTH mit gleichzeitiger Unterdrückung gesunden Nebenschilddrüsengewebes in der Hormonproduktion zunutze (Nussbaum et al. 1988). Eine erste klinische Erprobung dieser Technik fand im Massachusetts General Hospital in Boston statt (Nussbaum et al. 1988). Basierend auf diesen Ergebnissen modifizierten andere Gruppen PTH-Radioimmunoassays weiter. Irvin et al. berichteten hierbei eigene gute Ergebnisse, aber auch – auf Basis persönlicher Mitteilungen – über teilweise schwankenden Erfolg der neuen Technik (Irvin et al. 1991). Die Entwicklung chemilumineszenzbasierter Tests, die ohne Emission radioaktiver Strahlung einfacher im klinischen Rahmen genutzt werden konnten, stellte hier einen weiteren Fortschritt dar (Irvin und Deriso 1994).

Erste prospektive Untersuchungen zum Einsatz eines zweiseitigen Radioimmunoassays, mit dem die PTH-Physiologie intra- und postoperativ beurteilt werden konnte, wurden ebenso im deutschen Sprachraum Anfang der 1990-er Jahre veröffentlicht (Fischer et al. 1990, Abbildung 3.30), dem sich bis 2000 weitere Untersuchungen zur Verwendung und Kinetik der intraoperativen PTH-Messung anschlossen (Nagel et al. 1997; Bergenfelz et al. 1998; Lorenz et al. 1998; Maier et al. 1998). Weiterentwicklungen etwa auf dem Gebiet der Elektrochemilumineszenz ermöglichten ab den 2000-er Jahren die Nutzung der

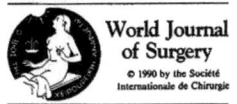

Abbildung 3.30 „Intraoperative and Postoperative PTH Secretion Mode in Patients with Hyperparathyroidism" (Fischer et al. 1990, S. 349)

ioPTH-Bestimmung zu deutlich reduzierten Assay-Kosten, was dessen weiter verbreiteten Nutzung den Weg ebnete (Trupka et al. 2001; Seehofer et al. 2001). Auch die Anwendung der ioPTH in der Chirurgie des sHPT zeigte sich in deutschsprachigen Studien bereichernd (Koeberle-Wuehrer et al. 1999).

Der Einsatz des ioPTH wurde ebenso in der Leitlinie des Jahres 1999 als neue zur Verfügung stehende Technik hervorgehoben, um intraoperativ einen Operationserfolg zu quantifizieren. Als diagnostischer Grenzwert für die erfolgreiche Resektion hyperplastischen Nebenschilddrüsengewebes wurde ein 50 %iger PTH-Abfall innerhalb von 10 min. nach Adenomentfernung angegeben (Hartel und Dralle 1999). In der Folgezeit etablierten sich verschiedene Grenzwerte zur Anwendung des ioPTH. Diese sind typischerweise nach den Städten, in denen diese aufgestellt wurden, benannt (Tabelle 3.3). Wesentlich sind hier die Halle-, Miami-, Rom-, Wien- und Ann-Arbor- Kriterien zu nennen (Lorenz und Dralle 2010; Irvin et al. 1991; Irvin et al. 1999; Lombardi et al. 2008; Riss et al. 2007; Miller et al. 2006). Diese unterscheiden sich im Ausmaß des relativen oder absoluten Abfalls der Serum-PTH-Konzentration in unterschiedlichen Zeiträumen und sind damit entweder eher für die intraoperative Feststellung operativer Heilung (Miami, Wien) oder die intraoperative Diagnose multiglandulärer Veränderungen (Rom, Halle) geeignet (Barczynski et al. 2009). Neuere Studien machten darauf aufmerksam, dass bei sporadischem, singulärem Adenom mit makroskopischer Identifikation und bestätigendem Schnellschnitt zur Zeit- und Kostenersparnis auch auf das Abwarten des ioPTH verzichtet werden könne, wenn das Adenom sicher entfernt sei (Maurer et al. 2018b). Metaanalysen zur

Nutzung des ioPTH bei minimalinvasiven Nebenschilddrüsenoperationen zeigten hingegen einen Mehrnutzen der PTH-Bestimmung gegenüber deren Unterlassung in Bezug auf den operativen Erfolg sowie die Rate an Reoperationen (Quinn et al. 2021).

Tabelle 3.3 Kriterien des intraoperativen PTH-Abfalls, Grenzwerte und Einsatzgebiete (modifiziert nach Lorenz und Dralle 2010, S. 638)

Kriterien	PTH-Abfall	Eignung
Miami-Kriterien (Irvin et al. 1991; Irvin und Deriso 1994)	Abfall des ioPTH um mehr als 50 % vom höchsten Präexzisionswert 10 min. nach Parathyreoidektomie	‚Alleskönner' mit gutem Nutzen-Risiko-Verhältnis für vermutete Einzel- und Mehrdrüsenerkrankungen
Ann-Arbor-Kriterien (Miller et al. 2006)	Abfall des ioPTH um mehr als 50 % vom Basal- oder Manipulationswert mit Erreichen des Normwertebereichs von 12–75 pg/ml nach 5 oder 10 min. nach Parathyreoidektomie	Geeignet für den Ausschluss einer Mehrdrüsenerkrankung
Wien-Kriterien (Riss et al. 2007)	Abfall des ioPTH um mehr als 50 % vom Basalwert 10 min. nach Parathyreoidektomie	‚Alleskönner'
Rom-Kriterien (Di Stasio et al. 2007; Lombardi et al. 2008)	Abfall des ioPTH um über 90 % vom Basalwert oder Rückgang des ioPTH auf weniger als 35 pg/ml	Für den sicheren Ausschluss einer Mehrdrüsenerkrankung
Halle-Kriterien (Lorenz und Dralle 2010)	Abfall des ioPTH bis zur Hälfte des oberen ioPTH-Normwertes von 35 pg/ml 15 min. nach Parathyreoidektomie	Für den sehr sicheren Ausschluss einer Mehrdrüsenerkrankung

Die aktuelle Leitlinie fordert die Nutzung des ioPTH bei einem fokussierten operativen Vorgehen. Bei bilateralen Eingriffen kann es zum Ausschluss von Mehrdrüsenerkrankungen genutzt werden (AWMF 2020).

3.2.4 Entwicklung der Methoden der Autotransplantation und Kryokonservierung operativ entnommenen Nebenschilddrüsengewebes

Die heute am häufigsten angewandten operativen Verfahren in der Therapie der Vierdrüsenhyperplasie bei pHPT oder sHPT stellen die subtotale Parathyreoidektomie und die totale Parathyreoidektomie mit Autotransplantation eines lamellierten Teils einer Nebenschilddrüse in den M. sternocleidomastoideus oder Unterarm dar. Letztgenannte Technik bietet den Vorteil, sämtliches hyperplastisches Nebenschilddrüsengewebe aus dem Halsbereich entfernen zu können, ohne einen permanenten Hypoparathyreoidismus zu bedingen sowie die Möglichkeit, bei Rezidivbildung einen einfacheren Operationszugang zur Reoperation an der Implantationsstelle nutzen zu können, ohne den voroperierten Hals reexplorieren zu müssen (Clerici und Lorenz 2013).

Erste tierexperimentelle Untersuchungen zur Transplantation von Nebenschilddrüsengewebe wurden bereits kurze Zeit nach Beschreibung der Nebenschilddrüsen zur Untersuchung ihrer physiologischen Funktion und Aufgaben im Organismus publiziert. Bekannt sind die Transplantationsversuche von Schild- und Nebenschilddrüsengewebe in die Rektusfaszie von Katzen durch Eiselsberg Anfang der 1890-er Jahre (Eiselsberg 1892) sowie Halsteds Untersuchungen zur Transplantation von Nebenschilddrüsen bei Hunden (Halsted 1909). Über erste etwa zeitgleich durchgeführte allogene Nebenschilddrüsentransplantation bei Menschen mit chronischer, postoperativer Tetanie nach Thyreoidektomien berichteten Pool 1907 in den USA und in deutscher Sprache Eiselsberg 1908 (Pool 1907; v. Eiselsberg 1908). Dauerhaft zeigten diese allogenen Transplantationsversuche jedoch nur mäßigen Erfolg (Urban 1927).

Mit Durchführung der totalen Parathyreoidektomie in der Therapie des sHPT trat die Frage nach Methoden und Wertigkeit der Autotransplantation von Nebenschilddrüsengewebe wieder in den Vordergrund. Erste Berichte zu einem solchen therapeutischen Vorgehen bei vorliegender Vierdrüsenhyperplasie bei pHPT und sHPT stammen aus Schweden und den USA (Alveryd et al. 1975; Wells et al. 1976). Methodisch wurden hierbei intraoperativ ein bis zwei Nebenschilddrüsen nach deren Entnahme und initialen Präparation in 20 bis 25 Teile zerschnitten und anschließend in den M. brachialis oder in die Flexorengruppe eines Unterarms des operierten Patienten reimplantiert (Wells et al. 1976). Voraussetzung für eine Prüfung der Transplantatfunktion war dabei die Einführung verlässlicher Radioimmunoassays ab Mitte der 1970-er Jahre (Wells et al. 1973; Wells et al. 1975).

Kurze Zeit später berichteten erste deutschsprachige Gruppen über die erfolgreiche Autotransplantation von Nebenschilddrüsengewebe. Rothmund et al. beschrieben hier den Fall einer jungen Frau mit einer Niereninsuffizienz aufgrund einer chronischen Glomerulonephritis, bei der sich ein ausgeprägter sHPT mit zunehmenden Knochenveränderungen entwickelt hatte. Therapeutisch wurde entschieden, in diesem Fall die totale Parathyreoidektomie mit Autotransplantation durchzuführen. Gegenüber dem alternativen chirurgischen Verfahren der subtotalen Parathyreoidektomie wurden verglichen in der Parathyreoidektomie mit Autotransplantation wesentliche Vorteile in einem besseren Transplantatmonitoring und einfacherer operativer Reintervention im Falle einer Rezidivbildung des HPT im weiteren Krankheitsverlauf gesehen (Rothmund et al. 1976, Abbildung 3.31). An diese Veröffentlichung schlossen sich Publikationen weiterer kleiner Fallserien der Autotransplantation von Nebenschilddrüsengewebe mit gutem Erfolg in den berichteten Ergebnissen an (Frei et al. 1977; Rothmund 1979).

Dtsch. med. Wschr. 101 (1976), 1669–1672
© Georg Thieme Verlag, Stuttgart

Totale Parathyreoidektomie und autologe Epithelkörperchen-Transplantation bei sekundärem Hyperparathyreoidismus

M. Rothmund, H. Köhler, P. Dieker und F. Kümmerle

Chirurgische Universitätsklinik Mainz (Direktor: Prof. Dr. F. Kümmerle), I. Medizinische Klinik der Universität Mainz (Direktor: Prof. Dr. H. P. Wolff) und Nephrologische Abteilung des Kreiskrankenhauses Siegen (Leitender Arzt: Dr. P. Dieker)

Abbildung 3.31 „Totale Parathyreoidektomie und autologe Epithelkörperchen-Transplantation bei sekundärem Hyperparathyreoidismus" (Rothmund et al. 1976, S. 1669)

Eine zusätzliche Bereicherung der Nebenschilddrüsenautotransplantation stellte die Möglichkeit der Kryokonservierung entnommener Nebenschilddrüsen in flüssigem Stickstoff dar, mit dessen Hilfe im Falle einer insuffizienten Gewebefunktion ein erneuter Transplantationsversuch möglich wurde. Erste Versuche zur Kältekonservierung von Nebenschilddrüsengewebe reichen in die 1950-er Jahre zurück. Blumenthal und Walsh demonstrierten hier tierexperimentell initial einen möglichen Erhalt der funktionellen Eigenschaften entnommener Nebenschilddrüsen über einen Tag bei Temperaturen von etwa -70° C (Blumenthal und Walsh

1950). Die erste Implantation kryokonservierten Nebenschilddrüsengewebes beim Menschen berichteten Wells et al. 1977, bei der diese den Unterarm eines ihrer Patienten als Implantationsort wählten, nachdem das genutzte Präparat für sechs Wochen bei −196° C in flüssigem Stickstoff gelagert worden war (Wells et al. 1977). Erste Fallserien zur Autotransplantation von kältekonserviertem Nebenschilddrüsengewebe wurden in den USA bald darauf publiziert, wobei bis Ende der 1970-er Jahre bei neun so therapierten Patienten eine Transplantatfunktion messbar war (Wells et al. 1978; Brennan et al. 1979). Dem schlossen sich zu Beginn der 1980-er Jahre deutschsprachige Berichte zu technischen Voraussetzungen der Kältekonservierung von Nebenschilddrüsengewebe an (Wagner et al. 1980).

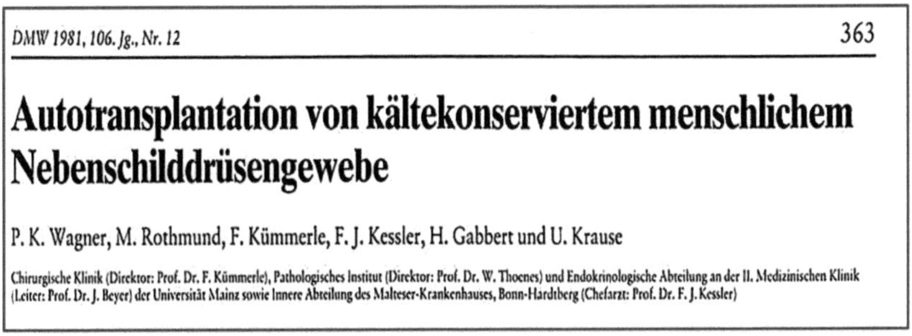

DMW 1981, 106. Jg., Nr. 12   363

Autotransplantation von kältekonserviertem menschlichem Nebenschilddrüsengewebe

P. K. Wagner, M. Rothmund, F. Kümmerle, F. J. Kessler, H. Gabbert und U. Krause

Chirurgische Klinik (Direktor: Prof. Dr. F. Kümmerle), Pathologisches Institut (Direktor: Prof. Dr. W. Thoenes) und Endokrinologische Abteilung an der II. Medizinischen Klinik (Leiter: Prof. Dr. J. Beyer) der Universität Mainz sowie Innere Abteilung des Malteser-Krankenhauses, Bonn-Hardtberg (Chefarzt: Prof. Dr. F. J. Kessler)

Abbildung 3.32 „Autotransplantation von kältekonserviertem menschlichem Nebenschilddrüsengewebe" (Wagner et al. 1981, S. 363)

Ein erster Fallbericht im deutschen Sprachraum zur Transplantation kältekonservierten Nebenschilddrüsengewebes wurde 1981 veröffentlicht. Wagner et al. berichteten hierin über den Fall einer 70-jährigen Patientin, bei der es bei primärer Vierdrüsenhyperplasie nach mehreren operativen Eingriffen zu einem gänzlichen Funktionsverlust der Nebenschilddrüsen gekommen war. Ein Teil des zuletzt entnommenen Gewebes war kryokonserviert worden und nahm nach seiner Transplantation in den Unterarm der Frau seine Funktion wie beschrieben wieder auf (Wagner et al. 1981, Abbildung 3.32).

Weitere Berichte folgten, in denen mit einer noch beschränkten Patientenzahl postoperativ gute funktionelle Ergebnisse kältekonservierten Gewebes über die ersten Monate festgestellt wurden (Rothmund und Wagner 1983). Limitationen der Kryokonservierung mit teilweise geringem funktionellen Therapieerfolg bei der Verwendung von kältekonserviertem verglichen mit frischem

Nebenschilddrüsengewebe und gleichzeitig hohem technischen Aufwand bei der Gewebeaufbereitung und -lagerung sollte durch die Transplantation größerer Gewebemengen und die Entwicklung vereinfachter Konservierungstechniken entgegengewirkt werden (Wagner et al. 1986; Duff und Largiadèr 1986). Dem schloss sich die Veröffentlichung weiterer im Ergebnis positiver Studien zur Nutzung der Kryokonservierung in der Nebenschilddrüsenchirurgie aus spezialisierten Zentren an (Rothmund und Wagner 1984; Wagner et al. 1991), wobei Wagner und Rothmund 1990 über Langzeiterfolge mit z. T. über 10 Jahre funktionsfähigen, kältekonservierten Autotransplantaten berichten konnten (Wagner und Rothmund 1990). Basierend u. a. auf diesen Ergebnissen hieß es in der Leitlinie des Jahres 1999 wörtlich:

> „Bei Unsicherheit über zervikal oder intrathymisch verbliebenes Nebenschilddrüsengewebe wird ein Teil des entfernten Nebenschilddrüsengewebes kryopräserviert und gegebenenfalls metachron autotransplantiert. […]. Die *Indikation zur Kryopräservation* besteht dann, wenn die Gefahr eines permanenten postoperativen Hypoparathyreoidismus gegeben ist […] [und betrifft die] subtotale Parathyreoidektomie, totale Parathyreoidektomie mit simultaner Autotransplantation, Reoperation wegen eines rezidivierenden oder persistierenden HPT und […] alle Nebenschilddrüseneingriffe nach früherer Schilddrüsenresektion. Bei der […] Exstirpation eines solitären Adenoms im Ersteingriff, ist eine Konservierung nicht erforderlich. Die *Indikation zur metachronen Autotransplantation* ist bei einem permanenten postoperativen Hypoparathyreoidismus zu prüfen, wenn sechs Monate nach der Parathyreoidektomie noch immer eine Substitution mit Kalzium und Vitamin D in höherer Dosierung erforderlich ist. Operationstechnik und Transplantationsort sind analog zur Autotransplantation von frischem Nebenschilddrüsengewebe (Hartel und Dralle 1999, S. 5–6)."

Gegen Ende der 1990-er Jahre zeichneten sich in Untersuchungen Grenzen der Durchführbarkeit der Kryokonservierung in hierauf nichtspezialisierten Behandlungseinrichtungen ab, in denen nur in 20–60 % die Funktionsfähigkeit des genutzten Transplantats berichtet wurde (Feldman et al. 1999). Ergebnisse einer französischen retrospektiven Multicenterstudie zur Kryokonservierung wiesen verglichen mit auf deren Durchführung spezialisierte Zentren zudem auf eine geringe Verbreitung und Wirksamkeit der Autotransplantation von kryokonserviertem Nebenschilddrüsengewebe im klinischen Alltag hin. So wurden dort von fast 1400 Proben Nebenschilddrüsengewebes nur 22 Proben (1,6 %) bei 20 Patienten autotransplantiert. Von diesen bis 2006 dokumentierten Fällen bestand nur bei 20 % eine adäquate Transplantatfunktion (Borot et al. 2010).

Hingegen zeigten sich in anderen Studienkollektiven hohe Erfolgsraten der metachronen Autotransplantation, wobei die adäquate Gewebepräservation als wesentlich für den Funktionserhalt des kryokonservierten Transplantats erachtet wurde. Schneider et al. werteten für ihre Untersuchung prospektiv erhobene Daten des Klinikums Marburg für den Zeitraum 1976–2011 aus. In 15 Fällen wurde die metachrone Transplantation von kryokonserviertem Gewebe ausgewertet, von denen keiner einer Reoperation nach erfolgter Autotransplantation aufgrund eines Hyper- oder Hypoparathyreoidismus zugeführt werden musste. Die Autoren der Studie zeigten jedoch auch das ökonomische Missverhältnis zwischen der geringen Anzahl an notwendigen metachronen Autotransplantationen und deren Kosten auf (Schneider et al. 2012b). Gemäß der aktuellen deutschen S2k-Leitlinie stellt die Kältekonservierung von Nebenschilddrüsengewebe insbesondere bei geplanter totaler Parathyreoidektomie bzw. bei Rezidiveingriffen eine ‚Kann-Empfehlung' dar. Hierauf könne bei Belassen vitalen Nebenschilddrüsengewebes in situ verzichtet werden (AWMF 2020).

3.2.5 Entwicklung des chirurgischen Vorgehens in der Therapie des sekundären (renalen) Hyperparathyreoidismus

Die Erstbeschreibung des sekundären Hyperparathyreoidismus (sHPT) geht auf die Amerikaner Pappenheimer und Wilens zurück, die 1935 in Autopsiestudien eine häufig anzutreffende Vergrößerung der Nebenschilddrüsen bei niereninsuffizienten Patienten feststellten (Pappenheimer und Wilens 1935). Mit Aufkommen und Verbreitung der Hämodialyse und der damit verbundenen längeren Überlebenszeit von Patienten mit chronischer Niereninsuffizienz wurden ab den 1950-er Jahren rasch steigende Fallzahlen schwerer Fälle des sHPT festgestellt (Rothmund 1991a). Bis in die 1960-er Jahre galt der sHPT mehr als kompensatorische Reaktion auf die Niereninsuffizienz, die im Gegensatz zum pHPT in der Mehrzahl der Fälle keiner operativen Intervention bedurfte (Seidel und Schmiedt 1963; Bartelheimer und Kuhlencordt 1968). Überlegungen einer chirurgischen Intervention vor dem Hintergrund pathophysiologischer Zusammenhänge der gegenseitigen Beeinflussung von sHPT und Niereninsuffizienz wurden nur vereinzelt vorgetragen (Eger 1956, 1967). Die chirurgische Therapie des sHPT wurde schließlich 1960 durch die Briten Stanbury et al. inauguriert, die erstmals die Durchführung der subtotalen Parathyreoidektomie bei einer Patientin mit der Manifestation eines schweren sHPT beschrieben (Stanbury et al. 1960). In den folgenden Jahren veröffentlichten weitere britische Arbeitsgruppen Beschreibungen ähnlicher operativer Vorgehensweisen, die – wie in dem von Stanbury et al. vorgestellten Fall – vor allem symptomatische Besserungen der klinischen Manifestation des shPT bewirkten (Findley et al. 1961; Anderson et al. 1963). Berichte über die totale Parathyreoidektomie gehen ebenfalls in das Großbritannien der 1960-er Jahre zurück (Ogg 1967; Fine et al. 1970).

> MMW 23/1971
>
> Aus der Chirurg. Klinik (Direktor: Prof. Dr. med. Dr. h. c. R. *Zenker*)
> und aus der I. Med. Klinik (Direktor: Prof. Dr. med. H. *Schwiegk*) der Universität München
>
> **Die Behandlung des sekundären Hyperparathyreoidismus**
>
> von H. PICHLMAIER und H. H. EDEL

Abbildung 3.33 „Die Behandlung des sekundären Hyperparathyreoidismus" (Pichlmaier und Edel 1971, S. 884)

Bald darauf wurden auch im deutschen Sprachraum vermehrt Patienten mit shPT in noch kleinen Fallserien der subtotalen (Pichlmaier und Edel 1971, Abbildung 3.33; Ritz et al. 1973) und totalen Parathyreoidektomie (Pichlmaier und Edel 1971; Röher und Wahl 1976; Klempa 1977) zugeführt.

Einen Platz in der operativen Therapie des shPT konnte die totale im Gegensatz zur subtotalen Parathyreoidektomie lange Zeit nicht einnehmen, da bei vollständigem Fehlen der kalziumstoffwechselregulierenden Nebenschilddrüsen – mit einer notwendigen lebenslangen Kalzium- und Vitamin-D-Substitution – Komplikationen des skelettalen Apparats angenommen und schwere persistierende Hypokalzämien antizipiert wurden (Rothmund 1980). Publikationen über die Nutzung der totalen Parathyreoidektomie mit Autotransplantation beim Menschen ggf. mit Kryokonservierung von Nebenschilddrüsengewebe folgten ab Mitte der 1970-er Jahre aus Schweden und den USA (Alveryd et al. 1975; Wells et al. 1975; Wells et al. 1977), dem sich erste Berichte von deutscher Seite anschlossen (siehe Abschnitt 3.2.4) (Rothmund et al. 1976).

Auf diese Weise konnte die Nebenschilddrüsenfunktion wie bei der subtotalen Resektion zur physiologischen Regulation des Kalziumstoffwechsels erhalten werden, womit in vielen Fällen ebenso keine lebenslange externe Kalzium- und Vitamin-D-Substitution notwendig wurde. Damit wurde jedoch das höhere Risiko der Rezidivbildung des shPT gegenüber der totalen Parathyreoidektomie ohne Autotransplantation eingegangen (Klempa et al. 1984). In diesem Fall zeigte sich allerdings der operative Zugang an das reimplantierte Nebenschilddrüsengewebe meist am Unterarm einfacher und komplikationsloser als bei einer Reoperation

3.2 Meilensteine in der Nebenschilddrüsenchirurgie seit 1945

am Hals, wie er bei der subtotalen Parathyreoidektomie im Falle der Rezidivbildung notwendig wurde. Initial blieb ein solches Resektionsvorgehen auf wenige Zentren beschränkt (Frei et al. 1977; Rothmund 1979; Spelsberg et al. 1980). Bis zu Beginn der 1990-er Jahre etablierte sich die Parathyreoidektomie mit Autotransplantation neben der subtotalen Resektion als sicheres und anerkanntes Vorgehen in der operativen Behandlung des sHPT (Wagner 1991). Eine Stärkung fand die Nutzung der Parathyreoidektomie mit Autotransplantation gegenüber der subtotalen Parathyreoidektomie mit der Veröffentlichung der ersten prospektiv-randomisierten Vergleichsstudie durch Rothmund et al. Mit hier besseren postoperativen Ergebnissen und einem theoretisch im Rezidivfall einfacheren operativen Zugang am Unterarm sprachen sich diese für eine verstärkte Nutzung der Parathyreoidektomie mit Autotransplantation von Nebenschilddrüsengewebe gegenüber der subtotalen Parathyreoidektomie in der chirurgischen Behandlung des sHPT aus (Rothmund et al. 1991, Abbildung 3.34).

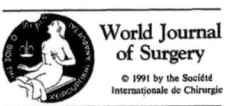

World J. Surg. 15, 745–750, 1991

World Journal of Surgery
© 1991 by the Société Internationale de Chirurgie

Subtotal Parathyroidectomy versus Total Parathyroidectomy and Autotransplantation in Secondary Hyperparathyroidism: A Randomized Trial

Matthias Rothmund, M.D., Peter K. Wagner, M.D., and Claudia Schark, M.D.

Department of Surgery, Philipps University, Marburg, Federal Republic of Germany

Abbildung 3.34 „Subtotal Parathyroidectomy versus Total Parathyroidectomy and Autotransplantation in Secondary Hyperparathyroidism: A Randomized Trial" (Rothmund et al. 1991, S. 745)

Die Leitlinie des Jahres 1999 differenzierte in der operativen Therapie des sHPT nach Ausreizung dessen konservativer Behandlung mit Vitamin-D-Präparaten, Kalzium und Phosphatbindern zwischen diesen beiden bis dahin etablierten Resektionsstrategien. Hierbei wurde eine schnellere postoperative Rekompensation bei subtotaler Parathyreoidektomie gegenüber der sichereren Reoperation bei Parathyreoidektomie mit Autotransplantation abgewogen. Letzterer wurde dabei in ihrer Anwendung bei fortgeschrittener nodulärer Hyperplasie gegenüber der subtotalen Resektion der Vorzug gegeben. Intraoperativ wurde in der Durchführung beider chirurgischer Verfahren die Darstellung aller Nebenschilddrüsen bei bilateraler Halsexploration sowie die zervikale Thymektomie gefordert, um intraoperativ keine atypisch gelegenen Nebenschilddrüsen zu übersehen. Die Kryokonservierung von Nebenschilddrüsengewebe wurde in ihrer routinemäßigen Durchführung in beiden Fällen vor dem Risiko eines möglichen postoperativen Hypoparathyreoidismus gefordert. Die Wertigkeit der totalen Parathyreoidektomie allein ohne Autotransplantation wurde nicht abschließend bewertet (Hartel und Dralle 1999).

In den 1990-er und 2000-er Jahren verdichteten sich schließlich die Hinweise für eine sichere Durchführbarkeit und einen sicher medikamentös lenkbaren postoperativen Verlauf bei alleiniger totaler Parathyreoidektomie in der Therapie des sHPT (Hampl et al. 1999; Stracke et al. 1999; Ockert et al. 2002; Lorenz et al. 2006). Durch eine konsequente Substitution mit Kalzium und Vitamin D zeigten sich hier gute Langzeittherapieerfolge (Hampl et al. 1999). Eine Ergänzung der operativen Therapie des sHPT stellte die Nutzung der Kalzimimetika dar (Wada et al. 1999), deren Einsatz initial in den frühen 2000-er Jahren ein Absinken der Zahl durchgeführter Nebenschilddrüsenoperationen bedingte, diese jedoch in der Behandlung des sHPT nicht dauerhaft ablösen konnte (Dotzenrath 2014; Schlosser et al. 2016).

Vor dem Hintergrund der Frage nach der therapeutischen Wertigkeit und Sicherheit der totalen Parathyreoidektomie mit oder ohne Autotransplantation wurde in den 2010-er Jahren die prospektiv-randomisierte, multizentrische TOPAR-Studie initiiert, in der mit 100 Teilnehmern therapeutische Ergebnisse und Komplikationen beider Vorgehensweisen in der Therapie des sHPT verglichen wurden. Beide stellten sich in diesem Rahmen als sicher durchführbare operative Strategien heraus. Im Studienarm, in dem die Parathyreoidektomie ohne Autotransplantation erfolgte, wurden eine bessere Suppression des PTH und drei Jahre ohne Rezidivbildung des HPT beobachtet (Schlosser et al. 2016, Abbildung 3.35).

Nach Ausreizung der konservativen Behandlungsmöglichkeiten des sHPT besteht gemäß den aktuell gültigen Leitlinien des Jahres 2020 die Wahl zwischen einem chirurgischen Vorgehen mit und ohne Erhalt der Nebenschilddrüsenfunktion in Form der subtotalen und totalen Parathyreoidektomie mit Autotransplantation gegenüber der totalen Parathyreoidektomie ohne synchrone Autotransplantation von Nebenschilddrüsengewebe bei allerdings weiterhin eingeschränkter Datenlage. Die Wahl des geeigneten Verfahrens sollte von verschiedenen Faktoren wie der Nierenfunktion und dem Allgemeinzustand des behandelten Patienten

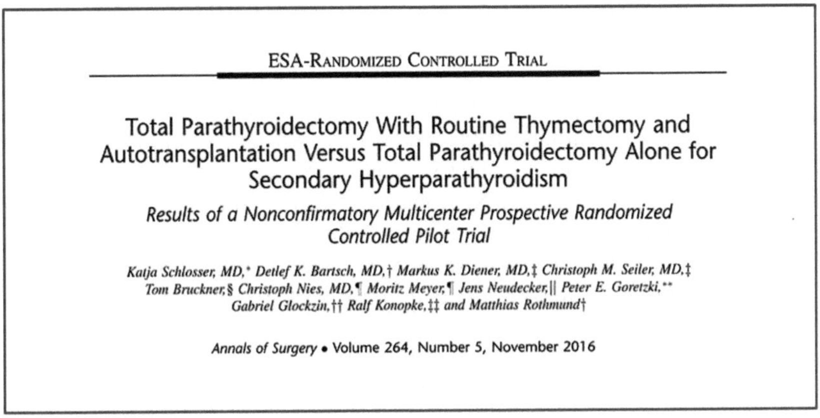

3.2 Meilensteine in der Nebenschilddrüsenchirurgie seit 1945

ESA-RANDOMIZED CONTROLLED TRIAL

Total Parathyroidectomy With Routine Thymectomy and Autotransplantation Versus Total Parathyroidectomy Alone for Secondary Hyperparathyroidism

Results of a Nonconfirmatory Multicenter Prospective Randomized Controlled Pilot Trial

Katja Schlosser, MD,* Detlef K. Bartsch, MD,† Markus K. Diener, MD,‡ Christoph M. Seiler, MD,‡ Tom Bruckner,§ Christoph Nies, MD,¶ Moritz Meyer,¶ Jens Neudecker,|| Peter E. Goretzki,** Gabriel Glockzin,†† Ralf Konopke,‡‡ and Matthias Rothmund†

Annals of Surgery • Volume 264, Number 5, November 2016

Abbildung 3.35 „Total Parathyroidectomy With Routine Thymectomy and Autotransplantation Versus Total Parathyroidectomy Alone for Secondary Hyperparathyroidism" (Schlosser et al. 2016, S. 745)

sowie von der Wahrscheinlichkeit der Durchführung einer Nierentransplantation abhängig gemacht werden (AWMF 2020):

> „Die gewählte Operationsstrategie strebt an[,] ‚adäquat' niedrige, der klinischen Situation angepasste PTH-Spiegel zu schaffen und die Voraussetzungen für einen (fast) normalen Knochenstoffwechsel [zu] ermöglichen (AWMF 2020, S. 79)."

Gewebeerhaltende Resektionsstrategien wie die subtotale und die totale Parathyreoidektomie mit Autotransplantation eignen sich demgemäß insbesondere für Patienten mit chronischer Niereninsuffizienz in gutem klinischen Allgemeinzustand mit Aussicht auf eine Nierentransplantation (AWMF 2020). Die alleinige Parathyreoidektomie zeichnet sich basierend auf Langzeiterfahrungen durch eine besonders niedrige Rezidivrate gegenüber den gewebeerhaltenden Resektionsstrategien bei gleichzeitig geringer hiermit assoziierter Morbidität aus (Coulston et al. 2010; Puccini et al. 2010). Auf dieser Basis wird eine solche Resektionsstrategie bei Patienten mit Niereninsuffizienz ohne Aussicht auf eine Nierentransplantation empfohlen (AWMF 2020).

3.3 Meilensteine in der Nebennierenchirurgie seit 1945

Erste Beschreibungen der operativen Versorgung der Nebennieren stammen aus dem ausgehenden 19. Jahrhundert (Thornton 1890; Küster 1896). Lange Zeit von einer hohen perioperativen Mortalität geprägt, wurde eine sichere Resektion der paarig-retroperitoneal gelegenen Nebennieren erst mit Einführung des Cortisols (Priestley et al. 1951) und der Adrenolytika (Grimson et al. 1949) möglich, womit insbesondere in der Therapie des Cushing-Syndroms lebensgefährliche postoperative Nebennierenrindeninsuffizienzen und in der der katecholaminproduzierenden Marktumoren schwere intraoperative Blutdruckspitzen wirkungsvoll vermieden wurden (Priestley et al. 1951; Grimson et al. 1949).

Auf dem Weg, die Sicherheit der Nebennierenchirurgie zu stärken, spielte neben dem peri- und postoperativen chirurgischen und medikamentösen Vorgehen die präoperative Diagnostik eine entscheidende Rolle. Um 1950 stellten auf diesem Gebiet biochemische Nachweisverfahren von Tumoren des Nebennierenmarks und der Nebennierenrinde eine wesentliche Weiterentwicklung dar. Standen zur Sicherung der Diagnose des Phäochromozytoms zunächst lediglich klinische Provokations- und Suppressionstests zur Verfügung (Peiper et al. 1953a), folgte ab den 1950-er Jahren eine zunehmende Verbesserung der präoperativen Diagnostik mit der Bestimmung von Katecholaminen und deren Abbauprodukten in Blut und Harn (Holtz et al. 1947; Engel und Euler 1950; Euler und Hellner 1951; Crout et al. 1961). Auch der biochemische Nachweis der Nebennierenrindenüberfunktion – allen voran des Hyperkortisolismus – wurde mit der Einführung der 17-Ketosteroid-Bestimmung im Harn bspw. nach Zimmermann zur Beurteilung der Funktion der Nebennierenrinde wesentlich erleichtert (Zimmermann 1951). Hierdurch stieg die Zahl der ab Mitte des 20. Jahrhunderts diagnostizierten Nebennierentumoren innerhalb weniger Jahre deutlich an (Mandl 1947; Barbeau 1957). Die Methoden des laborchemischen Nachweises von Erkrankungen der Nebennieren, die mit einer hormonellen Überproduktion assoziiert werden, wurden schließlich durch die Einführung leistungsfähiger Radioimmunoassays sowohl zu Hormonen der hypophysären Achse als auch zu den eigentlichen Hormonen der Nebennieren ergänzt (Yalow et al. 1964; Mayes et al. 1970).

Neben den Indikationen zur Therapie eigentlicher Nebennierenpathologien erfuhr die Adrenalektomie Mitte des 20. Jahrhunderts in der palliativen Therapie androgen- und östrogenabhängiger Tumoren von Brust und Prostata teilweise Anwendung (Huggins und Scott 1945; Bauer 1954). Huggins und Scott waren in diesem Zusammenhang die ersten, die über die erfolgreich durchgeführte totale

Adrenalektomie berichteten (Huggins und Scott 1945). Ebenso gab es Versuche, durch die Adrenalektomie eine chirurgische Therapie der essenziellen Hypertonie und des Diabetes mellitus zu entwickeln, die allerdings bereits in den ausgehenden 1950-er Jahren als weitgehend obsolet betrachtet wurden (Krauss 1958).

3.3.1 Entwicklung des prä- und perioperativen medikamentösen Managements in der Chirurgie von Nebennierenrinde und -mark

Nebennierenmarktumoren und Blutdruckmanagement
Zur Mitte des 20. Jahrhunderts sah sich die Chirurgie der Tumoren des Nebennierenmarks mit zwei wesentlichen kreislaufverbundenen Problemen konfrontiert:

1. Dem intraoperativen Risiko durch Manipulation am katecholaminproduzierenden Tumor eine massive Freisetzung von Adrenalin und Noradrenalin und damit verbunden eine unkontrollierbare katecholaminbedingte Hochdruckkrise zu provozieren sowie
2. mit der Entfernung dieses Tumors gegenteilig einen unmittelbar postoperativ krisenhaften Blutdruckabfall zu verursachen (Mandl 1947; Peiper et al. 1953b).

Während zur Jahrhundertmitte für das peri- und postoperative Management Epinephrin und Arterenol zur Behandlung des drohenden Kreislaufkollaps nach Entfernung des Phäochromozytoms zur Verfügung standen und ergänzend Langzeitinfusionen mit Kochsalzlösungen Anwendung fanden (Mandl 1947), bestand für die Therapie intraoperativer Blutdruckspitzen weiterhin eine eingeschränkte Auswahl therapeutischer Möglichkeiten. Mandl konnte hier nur eine „[...] schnelle und zarte operative Arbeit" empfehlen (Mandl 1947, S. 15). Ergänzt wurde dies durch eine allgemein übliche, möglichst frühzeitige Nebennierenvenenligatur (Krauss 1958).

Die medikamentöse Kreislaufstabilisierung mittels des Einsatzes der heute gebräuchlichen Gruppe der Alpharezeptorblocker bzw. Adrenolytika wurde 1949 erstmals in den USA mit der intraoperativen Nutzung von Substanzen der adrenolytisch wirkenden Gruppe der Benzodioxane beschrieben (Grimson et al. 1949). Grundlage deren klinischer Anwendung stellten in der präoperativen Diagnostik gesammelte Erfahrungen dar, die mit der Gabe von Adrenolytika bei

Phäochromozytompatienten eine Kupierung und damit Demaskierung katecholaminbedingt hoher Blutdruckwerte assoziierten (Goldenberg et al. 1947). Im Jahr 1949 wurde in der Schweiz ein Bericht über den diagnostischen Einsatz von Dibenamin veröffentlicht, der diesen langwirksamen Alpharezeptorblocker zur Überbrückung des Zeitraums zwischen Diagnostik und Operation bei einer Patientin mit Phäochromozytom beschrieb (Spühler et al. 1949, Abbildung 3.36).

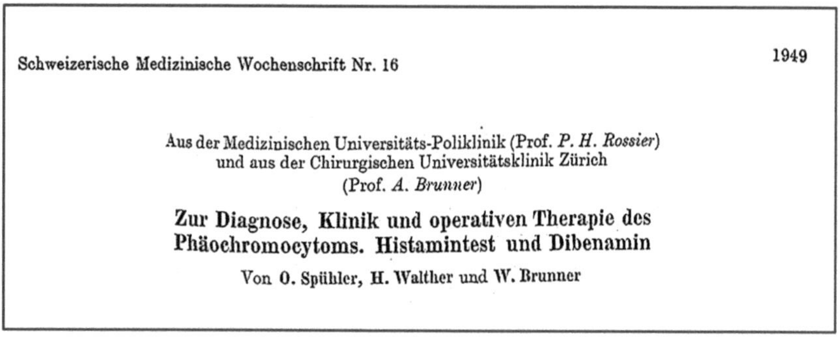

Schweizerische Medizinische Wochenschrift Nr. 16   1949

Aus der Medizinischen Universitäts-Poliklinik (Prof. *P. H. Rossier*)
und aus der Chirurgischen Universitätsklinik Zürich
(Prof. *A. Brunner*)

Zur Diagnose, Klinik und operativen Therapie des Phäochromocytoms. Histamintest und Dibenamin

Von O. Spühler, H. Walther und W. Brunner

Abbildung 3.36 „Zur Diagnose, Klinik und operativen Therapie des Phäochromocytoms. Histamintest und Dibenamin" (Spühler et al. 1949, S. 357)

Anfang der 1950-er Jahre folgten vermehrt Berichte zur intraoperativen Kreislaufstabilisierung – erreicht über den prä- und intraoperativen Einsatz von Dibenamin und Benzodioxan (Hindemith und Rohde 1950). Peiper et al. berichteten über die Nutzung von Regitin zur Prävention intraoperativer Blutdruckspitzen über „eine präoperative dreitägige orale Dauermedikation [der Patienten] mit 40–60 mg alle 3 Stunden" (Peiper et al. 1953b, S. 299) sowie der einmaligen präoperativen intramuskulären Injektion von 10 mg Regitin. Schwarzhoff sprach der Nutzung von Dibenamin eine Rolle in der präoperativen Vorbereitung zu, während er die Nutzung von Regitin prä- und intraoperativ empfahl (Schwarzhoff 1953). Der intraoperative Einsatz von Alpharezeptorblockern zum ‚Abfangen' von Blutdruckspitzen, der kreislaufstabilisierende Einsatz von Adrenalin und Arterenol peri- und postoperativ sowie ein konsequentes Volumenmanagement führten bis Anfang der 1960-er Jahre zu einem deutlichen Rückgang der Mortalität der Phäochromozytomoperationen (reviewed in Bretschneider et al. 1962).

Ab den 1960-er Jahren wurden zudem vermehrt Beschreibungen des systematischen Einsatzes der Adrenolytika zur präoperativen Alpharezeptorblockade publiziert. Die Amerikaner Engelmann und Sjoerdsma veröffentlichten 1964 einen ersten Bericht über die Durchführung und den Wert einer medikamentösen Langzeittherapie von Phäochromozytompatienten mit Phenoxybenzamin (Engelmann und Sjoerdsma 1964). Mit dem zusätzlichen medikamentösen Einsatz des Betablockers Propranolol konnte ab Mitte der 1960-er Jahre eine intraoperative Kontrolle der Herzfrequenz der operierten Patienten erreicht werden (Prichard und Ross 1966; de Blasi 1966). Schega berichtete im Zusammenhang mit der Nutzung der Alpharezeptorblocker über 14 Phäochromozytomoperationen des Zeitraums 1961–1967 ohne Todesfall (Schega 1967). Auch Sack et al. beschrieben so den Einsatz von Alpha- und Betarezeptorblockern in einer kleinen Fallserie seit November 1964 operierter Phäochromozytompatienten ohne operationsbedingte Sterblichkeit (Sack et al. 1968).

In der Folgezeit kamen zunehmend differenzierte Schemata der präoperativen Adrenolytikagabe auf, die in der Regel eine Zeitspanne zwischen zehn Tagen und drei Wochen beanspruchten (Werning und Siegenthaler 1971; Mühlhoff et al. 1975; Förster et al. 1997) und das Ziel verfolgten, die ‚Orthostasegrenze' der Phäochromozytompatienten zu erreichen (Dralle et al. 1988), was allgemeine Akzeptanz im Management der Nebennierenmarkoperationen erfuhr (Grosse et al. 1990). Vor diesem Hintergrund wurde in den „Leitlinien zur chirurgischen Therapie von Nebennierenerkrankungen" des Jahres 2000 der routinemäßige Einsatz von Alpharezeptorblockern auch bei alleinigem Verdacht auf ein Phäochromozytom ggf. in Kombination mit Betablockern gefordert (Hartel und Dralle 2000).

Während der intraoperative Einsatz von Alpharezeptorblockern weiter unbestritten in Nutzen und Wirkung blieb (AWMF 2017), wurden ab den 2000-er Jahren von einigen Arbeitsgruppen Zweifel an der Notwendigkeit des präoperativen Einsatzes von Adrenolytika in steigender Dosis über mehrere Wochen geäußert, die zudem mit Nebenwirkungen wie trockenen Schleimhäuten sowie orthostatischer und kardiovaskulärer Dysregulation assoziiert wurden (Groeben 2012). Die Befürworter des präoperativen Einsatzes von Alpharezeptorblockern zur intraoperativ stabilen Hämodynamik hoben den deutlichen Rückgang der perioperativen Sterblichkeit in der Operation katecholaminproduzierender Nebennierenmarktumoren hervor (Bracker et al. 2012). Kritiker sahen den Grund für diesen Effekt in verbesserten, weniger traumatischen Operationstechniken, kürzeren Operationszeiten, der frühzeitigeren Diagnosestellung von Nebennierentumoren und nicht zuletzt in einem verbesserten perioperativen Blutdruckmanagement bspw. mit dem Einsatz von Natrium-Nitroprussid, dessen Anwendung seit den 1970-er Jahren beschrieben wird (El-Naggar et al. 1977), sowie der Nutzung von kurzwirksamen Alpharezeptorblockern (Groeben 2012).

Im Jahr 2017 wurde von Essener und Freiburger Seite eine Untersuchung mit Daten des eigenen Patientenguts veröffentlicht, in der kein Vorteil des präoperativen Einsatzes von Alpharezeptorblockern in der Phäochromozytomchirurgie festgestellt wurde. Vielmehr stellten diese mit ihren Untersuchungsergebnissen unter Annahme der Verfügbarkeit minimalinvasiver Operationsmethoden, moderner (Lokalisations-)Diagnostik von Nebennierentumoren sowie dem effektiven Einsatz kurzwirksamer Medikamente zur Kontrolle der intraoperativen Hämodynamik operierter Patienten die Frage, in wie weit die zeitintensive, häufig auch unzuverlässige Operationsvorbereitung mittels Alpharezeptorblockern zeitgemäß sei (Groeben et al. 2017).

Im Jahr 2020 schloss sich dem die Veröffentlichung einer groß angelegten, retrospektiven Studie unter Essener Leitung mit 21 Zentren aus sechs Ländern an, deren Ergebnisse die der vorangegangenen Untersuchung stützten und den Wert einer routinemäßigen präoperativen Vorbereitung von Patienten mit Alpharezeptorblockern in der Phäochromozytomchirurgie weiter in Frage stellten (Groeben et al. 2020). Trotz des Mangels an prospektiven Studiendaten wird zumeist weiterhin die systematische präoperative Vorbereitung von Phäochromozytompatienten mittels der Gabe von Alpharezeptorblockern angestrebt (Schimmack et al. 2020). Ausnahmen stellen bestimmte hereditäre, v. a. mit der SDHB-Mutation oder dem von-Hippel-Lindau-Syndrom Typ 2 (VHL2) assoziierte Phäochromozytome dar, bei denen nur selten eine Katecholaminausschüttung dokumentiert wird (Riss et al. 2021). Nach den aktuellen deutschen Leitlinien sollten Patienten mit symptomatischem Phäochromozytom – bzw. Paragangliom als extraadrenale Manifestation chromaffiner, ggf. katecholaminproduzierender Tumoren – weiterhin präoperativ mit Alpharezeptorblockern behandelt werden. In asymptomatischen Fällen ohne Bluthochdruck wie bspw. im Umgang mit VHL2-Patienten kann allerdings ein Verzicht dieser Vorbereitung erwogen werden (AWMF 2017).

Die Nebennierenrindenhormonsubstitution

Einen der bedeutendsten Fortschritte in der Entwicklung der modernen Nebennierenchirurgie stellte die Möglichkeit der externen Substitution von Nebennierenrindenhormonen – allen voran der des Cortisols – dar. Hiermit wurde die beidseitige (subtotale) Adrenalektomie u. a. in der chirurgischen Therapie des Cushing- und des adrenogenitalen Syndroms mit bilateraler Nebennierenrindenhyperplasie ermöglicht (Bauer 1953). Wegweisend auf diesem Gebiet waren die Arbeiten der Amerikaner Kendall, Hensch sowie des Schweizers Reichstein (Mason et al. 1936; Reichstein 1936), die 1950 „for their discoveries relating to the hormones of the adrenal cortex, their structure and biological effects" den Nobelpreis für Medizin erhielten (NobelPrize.org 2022b). Durch die klinische Anwendung der Ergebnisse ihrer Arbeit gelang, in der Chirurgie des Cushing-Syndroms die kompensatorische Atrophie der gesunden Nebenniere bei kontralateral gelegenem Nebennierentumor nach dessen Entfernung von extern zu kompensieren (Wanke 1951). Die Amerikaner Priestley et al. veröffentlichten 1951 den Bericht einer Operationsserie von 29 Patienten mit Cushing-Syndrom, bei denen in zehn Fällen Cortison anstatt eines bis dahin genutzten wässrigen, wenig effektiven Nebennierenextrakts verwendet wurde und so nachfolgend in der ‚Cortison-Gruppe' kein peri- oder postoperativer Todesfall mehr zu berichten war (Priestley et al. 1951). Im deutschen Sprachraum etablierte sich der Cortisol-Einsatz in der Nebennierenchirurgie schnell. Bei dessen ersten verfügbaren Derivaten auf dem deutschen Markt handelte es sich zu Beginn der 1950-er Jahre um das Desoxycorticosteronacetat (Wanke 1951). Linder und Wunderlich nutzten zur postoperativen Prophylaxe einer akuten Addison-Krise als Manifestation einer akuten Nebennierenrindeninsuffizienz auch implantierbare ‚Cortiron-Depotpräparate' (Linder und Wunderlich 1956). Die Vor- und Nachbehandlung mit Cortisonacetat bzw. Hydrocortison stellte in den Jahrzehnten danach einen etablierten Faktor in der Nebennierenchirurgie dar, dessen Verwendung nach wie vor einen festen Platz in der Durchführung der Adrenalektomie hat (Hartel und Dralle 2000; AWMF 2017).

3.3.2 Entwicklung präoperativer lokalisationsdiagnostischer Verfahren in der Chirurgie der Nebennieren

Ab Mitte des 20. Jahrhunderts waren sukzessive Verbesserungen in der Lokalisation von Nebennierenpathologien zu verzeichnen. Diese hatten zur Aufgabe, eine Seitendifferenzierung sowie eine Unterscheidung von intra- und extraadrenalen Adenomen zu ermöglichen, was für die Wahl operativer Zugangswege in der Nebennierenchirurgie von Bedeutung war. Hatten chirurgische Ersteingriffe an der Nebenniere um 1950 häufig einen explorativen Charakter (Mandl 1947), ermöglichten die Weiterentwicklung radiologischer und nuklearmedizinischer Untersuchungsmethoden ab den 1990-er Jahren ein zunehmend gezieltes minimalinvasives Operieren mit laparoskopischer und retroperitoneoskopischer Zugangswahl (Gagner et al. 1993; Walz et al. 1996).

Röntgenuntersuchung, Pyelogramm und Pneumoretroperitoneum
Mitte des 20. Jahrhunderts stand der präoperativen Lokalisationsdiagnostik zur Chirurgie der Nebennieren primär die Röntgenübersichtsaufnahme zur Verfügung.

Diese wurde durch Anfertigung eines Pyelogramms, das tumorwachstumsbedingte räumliche Verlagerungen der Niere anzeigte, und des Pneumoretroperitoneums ergänzt, bei dem zur Kontrastierung der Nebenniere Luft in den retroperitonealen Raum insuffliert wurde (Cahill 1935; Ruiz Rivas 1950; Schattenfroh und Schuster 1965). Gab die Übersichtsaufnahme des Abdomens im Röntgenbild in jedem 10. bis 3. Fall die Lokalisation von Nebennierenraumforderungen korrekt an (Brenner et al. 1966), war durch den ergänzenden Einsatz des Pyelogramms und Pneumoretroperitoneums in etwa jedem 2. Fall eine Lokalisation möglich (Wachsmuth und Huebner 1962). Damit kam nach wie vor der operativen Freilegung der Nebennieren trotz präoperativer Diagnostik eine wesentliche Bedeutung zu, operable Adenome zu lokalisieren und zu identifizieren.

Bis in die 1970-er Jahre stellte das Pneumoretroperitoneum eine häufig angewandte lokalisationsdiagnostische Maßnahme dar. Jedoch zeichnete sich dieses in seiner Anwendung durch einige methodische Nachteile aus. Unter dem Risiko von Blutungen und Luftembolien mit teils fatalen Verläufen (Schattenfroh 1959) musste immer in Kreislaufüberwachung und unter Bereitschaft zur Intubation und Beatmung untersucht werden (Schattenfroh und Schuster 1965). Das Verfahren konnte aufgrund der Belastung des Patienten nicht beliebig oft wiederholt werden (Mischke 1977) und war nur in der Darstellung bereits größerer raumfordernder Prozesse im Retroperitoneum sicher aussagekräftig (Leisinger et al. 1975). Vor diesem Hintergrund verlor das Pneumoretroperitoneum gegenüber verbesserten angiographischen Methoden und v. a. der neu aufkommenden Computertomographie ab den 1970-er Jahren rasch an Bedeutung (Numberger 1979).

Angiographie, Venendarstellung und Hormonsampling
Erste angiographische Untersuchungen der Nebennieren wurden in den 1930-er Jahren mitgeteilt (Roux-Berger et al. 1934), konnten sich allerdings zunächst nicht gegen das zu dieser Zeit weiter verbreitete Pneumoretroperitoneum in der Darstellung von Nebennierenprozessen durchsetzen (Ludin 1963). Erst ab den 1950-er Jahren erfuhren die Aortographie (Snyder und Rutledge 1955; Süsse und Radke 1957), die selektive Nebennierenarteriographie (Müller 1962; Münster et al. 1966) und die Phlebographie (Reuter et al. 1967) weitere Verbreitung. Dabei zeigten diese Verfahren ihren Wert in der Lokalisation kleiner hormonaktiver Tumoren – vor allem bei den seit 1955 bekannten Aldosteronomen (Conn 1955a), deren röntgenologische Darstellung häufig misslang (Kümmerle 1967). Mit Anwendung der Phlebographie in Verbindung mit der selektiven Aldosteronbestimmung wurde eine relativ sichere Lokalisation dieser Tumoren möglich

(Bette et al. 1963, 1964; Melby et al. 1967). Während sich im angelsächsischen Sprachraum schnell die Venendarstellung mit Nebennierenvenenblutentnahme zur Hormonanalyse durchsetzte, dominierte im deutschen Sprachraum zunächst die Arteriographie als Methode der Wahl zur Darstellung von Nebennierenprozessen, was sich erst im zeitlichen Verlauf änderte (Georgi 1975; Kümmerle et al. 1975).

Computertomographie, Sonographie und Magnetresonanztomographie
Stellten die invasiven Techniken der Nebennierentumorlokalisation risikobelastete und gleichzeitig relativ ungenaue Methoden in der Darstellung von Nebennierenläsionen dar, erfuhr die Lokalisationsdiagnostik ab den 1970-er Jahren große Fortschritte in Genauigkeit und Sicherheit. Parallel fanden hier die Sonographie (Holm et al. 1972; Morgner et al. 1974) und die Computertomographie (CT) (Stephens et al. 1976; Sample und Sarti 1978; Georgi et al. 1980) Anwendung, mit deren Nutzung bis in die 1990-er Jahre Strukturen ab einer Größe von 1 cm in der CT und ab 2 cm in der Sonographie sicher identifiziert werden konnten (Brückner et al. 1993). Weitere Entwicklungssprünge erfuhr die Sonographie mit ihrem laparoskopischen Einsatz (Prinz 1996; Duh et al. 1996; Heniford et al. 1997) und der Endosonographie (Chang et al. 1996; Dietrich et al. 1997; Kann et al. 1998), während computertomographische Untersuchungen um die Technik der CT-gestützten Feinnadelaspirationszytologie (Zornoza et al. 1981) und der CT-gestützten Gewebedichtemessung ergänzt wurden (Boland et al. 1998; Heinz-Peer et al. 1999), was insbesondere in der Dignitätsbestimmung von Inzidentalomen Bedeutung errang (Petersenn et al. 2015; Fassnacht et al. 2016). Ergänzt wurden Sonographie und CT durch die Magnetresonanztomographie (MRT) (Moon et al. 1983), mit deren Nutzung eine bessere Differenzierung von Entität und Dignität des untersuchten Gewebes mit ‚Kontrastmittel-washout' und ‚Chemical-shift' möglich wurde (Leroy-Willig et al. 1987; Leroy-Willig et al. 1989; Neumann und Langer 1997; Heinz-Peer et al. 1999).

Entwicklung von Szintigraphie und Positronen-Emissions-Tomographie der Nebennieren
Die Ursprünge der nuklearmedizinischen Darstellung der Nebennieren liegen wie die der Nebennierensonographie und -CT in den 1970-er Jahren, in denen erste Ergebnisse in der funktionellen Darstellung von Prozessen der Nebennierenrinde mittels radioaktiv markierten Iodocholesterols in den USA (Conn et al. 1971) und kurze Zeit später im deutschen Sprachraum (Hebestreit und von Keiser 1973; Beyer et al. 1974) berichtet wurden. Ab den 1980-er Jahren wurden szintigraphische Verfahren zur Darstellung des Nebennierenmarks als 131-Jod-meta-Benzyl-Guanidin-Szintigraphie (MIBG-Szintigraphie) beschrieben

(Wieland et al. 1981; Sisson et al. 1981), die kurze Zeit später auch im deutschen Sprachraum klinische Anwendung fand (Winterberg et al. 1982; Cordes et al. 1982). Neben der Möglichkeit, extraadrenal gelegene Nebennierentumoren bildlich darstellen und den postoperativen Therapieerfolg kontrollieren zu können, zeigte der Einsatz von radioaktiven Markern ebenso in der intraoperativen Tumoridentifikation mittels der Nutzung von Gammasonden seinen Wert (Fasshauer et al. 1984). Eine Ergänzung fand die Szintigraphie durch das Aufkommen der Positronen-Emissions-Tomographie (PET) (Shulkin et al. 1992), die sich mit ihren Weiterentwicklungen insbesondere in der Darstellung in der MIBG-Szintigraphie nicht auffindbarer sowie hereditärer Phäochromozytome bewährte (Timmers et al. 2009).

Weitere Entwicklungen lokalisationsdiagnostischer Methoden und heutige Empfehlungen zu deren Anwendung
Einen wesentlichen Stellenwert in der präoperativen Bildgebung der Nebennieren nahmen schnell die Sonographie, CT, Szintigraphie und die selektive Nebennierenvenenblutentnahme ein (Kümmerle et al. 1980; Spelsberg und Heberer 1980). Ende der 1990-er Jahre wurde die Sensitivität von MRT und CT auf über 90 % mit einer Spezifität von 75–90 % geschätzt. Die diagnostische Spezifität der MIBG-Szintigraphie wurde mit über 95 % angegeben (Farahati und Reiners 1997). Die Leitlinie von 2000 sah in der Nutzung der CT zur Lokalisation von Nebennierentumoren die wichtigste diagnostische Methode, während hier der Sonographie v. a. im Screening nach Nebennierenläsionen Bedeutung zugesprochen wurde. Für die präoperative Diagnostik des Phäochromozytoms wurde in der MRT aufgrund der möglichen Dignitätseinschätzung eine Ergänzung gesehen. Im Falle der fehlenden radiologischen Lokalisierbarkeit galt die Durchführung der selektiven Nebennierenvenenkatheterisierung zur funktionellen Lokalisation hormonproduzierender Conn- und Cushing-Adenome als angezeigt (Hartel und Dralle 2000).

Der exakten präoperativen Lokalisation von Nebennierenpathologien kommt in der Durchführung der minimalinvasiven Chirurgie eine besondere Bedeutung zu. So haben die bildgebenden Verfahren von EUS, CT und MRT sowie die funktionelle Bildgebung der Szintigraphie ergänzt durch PET und Bildfusion einen hohen Stellenwert auch in den aktuellen Leitlinien. Die Nutzung der funktionellen Nebennierendiagnostik wird insbesondere im Umgang mit jungen Patienten mit Phäochromozytomen empfohlen, um bei multifokaler Manifestation bei hereditärer Genese eine adäquate Tumorlokalisation zu erreichen (AWMF 2017). Im Umgang mit dem Conn-Adenom sollte bei unklarer Seitenlokalisation eine Nebennierenvenenkatheterisierung erfolgen, um über die Hormonbestimmung eine funktionelle Seitenzuordnung zu erreichen. Aufgrund untersucherabhängiger Ergebnisse und Erfolgsraten sowie eines erhöhten Schwierigkeitsgrades der Kanülierung der rechten Nebennierenvene gilt dieses Verfahren jedoch in der aktuellen Leitlinie in ihrem diagnostischen Wert als fraglich (AWMF 2017).

3.3.3 Entwicklung der Operationstechniken in der Nebennierenchirurgie

Der Hyperkortisolismus und das Cushing-Syndrom
Die operative Versorgung des Cushing-Syndroms unterlag in der zweiten Hälfte des 20. Jahrhunderts zwei wesentlichen Wandlungen. Die erste bezog sich auf das chirurgische Zielorgan, die zweite auf das peri- und postoperative Hormonmanagement. Cushing hatte 1932 das basophile Adenom der Hypophyse als Ursache des nach ihm benannten Syndroms identifiziert, welches mit einer bilateralen Nebennierenrindenhyperplasie einhergeht (Cushing 1932, Nachdruck 1994). Nach heutigem Stand sind Hypophysenadenome für etwa 70 % der Fälle des Cushing-Syndroms (Morbus Cushing) verantwortlich, während originäre Nebennierenrindenadenome in etwa 10 % der Fälle als ursächlich angesehen werden. Weitere 15 % der Fälle des Cushing-Syndroms gehen auf ektope oder unbekannte ACTH-produzierende Tumoren zurück, während in 5 % der Fälle ein cortisolproduzierendes Nebennierenrindenkarzinom als ursächlich für die Manifestation eines Cushing-Syndroms gilt. Weitere Ursachen ektoper Cortisolproduktion sind selten (Newell-Price et al. 2006). Jedoch herrschte über die Ätiopathogenese des Hyperkortisolismus in den 1930-er und 40-er Jahren insbesondere auch im deutschen Sprachraum Uneinigkeit. Während einige Cushings Theorie unterstützten (Schön 1935), wurde diese von anderen mehr oder weniger stark abgelehnt (Kraus 1934).

In der Therapie des Cushing-Syndroms stellte die Hypophyse bis in die 1950-er Jahre dennoch eine häufiger beschriebene therapeutische Angriffsstelle dar. Bauer und Jellinghaus stellten 1949 eine Übersicht über 175 weltweit veröffentlichte Fälle des Cushing-Syndroms auf. Diese beschrieben vor dem Hintergrund des pathologischen Korrelats des basophilen Adenoms der Hypophyse deren therapeutische Röntgenbestrahlung als bis dahin häufig in ihrer Anwendung berichtete Therapieform (Bauer und Jellinghaus 1949). Der Behandlungserfolg der Hypophysenbestrahlung blieb jedoch eingeschränkt (Bishop et al. 1954). Hierauf basierende Ansätze der unilateralen Adrenalektomie nach erfolgter Röntgenbestrahlung der Hypophyse zeigten zwar gute therapeutische Ergebnisse, die bis zur Remission reichten, konnten sich allerdings in ihrer Anwendung ebenso nicht in der Breite durchsetzen (Burkert und Jenny 1958). So bestand trotz der Fortschritte in der radiologischen Hypophysendarstellung sowie der laborchemischen Hormonbestimmung in den 1950-er Jahren lediglich eine begrenzte Möglichkeit zur definitiven Lokalisation des pathologischen Korrelats in Nebenniere oder Hypophyse (Bayer 1959). Zusätzlich zum beschriebenen unsicheren Therapieerfolg in der selektiven Hypophysendestruktion (Schattenfroh 1959) bestand bei der radiologischen oder operativen Versorgung der Hirnanhangdrüse die Gefahr, bösartige Neubildungen der Nebennieren selbst zu übersehen. Nicht zuletzt machte die Hypophysektomie eine zusätzliche externe Hormonsubstitution von Schilddrüsen- und Sexualhormonen zu dem postoperativ notwendigen Cortisol bei den häufig jungen Patienten notwendig, weshalb die Nebennieren meist bis in die 1970-er Jahre den Fokus der operativen Versorgung des Cushing-Syndroms bildeten (Labhart 1969).

Erste Resektionen an der Nebenniere bei Diagnose eines Cushing-Syndroms wurden aus den USA von der Mayo-Klinik berichtet (Walters et al. 1934). Die Nebennierenexploration und -tumorresektion bei Patienten mit klinischen Stigmata des Cushing-Syndroms wurden etwa zeitgleich auch im deutschen Sprachraum beschrieben. Eine klare Trennung zwischen geschlechtshormon- und cortisolproduzierenden Tumoren erfolgte hierbei jedoch nicht (Bauer 1930, Abbildung 3.37; Assmann und Krauspe 1935).

```
WIENER KLINISCHE WOCHENSCHRIFT 1930                              Nr. 19

              Aus der III. Med. Abteilung der Allgem. Poliklinik
                        (Vorstand: Prof. Julius Bauer)
              Ueberfunktion des gesamten Nebennieren-
                     systems ohne anatomischen Befund
                              Von J. Bauer
```

Abbildung 3.37 „Ueberfunktion des gesamten Nebennierensystems ohne anatomischen Befund" (Bauer 1930, S. 592)

In Ermangelung einer adäquaten Hormonsubstitution erfolgten die meisten dieser Operationen in Form der subtotalen Resektion. Priestley et al. berichteten in diesem Zusammenhang in einer Veröffentlichung zur subtotalen Adrenalektomie vor der Einführung der externen Nebennierenrindenhormonsubstitution bei 19 Patienten von 6 Todesfällen bedingt durch mangelhafte Möglichkeiten der postoperativen Versorgung der Patienten mit Cortisol (Priestley et al. 1951). Mit

Einführung des Cortisols 1949 in die peri- und postoperative Anwendung (Welbourn et al. 1990, auf Basis einer persönlichen Mitteilung von Salassa von diesem berichtet) folgte bei 10 weiteren Patienten in dieser vorgestellten Fallserie kein weiterer Todesfall (Priestley et al. 1951). Hieran schlossen sich weitere Berichte über Nebennierenoperationen an, die zunehmend auch die totale Organentfernung mit dann lebenslanger Glukokortikoidsubstitution assoziiert mit einer deutlich geringeren Rezidivrate verglichen zur subtotalen Resektion beschrieben (Harrison et al. 1952; Sprague 1953).

Jg. 4, Heft 9/10
15. März 1949

Ärztliche
Wochenschrift

ÜBER HORMONBILDENDE GESCHWÜLSTE.

Von
Fritz Linder.
Aus der Chirurgischen Universitätsklinik Heidelberg (Direktor: Prof. Dr. K. H. Bauer).

Abbildung 3.38 „Über hormonbildende Geschwülste." (Linder 1949, S. 137)

Im deutschen Sprachraum finden sich vor den 1950-er Jahren nur selten Berichte über solche gezielten operativen Eingriffe. Linder berichtete 1949 den Fall eines Mädchens mit einem diagnostizierten Nebennierenadenom und den Symptomen des Cushing-Syndroms, bei dem jedoch auch die Tumorentfernung keine Heilung brachte (Linder 1949, Abbildung 3.38). Gebauer und Linke berichteten über vier weitere – aufgrund eines Cushing-Syndroms operierte – Patienten, verwiesen jedoch gleichzeitig auf das hohe peri- und postoperative Risiko der Patienten für eine akute, lebensgefährliche Nebennierenrindeninsuffizienz (Gebauer und Linke 1950). Erst mit Einführung des Gebrauchs des Cortisols auch im deutschen Sprachraum zeigten sich die Nebennierneingriffe in der Therapie des Hyperkortisolismus zunehmend sicher durchführbar.

Bei lokalisierbaren Adenomen wurde deren einseitige Entfernung angestrebt. Im Falle der bilateralen Hyperplasie fand die bilaterale, subtotale Resektion der Nebennieren mit Resektion von 90 % der ursprünglichen Nebennierenmasse auch im deutschen – orientiert an Berichten aus dem englischen – Sprachraum Anwendung (Linder und Wunderlich 1956; Dettmar 1956; Wojta 1957; Bayer 1959).

Alternativ zur subtotalen Resektion wurden in den 1950-er Jahren erste Ergebnisse zur Adrenalektomie mit Autotransplantation von Nebennierengewebe in die Extremitätenmuskulatur vorgestellt. Dies sollte einerseits eine lebenslange Abhängigkeit der operierten Patienten von der externen Nebennierenrindenhormonsubstitution vermeiden und andererseits helfen, im Rezidivfall große, risikobehaftete chirurgische Wiederholungseingriffe zu umgehen, fand aber nur in begrenztem Maße Anwendung (Franksson et al. 1959; Bayer et al. 1971; Klempa et al. 1980). Die Erfolgsrate der Autotransplantation von Nebennierengewebe wurde in zumeist kleinen Patientengruppen oder Einzelfallberichten lediglich mit ca. 33 % angegeben (reviewed in Brauckhoff und Dralle 2012).

Für die subtotale Adrenalektomie in der chirurgischen Therapie des Cushing-Syndroms sprachen einerseits der Erhalt einer genügenden Menge hormonproduzierenden Restgewebes, das eine lebenslange Glukokortikoidsubstitution mit der notwendigen Anpassung an körperliche Stresssituationen vermied (Linder und Wunderlich 1956; Cesnik 1969). Zum anderen blieb hierdurch die Bildung des sogenannten ‚Nelson-Tumors' aus – einem ACTH-produzierenden Hypophysentumor, der in etwa jedem zehnten Fall bei totaler Adrenalektomie beobachtet wurde (Nelson et al. 1958; Cesnik 1969). Nachteilig erwies sich hingegen eine hohe Rate an Rezidivbildungen bei subtotaler Adrenalektomie mit 20–40 % mit einem höheren perioperativen Risiko beim Wiederholungseingriff. Auch zeigte sich bei Eintreten der Substitutionspflichtigkeit nach subtotaler Resektion eine schlechtere Steuerbarkeit der externen Hormonsubstitution. Vor diesem Hintergrund setzte sich im weiteren zeitlichen Verlauf die bilaterale Adrenalektomie in der Therapie des zentralen Cushing-Syndroms mit bilateraler Rindenhyperplasie durch (Labhart et al. 1959; Labhart 1969; Kümmerle und Hofmann 1969). Diese blieb bis in die 1980-er Jahre zentrale Komponente der chirurgischen Therapie des Hyperkortisolismus, ehe sie durch neue chirurgische Methoden in der operativen Versorgung der Hypophyse abgelöst wurde (Spelsberg und Heberer 1980). Als wegbereitend in der biochemischen Differenzierung zwischen hypophysärem und adrenalem Cushing-Syndrom ist die Entwicklung neuer Tests unter der Nutzung des Dexamethasons zu sehen (Liddle 1960).

Berichte über neue mikrochirurgische Eingriffe an der Hypophyse wurden seit Mitte der 1970-er Jahre veröffentlicht. Dalton berichtete in der Veröffentlichung einer kleinen Fallserie von Patienten mit Cushing-Syndrom mit zumeist nicht radiologisch diagnostizierbar vergrößerten Sellae turcicae die erfolgreiche transsphenoidale Hypophysektomie, wobei herausstach, dass meist auch bei radiologisch, z. T. auch histologisch nicht nachweisbarem Adenom die Symptome des Hyperkortisolismus verschwanden (Dalton 1974). Im deutschen Sprachraum erschienen bald darauf auch aus Hamburg und München erste Berichte über die mikrochirurgische Resektion der Hypophyse in kleinen Fallgruppen mit initial guten Ergebnissen (Lüdecke et al. 1976; Fahlbusch und Marguth 1978). Von zuvor bestehenden Vorstellungen, das zentrale Cushing-Syndrom könne dienzephal durch eine erhöhte CRF-Produktion bedingt sein, wurde nachfolgend abgerückt. Vielmehr setzte sich hiermit die Erkenntnis durch, dass der ‚zentrale Cushing' durch röntgenologisch häufig nicht nachweisbare Mikroadenome der Hypophyse bedingt wurde (Salassa et al. 1978; Peiper 1983). Hiermit änderten sich ab Beginn der 1980-er Jahre die Empfehlungen zum Umgang mit dem Cushing-Syndrom von chirurgischer Seite, die bilaterale Adrenalektomie erst bei nichtauffindbarem oder ausgeschlossenem Hypophysentumor durchzuführen – in Einzelfällen durch die Autotransplantation von Nebennierengewebe ergänzt (Eigler 1980; Kümmerle et al. 1980). Damit stellte nun bei Verdacht auf eine Hypophysenpathologie deren transnasal-transsphenoidale Exstirpation die Therapie der ersten Wahl dar. Im Falle einer fehlenden Symptombesserung war die bilaterale Adrenalektomie erst an zweiter Stelle indiziert (Wagner et al. 1984).

Wesentliche Teile dieser Empfehlung haben bestand. Klempa empfahl 2001, in der Therapie des Morbus Cushing die transsphenoidale Adenomentfernung durchzuführen, bei deren Versagen die vordere Hypophyse in einem Umfang von etwa 90 % des Gewebes zu resezieren war. Bei jungen Patienten mit Kinderwunsch sollte in diesem Fall hingegen entweder die Hypophysenbestrahlung oder die bilaterale Adrenalektomie erfolgen. In erfahrenen Händen wurde die Erfolgsrate des operativen Ersteingriffs mit über 80 % angegeben (Klempa 2001). Für die ACTH-unabhängigen Nebennierentumoren verblieb die Adrenalektomie als wesentliches chirurgisches Therapiekonzept. Die bilaterale Adrenalektomie blieb Patienten mit nichtentfernbaren Hypophysenadenomen bzw. mit trotz Operation fortbestehendem Cushing-Syndrom vorbehalten (Hartel und Dralle 2000). Dem folgten auch die aktuellen deutschen Leitlinien. Weiterhin gilt im Falle des Vorliegens eines unilateralen Adenoms oder eines resektablen Nebennierenrindenkarzinoms mit Cortisolproduktion die Adrenalektomie als indiziert. Die bilaterale Adrenalektomie bei Patienten mit primärer Nebennierenrindenhyperplasie sei in ihrem Nutzen und Risiko sorgfältig abzuwägen und stelle eine Behandlungsmöglichkeit dar, wenn bisherige chirurgische und medikamentöse Therapieversuche keine Wirkung zeigten (AWMF 2017).

Der primäre Hyperaldosteronismus oder das Conn-Syndrom
Der primäre Hyperaldosteronismus wurde erstmals 1955 durch den Amerikaner Conn beschrieben (Conn 1955a). Erste Berichte zur chirurgischen Behandlung des ‚Conn-Syndroms' im deutschen Sprachraum erschienen Anfang der 1960-er Jahre in Deutschland (Böhm et al. 1960, Abbildung 3.39) und in der Schweiz (Miescher et al. 1960). Wie bereits Conn berichteten diese beiden deutschsprachigen Gruppen über die Resektion der kirschkerngroßen aldosteronproduzierenden

Adenome (APA) inklusive der betroffenen Nebenniere in toto (Conn 1955b; Böhm et al. 1960; Miescher et al. 1960). Präoperativ wurde – wie heute auch leitliniengemäß gefordert – eine Normalisierung der Stoffwechsellage der Patienten angestrebt (Miescher et al. 1960; Fritz und Böhm 1963; AWMF 2017).

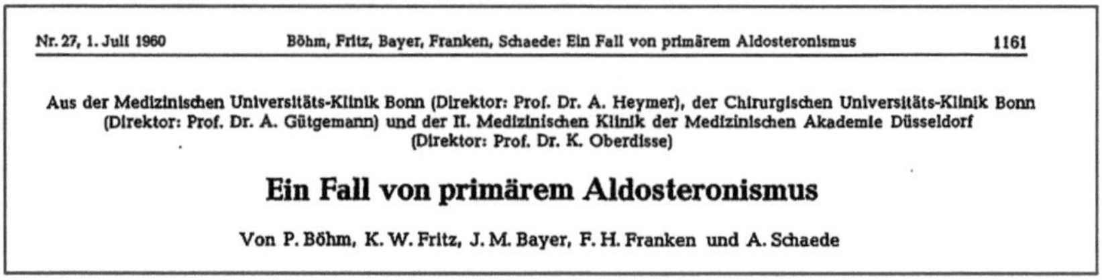

> Nr. 27, 1. Juli 1960   Böhm, Fritz, Bayer, Franken, Schaede: Ein Fall von primärem Aldosteronismus   1161
>
> Aus der Medizinischen Universitäts-Klinik Bonn (Direktor: Prof. A. Heymer), der Chirurgischen Universitäts-Klinik Bonn (Direktor: Prof. Dr. A. Gütgemann) und der II. Medizinischen Klinik der Medizinischen Akademie Düsseldorf (Direktor: Prof. Dr. K. Oberdisse)
>
> ### Ein Fall von primärem Aldosteronismus
>
> Von P. Böhm, K. W. Fritz, J. M. Bayer, F. H. Franken und A. Schaede

Abbildung 3.39 „Ein Fall von primärem Aldosteronismus" (Böhm et al. 1960, S. 1161)

Frühzeitig wurde in der operativen Versorgung des Conn-Syndroms ebenso zwischen dessen Manifestationsformen der bilateralen Hyperplasie und dem APA unterschieden, wobei die bilaterale subtotale Resektion oder die Adenomentfernung die Therapie der Wahl darstellten (Fritz und Böhm 1963). Ein wesentliches diagnostisches und therapeutisches Problem der Conn-Adenome stellte deren geringe Größe dar, die sowohl eine präoperative Bildgebung mittels Röntgen wie auch ein intraoperatives Adenomauffinden deutlich erschwerte. So etablierten sich nach Ausschluss möglicher Differenzialdiagnosen als Hypertonieursache in diesem Fall radikalere Resektionsstrategien wie die totale Adrenalektomie bei angenommener bilateraler Hyperplasie in ihrer Durchführung (Dueseberg und Hänze 1964; Kümmerle et al. 1975). Auch eine sukzessive Resektion der Nebenniere wurde bei ausbleibender Adenomlokalisation diskutiert (Nesbit 1966; Kümmerle und Hofmann 1969; Gemsenjäger und Frahm 1969).

Mit der Nutzung der Aldosteronantagonisten wie Spironolacton wurde in der Therapie der bilateralen Nebennierenrindenhyperplasie eine Abkehr von der vollständigen Organentnahme mit lebenslanger Hormonsubstitution vollzogen, die bei dieser Entität des Hyperaldosteronismus größere Chancen auf einen therapeutischen Erfolg versprach. Die Adrenalektomie blieb damit bei bilateraler Hyperplasie Einzelfällen vorbehalten (Kümmerle et al. 1975; Spelsberg und Heberer 1980). Diese konnten beidseits vorliegende Tumoren oder eine Therapieresistenz gegenüber Aldosteronantagonisten darstellen (Wagner et al. 1984). Konkordant hierzu hieß es in der Leitlinie des Jahres 2000, dass bei beidseitiger

Nebennierenrindenhyperplasie aufgrund der bei beidseitiger Adrenalektomie drohenden adrenokortikalen Substitutionspflichtigkeit eine Operationsindikation nur in Ausnahmefällen gegeben sei (Hartel und Dralle 2000).

Mit der Etablierung der minimalinvasiven Nebennierenchirurgie Mitte der 1990-er Jahre wurden vermehrt Ansätze der subtotalen, funktionserhaltenden Resektion solitär vorliegender Conn-Adenome vorgeschlagen (Nakada et al. 1995; Walz et al. 1996), nachdem ein solches Vorgehen bereits früher bei benignen Nebennierentumoren – bei deren sicherer chirurgischer Entfernbarkeit – als berechtigt angesehen worden war (Lenner und Kümmerle 1978). Der Einsatz dieser Resektionsstrategie blieb trotz berichteter Erfolge (Walz et al. 2008) nicht unumstritten, da einige Gruppen eine subtotale Resektionsstrategie mit höheren Rezidivraten und einem schlechteren Heilungserfolg assoziierten (Fendrich et al. 2003). Zuletzt zeigte eine chinesische prospektiv-randomisierte Studie jedoch keinen Unterschied zwischen den postoperativen Ergebnissen der subtotalen gegenüber der totalen Adrenalektomie (Fu et al. 2011). Auf dieser Basis könne laut aktueller deutscher Leitlinie bei solitär-unilateralem APA eine subtotale Resektionsstrategie verfolgt werden, wobei der Einsatz des IOUS empfohlen wird. Bei einseitigen multinodulären Veränderungen wird weiterhin die Durchführung der Adrenalektomie gefordert, während bei beidseitiger Hyperplasie die konservative Therapie mittels Aldosteronantagonisten zu bevorzugen sei. Aufgrund der häufig kleinen Aldosteronome stelle hier die minimalinvasive Operation das Vorgehen der Wahl dar (AWMF 2017).

Das adrenogenitale Syndrom und sexualhormonproduzierende Tumoren
Das adrenogenitale Syndrom (AGS) stellte vor 1945 eine häufige Indikation zur operativen Versorgung der Nebennierenrinde dar. Hierbei wurden in den 1950-er Jahren insbesondere die Arbeiten von Broster, der über Therapieversuche des AGS durch die unilaterale Adrenalektomie berichtete (Broster et al. 1932), sowie von Young, der gute Erfolge in der Durchführung der beidseitigen subtotalen Resektion beschrieb (Young 1936), hervorgehoben (Dettmar 1956). Im deutschsprachigen Schrifttum stammen Beschreibungen, die sich auf die kurative Entfernung geschlechtshormonproduzierender Nebennierenrindentumoren bezogen, u. a. von Holl (Holl 1930). Bereits zur Mitte des 20. Jahrhunderts führte die Einführung der externen Cortisolsubstitution in der Therapie des AGS, dem meist angeborene Enzymdefekte der Nebennierenrinde zugrunde liegen, zu einem raschen Bedeutungsverlust der operativen Medizin auf diesem Gebiet (Wilkins et al. 1951). Diese behielt letztlich in der Therapie erworbener Pathologien in Form hormonproduzierender Tumoren ihre Stellung (Dettmar 1956). War ein hormonproduzierender Tumor nicht diagnostisch auszuschließen, bestand weiterhin

die Indikation zur Probelaparotomie (Halter 1963), in der aufgrund des angenommenen Verhältnisses benigner zu malignen Tumoren von 1:2 eine wesentliche Berechtigung lag (Kümmerle und Hofmann 1969). Die Adrenalektomie ist in der Therapie des AGS heute selten und wird im Falle ihrer Notwendigkeit bilateral und total ausgeführt (Brauckhoff und Dralle 2012). Heute gilt weitgehend, dass lediglich Nebennierentumoren der operativen Therapie zugeführt werden, die i. d. R. malignitätsverdächtig sind, während das AGS rein medikamentös mittels der Gabe von Glukokortikoiden therapiert wird (AWMF 2017).

Anpassung des chirurgischen Vorgehens in der Therapie des sporadischen und hereditären Phäochromozytoms
Erste erfolgreich durchgeführte unilaterale Adrenalektomien bzw. Phäochromozytomexstirpationen wurden seit den 1920-er Jahren in geringen Fallzahlen berichtet (Von der Mühll 1928; Mayo 1927; Pincoffs 1929). Ende der 1940-er Jahre folgten erste Beschreibungen der bilateralen Entfernung von Phäochromozytomen (Calkins und Howard 1947). Im deutschen Sprachraum beschrieb Lohmann 1950 den Fall einer Familie mit hereditärem Phäochromozytom in Zusammenhang des Diabetes mellitus bei drei Geschwistern. Während eine Schwester metachron an beiden Nebennieren Phäochromozytome entwickelte, die operativ entfernt wurden, verstarb ein Bruder bei doppelseitigem Phäochromozytom. Einem weiteren Bruder wurde unilateral ein Nebennierentumor entfernt (Lohmann 1950, Abbildung 3.40).

Dtsch. med. Wschr., 75. Jg. Nr. 4, 27. Januar 1950

Aus der Inneren Abteilung des Allgemeinen Krankenhauses Hamburg-Langenhorn (Chefarzt: Prof. Dr. F. Bertram)

Über Diabetes mellitus bei Nebennierenmarktumoren

Von Volker Lohmann, Oberarzt

Abbildung 3.40 „Über Diabetes mellitus bei Nebennierenmarktumoren" (Lohmann 1950, S. 138)

Die Amerikaner Roth et al. berichteten über die operative Therapie bilateraler Phäochromozytome bei drei Geschwistern, von denen in jedem Fall eine bilaterale Manifestation dieses Nebennierenmarktumors dokumentiert wurde. Unter der Bedingung der chirurgischen Machbarkeit wurde darauf geachtet, einen ausreichenden Rest funktionsfähigen Nebennierengewebes zu erhalten und so eine permanente Abhängigkeit der Rindenhormonsubstitution zu vermeiden (Roth et al. 1953).

In den anschließenden Jahren folgte die Beschreibung der Assoziation zwischen dem häufig beidseitigen Auftreten von Phäochromozytomen und bestimmten erblichen Syndromen. Hierzu zählten insbesondere das von-Hippel-Lindau-Syndrom Typ 2 (VHL2) (Glushien et al. 1953) und die multiple endokrine Neoplasie Typ 2 (MEN2) (Sipple 1961). Eine Assoziation zwischen dem Auftreten von Phäochromozytomen und dem Morbus Recklinghausen (Neurofibromatose Typ 1, NF1) war bereits in der ersten Hälfte des 20. Jahrhunderts festgestellt worden (Suzuki 1910; Rosenthal und Willis 1936). Insgesamt blieb die Anzahl veröffentlichter Fälle familiärer Phäochromozytome bis in die 1960-er Jahre selten. Carman und Brashear publizierten 1960 eine Übersichtsarbeit, in der diese weltweit 25 Fälle gesicherter familiärer Phäochromozytome berichteten (Carman und Brashear 1960).

Wie in der Beschreibung Roths et al. wurde auch im deutschen Sprachraum zunächst, wo dies operativ machbar war, Wert auf den chirurgischen Erhalt der Nebennierenrindenfunktion gelegt. Krauss sprach sich dafür aus, bei Auffinden eines Nebennierentumors auf einer Seite zunächst auf eine kontralaterale Freilegung der Nebenniere zu verzichten und diese erst im Falle der Symptompersistenz gemeinsam mit einer Exploration der Grenzstrangganglien anzugehen (Krauss 1958). Lehrbuchmäßig wurde in den 1960-er Jahren im Umgang mit dem Phäochromozytom die Exstirpation des Tumors mit der operativen Heilung verbunden (Schattenfroh 1967). Auch im internationalen Schrifttum wurde ein zunächst rindensparendes chirurgisches Vorgehen favorisiert (Gifford et al. 1964). Der Erhalt eines Teils der Nebenniere insbesondere bei bilateraler Phäochromozytommanifestation wurde bis Anfang der 1980-er Jahre empfohlen, um eine dauerhafte Substitutionspflichtigkeit der Patienten mit Nebennierenrindenhormonen zu vermeiden (Lenner und Kümmerle 1978; Spelsberg und Heberer 1980). Während einige eine rindensparende Resektion bei sicherem Malignitätsausschluss auch bei sporadischen, unilateral auftretenden Phäochromozytomen befürworteten (Spelsberg und Heberer 1980), wurde die meist atrophe Nebenniere der betroffenen Seite jedoch bei Operation häufig mitentfernt (Lenner und Kümmerle 1978).

Diesen rindensparenden Resektionskonzepten standen ab den 1970-er Jahren zunehmend Entwicklungen entgegen, die – aufgrund eines als erhöht angenommenen Rezidivrisikos bei subtotaler Resektion – die Adrenalektomie auch bei bilateraler Manifestation von Phäochromozytomen favorisierten (Bloom und

Fonkalsrud 1974; Tibblin et al. 1975; Carney et al. 1976). Auch vor dem Hintergrund der fehlenden histologischen Unterscheidbarkeit zwischen benignen und malignen Marktumoren sahen etwa Kümmerle et al. 1980 einzig die Adrenalektomie in deren operativer Therapie als berechtigt (Kümmerle et al. 1980). Vor diesem Hintergrund galt auch bei bilateraler Manifestation von Phäochromozytomen im Rahmen der MEN2 die beidseitige Adrenalektomie als indiziert (Röher und Branscheid 1986; Grüßner und Rothmund 1987). Dahingegen blieb der Stand der prophylaktischen Adrenalektomie bei unilateraler und damit angenommen metachroner Manifestation der Phäochromozytome umstritten (Röher und Branscheid 1986; Grüßner und Rothmund 1987). Überlegungen zu einem hier angepassten operativen Vorgehen wurden zunächst an das internationale Schrifttum angelehnt. Während sich der Amerikaner van Heerden für eine routinemäßige – auch prophylaktische – bilaterale Adrenalektomie aussprach (van Heerden 1985), verfolgten die Schweden Tibblin et al. einen konservativeren Therapieansatz. Diese sahen bei makroskopisch unauffälliger kontralateraler Nebenniere und einer wenig fortgeschrittenen Tumorgröße der erkrankten Seite von bis zu 5 cm die Durchführung der unilateralen Adrenalektomie als primär berechtigt an (Tibblin et al. 1983). Hiermit sprachen sich etwa Grüßner und Rothmund bei makroskopisch unauffälliger Gegenseite und geringerer Wahrscheinlichkeit der kontralateralen Phäochromozytommanifestation für eine primär unilaterale Adrenalektomie aus (Grüßner und Rothmund 1987). Über Erfahrungen in einem solchen Vorgehen berichteten Dralle et al. 1988, die bei fünf MEN2-Patienten mit unilateraler Phäochromozytommanifestation die unilaterale Nebennierenentnahme wegen der unzufriedenstellend durchführbaren Nebennierenrindenhormonsubstitution bei beidseitiger Adrenalektomie wählten. In nur einem Fall musste hier bei metachroner Tumormanifestation innerhalb von fünf Jahren auch die kontralaterale Nebenniere entfernt werden. Bei sporadischer Manifestation galt weiterhin die Organentfernung als Vorgehen der Wahl. Ebenso berichtete diese Gruppe über die Autotransplantation von Nebennierengewebe bei bilateraler Adrenalektomie. Allerdings zeigte sich nur in einem der beiden vorgestellten Patientenfälle das Transplantat funktionsfähig (Dralle et al. 1988, Abbildung 3.41).

Nachfolgende Untersuchungen zur Wirksamkeit der Autotransplantation von Nebennierengewebe wurden vereinzelt in kleinem Studienrahmen von anderen Gruppen durchgeführt und dort im operativem Ergebnis besser bewertet (Klempa et al. 1989). Diese konnte sich in ihrer routinemäßigen Anwendung jedoch langfristig – aufgrund dennoch insgesamt meist geringer therapeutischer Erfolgsraten – nicht durchsetzen (reviewed in Brauckhoff und Dralle 2012).

> # Operative Therapie des sporadischen und familiären Phäochromozytoms
>
> *H. Dralle[1], M. Ipta[1], E. Henschel[1], T. Schürmeyer[2], H. Grosse[3], K. F. Gratz[4], J. Kemnitz[5] und A. v. z. Mühlen[2]*
>
> Acta med. Austriaca Jg. 15/1988 Heft 4

Abbildung 3.41 „Operative Therapie des sporadischen und familiären Phäochromozytoms" (Dralle et al. 1988, S. 108)

Bis Ende der 1980-er Jahre erfolgte die Untersuchung der Durchführung und des Werts der bilateral-subtotalen Adrenalektomie im internationalen Schrifttum nur sporadisch anhand einer eingeschränkten Anzahl an Fallbeschreibungen (Irvin et al. 1983; van Heerden 1985; Hamberger et al. 1987). Erst nachfolgend wurden verstärkt systematische Untersuchungen zu Nutzen und Risiko einer solchen Strategie insbesondere bei MEN2- und VHL2-assoziierten Phäochromozytomen berichtet. Bei deutlich seltener auftretender maligner Entartung MEN2-assoziierter Phäochromozytome verglichen mit deren sporadischer Manifestation (Neumann et al. 1993) publizierten zunehmend mehr Gruppen Studien zur unilateralen oder bilateral-subtotalen Resektion hereditärer uni- oder bilateraler Phäochromozytome (Klempa et al. 1989, Abbildung 3.42; Dralle et al. 1994b; Goretzki et al. 1996).

Hierbei fand neben Überlegungen bezüglich praktischer Schwierigkeiten der Nebennierenrindenhormonsubstitution auch eine von den meist jungen Patienten bei bilateraler Adrenalektomie wahrgenommene, eingeschränkte Lebensqualität Berücksichtigung (Telenius-Berg et al. 1989). Im deutschen Sprachraum – besonders mit der Untersuchung hereditärer Phäochromozytome befasst – veröffentlichte die Freiburger Arbeitsgruppe um Neumann 1999 einen Bericht über deren 10-jährige Erfahrung in der erfolgreichen Anwendung der ‚adrenal-sparing surgery' in 37 von 39 Fällen, die v. a. Fälle des VHL2 und der MEN2 einschlossen. Sie setzten als Bedingung für die Durchführung der subtotalen Nebennierenresektion sowohl den Erhalt einer normalen adrenokortikalen Funktion als auch eine ähnliche Rezidivrate wie bei Durchführung einer totalen Adrenalektomie voraus (Neumann et al. 1999b).

Mit dem Aufkommen der minimalinvasiven Nebennierenchirurgie erfolgte auch die Demonstration der sicheren Durchführbarkeit laparoskopischer und retroperitoneoskopischer Adrenalektomien bei Phäochromozytomen ohne höhere Komplikationsraten verglichen zur offen-konventionellen Resektion (Gagner et al.

> Chirurg (1989) 60: 266-272
>
> **Der Chirurg**
> © Springer-Verlag 1989
>
> **Subtotale Adrenalektomie versus Autotransplantation der Nebennierenrinde – Alternativverfahren bei der bilateralen Adrenalektomie bei MEN II?**
>
> I. Klempa, J. Menzel und I. Baca
>
> Allgemein-Chirurgische Klinik (Direktor: Prof. Dr. I. Klempa) des Zentralkrankenhauses St.-Jürgen-Straße, Bremen

Abbildung 3.42 „Subtotale Adrenalektomie versus Autotransplantation der Nebennierenrinde – Alternativverfahren bei der bilateralen Adrenalektomie bei MEN II?" (Klempa et al. 1989a, S. 266)

1992; Nies et al. 1993; Gagner et al. 1996a; Walz et al. 1996). Hierbei zeigte insbesondere eine hochauflösende, bildvergrößernde Optik verglichen zur konventionell durchgeführten offenen Adrenalektomie wesentliche Vorteile für eine feine Präparation an der Nebenniere und damit eine bessere Schonung der Nebennierenrinde. Auf dieser Basis fanden zunehmend Strategien zum Erhalt der adrenokortikalen Funktion Anwendung, in denen sich das Konzept der rindenerhaltenden Resektion bei hereditären Phäochromozytomen bestätigte (Walz et al. 1998; Neumann et al. 1999a; Brauckhoff et al. 2003a; Walz et al. 2004). Neben der beidseits subtotalen Resektion wurde bei hereditären Phäochromozytomen mit Blick auf eine hier höhere Rezidivrate auch die Strategie einer ipsilateralen Adrenalektomie in Kombination einer kontralateral-subtotalen Resektion beschrieben (Lehnert et al. 2002). Untersuchungen der 2000-er Jahre gaben im Rahmen der subtotalen Resektion ein im Erhalt anzustrebendes Nebennierenvolumen von 15–30 % der ursprünglichen Organmasse an (Brauckhoff et al. 2003b). Bis 2000 etablierte sich das rindensparende operative Vorgehen beim hereditären Phäochromozytom, während bei sporadischer Manifestation die vollständige Organresektion als zu wählendes Vorgehen galt. Hierzu hieß es wörtlich in der Leitlinie des Jahres 2000:

> „Während beim sporadischen unilateralen Phäochromozytom aufgrund der häufigeren Malignominzidenz (ca. 5–10%) die unilaterale totale Adrenalektomie das Verfahren der Wahl darstellt, sollte bei hereditärem Phäochromozytom, z. B. im Rahmen der MEN-2-Erkrankung, insbesondere bei bilateraler Adrenalektomie eine organ- und

3.3 Meilensteine in der Nebennierenchirurgie seit 1945

funktionserhaltende subtotale Adrenalektomie vorgenommen werden, um die nach totalbilateraler Adrenalektomie erforderliche lebenslange adrenokortikale Substitutionspflicht zu vermeiden (Hartel und Dralle 2000, S. 8)."

Der Anteil hereditärer Phäochromozytome wurde bis in die 1990-er Jahre an deren Gesamtheit auf etwa 10 % geschätzt (Hartel und Dralle 2000). Ab Anfang der 2000-er Jahre wurden in kurzem Abstand diverse weitere genetische Mutationen ausfindig gemacht, die mit der familiären Manifestation von Phäochromozytomen und Paragangliomen im Rahmen der Paragangliomsyndrome Typ 1–5 (PGL1–5) beschrieben wurden. Diese basieren auf Mutationsvarianten der Succinat-Dehydrogenase (SDH) als Komplex II der mitochondrialen Atmungskette (Baysal et al. 2000; Gimm et al. 2000; Niemann und Müller 2000; Astuti et al. 2001; Hao et al. 2009; Burnichon et al. 2010), womit der Anteil hereditärer Phäochromozytome 2002 erstmals auf fast 25 % der Fälle beziffert wurde (Neumann et al. 2002). Hinzu kamen zu Beginn der 2010-er Jahre die Beschreibungen weiterer Suszeptibilitätsgene für das Auftreten von Phäochromozytomen wie TMEM127 (Qin et al. 2010) oder MAX (Comino-Méndez et al. 2011), womit neuere Untersuchungen den Anteil auf Keimbahnmutationen basierender Phäochromozytome auf 30–40 % schätzten (reviewed in Dobschütz und Neumann 2019).

Als essenziell für einen angepassten therapeutischen Umgang stellten sich einerseits das Rezidivrisiko und andererseits das Malignitätsrisiko der jeweiligen Phäochromozytomentität heraus (reviewed in Brauckhoff und Dralle 2012). Unter Abwägung und Berücksichtigung einer höheren Rate maligner Entartungen verglichen zu den MEN2 und dem VHL2 wurde auch bei deutlichem Überwiegen benigner Phäochromozytome im Rahmen einer NF1 und bestimmter SDH-Mutationen mit Nebennierenmanifestation die Durchführung einer subtotalen Nebennierenresektion als möglich betrachtet (Dobschütz und Neumann 2019, Tabelle 3.4). Hier sei ein angepasstes operatives Vorgehen aufgrund einer größeren Variabilität in der Phäochromozytomlokalisation (Dobschütz und Neumann 2019) sowie einem Anteil von mehr als einem Drittel maligner Entartungen im Fall der SDHB-Mutation zu beachten (Machens et al. 2006). Die Möglichkeit einer gezielten und feinen Gewebepräparation über Bildvergrößerung und bessere Bildauflösung ermöglichte mit dem Einzug laparoskopischer und endoskopischer Operationsmethoden in der Chirurgie der Nebennieren eine verbesserte optische Abgrenzung von Tumor- zu gesundem Gewebe (Neumann et al. 1999a).

Eine 2014 veröffentlichte multinationale Multicenterstudie mit mehr als 560 Patienten mit MEN2-assoziierten Phäochromozytomen demonstrierte die

Tabelle 3.4 Klinische Befunde bei zehn Suszeptibilitätsgenen für Phäochromozytome mit Syndromen, Lokalisation sowie Malignitätsrisiko (modifiziert nach Dobschütz und Neumann 2019, S. 18)

Gen	Syndrom	Nebennierenmanifestation	Zervikale PGL	Extraadrenale Tumoren	Malignitätsrisiko
RET	MEN2	Sehr häufig	Sehr selten	Sehr selten	0,4 %
VHL	VHL2	Sehr häufig	Sehr selten	Moderat	4 %
SDHA	PGL5	Häufig	Sehr selten	Häufig	9 %
SDHB	PGL4	Häufig	Sehr selten	Häufig	30 %
SDHC	PGL3	Selten	Sehr häufig	Sehr selten	< 1 %
SDHD	PGL1	Selten	Sehr häufig	Moderat	5 %
SDHAF2	PGL2	–	Häufig	–	Keine Angabe
NF1	NF1	Sehr häufig	Sehr selten	Selten	7 %
MAX	–	Sehr häufig	Sehr selten	Selten	2 %
TMEM127	–	Sehr häufig	Selten	Selten	10 %

'adrenal-sparing surgery' als sicheres operatives Vorgehen, um eine postoperative Nebennierenrindeninsuffizienz zu vermeiden. Das Rezidivrisiko war dabei verglichen zur totalen Adrenalektomie nicht signifikant erhöht (Castinetti et al. 2014).

Die aktuelle deutsche Leitlinie fordert bei beidseitig vorliegenden, hereditären Phäochromozytomen eine parenchymsparende Resektion, um mindestens ein Drittel einer Nebenniere operativ zu erhalten und damit eine postoperative Nebennierenrindeninsuffizienz zu vermeiden (AWMF 2017). Ein höheres – von der Leitlinie angenommenes – Rezidivrisiko wird hierbei in Kauf genommen. Eine besondere Ausnahme in der Phäochromozytomchirurgie stellt die SDHB-Mutation dar, die sich aufgrund eines sehr hohen Anteils maligner Phäochromozytome weder für die sonst standardmäßig durchgeführte minimalinvasive Nebennierenchirurgie noch für die subtotale Adrenalektomie eigne (Machens et al. 2006).

Entwicklung eines angepassten Vorgehens in der chirurgischen Therapie zufällig aufgefundener hormoninaktiver Nebennierentumoren – Inzidentalome
Bereits in den 1950-er Jahren wurde von zufällig aufgefundenen Nebennierentumoren in Form vereinzelter hormoninaktiver Raumforderungen der Nebenniere berichtet, die gelegentlich aufgrund ihres Größenwachstums neben hormonproduzierenden Tumoren klinisch in Erscheinung traten (Burkert und Jenny 1958). In den 1960-er Jahren in den USA erschienene Autopsiestudien schätzten die Prävalenz von äußerlich nicht in Erscheinung tretenden Nebennierentumoren in der Allgemeinbevölkerung auf einen altersabhängigen Anteil zwischen 1,4–8,7 % (Kokko et al. 1967; Hedeland et al. 1968). Zur Dignitätsabklärung dieser damit subklinisch häufig vorkommenden Nebennierenraumforderungen blieb bei klinischer Manifestation zumeist nur die Beobachtung ihrer weiteren Verlaufsentwicklung (Kümmerle und Hofmann 1969). Erst mit dem Aufkommen der modernen, nichtinvasiven Bildgebung in Form der CT und Sonographie sowie deren routinemäßigen Anwendung kamen vermehrt klinisch stumme Nebennierentumoren zur Darstellung.

Erste Berichte, die den Begriff des zufällig entdeckten Nebennierentumors als 'Inzidentalom' beinhalteten, erschienen im amerikanischen Schrifttum in den frühen 1980-er Jahren. Geelhoed und Druy fassten in diesem Begriff diverse benigne und maligne, einzig mittels nichtinvasiver Bildgebung aufgefundene Nebennierentumoren zusammen (Geelhoed und Druy 1982). Bereits frühzeitig stellte sich hier die Größe der aufgefundenen Raumforderung als wichtiger Parameter in deren Dignitätseinschätzung heraus. In einer statistischen Aufarbeitung verwies der Amerikaner Copeland 1984 auf den Grenzwert von 6 cm, ab dem allein aufgrund der Tumorgröße von einem erhöhten Malignitätspotential ausgegangen werden musste und eine chirurgische Tumorentfernung anzustreben war. Hierzu zeigte dieser in einer Literaturübersicht aus 114 Fällen mit adrenokortikalen Karzinomen (ACC) in 105 Fällen eine Größe von über 6 cm auf. Bei Tumoren, die kleiner waren als 5 cm, stellte dieser hingegen eine 5-Jahres-Überlebensprognose von 100 % fest (Copeland 1984). Bei einer Tumorgröße zwischen 4 cm und 6 cm sollten in einem Intervall von 2, 4 und 18 Monaten – der Zeit, in der mit einer Verdopplung der Tumormasse des ACC gerechnet wurde – Kontrolluntersuchungen erfolgen. Die Entfernung hormonproduzierender Tumoren wurde in jedem Fall gefordert (Copeland 1984).

An diesen Empfehlungen orientierten sich nachfolgend viele Arbeiten im deutschen Sprachraum. Eine der ersten Arbeiten in deutscher Sprache, die sich auf den Begriff des ‚Inzidentaloms' bezog, stammt von Waldner et al. Diese zogen die therapeutische Grenze, ab der eine Entfernung eines zufällig aufgefundenen Nebennierentumors erfolgen sollte, im Gegensatz zu Copeland bereits bei 3 cm, worunter eine entsprechende Überwachung erfolgen sollte (Waldner et al. 1986), während sich andere deutschsprachige Autoren an Copelands veröffentlichter Grenzsetzung von 4 bzw. 6 cm orientierten (Reincke et al. 1989, Abbildung 3.43).

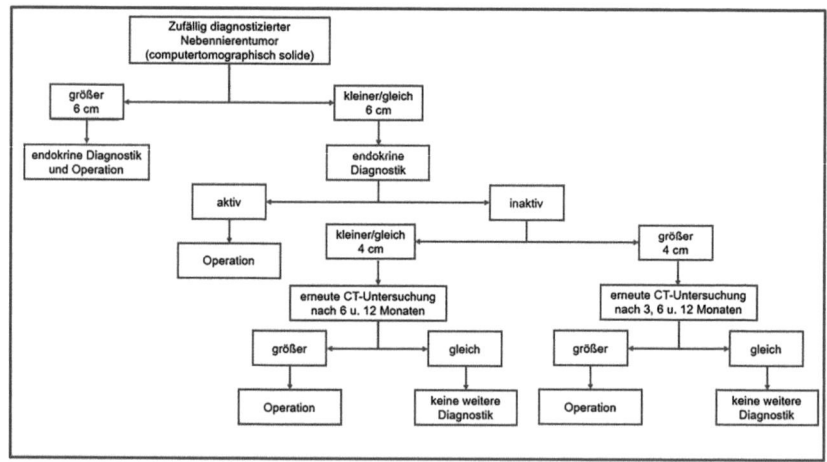

Abbildung 3.43 Flussdiagramm zum diagnostischen und therapeutischen Vorgehen bei Patienten nach Diagnose eines asymptomatischen, soliden Nebennierentumors (modifiziert nach Reincke et al. 1989, S. 864)

3.3 Meilensteine in der Nebennierenchirurgie seit 1945

Während die chirurgische Therapie bei radiologisch auffälligen, malignitätsverdächtigen Läsionen und bei biochemisch nachweisbarer Hormonproduktion als klar indiziert galt, blieb die Frage nachfolgend strittig, ab welcher Tumorgröße bei hormoninaktiven, zunächst nicht malignitätssuspekten Tumoren operiert werden sollte. Vor dem Hintergrund einer angenommenen Prävalenz von Inzidentalomen von etwa 2–9 % in der Allgemeinbevölkerung (Kokko et al. 1967; Hedeland et al. 1968) und maligner Nebennierenraumforderungen von 1: 1–5 Mio. Fälle wurde die Notwendigkeit eines differenzierten Vorgehens im chirurgischen Umgang mit Inzidentalomen jedoch offensichtlich (Copeland 1984; Farthmann et al. 1991).

Die Grenzwerte, ab welcher Größe ein Inzidentalom operativ entfernt werden sollte, variierten demgemäß einer Umfrage unter den führenden Operationszentren in Deutschland 1991 abhängig von der jeweiligen Operationsschule zwischen 3 und 6 cm. In einem Grenzbereich waren in zeitlichen Abständen stets Kontrolluntersuchungen durchzuführen. Jedoch wurde häufig ein liberaleres Vorgehen in der Indikationsstellung zur Tumorentfernung als berechtigt angesehen (Farthmann et al. 1991).

Eine Abklärung sollte u. a. mit Hilfe der sonographisch gestützten Feinnadelpunktion des suspekten Gewebes erfolgen (Wilson und Rosen 1979). Mit ihrer Hilfe konnten v. a. Metastasen von originären Nebennierentumoren ab 4 cm Größe unterschieden werden, während sich eine solche Abklärung von genuinen Nebennierentumoren nur als eingeschränkt möglich erwies (Reincke et al. 1989; Görg et al. 1992). Andere Autoren gaben vor dem Hintergrund sicherer operativer Verfahren, einer besseren Prognose bei frühzeitiger Malignomentfernung, der Nutzung organerhaltender Operationsverfahren sowie der Verfügbarkeit leistungsfähiger Analyseverfahren zum Nachweis hormoneller Aktivität zufällig entdeckter Nebennierenraumforderungen an, eine liberalere Indikationsstellung zur Operation zu verfolgen. Dies galt meist ab einer Tumorgröße von 3 cm (Dralle et al. 1994b). Zum Umgang mit zufällig entdeckten Nebennierentumoren hieß es in der Leitlinie des Jahres 2000:

„Die Operationsindikation ist bei allen Tumoren mit biochemisch nachgewiesener Hormonüberproduktion gegeben. Bei fehlender Hormonüberproduktion und fehlendem Malignitätsverdacht wird bei kleinen Tumoren (3–5 cm im Durchmesser, Malignitätswahrscheinlichkeit < 5%) ein expektatives, bei malignitätsverdächtigen oder an Größe zunehmenden Tumoren ein operatives Vorgehen empfohlen. Bei primär nichtoperativem Vorgehen ist eine erste Größenkontrolle 3 Monate nach Diagnosestellung durchzuführen (Hartel und Dralle 2000, S. 5)."

Auf der ‚State-of-the-Science Conference' des Jahres 2002 des US-amerikanischen ‚National Institute of Health' wurden die heute auch in deutschen und europäischen Leitlinien verwendeten diagnostischen Kriterien für chirurgische Eingriffe und Kontrolluntersuchungen der Inzidentalome festgelegt (Grumbach et al. 2003; Fassnacht et al. 2016; AWMF 2017). Mit einem deutlichen Anstieg der Prävalenz maligner Nebennierenraumforderungen ab einer Tumorgröße von 6 cm in 25 % der Fälle galt dort demgemäß der operative Eingriff als indiziert. Die Malignomfrequenz in einem selektionierten Krankengut wurde bei einer Tumorgröße kleiner 4 cm mit 2 % und im Größenintervall 4,1–6 cm mit 6 % angegeben. Während Tumoren kleiner 4 cm einem allgemeinen Monitoring zugeführt werden sollten, wurde für die Tumoren im mittleren Größenintervall ein pathologieangepasstes therapeutisches Vorgehen unter Beachtung weiterer Kriterien wie einer schnellen Größenzunahme oder einem herabgesetzten Lipidgehalt der fraglichen Raumforderung in der Bildgebung gefordert. Ein solches Vorgehen konnte sowohl einen operativen Eingriff wie auch engmaschige Nachkontrollen umfassen (Grumbach et al. 2003). Die erste europäische Leitlinie zum diagnostischen und therapeutischen Umgang mit Inzidentalomen wurde 2016 veröffentlicht (Fassnacht et al. 2016).

3.3.4 Entwicklung der operativen Zugangswahl der Nebennierenchirurgie

Etablierung offener Zugangswege in der Nebennierenchirurgie
Der operative Zugangsweg sollte in der offen-konventionellen Nebennierenchirurgie von Beginn an eine gute intraoperative Übersicht über den Operationssitus bieten, anatomisch-pathologischen Gegebenheiten Rechnung tragen und gleichzeitig eine möglichst geringe Belastung für den Patienten darstellen (Bauer 1953). Vor diesem Hintergrund etablierte sich in der Nebennierenchirurgie bis zur Einführung minimalinvasiver operativer Verfahren eine große Varietät an ventralen, lateralen und dorsalen offen-chirurgischen Zugangswegen (Lent et al. 1978). Mit einer zur Mitte des 20. Jahrhunderts noch unzureichend treffsicheren Lokalisationsdiagnostik von Nebennierentumoren hatte deren initiale Operation häufig explorativen Charakter (Mandl 1947). Für solche Eingriffe konnte initial eine mediane Laparotomie erfolgen, über deren Zugang beide Nebennieren inspiziert wurden. Über die Farbe und makroskopische Erscheinung konnte so eine Abgrenzung zwischen dem Vorliegen von Nebennierenadenomen, -hyperplasien und -atrophien gegenüber makroskopisch gesundem Nebennierengewebe erreicht werden. Dem konnte sich die eigentliche Entfernung von Nebennierengewebe

3.3 Meilensteine in der Nebennierenchirurgie seit 1945

über dorso-lumbale Zugänge ggf. mehrzeitig anschließen. Diese sehr invasiven chirurgischen Vorgehensweisen wurden zu Beginn der 1950-er Jahre orientiert an dem Vorbild amerikanischer Operationsschulen zu Gunsten rein dorsaler oder ventraler Zugänge verlassen (Linder und Wunderlich 1956).

Mitte des 20. Jahrhunderts fanden in der chirurgischen Behandlung der Mark- und Rindentumoren der Nebennieren häufig lumbo-dorsale Zugänge bei sicherer präoperativer Lokalisation Anwendung. Einen der über mehrere Jahre wohl wichtigsten Zugangswege der Nebennierenchirurgie stellte der – von Nissen nach Smithwick modifizierte – dorsale transpleurale-transdiaphragmale Zugang dar. Mit der Schnittführung über dem 11. Intercostalraum mit Resektion der 11. bzw. 12. Rippe war der chirurgische Zugriff auch auf beide Nebennieren ohne Lagewechsel des auf dem Bauch liegenden Patienten möglich (Nissen 1952, Abbildung 3.44).

> **Zur Freilegung beider Nebennieren.**
> Von RUDOLF NISSEN, New York.
> Mit 4 Textabbildungen.

Abbildung 3.44 „Zur Freilegung beider Nebennieren" (Nissen 1952, S. 169)

Zeitgleich bestanden ähnliche alternative Schnittführungen wie der paravertebrolumbale Schnitt in Seitenlage des Patienten nach Peiper et al. (Peiper et al. 1953b).

Im Verlauf der zweiten Hälfte des 20. Jahrhunderts ist ein zunehmend differenzierter operativer Umgang zwischen Nebennierenmark- und Nebennierenrindenpathologien zu beobachten. Der Umgang mit Marktumoren – allen voran dem Phäochromozytom – war insbesondere durch deren bilaterale Manifestationsmöglichkeit oder der möglichen extraadrenalen Lage in Form der Paragangliome in je über 10 % der Fälle geprägt, weshalb es hier sowohl Verfechter transperitonealer Zugänge gab wie auch solche, die bei relativ sicherer Seitenlokalisation einen lumbo-dorsalen operativen Zugangsweg bevorzugten (Peiper et al. 1953b; Schwarzhoff 1953; Dettmar 1956). Einige Chirurgen rieten vollständig von der Nutzung des transperitonealen Zugangswegs in der Nebennierenmarkchirurgie ab, da sie diesen mit einer gefährlichen und nicht notwendigen Tumormanipulation mit übermäßiger Katecholaminausschüttung assoziierten (Spühler et al. 1949). Bis Ende der 1960-er Jahre setzte sich jedoch vor dem Hintergrund höherer Wahrscheinlichkeiten der multilokalen Phäochromozytommanifestation der transabdominelle gegenüber den extraperitonealen Zugangswegen durch (Cesnik 1969;

Kümmerle und Hofmann 1969; Schega et al. 1973). Ein extraperitoneales Vorgehen hatte somit nur bei zu erwartenden transperitonealen Komplikationen bei vorangegangenen Oberbauchlaparotomien Berechtigung (Schega et al. 1973). Verglichen hierzu galten in der Chirurgie der – meist auf die Nebennieren begrenzten – Rindentumoren extraperitoneal-transdiaphragmale Zugangswege häufiger als berechtigt. Nach intraoperativer Darstellung einer Nebenniere und der Bewertung ihrer makroskopischen Erscheinung konnten Aussagen über die zugrundeliegende Pathologie – ipsilaterale Atrophie bei kontralateralem Adenom, Adenom oder bilaterale Hyperplasie – gestellt werden. Häufig fand hier ein ggf. modifizierter Zugang nach Nissen Anwendung (Linder und Wunderlich 1956; Labhart 1969; Wojta 1957; Bayer 1959; Geyer et al. 1971). Der transabdominelle Zugang wurde hingegen von einigen Chirurgen lediglich für Patienten mit Rindentumoren ohne Adipositas als geeignet gesehen (Cesnik 1969). Bis Ende der 1960-er Jahre etablierten sich zudem mit Verfügbarkeit besserer präoperativer Vorbereitungsschemata der Patienten mit Rindentumoren mehr und mehr einzeitige gegenüber zweizeitigen Operationsstrategien (Labhart et al. 1959; Cesnik 1969). Letztere waren noch in den 1950-er Jahren häufig anzutreffen und durch unterschiedlich lange Zeitintervalle zwischen den einzelnen operativen Eingriffen an der Nebenniere geprägt (Bayer 1959).

Auch im chirurgischen Umgang mit den Rindentumoren zeichnete sich im zeitlichen Verlauf bei der Nutzung der thorako-lumbalen Zugänge u. a. auf Grund von häufiger berichteten thorakalen und pulmonalen Komplikationen ein Wandel in der Zugangswahl zugunsten der transperitonealen Zugänge ab (Gemsenjäger und Frahm 1969; Kümmerle et al. 1975), die in ihrer Anwendung bis in die 1980-er Jahre weitergehende Verbreitung fanden (Stimpel et al. 1986). Gegenüber extraperitonealen Zugangswegen charakterisierten sich transabdominelle operative Zugänge nicht zuletzt bei der bilateralen Adrenalektomie als zeitsparender (Kümmerle et al. 1980). Zeitgleich wurden von urologischer Seite schonendere Flankenschnitte vorgestellt, bei denen auf die Rippenresektion verzichtet wurde (Lent et al. 1978).

Ab Beginn der 1980-er Jahre ist wieder ein Übergang von einer Präferenz des abdominellen zum dorsalen Zugangsweg v. a. bei kleinen, gut lokalisierten Adenomen der Nebenniere zu beobachten. Die Amerikaner Russell et al. untersuchten zu Beginn der 1980-er Jahre die Vor- und Nachteile transabdomineller und dorsaler Zugangswege in der operativen Therapie kleiner Nebennierenadenome und Nebennierenrindenhyperplasien. Hierbei wurden Operationsergebnisse von über 100 Patienten retrospektiv verglichen. Der posteriore Zugang zeichnete sich dabei gegenüber einem transabdominellen Vorgehen durch deutlich geringere Komplikationsraten in Form von Blutungen, notwendiger Splenektomien wegen akzidenteller Milzverletzungen sowie insgesamt kürzeren Hospitalisierungszeiten aus (Russell et al. 1982). In den folgenden Jahren setzten sich dorsale Zugangswege in ihrer Nutzung damit auch wieder im deutschen Sprachraum in der Chirurgie kleiner, weniger als 6–8 cm großer Cushing- und Conn-Adenome sowie Inzidentalome und anderer Nebennierenrindenadenome vermehrt durch (Rothmund 1991b). Diese Entwicklung war auch in der operativen Therapie der Phäochromozytome zu beobachten (Dralle et al. 1988; Dralle et al. 1994b).

Vor dem Hintergrund des häufig anzutreffenden Missverhältnisses der Größe der häufig nur wenige Zentimeter messenden Nebennierenpathologien zu den für deren Resektion benötigten, ausgedehnten transabdominellen oder extraperitonealen Zugängen stellten ab den 1990-er Jahren laparoskopische und endoskopische Methoden eine vielversprechende Alternative zu den konventionell-offenen Operationsverfahren in Abhängigkeit zur Läsionsgröße dar (Niederle et al. 2000). Über die Zeit wurde von verschiedenen Arbeitsgruppen eine Varietät an minimalinvasiven Zugängen entwickelt, die sich analog zu den offen-operativen Zugangswegen in ventral-transperitoneale, lateral-transperitoneale, lateral-extraperitoneale und dorsal-extraperitoneale Zugänge einteilen lassen.

Der transperitoneale Zugang in Seitenlage
Erste Berichte über die Anwendung minimalinvasiv durchgeführter Nebennierenoperationen wurden in Form erster Fallberichte im Jahr 1992 in Kanada (Gagner et al. 1992) und Japan (Higashihara et al. 1992) veröffentlicht, denen ein Jahr später von der kanadischen Gruppe um Gagner der Bericht einer Serie von 25 operativen Nebennierengriffen bei 22 Patienten mit dort diagnostizierten Raumforderungen von 1–15 cm Größe folgte (Gagner et al. 1993). Anwendung fanden bei diesen Operationen zumeist vier Trokare, die ipsilateral zur operierten Seite eingebracht wurden. Die Patienten wurden dabei in Seitenlage positioniert, wobei die operativ angegangene Seite nach oben gerichtet war (Gagner et al. 1993). Im Jahr der zweiten Veröffentlichung Gagners folgten erste Berichte zur Nutzung minimalinvasiver Zugangswege auch aus dem deutschsprachigen Raum. Pernegger et al. aus Ried a. I. veröffentlichten 1993 einen Bericht über vier Patienten, die diese laparoskopisch in Seitenlage operiert hatten (Pernegger et al. 1993). Die Mannheimer Gruppe Rassweiler et al. berichtete in einer Publikation im selben Jahr – neben der Nutzung des transperitonealen, minimalinvasiven Zugangs in der Versorgung von Nierenpathologien – in einem Fall von der laparoskopischen Entfernung eines Nebennierenrindenadenoms. Hierbei wurde eine seitliche Trendelenburglagerung gewählt (Rassweiler et al. 1993). Lepsien et al.

aus Göttingen berichteten 1994 von einem weiteren Fall eines nach Gagner operierten Nebennierentumors in modifizierter Lithotomieposition mit angehobener operierter Seite (Lepsien et al. 1994).

Der transperitoneale Zugang in Rückenlage

Fernández-Cruz et al. berichteten 1993 über die Durchführung eines laparoskopisch-transabdominellen Zugangs in Rückenlage in einer kleinen Fallserie. Sie berichteten hierbei verglichen zum konventionell-offenen Vorgehen von geringeren postoperativen Schmerzen der operierten Patienten, kürzerer Hospitalisierungsdauer und kürzerer Konvaleszenz bei längerer Operationszeit (Fernández-Cruz et al. 1993). In Deutschland berichteten im selben Jahr Nies et al. aus Marburg erstmals über die Nutzung des transperitonealen Zugangs in Steinschnittlage in Anti-Trendelenburg-Position in einer kleinen Fallserie, wobei diese neben dem günstigeren postoperativen Verlauf der Patienten auch den Vergrößerungseffekt der Optik und damit verbunden die Möglichkeit einer präziseren chirurgischen Nebennierenpräparation hervorhoben (Nies et al. 1993, Abbildung 3.45). Als prädestiniert für das laparoskopische Verfahren sahen diese das Conn-Adenom sowie Inzidentalome mit einer Tumorgröße von bis zu 8 cm an (Nies et al. 1993). Weitere Berichte folgten wenig später von anderen Zentren (Meyer et al. 1995).

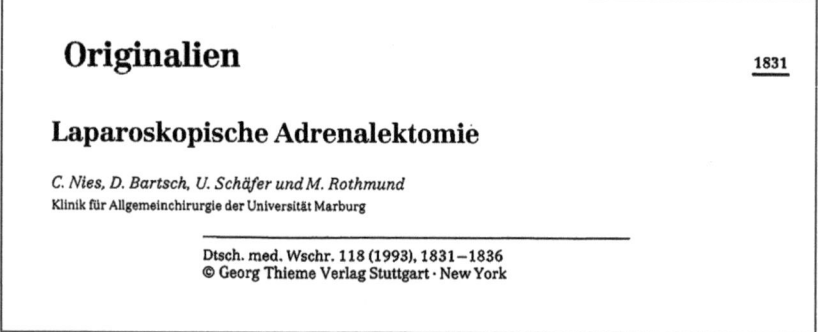

Abbildung 3.45 „Laparoskopische Adrenalektomie" (Nies et al. 1993, S. 1831)

Der transperitoneal gewählte Zugangsweg in Rückenlage des Patienten nahm in der minimalinvasiven Nebennierenchirurgie zunächst aufgrund der gewohnten

Sicht auf die abdominellen Organe analog zum offen-konventionellen chirurgischen Vorgehen einen gewissen Stellenwert ein. Dieser wurde aber bald zugunsten des transperitonealen Zugangs in Seitenlage des Patienten verlassen, da hier weniger Trokare benötigt wurden und ein geringerer Präparationsaufwand vorlag (Niederle et al. 2000).

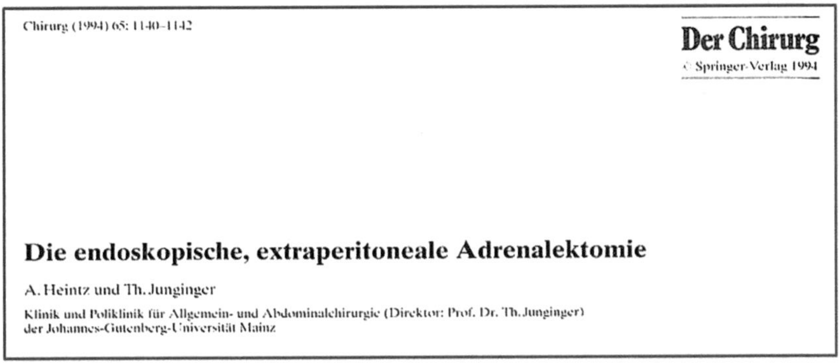

> Chirurg (1994) 65: 1140–1142
>
> **Der Chirurg**
> © Springer-Verlag 1994
>
> **Die endoskopische, extraperitoneale Adrenalektomie**
> A. Heintz und Th. Junginger
> Klinik und Poliklinik für Allgemein- und Abdominalchirurgie (Direktor: Prof. Dr. Th. Junginger)
> der Johannes-Gutenberg-Universität Mainz

Abbildung 3.46 „Die endoskopische, extraperitoneale Adrenalektomie" (Heintz und Junginger 1994, S. 1140)

Der retroperitoneale Zugang in Seitenlage
Erste internationale Berichte über die Wahl retroperitoneoskopischer Zugangswege in der Nebennierenchirurgie stammen u. a. aus Japan, Neuseeland und Schweden (Uchida et al. 1994; Whittle et al. 1994; Johansson et al. 1994). In Deutschland berichteten Heintz und Junginger aus Mainz ebenfalls 1994 über die Entwicklung eines extraperitonealen chirurgischen Zugangswegs in Seitenlage des Patienten. Bei Wahl dieses neuen operativen Vorgehens stellten sich ein geringerer Präparationsaufwand und weniger benötigte Trokare als bei laparoskopisch-transabdomineller Zugangswahl als Vorteile dar (Heintz und Junginger 1994, Abbildung 3.46). Ein Jahr später folgte die Veröffentlichung einer ersten so operierten Fallserie von 11 Patienten (Heintz und Junginger 1995).

Der retroperitoneale Zugang in Bauchlage
Die Entwicklung des retroperitonealen Zugangswegs in Bauchlage im deutschsprachigen Raum geht auf die hierzu erstmals 1995 präsentierten Ergebnisse von der Essener Arbeitsgruppe zurück. Diese sah durch die Verbindung des

dorsal-retroperitonealen operativen Vorgehens mit der minimalinvasiven Chirurgie mehrere Vorteile, die sich auf eine einfachere operative Präparation im Vergleich zum ventralen laparoskopischen Vorgehen bezogen. Gleichzeitig zeichnete sich dieses Vorgehen gegenüber konventionell retroperitonealen Zugangswegen durch eine geringere Invasivität durch das Belassen der 11. bzw. 12. Rippe aus (Walz et al. 1995, Abbildung 3.47).

Unabhängig von dieser Veröffentlichung berichteten Mercan et al. aus der Türkei im selben Jahr über erste Erfahrungen mit diesem chirurgischen Zugang (Mercan et al. 1995). Ergebnisse einer ersten größeren Fallserie zur Anwendung des dorsal-extraperitonealen Zugangs veröffentlichten Walz et al. 1996 unter Einschluss von 27 Fällen, in der sich die beschriebenen guten Ergebnisse ihrer vorangegangenen Veröffentlichung bestätigten. Zusätzlich zeigte sich bei einem solchen Vorgehen die subtotale nebennierengewebeerhaltende Resektion bei kleinen, benignen Nebennierenadenomen als gut durchführbar (Walz et al. 1996).

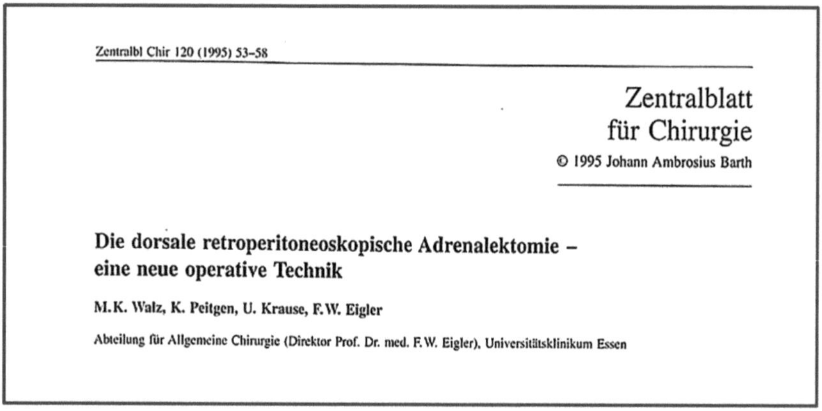

Zentralbl Chir 120 (1995) 53–58

Zentralblatt für Chirurgie

© 1995 Johann Ambrosius Barth

Die dorsale retroperitoneoskopische Adrenalektomie – eine neue operative Technik

M. K. Walz, K. Peitgen, U. Krause, F. W. Eigler

Abteilung für Allgemeine Chirurgie (Direktor Prof. Dr. med. F. W. Eigler), Universitätsklinikum Essen

Abbildung 3.47 „Die dorsale retroperitoneoskopische Adrenalektomie – eine neue operative Technik" (Walz et al. 1995, S. 53)

Die roboterassistierte Nebennierenchirurgie

Eine technische Weiterentwicklung fanden minimalinvasive Operationsmethoden in der roboterassistierten Nebennierenchirurgie. Erste Erfahrungen in deren Anwendung wurden zur Jahrtausendwende aus den USA berichtet (Gill et al. 2000), dem sich bald darauf weitere Beschreibungen dieser neuen Technik anschlossen (Desai et al. 2002; Young et al. 2002). – So auch aus Deutschland, wo ein erster Bericht über den Einsatz des da Vinci-Roboters in vier Fällen über einen transperitonealen, operativen Zugang mit guten operativen Ergebnissen im Jahr 2002 veröffentlicht wurde (Bentas et al. 2002). Hierbei zeigte sich – bei einer maximalen Operationszeit von 5,5 Stunden – initial eine Reihe von Vorteilen für den Operateur. Bentas et al. berichteten in ihrer Veröffentlichung von einer besseren Bildauflösung und -vergrößerung in 3D-Optik verglichen zur herkömmlichen laparoskopischen Nebennierenchirurgie sowie einer verhältnismäßig einfachen Handhabung des da Vinci-Roboters (Bentas et al. 2002).

Diesem positiven Bericht standen jedoch in anderen Untersuchungen eine initial höhere Operationsmorbidität sowie hohe Geräte- und Operationskosten verglichen zur laparoskopischen Operation gegenüber (Morino et al. 2004). Probst et al. zeigten 2016 die Überlegenheit eines roboterassistierten Vorgehens bei geeigneten Nebennierentumoren verglichen zum konventionell-offenen Resektionsvorgehen bei ähnlich hohen Kosten auf (Probst et al. 2016). Seit 2010 sind neben Beschreibungen robotergestützter laparoskopischer Operationsverfahren auch Veröffentlichungen über die roboterassistierte, retroperitoneale Adrenalektomie über einen posterioren operativen Zugangsweg verfügbar (Ludwig et al. 2010). Insgesamt werden in der Leitlinie des Jahres 2017 die laparoskopische und retroperitoneoskopische Nebennierenchirurgie als gleichwertig angesehen. Die optimale Größe des zu operierenden Nebennierenprozesses wurde dort mit bis zu 6 cm angegeben (AWMF 2017). Insgesamt überwiegt im deutschsprachigen Raum basierend auf Daten des EUROCRINE-Registers – veröffentlicht 2021 – die Nutzung laparoskopischer gegenüber den retroperitoneoskopischen Resektionsverfahren. Robotergestützte Operationsverfahren der Nebennieren fanden bis zuletzt im deutschsprachigen Raum kaum Anwendung (Staubitz et al. 2021).

Prinzipien der Wahl geeigneter offener und minimalinvasiver Zugangswege
Innerhalb kurzer Zeit nach ihrer Inauguration zu Beginn der 1990-er Jahre änderte der Einsatz der minimalinvasiven Zugangswege die Nebennierenchirurgie grundlegend. Diese erwarben sich die Stellung als standardmäßig genutzte Verfahren in der operativen Versorgung benigner Nebennierentumoren (Hartel und Dralle 2000; AWMF 2017). Konventionelle operative Zugangswege – etwa der offen-retroperitoneale Zugang – wurden hierüber weiträumig ersetzt (Goretzki et al. 2001). Mit der in der Anwendung minimalinvasiver Operationsverfahren erworbenen Erfahrung wurde ebenso ein Angleichen der benötigten Operationszeiten beobachtet (Goretzki et al. 2001). Dennoch erwies sich der Vergleich

von Vor- und Nachteilen der angewandten operativen Methoden nach den Standards der evidenzbasierten Medizin als schwierig, da prospektiv-randomisierte Studien für diese relativ selten durchgeführten Operationen fehlten (Nies 1997). Zur Jahrtausendwende umfasste das Spektrum der leitliniengemäß als operabel angesehenen Nebennierenraumforderungen kleine Conn- und Cushing-Adenome sowie Inzidentalome und Phäochromozytome (Hartel und Dralle 2000).

Die Frage bis zu welcher Größe Nebennierenprozesse minimalinvasiv sicher operiert werden können, war jedoch strittig. Aufgrund der mit steigender Nebennierentumorgröße assoziierten Rate maligner Raumforderungen (Copeland 1984) wurde allgemein eine Läsionsgröße von 6 cm als Grenzwert für die Anwendbarkeit minimalinvasiver Techniken betrachtet (Prager et al. 1999b; Goretzki et al. 2001). Andere Berichte sahen die Nutzung minimalinvasiver Zugänge bis zu einer Größe von 8 cm als gerechtfertigt (Nies et al. 1993; Nies et al. 1998; Pross et al. 2002). Mit wachsender Erfahrung wurde in der Durchführung der laparoskopischen Adrenalektomie im internationalen Schrifttum auch die Machbarkeit der minimalinvasiven Entfernung von Nebennierenadenomen bis zu einer Größe von 14 cm diskutiert (Gagner et al. 1997). Ein solches Vorgehen zeichnete sich allerdings abseits des erhöhten Malignitätspotentials des resezierten Präparats durch einen unverhältnismäßig hohen zeitlichen und in der Präparation anspruchsvollen Resektionsaufwand aus (Gagner et al. 1997). Hierzu positionierte sich die Leitlinie des Jahres 2000:

„Die minimalinvasive videoassistierte endoskopische Operationstechnik mit retroperitonealem; dorsalen oder lateralen; oder transperitonealem, anterioren oder lateralen Zugang hat sich abhängig von der Tumorgröße (< 6–7 cm im Durchmesser), jedoch unabhängig von der hormonellen Aktivität des Tumors zur Entfernung sowohl ein- wie beidseitiger Nebennierentumoren in den letzten Jahren den Rang eines Standardverfahrens erworben. Dabei gebührt wegen der besser erlernbaren Technik dem transperitonealen gegenüber dem retroperitonealen Vorgehen ein gewisser Vorzug. Allerdings gibt es keine randomisierten Studien, die einen klaren Vorteil eines der Verfahren belegen. Unbestrittene Vorteile der videoassistierten endoskopischen Adrenalektomie liegen im geringeren Analgetikaverbrauch, verkürzter Krankenhaus-Verweildauer und schnellerer Gesamtrekonvaleszenz. […].

Bei Kontraindikationen für die minimalinvasive endoskopische Technik (Voroperationen im Oberbauch, Tumorgröße über 6–7 cm, Malignomverdacht) sollte primär ein offenes anterior-transperitoneales oder lateral- bzw. dorsal-retroperitoneales Vorgehen gewählt werden. Bei sehr großen infiltrierend wachsenden Nebennierenmalignomen kann auch ein thorakoabdominales Verfahren indiziert sein (Hartel und Dralle 2000, S. 8)."

Eine statistische Überlegenheit der laparoskopischen oder der retroperitoneoskopischen Vorgehensweise besteht nicht. Als Vorteil des laparoskopischen Vorgehens gilt die gewohnte Übersicht über den Operationssitus mit der Möglichkeit der bilateralen Nebennierenexploration. Dem gegenüber eigne sich das retroperitoneoskopische Vorgehen auch für die Durchführung der minimalinvasiven Adrenalektomie bei abdominell voroperierten Patienten. Zudem komme die Anwendung extraperitonealer minimalinvasiver Zugangswege mit weniger benötigten Trokaren und ohne Schaffung eines Pneumoperitoneums mit evtl. hämodynamischen Komplikationen aus (Walz 2012). Auch der minimalinvasive retroperitoneoskopische Zugang über einen einzelnen Zugangsweg ('single port') wurde beschrieben (Walz und Alesina 2009). Vor diesem Hintergrund bleibt es gemäß der aktuellen Leitlinie dem Operateur überlassen, welchen Zugangsweg dieser bevorzugt nutze.

Eine absolute Grenzziehung, ab welcher Adenomgröße auf eine laparoskopische Adrenalektomie zu Gunsten eines offen-operativen Eingriffs verzichtet werden solle, nimmt die Leitlinie des Jahres 2017 nicht vor. Gemäß dieser sollen alle primären Nebennierentumoren kleiner/gleich 6 cm ohne vorliegenden Hinweis auf Malignität minimalinvasiv operiert werden (AWMF 2017). Basierend auf berichteten Erfahrungen einiger Zentren, die eine sichere Durchführung der minimalinvasiven Nebennierenchirurgie auch bei Tumoren deutlich über 6 cm Größe im Durchmesser demonstrierten (Walz et al. 2005, u. a.), wird auch die laparoskopische bzw. retroperitoneoskopische Resektion bei größeren Adenomen als möglich erachtet. Im Falle einer offenen Resektion sieht die aktuelle S2k-Leitlinie den transabdominellen oder thorako-abdominalen Zugang, da das Risiko einer bösartigen Entartung von Nebennierentumoren bei Anwendung eines offenen Verfahrens als hoch gilt, als operative Zugangswege der ersten Wahl an (AWMF 2017).

Minimalinvasive Zugangswahl und das adrenokortikale Karzinom
Der therapeutische Umgang mit dem seltenen adrenokortikalen Karzinom (ACC) stellt aufgrund dessen schnellen Wachstums und aggressiven Verhaltens eine therapeutische Herausforderung dar. Vor dem Hintergrund zunächst vereinzelter negativer Erfahrungen mit laparoskopischen Verfahren im Umgang mit vermeintlich benignen Nebennierenadenomen, die sich nachträglich als Karzinome herausstellten (Höfle et al. 1998; Deckers et al. 1999), sowie fraglicher operativer Radikalität bei Nutzung eines minimalinvasiven Operationsverfahrens galt lange das offen-chirurgische Vorgehen als einzig adäquat in der Chirurgie des ACC (Hartel und Dralle 2000). Eine umstrittene Frage zur laparoskopischen

Malignomoperation betraf ebenso die des möglichen Setzens von Impfmetastasen (Reymond et al. 1997; Gonzalez et al. 2005). Erste größere internationale Untersuchungen zur laparoskopischen Zugangswahl in der Therapie des ACC stammen aus dem Jahr 2010. Diese kamen allerdings über die Durchführbarkeit und Sicherheit eines minimalinvasiven Vorgehens zu gegenläufigen Empfehlungen (Porpiglia et al. 2010; Miller et al. 2010). Sich u. a. auf diese beiden Studien beziehend, wurde im deutschen Sprachraum über die Nutzung der minimalinvasiven Nebennierenchirurgie bei Nebennierenkarzinomen von Brix et al. 2010 mit einem Studienkollektiv unter Einschluss von mehr als 150 Patienten berichtet. Die Arbeitsgruppe verglich ihre Ergebnisse in der onkologischen Resektion maligner Nebennierenläsionen kleiner 10 cm Größe in der Nutzung laparoskopischer Vorgehensweisen mit Daten der ‚Deutschen Nebennierenkarzinom-Studiengruppe' und stellte keinen Unterschied im krankheitsspezifischen Überleben bei offen oder laparoskopisch operierten Karzinompatienten bis zu dieser Tumorgröße fest (Brix et al. 2010). Bestätigung erfuhren diese Ergebnisse nachfolgend von einer italienischen Arbeitsgruppe (Lombardi et al. 2012).

In den aktuellen deutschen Leitlinien zur onkologischen Resektion von Nebennierenrindenkarzinomen heißt es, dass das ACC der Stadien I und II bis zu einer Größe von 10 cm laparoskopisch operiert werden könne. Voraussetzung sei eine weitreichende Expertise des Operateurs auf dem Gebiet laparoskopischer Nebennierenoperationen sowie eine genaue Beachtung onkologischer Resektionskriterien (AWMF 2017). Eine aktuelle Auswertung des EUROCRINE-Registers des Zeitraums 2015–2019 ergab, dass fast 28 % der dort dokumentierten ACC-Fälle minimalinvasiv angegangen wurden, allerdings in 20 % zur offenen Chirurgie konvertiert werden mussten. In fast drei Viertel der Fälle maßen die so operierten Tumoren mehr als 5 cm im Durchmesser (Staubitz et al. 2021).

3.4 Meilensteine der Chirurgie neuroendokriner Neoplasien des Pankreas und Ileums seit 1945

Die Chirurgie neuroendokriner Neoplasien des Pankreas (pNEN) umfasst eine Vielzahl unterschiedlicher Krankheitsbilder, die mit Ausnahme des Insulinoms (Harris 1924) zum Großteil in der zweiten Hälfte des 20. Jahrhunderts erkannt und beschrieben wurden (Zollinger und Ellison 1955; Verner und Morrison 1958; McGavran et al. 1966). Beschreibungen neuroendokriner Neoplasien des Gastrointestinaltraktes in Form der sogenannten ‚Karzinoide' erfolgten bereits in detaillierter Form im ausgehenden 19. Jahrhundert (Lubarsch 1888; Oberndorfer 1907). Die diesen zugrundeliegenden anatomischen und pathologischen Korrelate wurden ab Mitte des 20. Jahrhunderts weitergehend nachvollzogen. Grundlegend stellten sich hier die Theorien des diffusen enteroendokrinen Systems bestehend aus ‚hellen' und ‚gelben' Zellen nach Feyrter (Feyrter 1938) sowie das von Pearse entworfene Modell des APUD-Systems (Amine-precursor-uptake-and-decarboxylation-System) dar, von dem sich die meisten neuroendokrinen Neoplasien des gastroenteropankreatischen Systems (GEP-NEN) ableiten (Pearse 1968, 1969).

Die GEP-NEN sind seit jeher selten und verfügen über eine Inzidenz von etwa 2–2,5/100 000 Einwohner pro Jahr in westlichen Staaten, wobei in den letzten Jahrzehnten insbesondere pNEN und Dünndarm-NEN (SI-NEN) häufiger diagnostiziert wurden (Scherübl et al. 2013). William und Sandler teilten diese Tumoren in ihrer Klassifikation in ‚Karzinoide' des Vorder-, Mittel- und Enddarms ein, ohne dass sich daraus direkte therapeutische Konsequenzen ergaben (Williams und Sandler 1963). Im Jahr 1980 wurde der Begriff des ‚Karzinoids' in der WHO-Klassifikation für Tumoren des diffusen enteroendokrinen Systems übernommen (Williams et al. 1980). Aufgrund der Vielzahl unterschiedlicher Entitäten der GEP-NEN, die in ihrer Differenzierung von dem Begriff des ‚Karzinoids' nur eingeschränkt erfasst wurden, wurde dieser in neueren Klassifikationen verlassen und ab den 1990-er Jahren durch die Begrifflichkeit der ‚neuroendokrinen Tumoren' (NET) bzw. die der ‚neuroendokrinen Neoplasien' (NEN) ersetzt (Capella et al. 1995). Wurde lange Zeit von einer getrennten Einteilung von NEN in benigne und maligne Entitäten ausgegangen, setzte sich in neueren Klassifikationen die Annahme des potenziell malignen Verhaltens aller NEN durch, die in unterschiedlich aggressivem Maße metastasieren (Anlauf et al. 2011). Das Tumorgrading der NEN orientiert sich maßgeblich an ihrer Proliferationsstärke. Die Wahl des Ki67 als Proliferationsmarker zur Einteilung des Gradings in G1 bis G3 Tumoren wurde – basierend auf bisher bestehenden WHO-Klassifikationssystemen zur Einteilung endokriner Lungentumoren – von der ENETS 2006 zunächst für die NEN des Vorderdarms vorgestellt (Rindi et al. 2006). Diese Einteilung wurde nachfolgend mit geringen Modifikationen auf die übrigen NEN übertragen (Rindi et al. 2007) und fand ebenso in die WHO-Klassifikation der NEN Einzug. G1-Tumoren wurden dementsprechend in der WHO-Klassifikation des Jahres 2010 durch einen Ki67 kleiner 2 % und G2-Tumoren durch einen Ki67 von 2–20 % definiert. G3-Tumoren wurden als neuroendokrine Karzinome (NEC) mit einem Ki67 größer 20 % definiert (reviewed in Anlauf et al. 2011). In der neueren WHO-Klassifikation des Jahres 2017 wurde zusätzlich eine Unterteilung der G3-NEN in gut differenzierte G3-NET mit besserer und gering differenzierte G3-NEC mit schlechterer Langzeitüberlebensprognose vorgenommen, was den verschiedenen biologischen

Verhaltensweisen dieser G3-NEN-Unterformen besser Rechnung tragen sollte (reviewed in Rindi et al. 2018).

Wesentliche nichtchirurgische Fortschritte in der Therapie der NEN stellten die Entwicklung von Radioimmunoassays dar, die eine frühzeitige Diagnose neuroendokrin aktiver Tumoren und damit deren chirurgische Therapie in früheren Krankheitsstadien ermöglichten (Yalow und Berson 1959, 1970). Hinzu kam die Entwicklung von therapeutisch einsetzbaren, langwirksamen Somatostatinanaloga auch zur palliativen Therapie der pNEN und SI-NEN (Frölich et al. 1978; Thulin et al. 1978; Bauer et al. 1982). Basierend auf der spezifischen Zusammensetzung von Oberflächenrezeptoren der Zellen der NEN wurden mit der Somatostatinrezeptorszintigraphie (SRS) (Krenning et al. 1989; Joseph et al. 1992), der GLP-1-Rezeptor-Szintigraphie (Gotthardt et al. 2002) und der ‚Peptide receptor radionuclide therapy' (PRRT) (Krenning et al. 1994) neue nuklearmedizinische Verfahren der Diagnostik und Therapie entwickelt. Neuere diagnostische Entwicklungen umfassten zunehmend molekulargenetische Techniken wie die ‚liquid biopsy' NETest (Modlin et al. 2013) oder die Untersuchung zellfreier DNA (cfDNA) bzw. frei zirkulierender Tumor-DNA (ctDNA) neuroendokriner Tumoren (Boons et al. 2018).

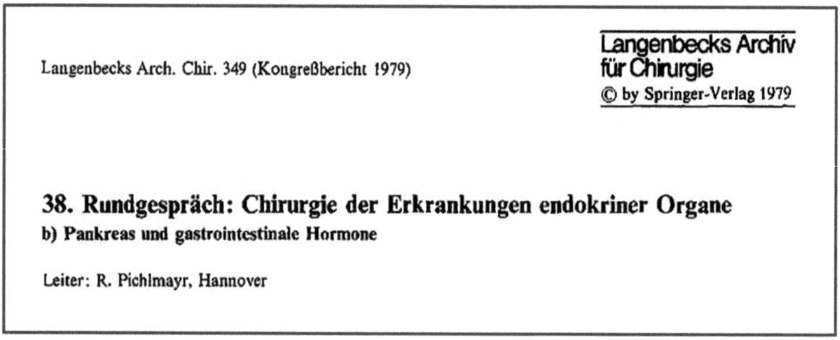

Langenbecks Arch. Chir. 349 (Kongreßbericht 1979)

Langenbecks Archiv für Chirurgie
© by Springer-Verlag 1979

38. Rundgespräch: Chirurgie der Erkrankungen endokriner Organe
b) Pankreas und gastrointestinale Hormone

Leiter: R. Pichlmayr, Hannover

Abbildung 3.48 „38. Rundgespräch: Chirurgie der Erkrankungen endokriner Organe" (Pichlmayr 1979, S. 195)

Historisch zählte zur endokrinen Chirurgie des Pankreas im deutschsprachigen Raum auch die Pankreas- und Inselzelltransplantation, über die in den 1970-er Jahren Erfolge etwa in Form der Transplantation von Inselzellen bei chronischer Pankreatitis berichtet wurden (Largiadèr 1975; Pichlmayr 1979, Abbildung 3.48). Ab den 1980-er Jahren verlor diese auf dem Gebiet der endokrinen Viszeralchirurgie jedoch an Bedeutung (Dralle und Machens 2010).

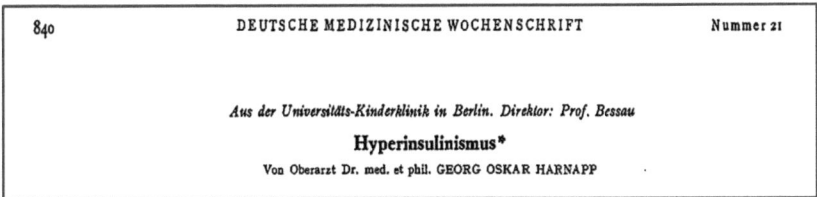

Abbildung 3.49 „Hyperinsulinismus" (Harnapp 1936, S. 840)

3.4.1 Das Insulinom

Erstbeschreibung und Etablierung operativ-therapeutischer Prinzipien
Das Syndrom des organischen Hyperinsulinismus, hervorgerufen durch die exzessive Produktion von Insulin durch Betazelltumoren des endokrinen Pankreas, wurde von dem Amerikaner Harris 1924 erstbeschrieben (Harris 1924). Dieser Veröffentlichung folgten Beschreibungen erster chirurgischer Erfolge in der Entfernung eines Inselzellkarzinoms in den USA (Wilder et al. 1927) sowie eines benignen Inselzelladenoms in Kanada (Howland et al. 1929). Die subtotale Pankreasresektion bei einem Patienten mit hypoglykämischen Anfällen wurde 1928 beschrieben (Finney 1928). Im deutschen Sprachraum folgten erste Operationsberichte insulinproduzierender Pankreastumoren in den 1930-er Jahren. Sauerbruch enukleierte hier 1936 erstmals das Insulinom eines Kindes (Harnapp 1936, Abbildung 3.49).

Diesem schloss sich die Veröffentlichung Reiters über die erste Enukleation eines Insulinoms eines Erwachsenen durch den Frankfurter Chirurgen Mannheim an (Reiter 1937). Die Symptomatik des organischen Hyperinsulinismus wurde schließlich 1938 in Form der ‚Whipple-Trias' durch eine plötzlich einsetzende Symptomatik nervöser oder gastrointestinaler Störungen nach einer Nüchternperiode bei einem Blutzuckerwert unter 50 mg/dl und einem umgehenden Abklingen der Symptomatik nach Einnahme von Glukose definiert (Whipple 1938).

Die operative Entfernung stellt seit den ersten Beschreibungen des Insulinoms dessen einzige kausale therapeutische Maßnahme dar, wobei sich früh die

Enukleation der – in der überwiegenden Mehrzahl benignen und singulär auftretenden – Tumoren im Pankreaskopf etablierte (Howland et al. 1929; Harnapp 1936). Hingegen setzte sich bei Insulinomen im Pankreaskörper bzw. -schwanz oder bei Lokalisation in der Tiefe des Pankreasparenchyms die distale Pankreasresektion durch (Schwarzhoff 1952). Eine systematische Untersuchung zum Stand der Therapie des Hyperinsulinismus veröffentlichten die Amerikaner Howard et al. 1950 mit weltweit bis dahin berichteten 398 Fällen, bei denen in 213 Patientenfällen ein chirurgischer Eingriff dokumentiert wurde. Mit einem Schwerpunkt in den USA fand die Insulinomenukleation mit 156 Operationen am häufigsten Anwendung. Insgesamt wurden weltweit 50 subtotale Pankreasresektionen beschrieben (Howard et al. 1950). Ergänzt wurde dieses chirurgische Vorgehen durch die Segmentresektion des Pankreaskörpers in Form der Konsolektomie, die erstmals in der chirurgischen Therapie der chronischen Pankreatitis (Guillemin und Bessot 1957) und später am endokrinen Pankreas erfolgte (Dagradi und Serio 1984).

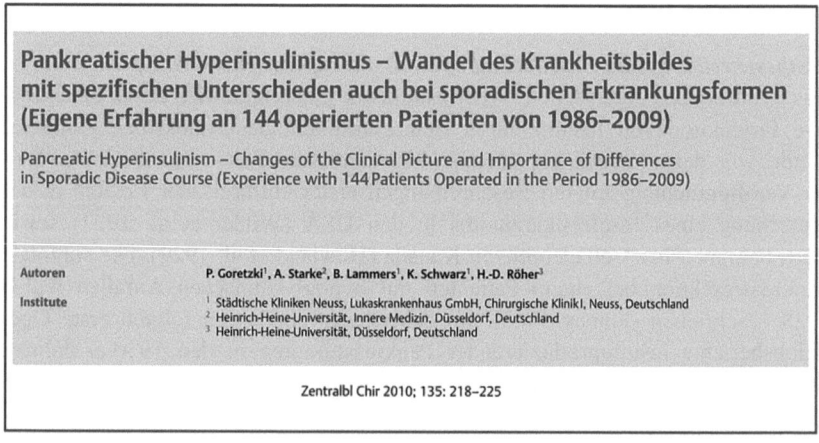

Abbildung 3.50 „Pankreatischer Hyperinsulinismus – Wandel des Krankheitsbildes mit spezifischen Unterschieden auch bei sporadischen Erkrankungsformen (Eigene Erfahrung an 144 operierten Patienten von 1986–2009)" (Goretzki et al. 2010, S. 218)

Die Enukleation und Pankreaslinksresektion stellen seit ihren Anfängen den Kern der chirurgischen Therapie sporadischer, benigner Insulinome dar (Peiper und Becker 1971; Stefanini et al. 1974; Rothmund et al. 1990a; Falconi et al.

2016; Rinke et al. 2018). Die größte Serie operativer Ergebnisse beim Insulinom im deutschen Sprachraum wurde von der Düsseldorfer Arbeitsgruppe mit 144 zwischen 1986 und 2009 operierten Patienten berichtet (Goretzki et al. 2010, Abbildung 3.50). Die Wiener Gruppe publizierte 2004 ihre Erfahrungen mit 67 operierten Patienten mit der Diagnose des organischen Hyperinsulinismus (Kaczirek et al. 2004). Die Marburger Gruppe veröffentlichte 2007 ihre Erfahrungen der Chirurgie der NEN mit 144 von 1987–2005 operierten Patienten unter Einschluss von 52 Insulinom-Patienten (Fendrich et al. 2007).

‚Blinde' Pankreaslinksresektion und neue lokalisationsdiagnostische Methoden
Als wesentliches Problem der Chirurgie der Insulinome bestand lange Zeit deren häufig fehlende intraoperative Auffindbarkeit, was bis zu einem Drittel der Insulinompatienten betraf (Porter und Frantz 1956). Unter Abwägung der schwerwiegenden Folgen regelmäßiger Hypoglykämien für das zentrale Nervensystem nahm bei diesen Patienten früh die sogenannte ‚blinde' Linksresektion des Pankreas einen therapeutischen Stellenwert ein (Finney 1928). Selten wurde auch die totale Pankreatektomie bei dauerhaft nicht auffindbarem Adenom beschrieben (Becker 1953). Statistiken aus dem amerikanischen Schrifttum Ende der 1960-er Jahre berichteten bei ‚blinder' Resektion von einem operativen Heilungserfolg in mehr als 50 % der Fälle (Laroche et al. 1968). Die Resektion ohne Tumornachweis bei typischer Symptomatik und klinisch gesichertem Hyperinsulinismus umfasste in ihrem Ausmaß standardmäßig meist zwei Drittel des Pankreas (Becker 1948), konnte aber auch sukzessive in mehreren Resektionsschritten erfolgen (Peiper und Becker 1971). Vorangehend bestand die Forderung nach einer intensiven Prüfung des Operationssitus auf eine eventuelle extrapankreatische Manifestation des Insulinoms, die in etwa 10 % der Fälle beschrieben wurde. Hieran schloss sich schließlich die Pankreaslinksresektion an (Raithel et al. 1971).

Die im deutschen Sprachraum vielzitierte Übersichtsarbeit der Italiener Stefanini et al. zur Chirurgie von Betazelltumoren des Pankreas demonstrierte Mitte der 1970-er Jahre unter Einschluss von mehr als 1000 weltweit berichteten Patientenfällen beim okkulten Insulinom hingegen einen operativen Erfolg der ‚blinden' Linksresektion in lediglich 89 Fällen bei zusammengefasst 241 ‚blind' erfolgten, dokumentierten Erst- und Reoperationen, was einem Anteil von etwa 37 % entsprach. Zudem zeigte sich in dieser Untersuchung eine deutlich häufigere Manifestation von Insulinomen im Pankreaskopf, als zuvor allgemein angenommen wurde. Eine sukzessive Pankreasresektion in enger Zusammenarbeit mit der Pathologie wurde damit gegenüber der ‚blinden' Entnahme von Pankreasgewebe als überlegen betrachtet (Stefanini et al. 1974). Zusammen mit dem

Aufkommen neuer lokalisationsdiagnostischer Maßnahmen, die eine ausreichende Sensitivität für das Auffinden von Inselzelltumoren im Erst- oder Zweiteingriff hatten, verlor schließlich die blinde Pankreasresektion ohne Tumornachweis ihren Stellenwert (Pichlmayr 1979; Rückert und Günther 1982). Grundlage der erfolgreichen Exstirpation des Insulinoms stellte die radikale Freilegung des Pankreas mittels Kocher-Manövers und dessen bidigitale Palpation dar. Unterstützt wurde dieses Vorgehen durch die intraoperative Schnellschnitt- und histopathologische Untersuchung (Rückert et al. 1980; Rückert und Günther 1982).

Ergänzung sollte die intraoperative Pankreasexploration in einer Reihe prä- und intraoperativer lokalisationsdiagnostischer Maßnahmen finden. Hierzu zählten im Besonderen die Angiographie (Olsson 1963; Zenker et al. 1966a; Deininger 1974) sowie die intraoperative Anfärbung der Inselzelladenome mit Toluidinblau (Hurvitz et al. 1968; Keaveny et al. 1971; Spelsberg et al. 1976). Zudem war die gezielte Katheterisierung der Pankreasvenen – kombiniert mit der Bestimmung der dortigen Insulinkonzentration – in Form der präoperativ durchgeführten perkutanen transhepatischen Portographie (PTP) (Ingemansson et al. 1975; Beyer et al. 1976) und der intraoperativen Punktion der Pankreasvenen möglich (Turner et al. 1978; Teichmann et al. 1981). Mit den neu aufkommenden bildgebenden Verfahren der CT (Alfidi et al. 1975; Fricke et al. 1978) und der transabdominellen Sonographie (Egli et al. 1972; Otto et al. 1974) standen ab den 1970-er Jahren weitere Möglichkeiten der präoperativen Lokalisationsdiagnostik zur Verfügung – allerdings mit zunächst deutlich eingeschränkter Sensitivität. Die korrekte Lokalisation von Insulinomen durch die transabdominelle Sonographie gelang in etwa 40 %, die der CT in einem Drittel der Fälle, während sich die invasiv-diagnostischen Maßnahmen der Angiographie bei zwei Drittel und die PTP bei fast 90 % der so untersuchten Patienten erfolgreich zeigten (Rothmund et al. 1990a). Für eine Steigerung der Sensitivität der nichtinvasiven Verfahren wurden diese darum häufig kombiniert angewandt (Böttger et al. 1991). Die PTP wurde trotz ihrer hohen diagnostischen Sensitivität aufgrund ihrer gleichzeitig hohen Invasivität zumeist erst bei Wiederholungseingriffen eingesetzt (Böttger et al. 1991).

In Anbetracht ihrer präoperativ geringen Treffsicherheit verglichen zur intraoperativen Erfolgsrate des erfahrenen Chirurgen stellten einige Arbeitsgruppen den Nutzen der präoperativen Bildgebung beim Ersteingriff bei sporadischen Insulinomen in Frage und sahen deren Berechtigung erst bei Wiederholungseingriffen im Falle der erfolglosen Erstexploration gegeben (Daggett et al. 1981). Mit Entwicklung und Einsatz des intraoperativen Ultraschalls (IOUS) wurde ab den 1980-er Jahren erstmals sowohl die Darstellung okkulter Insulinome im Pankreasparenchym wie auch die intraoperative sonographische Beurteilung des peripankreatischen Gewebes inklusive umliegender Lymphknoten möglich (Lane und Coupland 1982; Sigel et al. 1982; Rückert et al. 1983; Norton et al. 1985; Klotter et al. 1987). Mit diesem technischen Fortschritt avancierte die intraoperative Adenomlokalisation durch Palpation und IOUS im weiteren zeitlichen Verlauf zum Goldstandard in der Insulinomchirurgie (Rothmund und Arnold 1989; Rothmund 1994). Die Trefferrate zur Detektion solitärer sporadischer Insulinome wurde durch dieses Vorgehen beim Ersteingriff auf etwa 95 % geschätzt (reviewed in Böttger et al. 1995). Rothmund und Arnold berichteten so 1989, auf die präoperative Lokalisationsdiagnostik des sporadischen Insulinoms zu verzichten und sich weitgehend auf deren intraoperative Lokalisation zu beschränken (Rothmund und Arnold 1989, Abbildung 3.51).

Aktuelle Diagnostik & Therapie　　　　　　　　　　　　　　　　*DMW 1989, 114. Jg., Nr. 12*

Therapie des organischen Hyperinsulinismus

M. Rothmund und R. Arnold
Klinik für Allgemeinchirurgie sowie Medizinische Klinik und Poliklinik der Universität Marburg

---

Abbildung 3.51 „Therapie des organischen Hyperinsulinismus" (Rothmund und Arnold 1989, S. 468)

Ein wesentlicher Fortschritt in der präoperativen Diagnostik von Insulinomen und anderen neuroendokrinen Tumoren lag in der Entwicklung des endoskopischen Ultraschalls (EUS), dessen Anwendung in den 1980-er Jahren in mehreren kleinen klinischen Studien beschrieben wurde (Heyder 1985; Lux und Heyder 1986; Bolondi et al. 1990). Rösch et al. stellten 1992 eine erste internationale Multicenterstudie unter dem Einschluss von sechs Kliniken vor, in der sie die Überlegenheit des EUS gegenüber allen bis dahin zur Verfügung stehenden präoperativen lokalisationsdiagnostischen Methoden von pNEN proklamierten (Rösch et al. 1992).

Ein weiteres Verfahren der präoperativen Lokalisationsdiagnostik des Insulinoms wurde in Form des intraarteriellen Kalziumprovokationstests vorgestellt (Gaeke et al. 1975; Kaplan et al. 1979). Mit seiner Anwendung konnten Insulinome präoperativ biochemisch in Versorgungsgebiete der Arterien des Truncus coeliacus oder der A. mesenterica superior regionalisiert werden (Doppman et al.

1991). Eine modifizierte Variante dieses Verfahrens wurde ein Jahr später von Defreyne et al. im deutschen Sprachraum vorgestellt und über die hohe Treffsicherheit „[...] als ernstzunehmende Alternative zur perkutanen transhepatischen Pfortaderpunktion" inauguriert (Defreyne et al. 1992, S. 1836). Empfehlungen zu dessen Anwendung fanden Einzug in die aktuelle deutsche Leitlinie:

> „Bei präoperativ biochemischem Nachweis eines Insulinoms und einer positiven präoperativen Lokalisationsdiagnostik ist im Falle eines negativen intraoperativen Befundes die blinde Pankreasresektion nicht indiziert. Hier wird die intraoperative selektive Kalziumstimulation mit Venenblutentnahme empfohlen (Rinke et al. 2018, S. 622)."

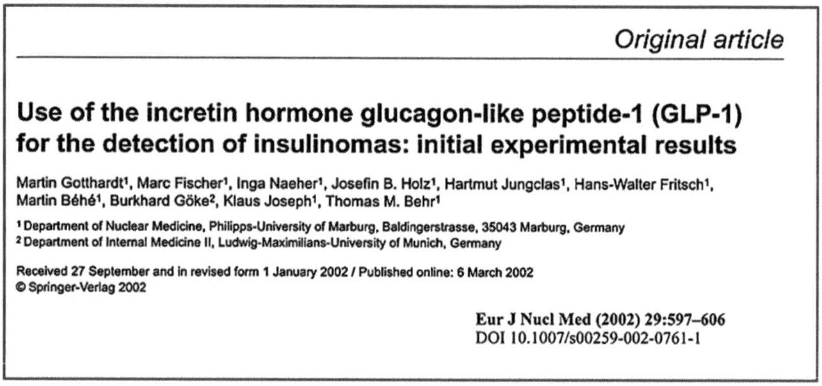

Original article

Use of the incretin hormone glucagon-like peptide-1 (GLP-1) for the detection of insulinomas: initial experimental results

Martin Gotthardt[1], Marc Fischer[1], Inga Naeher[1], Josefin B. Holz[1], Hartmut Jungclas[1], Hans-Walter Fritsch[1], Martin Béhé[1], Burkhard Göke[2], Klaus Joseph[1], Thomas M. Behr[1]

[1] Department of Nuclear Medicine, Philipps-University of Marburg, Baldingerstrasse, 35043 Marburg, Germany
[2] Department of Internal Medicine II, Ludwig-Maximilians-University of Munich, Germany

Received 27 September and in revised form 1 January 2002 / Published online: 6 March 2002
© Springer-Verlag 2002

Eur J Nucl Med (2002) 29:597–606
DOI 10.1007/s00259-002-0761-1

Abbildung 3.52 „Use of incretin hormone glucagon-like peptide-1 (GLP-1) for the detection of insulinomas: initial experimental results" (Gotthardt et al. 2002, S. 597)

Als weitere funktionelle lokalisationsdiagnostische Methode des organischen Hyperinsulinismus gelten die Szintigraphie und ihre Weiterentwicklung in Form der PET. Zu Beginn der 1990-er Jahre erfolgten erste Untersuchungen zur szintigraphischen Darstellung von somatostatinrezeptortragenden Zellen mittels der Somatostatinrezeptorszintigraphie (SRS) (Krenning et al. 1989; Bakker et al. 1990; Lamberts et al. 1990; Joseph et al. 1992; Weinel et al. 1993b), wobei sich deren Vorzüge überwiegend in der Lokalisation von Gastrinomen zeigten (Höring et al. 1994). Aufgrund der geringen Sensitivität der SRS von nur 50–60 % für die sichere Darstellung von Insulinomen entwickelten u. a. Gotthardt

3.4 Meilensteine der Chirurgie neuroendokriner Neoplasien des ...

et al. basierend auf der starken Expression von Glucagon-like peptide-(GLP)-1-Rezeptoren auf der Oberfläche der Insulinom-Zellen 2002 erste Methoden der GLP-1-Szintigraphie (Gotthardt et al. 2002, Abbildung 3.52; Wild et al. 2008). Aktuelle Entwicklungen deuten auf eine Überlegenheit der GLP-1-Szintigraphie bzw. der GLP-1-PET insbesondere mit CT- oder MRT-Bildfusion bei der Lokalisation von Insulinomen gegenüber bisher verfügbaren lokalisationsdiagnostischen Methoden hin. Auch wird eine Lokalisation bzw. Visualisierung diffuser insulinproduzierender Prozesse des Pankreas etwa der adulten Nesidioblastose mit diesen Verfahren diskutiert (Wild et al. 2021). Die ENETS wie auch die deutsche Leitlinie empfahlen zuletzt den Einsatz der GLP-1-PET/CT, wenn ein Insulinom auch nach vorangegangener biochemischer und bildgebender Untersuchung nicht auffindbar bleibe (Falconi et al. 2016; Nell et al. 2018; Rinke et al. 2018).

Die Etablierung minimalinvasiver Operationsverfahren in der Insulinomchirurgie

Eine wesentliche Änderung erfuhr die Chirurgie des endokrinen Pankreas durch die Entwicklung der laparoskopischen Chirurgie. Erste laparoskopische Methoden in der Diagnostik maligner Raumforderungen an der Bauchspeicheldrüse wurden in den späten 1970-er Jahren beschrieben (Cuschieri et al. 1978). Mit dem Einsatz des laparoskopischen Ultraschalls zur Lokalisation von Insulinomen geriet auch das endokrine Pankreas Anfang der 1990-er Jahre in den Fokus laparoskopischer Diagnostik (Pietrabissa et al. 1993). Nachdem die kanadische Arbeitsgruppe um Gagner 1994 bei einem Patienten mit chronischer Pankreatitis gezeigt hatte, dass eine laparoskopische pyloruserhaltende partielle Pankreatikoduodenektomie (PPPD) machbar war (Gagner und Pomp 1994), veröffentlichte die gleiche Arbeitsgruppe ihre Erfahrungen in der laparoskopischen Entfernung neuroendokriner Pankreastumoren zwei Jahre später. Diese berichtete über 12 Patienten, bei denen laparoskopisch in 8 Fällen – darunter 5 Insulinome, 2 Gastrinome und ein nicht klassifizierter Tumor – eine distale Pankreasresektion und in 4 Fällen eine Enukleation geplant war. Laparoskopisch konnten fünf distale Pankreasresektionen und eine Insulinomenukleation erfolgreich ohne Konversion zur offenen Chirurgie beendet werden. Dort waren verglichen zur offenen Chirurgie – wie bei anderen minimalinvasiven Operationsverfahren auch – eine geringere operationsbedingte Morbidität und kürzere Hospitalisierungszeiten zu verzeichnen (Gagner et al. 1996b). Im selben Jahr veröffentlichten sowohl Cuschieri als auch Sussman et al. ihre Erfahrungen in der laparoskopischen Insulinomchirurgie (Cuschieri 1996; Sussman et al. 1996). Während in den folgenden Jahren mehrere Berichte über die technisch einfachere distale Pankreasresektion publiziert wurden, blieben Mitteilungen über die Enukleation von Insulinomen aus dem Pankreaskopf zunächst auf einzelne Fallberichte beschränkt (Yoshida et al. 1998; Dexter et al. 1999). Zu Beginn des neuen Jahrtausends wurden international erste kleinere Fallserien zur Nutzung der laparoskopischen Chirurgie in der Behandlung von pNEN veröffentlicht, bei denen Studienpopulationen häufig retrospektiv zusammengestellt wurden. In diesen überwog ebenso die Durchführung der laparoskopischen Linksresektion bei Insulinomen im Pankreasschwanz deutlich gegenüber der Insulinomenukleation (Berends et al. 2000; Fernández-Cruz et al. 2002; Gramática et al. 2002).

Im deutschen Sprachraum beschrieben Bärlehner et al. 2001 in einem Beitrag zur laparoskopischen Pankreaslinksresektion bei verschiedenen Pathologien des Pankreas auch die erfolgreiche laparoskopische Entfernung eines neuroendokrinen Pankreastumors (Bärlehner et al. 2001). Eine solche Strategie erachtete ebenso die Leitlinie des Jahres 2002 zur Therapie der pNEN unter der Bedingung entsprechender operativer Erfahrung als prinzipiell möglich (Hartel et al. 2002). Die Hallenser Gruppe stellte 2003 auf der 22. Jahrestagung der CAEK zwei Fälle erfolgreich laparoskopisch enukleierter Insulinome vor, während zwei weitere Inselzelladenome in dieser Untersuchung aufgrund fehlender präoperativer Lokalisation offen entfernt wurden (Gimm et al. 2003). Über eine endoskopisch durchgeführte Pankreaslinksresektion aufgrund eines Insulinoms berichteten auch Kaczirek et al. 2004 im Rahmen einer Untersuchung zur präoperativen Lokalisationsdiagnostik beim organischen Hyperinsulinismus (Kaczirek et al. 2004). Die Marburger Gruppe publizierte die gezielte laparoskopische Enukleation von Insulinomen 2005 im deutschen Sprachraum erstmals ausführlich (Fendrich et al. 2004; Langer et al. 2005, Abbildung 3.53).

Aus der Schweiz wurden ein Jahr darauf Erfahrungen aus dem Zeitraum 2000 bis 2005 mit über fünf erfolgreich laparoskopisch operierten sporadischen Insulinomen publiziert, wobei diese entweder enukleiert oder mittels Pankreaslinksresektion entfernt wurden (Giger et al. 2006). Etwa zeitgleich erschienen international erste Multicenterstudien zur Nutzung laparoskopischer Methoden in der Chirurgie des Insulinoms bzw. zur laparoskopischen Chirurgie des Pankreas im Allgemeinen, wobei auch hier die Insulinomoperation einen bedeutenden Anteil einnahm (Ayav et al. 2005; Mabrut et al. 2005).

Bis 2005 wurde die Zahl der weltweit durchgeführten laparoskopischen Insulinomresektionen mit etwa 40 Operationen angegeben, wobei auch hier die Linksresektion in ihrem Anteil deutlich überwog (reviewed in Langer et al. 2005). Eine technische Weiterentwicklung erfuhr die minimalinvasive Chirurgie des endokrinen Pankreas mit der Entwicklung roboterassistierter Operationsverfahren. Die Amerikaner Melvin et al. berichteten 2003 erstmals über die Nutzung des da

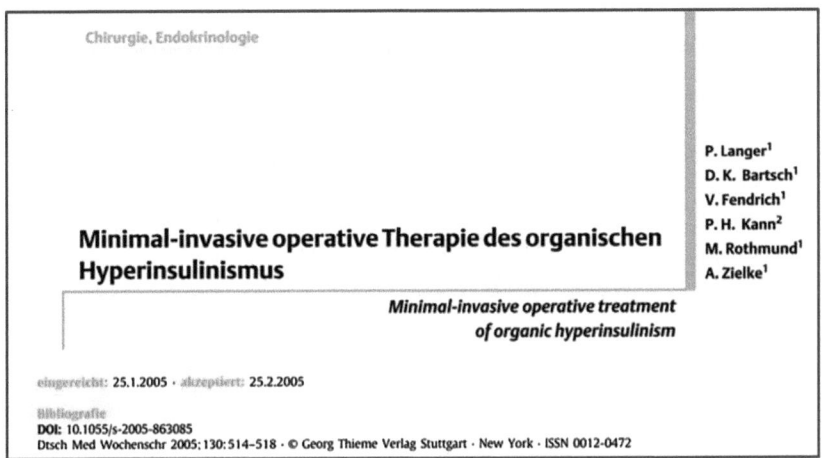

Abbildung 3.53 „Minimal-invasive operative Therapie des organischen Hyperinsulinismus" (Langer et al. 2005, S. 514)

Vinci-Roboters zur Resektion eines zystischen, nicht malignen neuroendokrinen Pankreastumors (Melvin et al. 2003).

Ebenso listeten die Italiener Giulianotti et al. 2003 in einer größeren Serie roboterassistierter Pankreasoperationen die Durchführung einer Pankreaslinksresektion bei Vorliegen eines Insulinoms (Giulianotti et al. 2003). Von deutscher Seite berichteten Wullstein et al. im selben Jahr auf der 22. Jahrestagung der CAEK über erste eigene Erfahrungen in der robotergestützten Insulinomchirurgie in Form von zwei vorgestellten Fällen, bei denen je eine Pankreaslinksresektion mit Milzerhalt bzw. eine Insulinomenukleation durchgeführt wurden (Wullstein et al. 2003, Abbildung 3.54). Weitere Berichte über die erfolgreiche Nutzung des da Vinci-Roboters in der operativen Therapie neuroendokriner Tumoren blieben nachfolgend selten und auf wenige Fallberichte begrenzt. Fendrich et al. berichteten 2014 über weiterführende Erfahrungen in der roboterassistierten Pankreaschirurgie mit drei Pankreaslinksresektionen und zwei Enukleationen nicht näher bezeichneter pNEN auf der 33. Jahrestagung der CAEK (Fendrich et al. 2014).

Eine erste vergleichende Untersuchung zwischen laparoskopischem und roboterassistiertem Vorgehen in einer kleinen Fallserie von Patienten mit pNEN wurde in Deutschland 2016 von der Marburger Gruppe in einer Serie mit verschiedenen anderen Pankreaspathologien publiziert (Eckhardt et al. 2016). Hierbei zeigte sich

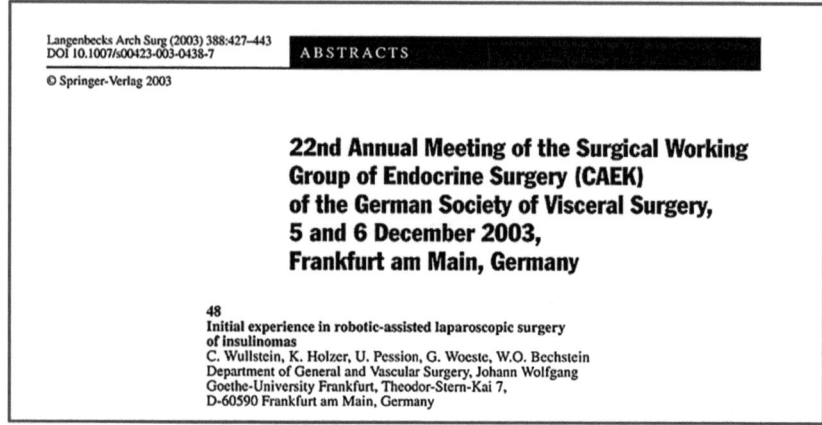

Abbildung 3.54 „Initial experience in robotic-assisted laparoscopic surgery of insulinomas" (Wullstein et al. 2003, S. 427 und 442)

insbesondere eine niedrigere peri- und postoperative Komplikationsrate sowie die Möglichkeit, die Milzgefäße und damit die Milz besser schonen und erhalten zu können als in der herkömmlichen laparoskopischen Chirurgie (Eckhardt et al. 2016). Methodische Grundlagen solcher milzgefäßerhaltender Resektionsstrategien gehen auf Arbeiten aus den 1980-er und 90-er Jahren zurück (Warshaw 1988; Kimura et al. 1996). Die bisher größte Serie zum Vergleich minimalinvasiver und roboterassistierter Operationsverfahren im deutschen Sprachraum bei Patienten mit pNEN wurde 2020 von der Marburger Gruppe veröffentlicht. Insgesamt stellten sich in dieser Untersuchung unter Einschluss von 75 Patienten laparoskopische und roboterassistierte Operationsverfahren nahezu gleichwertig dar. Ein robotergestütztes Vorgehen wurde allerdings mit einem geringeren Risiko der Konversion zur offenen Chirurgie sowie mit einem besseren und häufigeren Milzgefäßerhalt assoziiert (Najafi et al. 2020).

Auf europäischer Ebene wurde zuletzt eine Multicenterstudie mit 21 beteiligten Operationszentren in sechs Ländern, worunter sich zwei deutsche Kliniken befanden, veröffentlicht, in der die klinischen Ergebnisse der roboterassistierten und laparoskopischen Vorgehensweisen in der Pankreaschirurgie verglichen wurden. Den größten Anteil mit 131 bzw. 331 Patienten hatten hier pNEN. Auch hier zeigte sich eine Überlegenheit des robotergestützten Vorgehens in Bezug auf den Milzerhalt bei jedoch längeren Operations- und Krankenhausverweilzeiten (Lof et al. 2021). Das laparoskopische operative Vorgehen beim Insulinom wird in der aktuellen deutschen S2k-Leitlinie gegenüber dem offenen Vorgehen – insbesondere mit Blick auf allgemeine postoperative Komplikationen sowie den intraoperativen Blutverlust – als überlegen angesehen. Eine wesentliche Voraussetzung für die Durchführung der minimalinvasiven Chirurgie stelle eine genaue präoperative Adenomlokalisation dar (Rinke et al. 2018). Ein besonderer Wert komme hierzu präoperativ der endoskopischen und intraoperativ der laparoskopischen Ultraschalluntersuchung zu (Fendrich und Bartsch 2011; Belfiori et al. 2018).

3.4.2 Das Gastrinom oder Zollinger-Ellison-Syndrom

Erstbeschreibung und Etablierung operativ-therapeutischer Prinzipien
Zollinger und Ellison beschrieben 1955 das Krankheitsbild der Hypergastrinämie anhand zweier eigener und vier weiterer – zuvor in der Literatur berichteter – Fälle. Sie charakterisierten diese über die Trias aus peptischen Ulzera an untypischer Stelle in Duodenum und Jejunum bzw. therapieresistenten peptischen Ulcera, der gastralen Überproduktion von Magensaft trotz adäquater Therapie und dem Vorliegen von Inselzelltumoren im Pankreas (Zollinger und Ellison 1955).

Kurze Zeit später wurden im deutschen Sprachraum ebenfalls Fälle des ‚Zollinger-Ellison-Syndroms' (ZES) mitgeteilt. So veröffentlichte Planta 1957 aus dem Pathologischen Institut der Universität Zürich einen Beitrag über drei Sektionsfälle mit den charakteristischen klinischen Symptomen des ZES in Verbindung mit nichtinsulinproduzierenden Adenomen in der Bauchspeicheldrüse (Planta 1957). Das krankheitsursächliche Hormon Gastrin wurde fünf Jahre nach Erstbeschreibung des ZES biochemisch identifiziert (Gregory et al. 1960). Zollinger und Craig sowie Wilson und Ellison proklamierten – trotz des beobachteten häufig malignen Verhaltens der Gastrinome – die Gastrektomie als operative Methode der ersten Wahl des ZES, um die Manifestation primär lebensbedrohlicher Ulzerationen in Magen und Dünndarm zu verhindern. Aufgrund ihrer fraglichen Wirksamkeit auf die Reduktion der Bildung von Tumorrezidiven rieten diese von der Durchführung der totalen Pankreatektomie nach bereits erfolgter subtotaler Pankreasresektion – als initiale Maßnahme für die Darstellung und Entfernung ggf. vorhandener kleiner Adenome – als therapeutische Maßnahme ab (Zollinger und Craig 1960; Wilson und Ellison 1966). Auch das häufig multifokale Auftreten von Gastrinomen mit oft bereits erfolgter Metastasierung ließ deren Resektion in kurativer Intention wenig aussichtsreich erscheinen:

„In our opinion, it is better to leave the tumor behind in the pancreas and do a total gastrectomy than to do a total pancreatectomy and leave behind even a small remnant of gastric-secreting surface. The chances that the removal of an obvious solitary tumor would control the ulcer diathesis can be estimated to be slightly less than 50% (Zollinger und Grant 1964, S. 183)."

Orientiert an den therapeutischen Empfehlungen in der englischsprachigen Literatur stellte auch im deutschen Sprachraum die totale Gastrektomie die Maßnahme der ersten Wahl in der chirurgischen Therapie des ZES dar. Wurde ein Tumor im Pankreas gefunden, sollte auch dieser aufgrund des angenommen hohen Malignitätsrisikos meist in Form der distalen Pankreasresektion reseziert werden (Demling 1960; Silen 1961). Wenn kein Gastrinom intraoperativ aufgefunden wurde, wurde von einigen deutschen Autoren eine ‚blinde' Pankreaslinksresektion befürwortet (Demling 1960). Vor dem Hintergrund der oft nicht vollständig resezierbaren Tumoren blieb die Gastrektomie jedoch häufig das einzig wirkungsvolle operative Vorgehen, um lebensbedrohlichen Ulkusblutungen vorzubeugen (Demling 1960; Silen 1961; Lehner 1966; Kümmerle 1971).

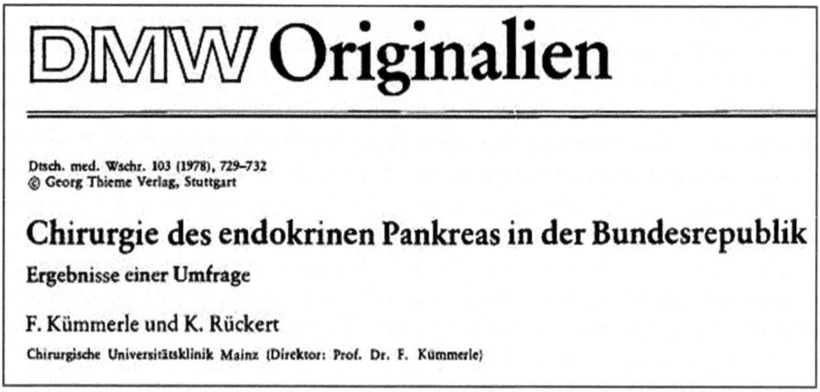

DMW Originalien

Dtsch. med. Wschr. 103 (1978), 729–732
© Georg Thieme Verlag, Stuttgart

Chirurgie des endokrinen Pankreas in der Bundesrepublik
Ergebnisse einer Umfrage

F. Kümmerle und K. Rückert

Chirurgische Universitätsklinik Mainz (Direktor: Prof. Dr. F. Kümmerle)

Abbildung 3.55 „Chirurgie des endokrinen Pankreas in der Bundesrepublik" (Kümmerle und Rückert 1978, S. 729)

Die chirurgische Strategie im Falle der Lokalisation von Gastrinomen in der Duodenalwand eine partielle Pankreatikoduodenektomie durchzuführen, wie sie im amerikanischen – aber auch im schweizerischen – Schrifttum zu Beginn der 1960-er Jahre in wenigen Fällen beschrieben wurde (Oberhelman et al. 1961;

Fahrländer et al. 1961; Waddell et al. 1968), wurde zwar anerkannt (Silen 1961), setzte sich aber zunächst nicht in der Breite durch (Deveney et al. 1978).

Eine 1978 veröffentlichte Befragung der bundesdeutschen Universitätskliniken ergab, dass im Zeitraum 1967–1976 bei 22 der 48 wegen eines Gastrinoms operierten Patienten die totale Gastrektomie vorgenommen wurde, während in acht Fällen Pankreasresektionen erfolgten. Die übrigen 18 Operationen stellten Kombinationen aus Gastrektomie und Pankreasresektion dar (Kümmerle und Rückert 1978, Abbildung 3.55).

Wandel therapeutischer Strategien durch den Einsatz von H2-Blockern und Protonenpumpenhemmern sowie neuer lokalisationsdiagnostischer Methoden
Ein wesentlicher Wandel in der Therapie des ZES stellte sich mit Aufkommen und klinischer Anwendung neuer effektiver, die Magensäureproduktion hemmender Medikamente ein. Erste therapeutische Erfahrungen wurden Mitte der 1970-er Jahre in der Anwendung von Histamin-H2-Rezeptorblockern (H2-Blocker) im englischsprachigen Raum bei der Vor- bzw. Nachbehandlung zur Gastrektomie berichtet (Thompson et al. 1975a; Halloran et al. 1975). Hieran schlossen sich erste Berichte über Langzeittherapien insbesondere mit Metiamid und Cimetidin zur Vermeidung der Gastrektomie an (Blair et al. 1975; Thompson et al. 1975b; Richardson und Walsh 1976; Hausamen et al. 1976). Insbesondere das Cimetidin setzte sich als Mittel der Wahl in der konservativen Therapie des ZES und damit als wirkungsvolle medikamentöse Alternative zur Gastrektomie durch (Lamers et al. 1978). Ergänzung fand dieser neue konservative Therapieansatz Ende der 1970-er Jahre in einer zusätzlich hierzu durchgeführten Vagotomie, womit bessere Therapieergebnisse in Form eines reduzierten H2-Blocker-Bedarfs mit laborchemisch niedrigeren Serumgastrinspiegeln berichtet wurden. Über diesen therapeutischen Ansatz wurde in den hierzu veröffentlichten Fallserien bei etwa 10 % der Patienten auch eine chirurgische Gastrinomentfernung als möglich beschrieben (Hofmann et al. 1973; Richardson et al. 1979; Richardson et al. 1985). Dieses Vorgehen fand auch eingeschränkt im deutschen Sprachraum bei Patienten mit einem hohen Antazidabedarf bzw. deren Unverträglichkeit Anwendung. Ebenso wurde die Möglichkeit diskutiert, über die operative Reduktion von Gastrinomgewebe die therapeutisch notwendige Dosis der H2-Blocker-Medikation zu reduzieren (Schafmayer et al. 1986). Die Durchführung einer solchen Probelaparotomie war jedoch umstritten (Bonfils et al. 1981; Aeberhard und König 1983).

Erste Erfahrungen mit den in ihrer Wirkstärke potenteren Protonenpumpenhemmern (PPI) wie Omeprazol, die die H2-Blocker als Medikamente zur Kontrolle des Magen-pH-Wertes der ersten Wahl ablösten, wurden ab Mitte

> **49. Intraoperative biochemische Verifizierung von Gastrinomen mittels Schnell-Radioimmunoassay**
>
> *Intraoperative Biochemical Verification of Gastrinomas by a Quick Radioimmunoassay*
>
> R. K. Teichmann, H. Denecke und G. Heberer
>
> Chirurgische Klinik und Poliklinik der Universität München, Klinikum Großhadern
>
> Chirurgisches Forum'82 für experimentelle und klinische Forschung. 99. Kongreß der Deutschen Gesellschaft für Chirurgie, München, 14. bis 17. April 1982. München, 1982. Berlin, Heidelberg: Springer Berlin Heidelberg (82), S. 257–260

Abbildung 3.56 „Intraoperative biochemische Verifizierung von Gastrinomen mittels Schnell-Radioimmunoassay" (Teichmann et al. 1982, S. 257)

der 1980-er Jahre berichtet. Hiermit hatten Gastrektomie und blinde Pankreasresektion nur noch in Ausnahmefällen in der operativen Versorgung und symptomatischen Kontrolle des ZES einen Stellenwert (Lambers et al. 1984; Schafmayer et al. 1986). Trotz dieser Änderungen im therapeutischen Konzept blieb die biochemische Heilungsrate des ZES bis in die 1980-er Jahre niedrig (McCarthy 1980).

Weitere Beiträge zu besseren Therapieergebnissen stellten ebenso Weiterentwicklungen präoperativer diagnostischer und lokalisationsdiagnostischer Maßnahmen dar, mit denen zuverlässigere Diagnosen in einem früheren Krankheitsstadium des ZES gestellt und eine bessere räumliche Einordnung von Gastrinomen ermöglicht wurden. Hervorzuheben ist auf dem Gebiet neuer lokalisationsdiagnostischer Methoden neben der perkutanen transhepatischen Portographie (PTP) ähnlich der Lokalisation des Insulinoms die Entwicklung neuer, zuverlässiger Radioimmunoassays, mit denen eine laborchemische intraoperative Regionalisierung von gastrinproduzierenden Gewebe sowie die intraoperative Kontrolle der erfolgreichen Tumorentfernung innerhalb weniger als einer Stunde ermöglicht wurden (Ingemansson et al. 1977; Teichmann et al. 1982, Abbildung 3.56).

Die Entwicklung des ‚Selective arterial secretin injection test' (SASI-Test) stellte hier einen weiteren Fortschritt dar. Die ersten Beschreibungen des paradoxen Anstiegs der Serumgastrinkonzentration bei Patienten mit Gastrinom durch die Gabe von Sekretin – einem Polypeptid, das physiologisch ein Absinken des Serumgastrinspiegels bedingt – erfolgten Anfang der 1970-er Jahre (Isenberg et al. 1972; Thompson et al. 1972). Auf Basis dieser Erkenntnis entwickelten

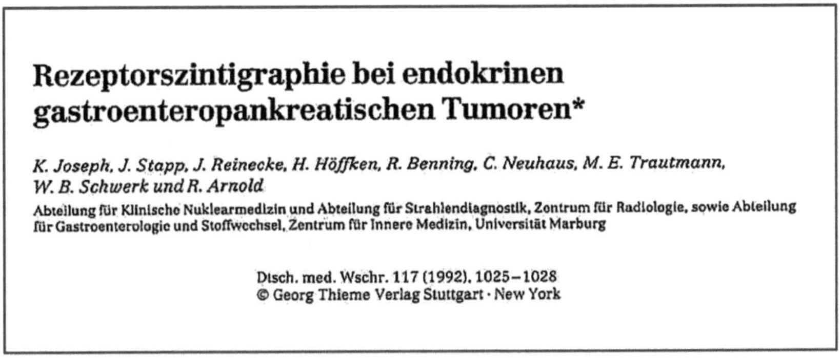

Rezeptorszintigraphie bei endokrinen gastroenteropankreatischen Tumoren*

K. Joseph, J. Stapp, J. Reinecke, H. Höffken, R. Benning, C. Neuhaus, M. E. Trautmann, W. B. Schwerk und R. Arnold

Abteilung für Klinische Nuklearmedizin und Abteilung für Strahlendiagnostik, Zentrum für Radiologie, sowie Abteilung für Gastroenterologie und Stoffwechsel, Zentrum für Innere Medizin, Universität Marburg

Dtsch. med. Wschr. 117 (1992), 1025–1028
© Georg Thieme Verlag Stuttgart · New York

Abbildung 3.57 „Rezeptorszintigraphie bei endokrinen gastroenteropankreatischen Tumoren" (Joseph et al. 1992, S. 1025)

Imamura et al. aus Japan den SASI-Test, mit dessen Hilfe eine spezifische präoperative Regionalisierung von Gastrinomen über die selektive Injektion von Sekretin in tumorversorgende Gefäße ermöglicht wurde (Imamura et al. 1987).

Ergänzt wurde dies durch die Nutzung des intraoperativen Ultraschalls (Sigel et al. 1982) sowie durch den Einsatz der endoskopischen Sonographie (EUS). Letztere stellte mit ihrer Anwendung eines der sensitivsten Verfahren in der präoperativen Lokalisation von GEP-NEN dar und beinhaltete in ihrer Nutzung einen bedeutenden Mehrwert in der präoperativen Lokalisation von Gastrinomen (Lux und Heyder 1986; Rösch et al. 1992). Während andere bildgebende Methoden in deutlich weniger als 50 % der Fälle Gastrinome korrekt lokalisierten, zeigte das EUS – Mitte der 1990-er Jahre berichtet – diese in fast 80 % der Fälle korrekt an (reviewed in Zimmer et al. 1996). Die radiologische GEP-NEN-Lokalisation wurde Anfang der 1990-er Jahre durch die Somatostatinrezeptorszintigraphie (SRS) ergänzt, die sich insbesondere in der Lokalisation der Gastrinome erfolgreich zeigte (Krenning et al. 1989; Lamberts et al. 1990; Joseph et al. 1992, Abbildung 3.57; Weinel et al. 1993b; Höring et al. 1994). Eine technische Weiterentwicklung fand die nuklearmedizinische Gastrinomlokalisation in der Nutzung der Positronen-Emissions-Tomographie (PET) u. a. mit Einsatz des Ga-DOTATOC (Reubi et al. 2000; Hofmann et al. 2001). Diese spielt heute insbesondere in Bildfusion mit CT und MRT eine wichtige Rolle in der präoperativen Darstellung von Gastrinomen (Falconi et al. 2016).

Duodenotomie und Transillumination in der Gastrinomchirurgie

Bestand lange Zeit die Annahme, dass sich die meisten sporadischen Gastrinome im Pankreas und nur in ihrer Minderheit extrapankreatisch manifestierten (Kümmerle 1971), änderte sich diese Auffassung im zeitlichen Verlauf. Die Amerikaner Hofmann et al. vermuteten eine Manifestation von Gastrinomen in der Duodenalwand bei 13 % der ZES-Patienten (Hofmann et al. 1973). Peiper und Creutzfeld gaben 1975 an, neben der ausgiebigen Exploration des Pankreas das Duodenum und das Magenantrum auf Gastrinomgewebe abzusuchen. Hierzu wurde ggf. der Pylorus inzidiert und die Wand des Duodenums von innen abgetastet. Zudem wurden die regionalen Lymphknoten um Pankreas und Zwölffingerdarm ausgiebig exploriert (Peiper und Creutzfeldt 1975). Dennoch konnte bei Beschreibung dieses ausgedehnten explorativen Vorgehens ein operativer Erfolg bei häufig in ihrem klinischen Verlauf fortgeschrittenen Tumoren nur in einem von 13 in diese Auswertung eingegangenen Fällen gesichert werden, weshalb Peiper und Creutzfeld in den meisten ZES-Fällen die totale Gastrektomie als einzig sinnvolle therapeutische Maßnahme ansahen. Diese sprachen der Enukleation von Gastrinomen und der Pankreasresektion dennoch einen Wert bei noch nicht erfolgter diffuser Metastasierung zu. Jedoch gingen diese bei Diagnosestellung eines Gastrinoms von dem Vorliegen manifester klinischer Malignitätszeichen in bereits mehr als 60 % der Fälle aus, womit die Chancen auf einen chirurgischen Erfolg in der Therapie des ZES als zunächst i. d. R. gering eingeschätzt wurden (Peiper und Creutzfeldt 1975).

Mit der dennoch häufig festgestellten Manifestation von Gastrinomen im Pankreaskopf und Duodenum beschrieben die Amerikaner Stabile et al. 1984 schließlich das Konzept des ‚Gastrinom-Dreiecks', nach dem sich etwa 90 % aller Gastrinome in einem gedachten Dreieck zwischen Ductus cysticus und gemeinsamen Gallengang, dem Übergang zwischen zweitem und drittem Duodenalsegment und dem Übergang von Pankreaskopf zum -körper erstreckten (Stabile et al. 1984).

Die Amerikaner Thompson et al. forderten so ebenfalls in der Gastrinomchirurgie, die routinemäßige Palpation der duodenalen Schleimhaut nach Duodenotomie durchzuführen, um die zumeist weniger aggressiven, kleinen und leicht übersehbaren Duodenalgastrinome zu identifizieren und mit umgebenden Lymphknoten zu entfernen (Thompson et al. 1989b). Ein Jahr später berichteten Frucht et al. über die mögliche, weniger morbiditätsbehaftete Methode der Inspektion des Duodenums in Form der Transillumination, basierend auf bereits bestehenden Erfahrungen in der Detektion gastrointestinaler Blutungen. Hierbei wurde mit einer Lichtquelle das Duodenum endoskopisch ausgeleuchtet, um so lokale Dichteunterschiede in der Darmschleimhaut sichtbar zu machen (Frucht et al. 1990).

Originalien

Standardisiertes chirurgisches Konzept zur Diagnostik und Therapie des Zollinger-Ellison-Syndroms

R. J. Weinel, C. Neuhaus, H.-J. Klotter, M. E. Trautmann, R. Arnold und M. Rothmund
Klinik für Allgemeinchirurgie und Klinik für Innere Medizin der Universität Marburg

Dtsch. med. Wschr. 118 (1993), 485–492
© Georg Thieme Verlag Stuttgart · New York

Abbildung 3.58 „Standardisiertes chirurgisches Konzept zur Diagnostik und Therapie des Zollinger-Ellison-Syndroms" (Weinel et al. 1993a, S. 485)

Mit dem Wissen um die häufige Gastrinomlokalisation in der Duodenalwand wurde eine Exploration des Zwölffingerdarms von Thompson in etwa der Hälfte der ZES-Fälle, wenn etwa ein Tumor im Duodenum tastbar war oder die Exploration des Pankreas ergebnislos verlief, als notwendig angesehen (Thompson 1992). Im Falle des dortigen Gastrinomnachweises sollte der Tumor mit Teilen der Darmwand exzidiert und eine regionale Lymphknotendissektion durchgeführt werden. Manifestierte sich der gesuchte Tumor hingegen im Pankreaskopf oder dem Processus uncinatus, forderte Thompson, die Enukleation der Gastrinome ähnlich dem Insulinom bzw. bei distaler Manifestation die Pankreaslinksresektion in Verbindung mit der peripankreatischen Lymphknotendissektion durchzuführen (Thompson 1992). Mit der Kenntnis der häufigen Manifestation der Gastrinome im Duodenum folgte ebenso im deutschen Sprachraum die Forderung, das operative Vorgehen häufiger auszudehnen und das Duodenum frühzeitig intraoperativ zu inspizieren (Weinel et al. 1993a, Abbildung 3.58).

Auch wurde von Weinel et al. 1993 ein Zusammenhang der Größe von Gastrinomen und deren Malignitätspotentials festgestellt (Weinel et al. 1993a).

Unterstützung fand das operative Vorgehen bei Gastrinomen ähnlich dem des Insulinoms in der Nutzung des IOUS, das seinen Wert v. a. in der Darstellung pankreatisch gelegener Gastrinome zeigte (Klotter et al. 1987). Mit der häufigen Lokalisation von Gastrinomen im Duodenum zeigte sich in einer Untersuchung des US-amerikanischen ‚National Institute of Health' bei so gelegenen Tumoren die Duodenotomie als erstrangig vor anderen Lokalisationsstrategien. Dem folgte die Transillumination des Duodenum an zweiter Stelle (Sugg et al. 1993). Damit stellte die chirurgische intraoperative Lokalisation den Goldstandard im Auffinden des Gastrinoms dar (Rothmund 1994).

Mit der anatomischen Kenntnis der weit überwiegenden Manifestation von Gastrinomen im Duodenum (Stabile et al. 1984), der Duodenotomie oder Transillumination als wesentliche Maßnahmen zum Auffinden von duodenalen Gastrinomen (Thompson et al. 1989b; Frucht et al. 1990), der effektiven medikamentösen Kontrolle von Ulkusbildung und Magensaftsekretion (Lambers et al. 1984) sowie einer Diagnosestellung in früheren Stadien des ZES mittels Radioimmunoassays (Yalow und Berson 1970) stieg der Anteil erfolgreicher Gastrinomoperationen bis Mitte der 1990-er Jahre deutlich an (Howard et al. 1990). Galten zu Beginn der 1980-er Jahre maximal 10 % der ZES-Patienten als kurativ operabel (McCarthy 1980), wurden Mitte der 1990-er Jahre von verschiedenen deutsch- und nichtdeutschsprachigen Zentren Heilungsraten von teilweise über 30–40 % berichtet (reviewed in Schröder et al. 1996).

In der operativen Versorgung von Gastrinomen wurde in der CAEK-Leitlinie des Jahres 2002 folgendes Vorgehen gefordert:

„[…] Gastrinome [sollen] aufgrund ihres höheren Malignitätsrisikos bei kurativer Intention mit einem Randsaum von normalem Pankreasgewebe entfernt werden. Die spezielle Form der Resektion hängt von der Lokalisation des Primärtumors ab. Der Tumorentfernung schließt sich die am Primärtumorsitz orientierte Lymphadenektomie an. Da beim Nichtauffinden des Tumors im Pankreas das Gastrinom vermutlich im Duodenum lokalisiert ist, erfolgt eine intraoperative Duodenoskopie mit Diaphanie, die der Längsduodenotomie vorzuziehen ist. Im Falle des Nichtauffindens des Tumors sind blinde Resektionen obsolet. Zum Reeingriff soll der Patient nach erfolgter erweiterter Lokalisationsdiagnostik einem Zentrum zugewiesen werden (Hartel et al. 2002, S. 5)."

Therapeutisch wurde auch weiterhin die Enukleation von Gastrinomen bei Lage im Pankreaskopf bzw. die Linksresektion bei deren Lokalisation im Korpus-Schwanz-Bereich als zu wählendes Resektionskonzept betrachtet. Zusätzlich war eine systematische peripankreatische Lymphknotendissektion ggf. auch ohne Primärtumornachweis durchzuführen, um Metastasen von nicht immer nachweisbaren Mikrogastrinomen zu entfernen (Fendrich et al. 2005; Lorenz und Dralle

2007; Fendrich und Bartsch 2010). Dass eine systematische Lymphadenektomie im Gastrinomdreieck eine Prognosebesserung in Bezug auf krankheitsfreie Zeit und das krankheitsfreie Überleben haben könne, zeigten Bartsch et al. 2012 in einer Untersuchung von 48 Patienten (Bartsch et al. 2012). Die PPPD stelle zudem ein mögliches Vorgehen bei großen im Pankreaskopf gelegenen Gastrinomen und solchen nahe des Pankreasgangs dar (Fendrich und Bartsch 2011).

Gemäß den aktuellen Leitlinien solle jeder Patient mit ZES ohne Kontraindikationen der potenziell kurativen operativen Therapie zugeführt werden, wobei eine vollständige Primärtumorresektion inklusive einer systematischen Lymphknotendissektion angestrebt werden solle (Falconi et al. 2016; Rinke et al. 2018). Ein intraoperatives Auffinden von Gastrinomen durch den Chirurgen wird – auch bei negativer Lokalisationsdiagnostik – in 90 % der Fälle angenommen. Das Resektionsausmaß sei dabei in Abhängigkeit der Tumorlage zu wählen und könne die Enukleation kleiner Kopftumoren, die Pankreaslinksresektion, die PPPD sowie die Exzision von Gastrinomen aus der Duodenalwand umfassen. Die Gastrektomie gilt in der Gastrinomchirurgie als obsolet (Rinke et al. 2018).

Während in der operativen Therapie von Insulinomen die Nutzung laparoskopischer Methoden etabliert ist, wird diese bei ZES nur sehr selten angewandt (Rinke et al. 2018). Gagner berichtete etwa in seiner veröffentlichten Serie von zwölf laparoskopischen Eingriffen bei pNEN von dem Einschluss zweier Patienten mit ZES, die allerdings beide offen chirurgisch beendet werden mussten (Gagner et al. 1996b). Wesentliche Gründe für den Verzicht auf die routinemäßige Anwendung laparoskopischer Operationen im Umgang mit Gastrinomen liegen in deren meist geringer Größe und häufig multifokalen Auftretens, was die Duodenotomie zur palpatorischen Detektion submukosal gelegener Duodenalwandgastrinome notwendig macht. Dies erschwert ein sicheres minimalinvasives operatives Vorgehen (Rinke et al. 2018).

3.4.3 Seltene und sehr seltene pankreatische neuroendokrine Neoplasien

Das VIPom oder Verner-Morrison-Syndrom
Priest und Alexander berichteten 1957 von dem Fall eines Patienten mit massiver Diarrhö in Verbindung mit einer extremen Hypokaliämie bei gleichzeitigem Vorliegen eines nichtinsulinproduzierenden Inselzelltumors, den diese zunächst – u. a. aufgrund eines unter Glukokortikoidtherapie simultan aufgetretenen Magenulkus (Classen et al. 1972) – dem Zollinger-Ellison-Syndrom

zuordneten (Priest und Alexander 1957). Ein Jahr später berichteten Verner und Morrison angelehnt an diesen ersten Bericht von zwei Patienten mit massiven refraktären Diarrhöen („pankreatische Cholera" [Matsumoto et al. 1966, S. 235]) mit Hypokaliämie in Verbindung mit jeweils post mortem diagnostizierten nichtinsulinproduzierenden Pankreasadenomen (Verner und Morrison 1958). Die erste gezielte und erfolgreiche Exzision solcher pNEN gelang zwei Jahre nach Verner und Morrisons Veröffentlichung in einem Fall mit gleichen charakteristischen Symptomen – gefolgt von Symptomfreiheit nach Adenomentfernung (Chears et al. 1960). Ein erster postmortal gesicherter Fall des VMS wurde 1964 im deutschen Sprachraum von Martini et al. mitgeteilt (Martini et al. 1964).

So auf das Krankheitsbild des VMS aufmerksam gemacht, berichteten Zenker et al. 1966 in einem Fall von der erfolgreichen Entfernung eines für die Manifestation des Syndroms ursächlichen Pankreasadenoms (Zenker et al. 1966b, Abbildung 3.59). Unabhängig veröffentlichten Knappe et al. kurz darauf einen zweiten Fallbericht des VMS im deutschen Sprachraum (Knappe et al. 1966). Während Zenker et al. bei Tumorlage im Pankreasschwanz eine distale Pankreasresektion durchführten, berichteten Knappe et al. von der Resektion des Tumors im Pankreaskopf unter Mitnahme eines Saums gesunden Pankreasgewebes (Zenker et al. 1966b; Knappe et al. 1966).

> Dtsch. med. Wschr., 91. Jg.
>
> ## Zur Kenntnis eines seltenen, durch ein Pankreasadenom verursachten Krankheitssyndroms
>
> Von R. Zenker, M. M. Forell und R. Erpenbeck
>
> Aus der Chirurgischen Klinik (Direktor: Prof. Dr. R. Zenker) und der II. Medizinischen Klinik (Direktor: Prof. Dr. Dr. G. Bodechtel) der Universität München

Abbildung 3.59 „Zur Kenntnis eines seltenen, durch ein Pankreasadenom verursachten Krankheitssyndroms" (Zenker et al. 1966b, S. 634)

Bei Verdacht auf eine Hyperplasie der Inselzellen mit konsekutiver VMS-Manifestation bzw. bei fehlendem Auffinden des ursächlichen Adenoms galt – wie schon bei Insulinom und Gastrinom – die Durchführung der ‚blinden'

Pankreaslinksresektion als gerechtfertigt (Pabst et al. 1969). Der Nachweis des vasoaktiven intestinalen Peptids (VIP) als ursächlich für das beschriebene Krankheitsbild wurde erst mit Hilfe neuer Radioimmunoassays Anfang der 1970-er Jahre erbracht (Bloom et al. 1973; Seif et al. 1975).

Als wesentlich in der erfolgreichen Tumorchirurgie stellte sich weiterhin die vollständige Entfernung des VIPoms dar. Bei lokalisierbarem Tumor waren sowohl dessen Enukleation im Pankreaskopf als auch die Linksresektion bei Manifestation im Pankreaskörper bzw. -schwanz möglich (Peiper und Creutzfeldt 1975). Zur Tumorlokalisation erfolgten intraoperativ die bidigitale Palpation, die Schnellschnittuntersuchung und die Pankreatikographie (Seitz und Springorum 1975). Präoperativ war der Ausgleich des VIPom-bedingten massiven Elektrolyt- und Flüssigkeitsverlusts auf Basis der pathognomonisch rezidivierenden Diarrhö notwendig. Die Wahrscheinlichkeit der operativen Heilung des VMS wurde Mitte der 1970-er Jahre auf etwa 50 % der Fälle geschätzt (Peiper und Creutzfeldt 1975). Ergänzt wurde die operative Therapie des VMS ab den 1980-er Jahren durch den Einsatz langwirksamer Somatostatinanaloga, mit denen eine symptomatische Kontrolle der syndromassoziierten klinischen Symptomatik gelang (Kraenzlin et al. 1983; Fried und Gyr 1986).

In der Leitlinie der CAEK des Jahres 2002 und in nachfolgenden Leitlinien der ENETS war das VIPom mit anderen seltenen neuroendokrinen Tumoren zusammengefasst mit der Empfehlung versehen, möglichst in spezialisierten Zentren einer onkologischen Resektion zugeführt zu werden (Hartel et al. 2002; Plöckinger et al. 2004; Falconi et al. 2016). Aufgrund des potenziell malignen Verhaltens der VIPome – in etwa der Hälfte der Fälle liegen bei Diagnose Metastasen vor – forderte die aktuelle deutsche Leitlinie, die formale Pankreasresektion in Verbindung mit einer peripankreatischen Lymphknotendissektion nach vorangegangener metabolischer Stabilisierung durchzuführen (Rinke et al. 2018).

Glukagonom, Somatostatinom und weitere seltene und sehr seltene neuroendokrine Neoplasien des gastroenteropankreatischen Systems
Neben dem VIPom wurden in der zweiten Hälfte des 20. Jahrhunderts weitere deutlich seltenere Manifestationen der GEP-NEN beschrieben und Berichte hierzu veröffentlicht. Zu den ersten pNEN dieser Art zählte das Glukagonom, dessen Hautmanifestation in den 1940-er Jahren erstbeschrieben und von Wilkinson 1973 als „Erythema necrolyticum migrans" benannt wurde (Becker et al. 1942; Wilkinson 1973, S. 244). McGavran et al. beschrieben 1966 den ursächlichen Tumor (McGavran et al. 1966). Der syndromale Zusammenhang zwischen

Glukagonom und Hauterscheinung wurde schließlich durch Mallinson et al. 1974 erkannt (Mallinson et al. 1974).

Im Zeitraum von 1967–1976 wurden in bundesdeutschen Universitätskliniken fünf Glukagonome operativ versorgt (Kümmerle und Rückert 1978). Diese weisen in etwa 60 % der Fälle ein malignes klinisches Verhalten auf, wobei die operative Therapie in der radikalen Tumorentfernung auch bei Metastasenbildung als berechtigt gesehen und hierin vereinzelt Erfolge berichtet wurden (Reding und Kändler 1986).

Nach ersten Beschreibungen zufällig entdeckter Somatostatinome 1977 folgte zwei Jahre später durch Krejs et al. der erste Bericht eines präoperativ mittels Radioimmunoassays diagnostizierten Somatostatinoms mit den Symptomen des Diabetes mellitus, der Steatorrhoe, Störungen des Gastrointestinaltraktes und Gallensteinen (Larsson et al. 1977; Ganda et al. 1977; Krejs et al. 1979).

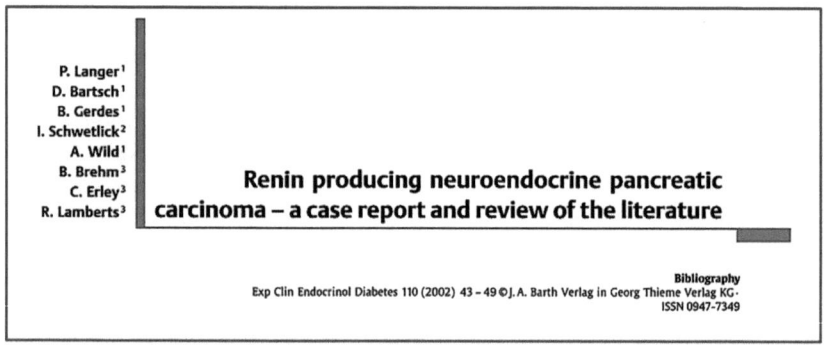

Abbildung 3.60 „Renin producing neuroendocrine pancreatic carcinoma – a case report and review of the literature" (Langer et al. 2002, S. 43)

Weitere kasuistische Veröffentlichungen mit Beschreibungen von Fällen des Somatostatinoms erschienen nachfolgend im deutschen Sprachraum (Schusdziarra et al. 1983; Saurenmann et al. 1987). Dem schließen sich Beschreibungen seltener und sehr seltener neuroendokriner Tumoren an, die in wenigen hundert Fällen oder auch nur in einzelnen Fallberichten veröffentlicht wurden (Falconi et al. 2016). Zu diesen zählten etwa die der ACTHome (Crooke 1946), Calcitoninome (Galmiche et al. 1978), PPome (Bordi et al. 1978), GRFome (Caplan et al. 1978), GLP-1ome (Stevens et al. 1984; Byrne et al. 2001), Reninome (Langer et al. 2002, Abbildung 3.60) und CCKome (Rehfeld et al. 2013) sowie die der adulten Proinsulinomatose (Mintziras et al. 2021).

Als Therapie dieser meist malignen Tumoren wurde häufig deren Resektion in toto in Form der Pankreaslinksresektion oder der der Whipple-Operation bzw. PPPD angestrebt (Becker 1987; Wiedenmann et al. 1998), wobei aufgrund der kleinen berichteten Fallzahlen optimale Behandlungskonzepte nicht festgelegt wurden. Auch bei Lebermetastasen dieser Tumoren kann ein operatives Debulking zur Reduktion der Menge hormonproduzierenden Pankreasgewebes durchgeführt werden (Wiedenmann et al. 1998; Fendrich und Bartsch 2010; Rinke et al. 2018).

3.4.4 Die nichtfunktionellen pankreatischen neuroendokrinen Neoplasien

Der Italiener Zanetti beschrieb 1927 als erster in einem Autopsiebericht den Fall eines nichtfunktionellen neuroendokrinen Karzinoms (Zanetti 1927; reviewed in Dralle et al. 2004). Weitere frühe kasuistische Beschreibungen von ‚nichtfunktionellen' Inselzelltumoren stammen bspw. von DuBois-Ferrière Ende der 1930er Jahre aus der französischsprachigen Schweiz (DuBois-Ferrière 1939) sowie in deutscher Sprache von dem Schweizer Hess aus dem Jahr 1946 (Hess 1946, Abbildung 3.61).

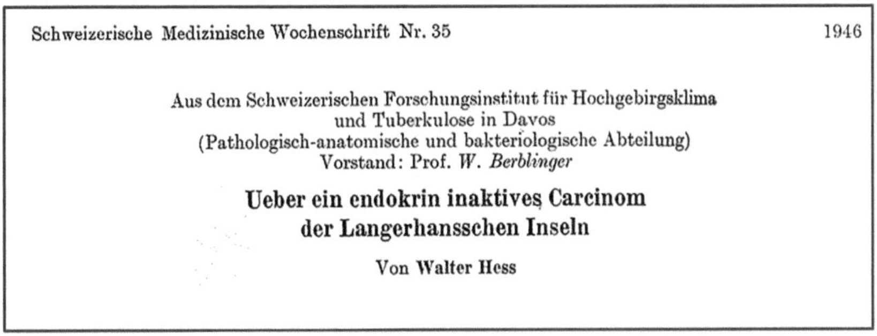

Schweizerische Medizinische Wochenschrift Nr. 35   1946

Aus dem Schweizerischen Forschungsinstitut für Hochgebirgsklima
und Tuberkulose in Davos
(Pathologisch-anatomische und bakteriologische Abteilung)
Vorstand: Prof. *W. Berblinger*

**Ueber ein endokrin inaktives Carcinom
der Langerhansschen Inseln**

Von Walter Hess

Abbildung 3.61 „Ueber ein endokrin inaktives Carcinom der Langerhansschen Inseln" (Hess 1946, S. 802)

Bei NF-pNEN handelt es sich um Tumoren des endokrinen Pankreas, die in erster Linie nicht mit klinischen Symptomen der Hormonüberproduktion assoziiert sind und sich damit biochemisch stumm verhalten. Meist treten diese erst über ihr Größenwachstum oder die Bildung von Metastasen klinisch in Erscheinung

(Klöppel und Heitz 1988). Welche Inselzelltumoren in diese Kategorie gehören, blieb lange strittig. Mangels effektiver histologischer und immunhistochemischer Unterscheidungsmöglichkeiten zwischen den Zellen des endokrinen Pankreas wurde zunächst nur zwischen Betazell- und Nichtbetazelltumoren differenziert (Heitz et al. 1982). Hess trennte in seiner Publikation zwischen „[…] *malignen Inselzelltumoren mit Hyperinsulinismus (β-Nesocytome) und solche ohne Störung des Zuckerstoffwechsels (α-Nesocytome)* […]" (Hess 1946, S. 1946). Howard et al. gingen vor diesem Hintergrund in ihrer Übersichtsarbeit zu den Inselzelltumoren 1950 von einem Anteil der NF-pNEN von etwa 40 % bei 398 in diese Übersicht aufgenommenen Fällen aus (Howard et al. 1950). Eine in den 1970-er Jahren veröffentlichte Untersuchung schätzte deren Anteil auf etwa 20 % aller pNEN (Broder und Carter 1973). In der neueren Literatur schwankt die Angabe der Prävalenz sporadischer NF-pNEN zwischen 13 und über 50 % in Abhängigkeit der gewählten Definition der Hormoninaktivität neuroendokriner Tumoren (reviewed in Bartsch et al. 2000b).

Beschreibungen von Fällen der NF-pNEN finden sich zunächst mit einem Schwerpunkt in der englischsprachigen Literatur. Aufgrund ihrer häufig späten klinischen Manifestation und eines hohen Anteils maligner NF-pNEN wurde dort – meist veröffentlicht in kleinen Fallserien oder nur als Fallbericht – in der operativen Therapie die Durchführung der Whipple-Operation gewählt. In diesen Mitteilungen wurde auch den verhältnismäßig weniger aggressiven Krankheitsverläufen der Inselzellkarzinome verglichen zu den Adenokarzinomen des Pankreas Rechnung getragen (Mongé et al. 1964; Ellis 1965). Zum präoperativen Nachweis der NF-pNEN erschienen ab den 1960-er Jahren erste Publikationen zur Anwendung angiographischer Methoden, wobei auch hier die Literatur zunächst nur auf wenige Fallberichte beschränkt blieb (Bookstein und Oberman 1966). Bis 1978 wurden in der Literatur 19 angiographisch nachgewiesene NF-pNEN beschrieben (Sörensen et al. 1978). Ein erster Nachweis dieser Tumoren mittels transabdominellen Ultraschalls wurde ebenfalls 1978 in zwei Fällen veröffentlicht (Gold et al. 1978).

Größere Fallserien zur chirurgischen Therapie der NF-pNEN wurden ab den 1980-er Jahren publiziert. Kent et al. stellten 1981 insgesamt 25 zwischen 1960 und 1978 an der Mayo-Klinik operierte Fälle rein sporadischer NF-pNEN – aus 168 Fällen pankreatischer Inselzelltumoren – vor, von denen 23, was einem Anteil von 92 % entsprach, ein malignes Verhalten zeigten. In keinem Fall bestand eine klare präoperative Tumordiagnose. Bei den Operationen mit kurativer Intention überwog die Operation nach Whipple, gefolgt von der Pankreatektomie und subtotalen Pankreasresektion (Kent et al. 1981). Vor diesem Hintergrund bestand die Forderung, jeden hormoninaktiven Inselzelltumor bis zum Beweis des Gegenteils

3.4 Meilensteine der Chirurgie neuroendokriner Neoplasien des ...

als maligne Läsion zu betrachten, womit die Whipple-Operation auch von anderen Autoren als wichtigste Maßnahme der kurativen operativen Versorgung der NF-pNEN postuliert wurde. In palliativen Strategien wurde ggf. eine subtotale Pankreasresektion als berechtigt angesehen (Eckhauser et al. 1986).

Im deutschen Sprachraum berichteten Funovics et al. 1984 von drei Fällen hormoninaktiver Inselzelltumoren im eigenen Patientengut, die aufgrund eines fortgeschrittenen Krankheitsstadiums lediglich palliativen operativen Eingriffen zugeführt worden waren (Funovics et al. 1984). Aus der Schweiz stammen Ende der 1970-er und Anfang der 80-er Jahre mehrere Übersichten mit klinischem und histopathologischem Fokus auf hormoninaktive pNEN (Woodtli und Hedinger 1978; Woodtli et al. 1982). Einen weiteren wesentlichen Beitrag zur histologischen Einordnung und Klassifizierung der NF-pNEN leisteten insbesondere die Veröffentlichungen von Heitz et al. und Klöppel und Heitz in den 1980-er Jahren (Heitz et al. 1982; Klöppel und Heitz 1988). Hier wiesen Heitz et al. 1982 in 26 von 30 untersuchten NF-pNEN eine subklinische hormonelle Aktivität und einen hohen Anteil gemischtzelliger NF-pNEN nach (Heitz et al. 1982).

Ein aggressives Resektionskonzept im Umgang mit den häufig malignen NF-pNEN wurde in, ab 1990-er Jahren auch vermehrt im deutschen Schrifttum veröffentlichten (Meyer et al. 1994), chirurgischen Fallserien berichtet. Als notwendig stellte sich in deren operativer Resektion die enge interprofessionelle Zusammenarbeit zwischen chirurgischen und nichtchirurgischen Fächern dar. Schwab et al. empfahlen, aufgrund häufig fehlender Möglichkeiten der Dignitätseinschätzung der NF-pNEN die Tumorresektion routinemäßig nach onkologischen Prinzipien durchzuführen. Nur in 2 der von ihnen vorgestellten 16 Fällen führten diese eine IOUS gestützte Tumorenukleation durch (Schwab et al. 1997). Im Jahr 2000 publizierte die Marburger Gruppe einen Beitrag über 18 Fälle sporadischer NF-pNEN, die dort zwischen 1983 und 1998 operiert wurden. Häufig wurde bei diesen Patienten ein aggressiver Therapieansatz mit (pyloruserhaltender) Pankreatikoduodenektomie oder distaler Pankreasresektion mit Splenektomie mit dem Ziel der vollständigen Tumorentfernung angestrebt. Mit dieser Strategie konnte bei 11 der 18 Patienten eine potenziell kurative Tumorresektion durchgeführt werden, wobei jedoch lediglich in 5 Fällen nach 5 Jahren keine Rezidivbildung auftrat (Bartsch et al. 2000b). Dralle et al. empfahlen 2004 für den Umgang mit solitären, benignen, sporadisch auftretenden NF-pNEN abhängig von deren anatomischer Lage die Durchführung der Enukleation, die Pankreaslinksresektion oder die gewebeschonende Resektion des Pankreaskorpus in Form der mittleren Segmentresektion. Maligne NF-pNEN sollten analog zur Therapie der Adenokarzinome einer Resektion en-bloc mit Lymphknotendissektion zugeführt werden. Aufgrund ihres weniger malignen Verhaltens und der damit verbundenen Chance auf längere Überlebenszeiten bei ausreichender Resektion von Tumorgewebe wurde zudem für die pNEN ein radikaleres Operationsvorgehen gefordert, was im Gegensatz zu den pankreatischen Adenokarzinomen auch die Resektion von Gefäßen beinhaltete (Dralle et al. 2004).

Im weiteren zeitlichen Verlauf wurde für das zu wählende therapeutische Vorgehen bei NF-pNEN deren Größe zu einem wesentlichen Einflussfaktor. Aufgrund eines angenommen erhöhten malignen Potentials ab einem Tumordurchmesser größer 2 cm (Schindl et al. 2000) etablierten sich insbesondere in der Chirurgie dieser Tumoren ausgedehnte Resektionsverfahren (Falconi et al. 2006). Bei NF-pNEN kleiner 2 cm ohne Malignitätszeichen wurde hingegen eine Abwägung zwischen der operationsbedingten Morbidität und einem möglichen Nutzen der Resektion bei unzureichender Datenlage notwendig (Falconi et al. 2006). Ein parenchymsparendes Resektionsvorgehen in Form der Enukleation ggf. laparoskopisch zeigte sich hier bei kleinen NF-pNEN im Pankreaskopf ohne Metastasennachweis mit ausreichendem Abstand zum Pankreasgang nach Abwägen von Nutzen und Risiko der weiteren möglichen Resektionsstrategien als möglich. Größere dort lokalisierte Tumoren sollten der PPPD zugeführt werden. Bei Tumorlokalisation im Pankreasschwanz wurde die Linksresektion aus onkologischen Gründen meist ohne Milzerhalt notwendig (Fendrich und Bartsch 2010; Fendrich und Bartsch 2011).

Vor dem Hintergrund häufiger durchgeführter bildgebender Untersuchungen des Abdomens wurde in den vergangenen Jahren ein zunehmender Anstieg zufällig entdeckter kleiner, weniger maligner NF-pNEN beschrieben (Vagefi et al. 2007). Eine konservative, beobachtende Strategie wurde in diesem Zusammenhang im Umgang mit hormoninaktiven NEN kleiner 2 cm bei bestimmten Patientengruppen als möglich erachtet (Bettini et al. 2011; Gaujoux et al. 2013; Falconi et al. 2016). Gemäß der aktuellen deutschen Leitlinie sollen alle NF-pNEN größer 2 cm bei fehlenden Kontraindikationen reseziert werden. Das Resektionsausmaß wird dabei neben der Tumorgröße von dessen Lage innerhalb des Pankreas abhängig gemacht. Im Umgang mit sporadischen Tumoren kleiner 2 cm kann eine beobachtende Strategie gewählt werden. In diesem Fall sind regelmäßige Kontrolluntersuchungen des jeweiligen Tumors notwendig. Bei Tumoren mit einer Größe unter 3 cm können der Leitlinie entsprechend atypische, pankreasfunktionserhaltende Resektionsschemata wie die Tumorenukleation oder die Konsolektomie Anwendung finden. Bei größeren Tumoren sind onkologische Resektionen notwendig (Rinke et al. 2018). Trotz der Vorteile eines abwartenden Verhaltens im Umgang mit kleinen NF-pNEN, die im Wesentlichen im Vermeiden operationsassoziierter Komplikationen liegen, wurde diese Strategie in neueren Veröffentlichungen – etwa einer Auswertung der US-amerikanischen ‚National

Cancer Database' über die Jahre 2004–2014 mit mehr als 3200 dokumentierten Fällen – in Frage gestellt. Hier zeigte sich bei Patienten mit NF-pNEN, welche mit einer Größe von 1–2 cm reseziert wurden, ein Überlebensvorteil gegenüber den nicht operierten Patienten. Dieser Unterschied konnte erst bei einer Tumorgröße kleiner 1 cm nicht mehr nachgewiesen werden (Chivukula et al. 2020). Eine aktuelle retrospektive Auswertung der US-amerikanischen SEER-Datenbank zeigte jedoch auch, dass Patienten im Alter über 70 Jahren mit NF-pNEN kleiner 2 cm von einer Resektion prognostisch nicht profitierten (Toyoda et al. 2021).

Kasuistische Berichte der laparoskopischen Resektion hormonell inaktiver pNEN erschienen international ab 1996 (Gagner et al. 1996b; Vezakis et al. 1999; Fernández-Cruz et al. 2001; Patterson et al. 2001; Assalia und Gagner 2004). Cuschieri veröffentlichte 2000 zudem einen Beitrag zur ‚Hand-assisted laparoscopic surgery', in dem dieser auch den Fall einer distalen Pankreatektomie bei Bestehen einer hormoninaktiven pNEN aufnahm (Cuschieri 2000). Während Fernández-Cruz et al. noch in ihrem Bericht zweier erfolgreich laparoskopisch operierter Patienten mit NF-pNEN 2001 deren Resektion bis zu einer Größe von 8 bzw. 10 cm als möglich beschrieben (Fernández-Cruz et al. 2001), erachteten diese in weiteren Beiträgen aufgrund des malignen Potentials solch großer Tumoren nur noch eine Tumorgröße bis zu 3 cm als laparoskopisch resektabel. Auch eine onkologische Lymphknotendissektion wurde über den laparoskopischen Zugang als möglich berichtet (Fernández-Cruz et al. 2008; Fernández-Cruz et al. 2012).

Die Gruppe Giger et al. aus der Schweiz publizierte 2006 u. a. einen Fall einer erfolgreich, ohne Konversion zur offenen Chirurgie, im Zeitraum 2000–2005 mittels Pankreaslinksresektion mit Milzerhalt operierten, klinisch hormoninaktiven pNEN (Giger et al. 2006). Fendrich et al. berichteten 2007 von laparoskopischen NF-pNEN-Resektionen in zwei Fällen, sahen aber eine Limitierung eines solchen chirurgischen Vorgehens in der häufig großen Ausdehnung der NF-pNEN über 3 cm bei Diagnosestellung, was bei Malignitätsverdacht eine Lymphknotendissektion notwendig machte (Fendrich et al. 2007; Langer et al. 2009). Entsprechend der aktuellen deutschen Leitlinien gelten sowohl die laparoskopische Pankreaslinksresektion mit und ohne Milzerhalt wie auch die laparoskopische Enukleation kleiner NF-pNEN mit den allgemeinen Vorteilen, die die minimalinvasive Chirurgie bietet, als sicher durchführbar (Rinke et al. 2018).

3.4.5 Die multiple endokrine Neoplasie Typ 1 und die Entwicklung der Chirurgie hiermit assoziierter neuroendokriner Neoplasien

Erste Beschreibungen multiglandulärer Neoplasien reichen zurück bis zu Beginn des 20. Jahrhunderts. Erdheim veröffentlichte 1903 die erste Beschreibung eines Falls mit simultanem Vorliegen von mehreren Nebenschilddrüsenadenomen und einer Hypophysenadenom-bedingten Akromegalie (Erdheim 1903). Dem schlossen sich weitere meist kasuistische Berichte multiglandulärer Erkrankungen an (Hoff 1934; Kalbfleisch 1937; Gerstel 1938). Kalbfleisch berichtete in seiner Veröffentlichung 1937 über drei Fälle des organischen Hyperinsulinismus, die den Fall eines Patienten beinhalteten, in dessen Sektionsprotokoll mehrere Inselzelladenome des Pankreas sowie Adenombildungen in den Nebenschilddrüsen und der Hypophyse vermerkt wurden (Kalbfleisch 1937). Im Jahr 1945 publizierten Shelburne und McLaughin die Fallbeschreibung eines jungen Seefahrers mit einem Insulinom, einem durch zwei Nebenschilddrüsenadenomen geprägten HPT und einem Adenom der Hirnanhangdrüse (Shelburne und McLaughlin 1945).

Dieser Bericht stellte ebenso den ersten seiner Art dar, in dem alle drei Adenommanifestationen der MEN1 in einem Fall zu Lebzeiten erkannt und der Patient operativ behandelt wurde. Underdahl et al. von der Mayo-Klinik stellten 1953 eine Übersicht aus den bis dahin bekannten 14 sowie 8 eigenen Fällen der ‚multiplen endokrinen Adenomatose' (MEA) zusammen, die zumeist die Nebenschilddrüsen, die Hypophyse und die Bauchspeicheldrüse betraf (Underdahl et al. 1953).

Nachdem zuvor lediglich kasuistische Berichte der MEA veröffentlicht worden waren, publizierte Wermer 1954 die Beschreibung einer Familie mit multiplen endokrinen Neoplasien, in der der Vater und 4 von 9 Geschwistern hiervon betroffen waren. Auf Grundlage dieser eigenen Beobachtungen und weiterer 20 in der Literatur identifizierter Fälle vermutete dieser eine erbliche Erkrankung mit autosomal-dominantem Erbgang (Wermer 1954). Ein Jahrzehnt später erfuhr diese Studie durch weiterführende Untersuchungen Wermers eine Erweiterung auf über 15 Mitglieder derselben Familie, womit dieser die Theorie einer sporadischen gegenüber der hereditären Genese der MEA endgültig widerlegte (Wermer 1963). Steiner et al. differenzierten vor dem Hintergrund der verschiedenen Manifestationsformen der MEN nach Wermer (Wermer 1954) und Sipple (Sipple 1961) in die MEN1 und MEN2 als zwei verschiedene, erbliche Tumorsyndrome (Steiner et al. 1968).

Vor dem Hintergrund, der häufig möglichen Manifestation maligner Tumoren im Rahmen der MEA etablierte sich der Begriff der ‚multiplen endokrinen Neoplasie' in der Beschreibung dieser Syndrome (Steiner et al. 1968; Wermer 1974). Während die für die MEN2 ursächliche genetische Mutation 1993 identifiziert werden konnte (Donis-Keller et al. 1993; Mulligan et al. 1993), gelang dies für das MEN1-Syndrom Ende der 1990-er Jahre. Nachdem 1988 der verantwortliche Genlokus auf dem Chromosomenabschnitt 11q13 lokalisiert worden war (Larsson et al. 1988), erfolgte die Identifizierung des für das Produkt ‚Menin' kodierenden MEN1-Gens 1997 (Chandrasekharappa et al. 1997, Abbildung 3.62; Lemmens et al. 1997).

Positional Cloning of the Gene for Multiple Endocrine Neoplasia–Type 1

Settara C. Chandrasekharappa, Siradanahalli C. Guru, Pachiappan Manickam, Shodimu-Emmanuel Olufemi, Francis S. Collins* • Michael R. Emmert-Buck, Larisa V. Debelenko, Zhengping Zhuang, Irina A. Lubensky, Lance A. Liotta • Judy S. Crabtree, Yingping Wang, Bruce A. Roe, • Jane Weisemann and Mark S. Boguski • Sunita K. Agarwal, Mary Beth Kester, Young S. Kim, Christina Heppner, Qihan Dong,† Allen M. Spiegel, A. Lee Burns, Stephen J. Marx

SCIENCE • VOL. 276 • 18 APRIL 1997 • http://www.sciencemag.org

---

Abbildung 3.62 „Positional Cloning of the Gene for Multiple Endocrine Neoplasia-Type 1" (Chandrasekharappa et al. 1997, S. 404)

Auf Basis seit 1988 gesammelter Erfahrungen mit dem Register für das medulläre Schilddrüsenkarzinom (Raue et al. 1990) wurde – vor dem Aufkommen in der Breite nutzbarer genetischer Screenings – im deutschen Sprachraum auch die Schaffung eines MEN1-Registers angeregt, dem in der ersten Hälfte der 1990-er Jahre Daten u. a. in Form von Fragebögen zugeführt wurden, um langfristig ein konsequentes Screening von – von dem MEN1-Syndrom betroffenen – Familien zu ermöglichen (Schaaf et al. 1990; Schaaf et al. 1994). Auf Basis der neuen molekulargenetischen Testung wurden ab den 2000-er Jahren auch im deutschen Sprachraum sowohl neue Screeningkonzepte entwickelt wie auch molekulargenetische Mutationsanalysen durchgeführt (Karges et al. 2000; Schaaf et al. 2007).

Neben der Trias aus GEP-NEN, einem pHPT und Adenomen der Hirnanhangdrüse zeigte sich zudem in weiteren Untersuchungen, dass auch Nebennierentumoren, NET der Lunge, des Thymus und Vorderdarms, Lipome sowie faziale Angiofibrome zum Phänotyp der MEN1 gehören (reviewed in Bartsch 2014).

Das MEN1-assoziierte Gastrinom
Wermer berichtete 1954 von der Assoziation der MEA mit dem Vorliegen peptischer Ulcera, ein Jahr bevor Zollinger und Ellison die klinische Erscheinung der Hypergastrinämie beschrieben (Wermer 1954; Zollinger und Ellison 1955):

> „Peptic ulcers of the stomach and of the duodenum are frequently found in patients suffering from the syndrome of adenomatosis of the endocrine gland. This may be looked upon as another manifestation of the abnormal gene (Wermer 1954, S. 371)."

Diese enge Assoziation zwischen den Polyadenomatosen und dem ZES bzw. der Ulkusbildung wurde ebenso von Planta bemerkt (Planta 1957). Die Frage des korrekten Umgangs mit dem MEN1-ZES wird seitdem kontrovers diskutiert. So plädierten einige Autoren bereits in den 1960-er und 70-er Jahren neben der totalen Gastrektomie aufgrund des malignen Potentials und der häufigen Metastasierung der Gastrinome dafür, eine möglichst vollständige Entfernung der ursächlichen Adenome bzw. eine Zwei-Drittel-Resektion des Pankreas anzustreben (Böhm et al. 1967). Dahingegen wurde von anderen die Gastrektomie als einzig sinnvolle Therapie auch hereditärer Gastrinome angesehen (Peiper und Creutzfeldt 1975; Stremmel 1976) – dies bspw. vor dem Hintergrund der frustranen Beschreibung Peipers und Creutzfelds, die bei 13 eigenen ZES-Patienten nur in einem Fall eine biochemische Heilung durch Tumorentfernung erzielt hatten (Peiper und Creutzfeldt 1975). Eine vollständige Tumorentfernung bei multifokaler Gastrinommanifestation und früher Metastasierung erschien damit kaum durchführbar (Stremmel 1976).

In den 1980-er Jahren wurde in mehreren Untersuchungen eine deutlich bessere Überlebensprognose bei Patienten mit MEN1-ZES verglichen zu dessen sporadischer Variante festgestellt. Die Angaben über das 10-Jahres-Überleben von syndromassoziierten Manifestationen des Gastrinoms lagen in kleinen untersuchten Gruppen bei 71–87 % (Zollinger 1985; Thompson et al. 1983). Hiermit und mit der möglichen Kontrolle der pathognomonischen Überproduktion von

Magensäure durch die Einführung der H2-Blocker und später der Protonenpumpenhemmer wurde von einigen internationalen Arbeitsgruppen ein deutlich konservativerer therapeutischer Umgang mit dem MEN1-ZES verglichen zu dessen sporadischer Manifestation verfolgt (van Heerden et al. 1986; Hirschowitz 1994).

Z. T. wurde auch im deutschen Sprachraum in mehreren Veröffentlichungen bei MEN1-Patienten der Versuch der Gastrinomresektion empfohlen, was durch den Einsatz säurehemmender Medikamente als parallelen Magenschutz als berechtigt galt (Teichmann et al. 1980; Spelsberg und Müller 1987). So forderten etwa Röher und Branscheid, bei Operabilität die Enukleation von Gastrinomen im Pankreaskopf bzw. die distale Resektion bei deren Manifestation im Pankreasschwanz nach ausgedehnter Exploration von Pankreas und Duodenum durchzuführen. Die Whipple-Operation konnte in Ausnahmefällen bei komplizierter Lage eines resektablen Gastrinoms im Pankreaskopf gerechtfertigt sein. Die ‚blinde' Resektion bei ausbleibender intraoperativer Tumorlokalisation nach sorgfältiger Organfreilegung und dessen bidigitaler Palpation wurde abgelehnt. Eine medikamentöse Therapie war als Bestandteil eines palliativen Therapiekonzepts bei fehlender Kurabilität etwa bei bereits erfolgter Metastasierung ggf. nach palliativer Tumorreduktion berechtigt (Röher und Branscheid 1986). Im internationalen Schrifttum wurde jedoch zu dieser Zeit – vor dem Hintergrund des multifokalen Tumorauftretens – von einer operativen Heilungsrate von unter 5 % ausgegangen (Ellison et al. 1987).

Eine weitere Ursache dieser unbefriedigenden operativen Ergebnisse lag mit darin begründet, dass hereditäre Gastrinome ähnlich dem sporadisch auftretendem ZES lange überwiegend im Pankreas vermutet wurden. Dieses anatomische Konzept änderte sich erst ab den 1980-er und 90-er Jahren nachhaltig, in denen Studien ein weit überwiegendes Auftreten dieser häufig sehr kleinen, intraoperativ leicht übersehbaren Tumoren im Duodenum feststellten (Woodtli et al. 1982; Stamm et al. 1986; Pipeleers-Marichal et al. 1993). Auch wurde in diesen und weiteren Untersuchungen ein häufigeres Auftreten maligner Gastrinome festgestellt, die sich zwar allgemein weniger aggressiv verhielten als sporadische Gastrinome, aber dennoch häufig eine peripankreatische Lymphknotenmetastasierung aufwiesen (Pipeleers-Marichal et al. 1993; Bartsch et al. 2000a). Zudem zeigte sich bei MEN1-ZES-Patienten mit Lebermetastasen eine schlechtere mittlere Überlebensprognose (Bartsch et al. 2000a). Anlauf und Klöppel berichteten 2008 erstmals über „gastrin-producing"-Zellen als die Vorläuferläsionen der Duodenalgastrinome bei MEN1. Gleichzeitig wurde die Manifestation dieser Läsionen in keinem einzigen Fall im Pankreas dokumentiert (Anlauf et al. 2008).

Vor diesem Hintergrund etablierten sich im Umgang mit dem MEN1-ZES zunehmend frühzeitige und radikale Operationsstrategien mit operativem Fokus auf dem Zwölffingerdarm.

Die Konzepte des optimalen Zeitpunkts der Operation der MEN1-ZES-Gastrinome schwankten in den Empfehlungen verschiedener Arbeitsgruppen z. T. erheblich. Einige Gruppen vertraten die konservative Strategie, erst ab einer Gastrinomgröße von 2–3 cm operativ einzugreifen (Fraker und Norton 1989), während andere bereits beim biochemischen Nachweis die chirurgische Tumorentfernung befürworteten (Thompson 1992; Bartsch et al. 2000a). Zum operativen Umgang mit MEN1-assoziierten Gastrinomen hieß es in der Leitlinie des Jahres 2002:

„Unter der Berücksichtigung der möglichen Prognoseverbesserung wird gegenwärtig die Indikation zur Operation auch bei nur biochemischem Tumorverdacht diskutiert. Eine Exploration des Duodenums ist bei dieser Tumorform obligat, da familiäre Gastrinome nahezu immer auch in der Duodenalwand lokalisiert sind (Hartel et al. 2002, S. 5)."

In der operativen Therapie des MEN1-ZES konnten sich im Wesentlichen drei chirurgische Vorgehensweisen etablieren. Thompson et al. inaugurierten Ende der 1980-er Jahre die distale Pankreatektomie verbunden mit der Enukleation von Gastrinomen im Pankreaskopf und der Tumorexzision im Duodenum nach vorangegangener Duodenotomie und Inspektion der duodenalen Schleimhaut sowie der periduodenalen und peripankreatischen Lymphadenektomie (Thompson et al. 1989a; Thompson 1992). Trotz dieses Resektionsvorgehens wurde mit der Gastrinomoperation nach Thompson lediglich eine biochemische Heilung bei einem Drittel der so operierten Patienten berichtet (Bartsch et al. 2000a). Vor dem Hintergrund jedoch guter postoperativer klinischer Ergebnisse fand deren Durchführung Einzug in die Leitlinienempfehlungen der ENETS (Plöckinger et al. 2004). Andere Arbeitsgruppen nutzten hingegen bevorzugt die radikalere partielle Pankreatikoduodenektomie in der Chirurgie der MEN1-ZES-Gastrinome, deren Durchführung bereits Anfang der 1960-er Jahre in der Gastrinomchirurgie inauguriert wurde (Oberhelman et al. 1961; Fahrländer et al. 1961). Berichte zu deren Durchführung bei syndromassoziierten Gastrinomen erfolgten zunächst kasuistisch oder umfassten nur kleine Fallgruppen (Stadil et al. 1993; Lairmore et al. 2000). Aufgrund der hiermit assoziierten höheren biochemischen Heilungsrate fand dieses Vorgehen schnell Unterstützung und wird im deutschen Sprachraum u. a. stark von der Marburger Gruppe vertreten (Bartsch et al. 2000a; Bartsch et al. 2005). Als dritte Alternative der operativen Therapie des MEN1-ZES besteht die pankreaserhaltende Duodenektomie. In dieser wird die operative Entfernung des Duodenums unter Aussparung der Bauchspeicheldrüse verfolgt. Sie ist somit auf Pathologien des Zwölffingerdarms begrenzt (Chung et al. 1995; Imamura et al. 2005). Aufgrund der eingeschränkten Datenlage zur therapeutischen Wertigkeit dieses operativen Verfahrens im Umgang mit dem MEN1-ZES besteht zu dieser keine abschließende Bewertung (Fendrich und Bartsch 2010).

Insgesamt liegt die 10-Jahres-Überlebensprognose bei MEN1-ZES-Patienten bei 95–98 % (Rinke et al. 2018). Zuletzt wurde eine Einschränkung dieser Prognose mit einem aggressiveren Krankheitsverlauf einzelner MEN1-Gastrinom-Subtypen mit weiteren genetischen Mutationen in Verbindung gebracht. So stellen sowohl eine ‚loss-of-interaction'-Mutation von JunD mit Menin (Thevenon et al. 2013) wie auch eine ‚loss-of-interaction'-Mutation der Checkpoint Kinase 1 (Bartsch et al. 2014) jeweils Faktoren dar, die mit einem aggressiveren Tumorverhalten und einem früheren mit diesen Tumoren assoziierten Versterben von MEN1-ZES-Patienten einhergehen.

Auch in der aktuellen Leitlinie wird festgehalten, das nach wie vor kein einheitlicher Konsens über die Indikation, den Operationszeitpunkt oder das Operationsausmaß in der operativen Therapie des MEN1-ZES bestehe (Rinke et al. 2018). Nach dieser sollte jede Operation aufgrund eines MEN1-ZES mindestens die Duodenotomie und die Exzision von Duodenalwandgastrinomen umfassen. Zudem wurde hier eine stets zu erfolgende systematische peripankreatische Lymphknotendissektion gefordert. Bei höheren Heilungschancen bei partieller Pankreatikoduodenektomie oder totaler Duodenektomie sollte deren Nutzen und Risiko mit dem Patienten diskutiert werden (Rinke et al. 2018). In einer internationalen Konsenserklärung wurde zuletzt die Kontroverse um die Indikation zur Operation wie auch um die zu wählende Operationsstrategie fortgeführt. Aufgrund höherer Heilungsraten bei Durchführung der partiellen Pankreatikoduodenektomie solle diese der ENETS folgend mit dem Patienten als mögliches Resektionsvorgehen auch ohne in der Bildgebung bestätigtes Tumorkorrelat diskutiert werden (Niederle et al. 2021a). Hingegen wurde auch dort übereinstimmend festgehalten, dass jede Operation mindestens eine Duodenotomie mit Exploration der Duodenalschleimhaut oder die Resektion des Zwölffingerdarms mit systematischer Lymphknotendissektion beinhalten solle. Hiermit werde die Hypergastrinämie wie auch das Risiko der Metastasenbildung reduziert. Im Falle eines gleichzeitig bestehenden HPT sei dieser vor dem MEN1-ZES operativ zu therapieren (Niederle et al. 2021a).

Als wesentlicher Schwachpunkt der Pankreatikoduodenektomie gegenüber der Operation nach Thompson galt lange die vermeintlich hohe perioperative und Langzeitmorbidität sowie eine hiernach angenommene niedrigere subjektive

Lebensqualität der Patienten. Eine retrospektive Langzeitstudie der Marburger Arbeitsgruppe zeigte hingegen zuletzt unter Einschluss von 35 Patienten bei ähnlichem krankheitsspezifischen Überleben einen deutlichen Vorteil in der biochemischen Langzeitheilung mit Durchführung der Pankreatikoduodenektomie (Kong et al. 2022, Abbildung 3.63).

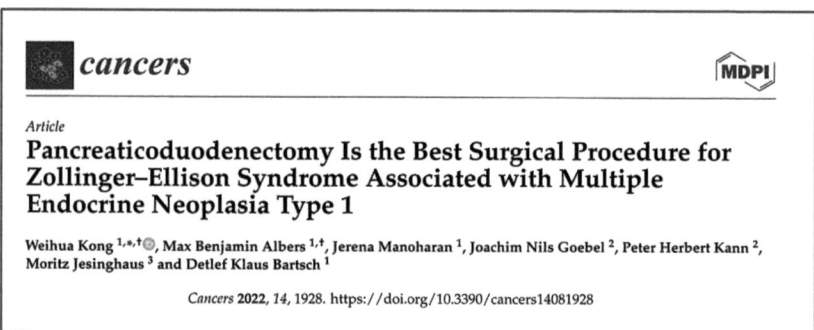

Abbildung 3.63 „Pancreaticoduodenectomy Is the Best Surgical Procedure for Zollinger-Ellison Syndrome Associated with Multiple Endocrine Neoplasia Type 1" (Kong et al. 2022, S. 1928)

Hier wurde bei 80 % der Patienten nach Pankreatikoduodenektomie eine biochemische Heilung über zehn Jahre berichtet, während dies nur in 25 % der eingeschränkt radikalen Resektionsstrategien nach Thompson bzw. der Duodenotomie ohne distale Pankreatektomie der Fall war. Unterschiede in klinisch relevanten operativen Komplikationen und postoperativer Lebensqualität konnten in den verglichenen Gruppen hingegen nicht festgestellt werden (Kong et al. 2022).

Das MEN1-assoziierte Insulinom
Als einer der ersten beschrieb Kalbfleisch 1937 die Entfernung eines Insulinoms bei einem Patienten mit multiplen endokrinen Neoplasien (Kalbfleisch 1937). In ihrer Übersicht über 14 Fälle multipler endokriner Adenome in der Literatur und 8 eigenen beschrieben Underdahl et al. bei operativer Therapie des organischen Hyperinsulinismus sowohl die Exzision der ursächlichen Inselzelltumoren als auch die Resektion des Pankreasschwanzes (Underdahl et al. 1953). Im Falle

der Symptompersistenz nach subtotaler Pankreasresektion wurde auch die Durchführung der totalen Pankreatektomie als berechtigt beschrieben (Breidahl et al. 1955).

---

42. Jg., Heft 3, 1971 *Der Chirurg*

Chirurgie des Hyperinsulinismus

H.-J. PEIPER und H.-D. BECKER

Klinik und Poliklinik für Allgemeinchirurgie der Universität Göttingen (Direktor: Prof. Dr. H.-J. Peiper)

Abbildung 3.64 „Chirurgie des Hyperinsulinismus" (Peiper und Becker 1971, S. 111)

Um bei Resektion möglichst keine der in etwa 10–15 % der Fälle multipel auftretenden Inselzelladenome zu übersehen, beschrieben Peiper et al., stets auch bei aufgefundenem Insulinom das Pankreas mittels ‚Kocher-Manöver' zu mobilisieren und von allen Seiten sorgfältig abzutasten. Unterschiede im operativen Vorgehen im Umgang mit sporadischen und familiären Insulinommanifestationen hoben diese nicht explizit hervor (Peiper und Becker 1971, Abbildung 3.64). Stremmel sah, wenn dies möglich war, die Enukleation von Insulinomen unter Schonung des restlichen Pankreasgewebes bei MEN1-Insulinomen als primär durchzuführen und sprach sich gegen die ‚blinde' oder subtotale Resektion der Bauchspeicheldrüse bei Nichtauffinden des gesuchten Tumors aus (Stremmel 1976).

Ab den 1980-er Jahren wurde ein zunehmend einheitliches operatives Konzept im Umgang mit MEN1-Insulinomen mitgeteilt, dem folgend nach erfolgter Adenomexstirpation nach weiteren Inselzelladenomen in der Bauchspeicheldrüse zu suchen und dabei ein kleiner Teil des Pankreasschwanzes zu resezieren war. Fand sich intraoperativ kein Tumor oder zeigte sich im Schnellschnitt des Pankreasschwanzes das Bild einer Adenomatose, folgte die fast-totale Pankreatektomie (Teichmann et al. 1980, Abbildung 3.65; Spelsberg und Müller 1987; Witzigmann et al. 1997). Als von großer Bedeutung für das intraoperative Auffinden der syndromassoziierten Pankreastumoren stellte sich die vollständige Freilegung des Pankreas und dessen bidigitale Palpation dar, die unter den Händen erfahrener Chirurgen den größten operativen Erfolg versprach. Im Falle des fehlenden intraoperativen Adenomnachweises wurde ebenso von Röher und Branscheid eine abwartende Strategie mit weiterer postoperativer Diagnostik verfolgt. Die ‚blinde' Resektion lehnten diese auch hier ab (Röher und Branscheid 1986).

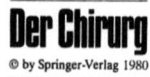

Abbildung 3.65 „Krankheitsbilder und operative Therapie bei multiplen endokrinen Adenomatosen (MEA-Syndrome)" (Teichmann et al. 1980, S. 313)

In der Leitlinie des Jahres 2002 hieß es:

> „Nach der Insulinom-Lokalisierung ist das chirurgische Vorgehen mit dem Ziel der sicheren Beseitigung des Hyperinsulinismus und der morphologischen Veränderungen funktions- und morphologiegerecht variabel zu wählen (Hartel et al. 2002, S. 4)."

Häufig umfasste die chirurgische Versorgung der MEN1-assoziierten Insulinome bis in die 2010-er Jahre die distale Pankreasresektion bis zur Pfortader inklusive der Enukleation von Adenomen im Pankreaskopf. Grundlage dieses Vorgehens stellte der Umstand dar, dass intraoperativ nur eingeschränkt zwischen multiplen Insulinomen und anderen (neuroendokrinen) Pankreastumoren unterschieden werden konnte (O'Riordain et al. 1994; Langer et al. 2006).

Vor dem Hintergrund des erhöhten Risikos der endokrinen und exokrinen Pankreasinsuffizienz bei den häufig jungen MEN1-Patienten im Rahmen einer solchen erweiterten Pankreaslinksresektion bis zur V. portae veröffentlichten Bartsch et al. 2013 einen Beitrag, in dem sie die Ergebnisse von Enukleation und eingeschränkter Resektion denen des herkömmlichen chirurgischen Vorgehens gegenüberstellten. Diese sahen insbesondere die Tumorenukleation und eingeschränkte Resektion bei solitär vorliegenden oder dominanten Tumoren indiziert, während sich die subtotale distale Pankreasresektion in der operativen Therapie nichtdominanter MEN1-Insulinome bewährte (Bartsch et al. 2013, Abbildung 3.66). Der operative Erfolg eines solchen limitierten Vorgehens erfuhr in weiteren größeren Untersuchungen Bestätigung (Beek et al. 2020).

> **Original Paper**
>
> Neuro-endocrinology
>
> Neuroendocrinology 2013;98:290–298
> DOI: 10.1159/000357779
>
> Received: August 23, 2013
> Accepted after revision: December 6, 2013
> Published online: December 17, 2013
>
> **Enucleation and Limited Pancreatic Resection Provide Long-Term Cure for Insulinoma in Multiple Endocrine Neoplasia Type 1**
>
> Detlef K. Bartsch[a]   Max Albers[a]   Richard Knoop[a]   Peter H. Kann[b]
> Volker Fendrich[a]   Jens Waldmann[a]
>
> [a]Department of Visceral, Thoracic and Vascular Surgery and [b]Department of Gastroenterology, Endocrinology and Infectiology, Philipps University Marburg, Marburg, Germany

Abbildung 3.66 „Enucleation and Limited Pancreatic Resection Provide Long-Term Cure for Insulinoma in Multiple Endocrine Neoplasia Type 1" (Bartsch et al. 2013, S. 290)

Mit verbesserter Bildgebung etwa der GLP-1-PET/MRT Bildfusion – mit der Darstellung von Insulinomen bis zu einer Größe von 4 mm – wurde versucht, über die genauere Insulinomlokalisation und Abgrenzung gegenüber anderen pNEN ein gezielteres Resektionsvorgehen im Umgang mit MEN1-Insulinomen zu erreichen (Antwi et al. 2019). Dem gegenüber wies das Ga-DOTATOC-PET/CT nur eine eingeschränkte Wertigkeit in der Detektion von NEN im Rahmen der MEN1 auf (Albers et al. 2017).

Auch in der aktuellen deutschen S2k-Leitlinie wird eine parenchymsparende, funktionserhaltende Resektion bei hereditären Insulinomen in Form der Enukleation oder umschriebenen Pankreasschwanzresektion gegenüber einer formalen onkologischen Resektion bevorzugt. Ein solches Vorgehen sollte auch bei Wiederholungseingriffen angestrebt werden (Rinke et al. 2018). Eine wesentliche Stellung in der präoperativen Diagnostik von MEN1-Insulinomen nehme das EUS ein (Kann 2018). Perioperativ komme der IOUS gemäß den aktuellen Leitlinien eine große Bedeutung in der Insulinomlokalisation und Erfolgskontrolle nach Resektion zu. Regelmäßige postoperative radiologische Kontrollen des Pankreasrestgewebes seien aufgrund möglicher Neubildungen funktionell inaktiver NEN notwendig (Rinke et al. 2018).

Die Nutzung minimalinvasiver Operationsmethoden im Umgang mit der MEN1-assoziierten Manifestation des Insulinoms war initial umstritten (Cogliandolo et al. 2001; Kaczirek et al. 2005; Chapuis et al. 1998). Sowohl die geringe Größe wie auch die unauffällige Konsistenz der potenziell multipel vorliegenden NEN stellten limitierende Faktoren in ihrer Lokalisation und Resektion dar (Spitz et al. 2000). Im Jahr 2002 schließlich berichteten Fernández-Cruz et al. von der erfolgreichen laparoskopischen subtotalen Pankreasresektion mit Erhalt der Milzgefäße einer Patientin mit zwei MEN1-Insulinomen, deren Lage diese zuvor szintigraphisch dargestellt hatten (Fernández-Cruz et al. 2002). Von derselben Gruppe wurden 2005 zwei weitere Fallbeschreibungen mit gleichem operativem Vorgehen publiziert. In beiden Fällen wurden die resezierten Insulinome präoperativ mittels CT und 111In-Octreoscan-Szintigraphie lokalisiert (Fernández-Cruz et al. 2005). Nachfolgend der ersten Publikation von Fernández-Cruz et al. veröffentlichten die Niederländer van Nieuwenhove et al. eine Serie von drei Fällen von minimalinvasiv operierten MEN1-assoziierten Insulinomen bzw. histologisch gemischtzelligen Adenomen. Diese Serie schloss u. a. den Fall eines achtjährigen Kindes ein, dessen MEN1-Insulinom enukleiert wurde. In der operativen Therapie der Erwachsenen wurde je die distale Pankreasresektion durchgeführt (van Nieuwenhove et al. 2003).

Agha et al. aus Regensburg berichteten auf der 30. Jahrestagung der CAEK in einer kleinen Serie laparoskopischer Pankreasresektionen von zwei so operierten Patienten mit MEN1-Insulinomen (Agha et al. 2011). Bartsch et al. beschrieben in einer Publikation 2013 die Durchführung laparoskopischer bzw. roboterassistierter Enukleationen MEN1-assoziierter Insulinome. Wesentlich für den operativen Erfolg stellte sich aufgrund der fehlenden Möglichkeit der bidigitalen Palpation des Pankreas die Anwendung des IOUS zur genauen Lokalisierung der gesuchten Inselzelltumoren dar. Als Kontrolle des chirurgischen Erfolgs fand hier die Glukoseschnellbestimmung Anwendung (Bartsch et al. 2013). Dieselbe Gruppe veröffentlichte zwei Jahre später erstmals die Ergebnisse eines Vergleichs der offenen und minimalinvasiven Pankreaschirurgie unter Einschluss der robotergestützten Chirurgie bei MEN1-assoziierten Insulinomen und hormoninaktiven NEN unter Nutzung des da Vinci-Systems. Dieses Vorgehen zeichnete sich durch eine kürzere Operationsdauer, einen geringeren Blutverlust und eine kürzere Hospitalisierungszeit bei etwa gleicher Komplikationsrate verglichen zur konventionell-offenen Operation aus (Lopez et al. 2015; Lopez et al. 2016, Abbildung 3.67). Mit dem häufiger und einfacher möglichen Erhalt der Milzgefäße durch Nutzung roboterassistierter Operationsverfahren wurde kurz danach von Nell et al. aus den Niederlanden deren Überlegenheit gegenüber der konventionell-offenen Chirurgie hervorgehoben (Kimura et al. 1996; Nell et al. 2016). Diese Ergebnisse wurden ebenso von Seiten der Marburger Gruppe bestätigt (Eckhardt et al. 2016).

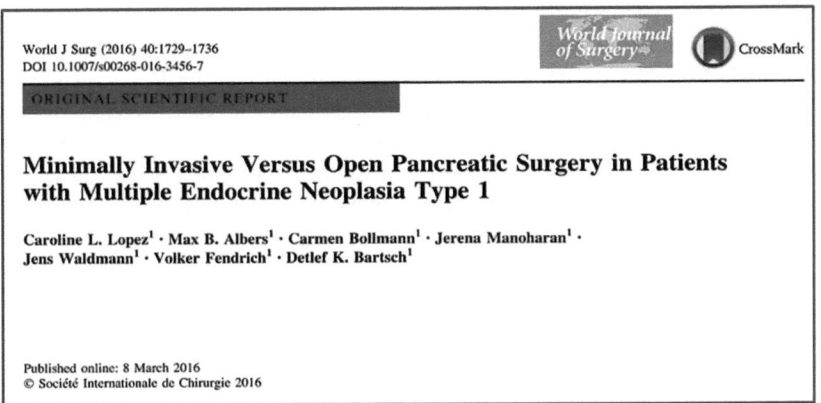

Abbildung 3.67 „Minimally Invasive Versus Open Pancreatic Surgery in Patients with Multiple Endocrine Neoplasia Type 1" (Lopez et al. 2016, S. 1729)

Auch in der chirurgischen Therapie von Kindern mit MEN1-Insulinomen bewährten sich robotergestützte Operationsverfahren (Liang et al. 2018; Am Schulte Esch et al. 2021). Laparoskopische oder roboterassistierte operative Vorgehensweisen zur Enukleation oder gefäßschonenden Pankreaslinksresektion bei MEN1-Insulinomen werden in der Konsenserklärung der ENETS als sicher durchführbar betrachtet. Auch onkologische Resektionen des endokrinen Pankreas mit Lymphadenektomie seien – von laparoskopisch erfahrenen Chirurgen durchgeführt – möglich (Niederle et al. 2021a).

Die MEN1-assoziierten nichtfunktionellen pankreatischen neuroendokrinen Neoplasien
Während die operative Therapie der MEN1-assoziierten Insulinome und Gastrinome – und hiermit verbundene klinische Erscheinungen der Hormonüberproduktion – in der Literatur häufig behandelt wurden, fanden die MEN1-assoziierten NF-pNEN (NF-dpNEN) ähnlich ihrer sporadischen Form in der Literatur zunächst wenig Aufmerksamkeit (Teichmann et al. 1980; Röher und Branscheid 1986). In frühen Fallberichten der NF-pNEN wurden NF-dpNEN auch in größeren Kollektiven nicht beschrieben (Kent et al. 1981). Dabei stellen die NF-dpNEN die häufigste Form MEN1-assoziierter pNEN dar (Thomas-Marques et al. 2006; Triponez et al. 2006a), die mit einer Malignitätsrate von 16–60 % den Krankheitsverlauf bestimmen (reviewed in Dralle et al. 2004).

Im operativen Umgang mit NF-dpNEN beschrieben Thompson et al. Mitte der 1980-er Jahre ein Vorgehen, das bei benignen, nicht invasiven Tumoren aus der Enukleation dieser Tumoren aus dem Pankreaskopf und der Pankreaslinksresektion bestand. Als einzig kurative Therapie bei Patienten ohne bereits erfolgte Tumormetastasierung wiesen diese die totale Pankreatektomie aus. Aufgrund der hiermit verbundenen hohen Mortalität und Langzeitmorbidität sahen diese ein solch radikales Vorgehen allerdings häufig nicht als gerechtfertigt an (Thompson et al. 1984).

Ein differenzierter Umgang mit den NF-dpNEN wurde ab den 2000-er Jahren im deutschen Sprachraum in größeren Studien untersucht. Aufgrund des hohen Risikos maligner Entartung und fehlender Größengrenzwerte, ab denen verstärkt mit einer malignen Manifestation der NF-dpNEN zu rechnen war (Lowney et al. 1998), galt eine möglichst frühzeitige operative Entfernung der Tumoren bei Diagnosestellung als anzustreben (Dralle et al. 2004; Bartsch et al. 2005). In den behandlungsbezogenen Strategien der NF-dpNEN zeigten sich zwei mögliche operative Vorgehensweisen nutzbar, ohne dass ein direkter Vergleich der Vor- und Nachteile beider Strategien bestand (Dralle et al. 2004): So konnte einerseits ohne großen Unterschied zu MEN1-assoziierten Insulinomen die Pankreaslinksresektion inklusive der Enukleation von Pankreaskopftumoren Anwendung finden (Thompson et al. 1984; O'Riordain et al. 1994; Åkerström et al. 2002). Andererseits beschrieben Bartsch et al. bei einigen NF-dpNEN -Patienten auch lediglich die Enukleation bzw. Resektion dieser Tumoren ohne routinemäßig durchgeführte Pankreaslinksresektion als therapeutisch möglich (Bartsch et al. 2000a). Die Marburger Gruppe beschrieb zudem für bestimmte MEN1-Genotypen ein höheres Risiko der malignen Entartung (Bartsch et al. 2000a).

Vor dem Hintergrund des lange Zeit asymptomatischen Krankheitsverlaufs und multiplen Auftretens der NF-dpNEN bei bis zu 85 % der MEN1-Patienten mit der Tendenz früh zu metastasieren, setzte sich im Umgang mit diesen eine radikalere operative Herangehensweise durch (Bartsch et al. 2005; Fendrich und Bartsch 2010). Eine vollständige Organentfernung sollte bei den zumeist jungen Patienten unterlassen werden, während auf die Splenektomie nur bei kleinen, weniger als 2–3 cm großen, nichtmalignitätsverdächtigen Tumoren verzichtet werden sollte (Fendrich und Bartsch 2010). Die chirurgische Therapie hereditärer, hormoninaktiver pNEN wird in der Leitlinie des Jahres 2018 in einem Spektrum von Enukleation bis zur erweiterten Pankreaslinksresektion mit Milzerhalt und Enukleation der Tumoren im Pankreaskopf gesehen. Da bei ausreichend langer Beobachtungszeit in fast jedem Fall die Manifestation der NF-dpNEN feststellbar sei, wurde ein initial gewebeschonendes Resektionsvorgehen als sinnvoll erachtet (Rinke et al. 2018). Auch in der Konsensusempfehlung der ENETS wurde auf dieser Grundlage ein limitiertes Resektionsvorgehen bei sicherer Durchführbarkeit als möglich angenommen (Niederle et al. 2021a).

Wann die Operationsindikation bei nachgewiesener NF-dpNEN-Manifestation gestellt werden konnte, war lange Zeit umstritten. Von den 1980-er Jahren bis in die 2000-er Jahre galt zumeist bei angenommen eingeschränkter Korrelation zwischen Tumorgröße und Metastasierung die Größe von spätestens 1 cm als Grenzwert zur Entscheidung für die Resektion (Lowney et al. 1998; Bartsch et al. 2005). Andere Arbeitsgruppen sprachen sich für den chirurgischen Eingriff bereits bei biochemischem Tumornachweis aus (Skogseid et al. 1991). Triponez et al. vertraten dahingegen auf Basis ihrer Untersuchungen Mitte der 2000-er Jahre eine deutlich konservativere Indikationsstellung zur Chirurgie der NF-dpNEN. So stellten diese bei 108 untersuchten Patienten erst bei einer Tumorgröße über 3 cm ein deutlich höheres Risiko maligner Entartung fest, welches bei 1,1–3 cm nur moderat erhöht war. Bei NF-dpNEN unter 1 cm Größe wurde kein wesentliches Malignitätsrisiko mehr festgestellt. Vor dem Hintergrund des mit der operativen Therapie verbundenen Risikos einer möglichen postoperativen Pankreasinsuffizienz und der fraglichen Rolle kleiner Pankreastumoren an der Krankheitsprognose empfahlen sie, eine chirurgische Adenomentfernung erst ab einer Tumorgröße von 2 cm anzustreben (Triponez et al. 2006a). Weitere Faktoren, die unabhängig davon für einen operativen Eingriff sprechen konnten, waren ein progredientes Tumorwachstum oder Malignitätszeichen, was die Bildung von Lymphknoten- und Fernmetastasen einschließen konnte (Triponez et al. 2006b). Das therapeutische Konzept von Triponez et al. erfuhr nachfolgend im Rahmen einer Multicenterstudie 2016 unter Beteiligung von vier spezialisierten europäischen Zentren Bestätigung (Partelli et al. 2016). Eine Auswertung der Datenbank der ‚DutchMEN1-Studiengruppe', die über 90 % aller MEN1-Patienten der Niederlande umfasst, bestätigte auf Grundlage von 152 zwischen 1990 und 2014 dokumentierten Fällen ebenfalls bei NF-dpNEN unter 2 cm Größe die Empfehlung einer beobachtenden Strategie (Nell et al. 2018).

Aktuelle Leitlinien schlossen sich ebenso den von Triponez et al. postulierten Empfehlungen an. So gelte die Operation von NF-dpNEN meist erst ab einem Durchmesser größer 2 cm als indiziert (Niederle et al. 2021a). Die aktuelle deutsche S2k-Leitlinie sah ebenfalls eine Operationsindikation bei NF-dpNEN größer 2 cm gegeben, während Tumoren kleiner 1 cm im Regelfall nicht operiert werden sollten. Für Tumoren einer Größe von 1–2 cm wird hier ein individuelles Vorgehen verfolgt, das sowohl die Operation wie auch engmaschige Nachuntersuchungen umfassen könne (Rinke et al. 2018).

Neben der konventionell-offenen Resektion von NF-dpNEN wurde bei diesen auch ein minimalinvasives und roboterassistiertes Resektionsvorgehen beschrieben. Lowney et al. erwähnten 1998 eine laparoskopisch durchgeführte distale Pankreasschwanzresektion bei einem Patienten mit NF-dpNEN (Lowney et al. 1998). Berichte über die erfolgreiche laparoskopische Entfernung von NF-dpNEN blieben jedoch selten. Im deutschen Sprachraum berichteten Lopez et al. 2011 von erfolgreich durchgeführten, milzerhaltenden Pankreaslinksresektionen bei zwei Patienten mit NF-dpNEN (Lopez et al. 2011, Abbildung 3.68). Dem folgte 2015 der Bericht über therapeutische Ergebnisse der seit 2014 erfolgten Anwendung des da Vinci-Roboters bei MEN1-Patienten mit Insulinomen und NF-dpNEN (Lopez et al. 2015; Lopez et al. 2016), dem sich 2016 die Veröffentlichung der Niederländer Nell et al. anschloss (Nell et al. 2016).

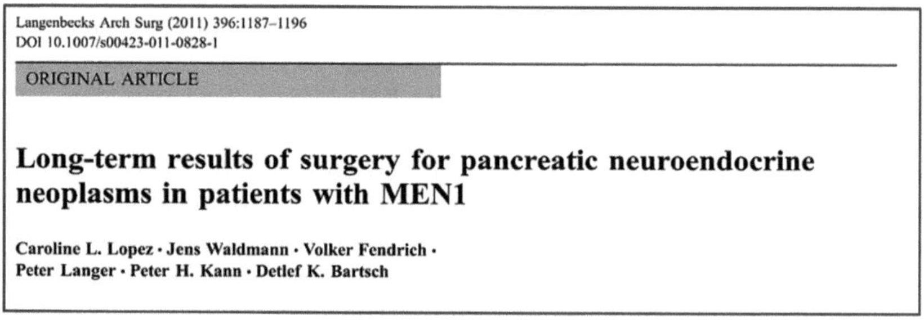

Langenbecks Arch Surg (2011) 396:1187–1196
DOI 10.1007/s00423-011-0828-1

ORIGINAL ARTICLE

Long-term results of surgery for pancreatic neuroendocrine neoplasms in patients with MEN1

Caroline L. Lopez · Jens Waldmann · Volker Fendrich ·
Peter Langer · Peter H. Kann · Detlef K. Bartsch

Abbildung 3.68 „Long-term results of surgery for pancreatic neuroendocrine neoplasms in patients with MEN1" (Lopez et al. 2011, S. 1187)

Als Resektionsstrategie dominierte in beiden Gruppen die distale Pankreasresektion. Wesentliche Vorteile stellten sowohl im laparoskopischen wie im roboterassistierten Vorgehen gegenüber der offenen Chirurgie eine bessere Schonung der Milzgefäße, geringere Blutverluste sowie kürzere Operations- und Hospitalisierungszeiten dar (Lopez et al. 2016; Nell et al. 2016; Eckhardt et al. 2016). Der Leitlinienempfehlung der ENETS folgend sei die Nutzung minimalinvasiver und roboterassistierter Techniken in der chirurgischen Versorgung von Patienten mit NF-dpNEN möglich, sofern hierdurch bei einer Adenomgröße unter 2 cm das gleiche Resektionsausmaß am Pankreas verglichen zur offenen Operation erreicht werde. In erfahrenen Händen werden laparoskopische Resektionen von größeren Tumoren ebenso als möglich erachtet (Niederle et al. 2021a).

3.4.6 Die neuroendokrinen Neoplasien des Ileums

Entwicklung chirurgischer Prinzipien in der Therapie des ‚Dünndarmkarzinoids'
Ileum und Jejunum stellen zwei der häufigsten Manifestationsorte neuroendokriner Tumoren des Gastrointestinaltrakts dar (Dasari et al. 2017). Zur Mitte des 20. Jahrhunderts wurde das ‚Karzinoid' des Dünndarms in eine benigne und eine maligne Verlaufsform eingeteilt, wobei letztere durch die Bildung von (Leber-)Metastasen mit Serotonin-Produktion und dem Karzinoid-Syndrom mit Flush, gastrointestinalen und kreislaufbezogenen Störungen charakterisiert wurde (Gebauer et al. 1958, Abbildung 3.69; Wedell und Schulte 1968).

Nr. 15, 11. April 1958   Dtsch. med. Wschr., 83. Jg.

Aus der I. Medizinischen Universitäts-Klinik Frankfurt/Main (Direktor: Prof. Dr. F. Hoff) und dem Senckenbergischen Pathologischen Institut der Universität Frankfurt/Main (Direktor: Prof. Dr. A. Lauche)

Malignes Dünndarmkarzinoid

Von A. Gebauer, K. Rümelin und H. Becker

Abbildung 3.69 „Malignes Dünndarmkarzinoid" (Gebauer et al. 1958, S. 620)

Ein wesentliches Problem in deren therapeutischer Versorgung bildete die schwierige und häufig späte Diagnosestellung der ‚Ileumkarzinoide'.

Aufgrund ihres häufig lange Zeit klinisch stummen Krankheitsverlaufs vor Metastasenbildung in mesenterialen Lymphknoten und Leber manifestierten sich diese häufig erst spät durch Komplikationen wie dem Dünndarmileus – durch Umgebungsinfiltration und „Schrumpfungsvorgänge" im Mesenterium (Krauss 1961, S. 310) – oder dem beschriebenen Karzinoid-Syndrom (Krauss 1961; Wedell und Schulte 1968).

Ab Mitte der 1950-er Jahre standen erste Nachweismethoden der 5-Hydroxyindolessigsäure (5-HIES) – einem Abbauprodukt des für das Karzinoid-Syndrom ursächlichen Serotonins (Lembeck 1954, Abbildung 3.70) – diagnostisch zur Verfügung. Dennoch erfolgte dessen Diagnose häufig spät (Udenfriend et al. 1955).

So berichteten die Amerikaner Thompson et al. in einer retrospektiven Untersuchung der ‚Karzinoid'-Fälle der Mayo-Klinik des Zeitraums 1959–1979, dass nur bei 12 von 154 Patienten präoperativ die Diagnose eines gastrointestinalen ‚Karzinoids' gestellt werden konnte. Bei diesen 12 Fällen handelte es sich

> Arch. exper. Path. u. Pharmakol., Bd. 221, S. 50—66 (1954).
>
> Aus dem Pharmakologischen Institut der Universität Graz
> (Vorstand: Prof. Dr. H. F. HÄUSLER).
>
> ## Über den Nachweis von 5-Oxytryptamin (Enteramin, Serotonin) in Carcinoidmetastasen.
>
> Von
>
> F. LEMBECK.
>
> Mit 7 Textabbildungen.
>
> *(Eingegangen am 22. August 1953.)*

Abbildung 3.70 „Über den Nachweis von 5-Oxytryptamin (Enteramin, Serotonin) in Carcinoidmetastasen" (Lembeck 1954, S. 50)

um Patienten mit bereits klinisch manifestem Karzinoid-Syndrom mit erhöht gemessener 5-HIES im Urin (Thompson et al. 1985).

In der Therapie der SI-NEN besteht die chirurgische Resektion des Primärtumors und aller betroffenen Darmabschnitte im Gesunden mit nachfolgender Anastomisierung als einzige kurative Behandlungsstrategie, wobei aufgrund eines möglichen multiplen Tumorauftretens auch in den 1960-er Jahren die Inspektion des gesamten Dünndarms auf weitere SI-NEN gefordert wurde. Aufgrund der geringen Tumorgröße, seines multiplen Auftretens und langsamen Wachstums war jedoch auch zu bedenken, dass von einer definitiven Heilung erst Jahre nach Operation und ausbleibender Rezidivbildung gesprochen werden konnte (Krauss 1961, Abbildung 3.71).

Aufgrund der tendenziell besseren Überlebensprognose der ‚Karzinoide' verglichen mit den Adenokarzinomen des Gastrointestinaltrakts sollte auch im Falle bereits bestehender Metastasen so viel Tumorgewebe wie möglich entfernt werden (Krauss 1961). So demonstrierten die Amerikaner Wilson und Butterick auch einen deutlichen Rückgang der Symptome des Karzinoid-Syndroms nach Leber-Metastasektomie (Wilson und Butterick 1959). Lehrbuchmäßig wurde die Ausräumung der drainierenden mesenterialen Lymphknoten gefordert (Reifferscheid 1967; Geroulanos et al. 1972).

> Dtsch. med. J.
>
> Aus der Chirurgischen Univ.-Klinik Freiburg i. Br. (Direktor: Prof. Dr. H. K r a u s s)
>
> ## Chirurgie der Karzinoide
>
> Von Hermann K r a u s s
>
> 12. Jg., Nr. 10, 20. 5. 1961

Abbildung 3.71 „Chirurgie der Karzinoide" (Krauss 1961, S. 309)

Im differenzierten Umgang mit den als ‚benigne' angesehenen ‚Karzinoiden' wurde die Keilexzision des betroffenen Darmabschnitts als ausreichend angesehen. Bei als maligne diagnostizierten ‚Karzinoiden' wurde hingegen die Entfernung größerer Darmabschnitte als gerechtfertigt betrachtet (Geroulanos et al. 1972). So forderten ebenso Peiper und Creutzfeld, eine lokal begrenzte Resektion nur bei Prozessen, deren Ausdehnung histologisch bestätigt nicht über die Submukosa hinausreichte, durchzuführen. Andernfalls war die segmentale Resektion des Darms mit regionaler Lymphknotenexstirpation angebracht (Peiper und Creutzfeldt 1975).

Die Notwendigkeit eines möglichst frühzeitigen und aggressiven operativen Vorgehens in der chirurgischen Therapie der ‚Dünndarmkarzinoide' wurde nicht zuletzt darin offensichtlich, dass bereits bei einer Tumorgröße von 1–2 cm in der Mehrzahl der ‚Karzinoid'-Fälle Metastasenbildungen beobachtet wurden. Eine kurative Resektion wurde damit trotz guter Überlebensprognose selten berichtet (Strodel et al. 1983; Köckerling et al. 1986; Rothmund und Kisker 1994). Das Resektionsvorgehen bei ‚Karzinoiden' zu Beginn der 2000-er Jahre wurde leitliniengemäß wie folgt beschrieben:

> „Unabhängig von der Tumorgröße oder Lokalisation werden NET des Dünndarmes nach initialer Freilegung der versorgten Gefäße und Ligatur am Abgang von der Arteria mesenterica superior mittels großzügiger Segmentresektion und regionaler Lymphadenektomie behandelt. Einer radikalen Ausräumung der Lymphbahnen kommt eine besondere prognostische Bedeutung zu, da Rezidive häufig von den regionalen Lymphknoten ausgehen (Hartel et al. 2002, S. 8)."

Entwicklung gefäßsparender Resektionsverfahren in der mesenterialen Lymphknotendissektion neuroendokriner Neoplasien des Ileums
Die radikale operative Entfernung der SI-NEN stellt somit die Basis der kurativen und palliativen Therapie bei deren Tumormanifestation und Manifestation

des Karzinoid-Syndroms sowie der Prophylaxe tumorbedingter Komplikationen dar. Ein wesentlicher Stellenwert kommt hierbei der Entfernung mesenterialer Lymphknotenmetastasen zu. Diese wird jedoch durch fibrotische Veränderungen und Schrumpfungsreaktionen des Mesenteriums, die bereits in den 1960-er Jahren beschrieben wurden (Moertel et al. 1961; Krauss 1961), erschwert, die zu einem großen Teil verantwortlich für die Symptomatik von Darmobstruktionen und -ischämien gemacht werden (Makridis et al. 1990; Modlin et al. 2004).

Bis in die 2010-er Jahre hinein wurde die Dünndarmresektion mit Lymphadenektomie häufig in Form einer Keilresektion – der sogenannten ‚Pizza-Pie-Technik' – durchgeführt, was nicht selten zu einem Verlust großer Teile des Dünndarms und damit ggf. zu einem Kurzdarmsyndrom führte (Bartsch et al. 2022). Mit dem Ziel einen besseren Gefäßerhalt in der Resektion der SI-NEN zu erreichen, beschrieb die Uppsala-Gruppe um Åkerström im Jahr 2000 die Technik einer gefäßsparenden mesenterialen Resektion (Öhrvall et al. 2000, Abbildung 3.72).

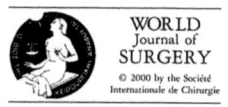

Method for Dissection of Mesenteric Metastases in Mid-gut Carcinoid Tumors

Ulf Öhrvall, M.D., Ph.D.,[1] Barbro Eriksson, M.D., Ph.D.,[2] Claes Juhlin, M.D., Ph.D.,[1] Sadettin Karacagil, M.D., Ph.D.,[1] Jonas Rastad, M.D., Ph.D.,[1] Per Hellman, M.D., Ph.D.,[1] Göran Åkerström, M.D., Ph.D[1]

[1]Department of Surgery, University Hospital, S-751 85 Uppsala, Sweden
[2]Department of Medicine, University Hospital, S-751 85 Uppsala, Sweden

Abbildung 3.72 „Method for Dissection of Mesenteric Metastases in Mid-gut Carcinoid Tumors" (Öhrvall et al. 2000, S. 1404)

Diese veröffentlichte hierbei eine Einteilung der Ausdehnung von Lymphknotenmetastasen in Bezug zum Stamm der A. mesenterica superior in die Ebenen von I–IV. Diese sollte helfen, die Resektabilität der mesenterialen Lymphknotenmetastasen intraoperativ besser einschätzen und eine im Ausmaß an das Stadium der Lymphknotenbeteiligung angepasste Resektionsstrategie wählen zu können. In den meisten Fällen konnte mit Hilfe dieser Einteilung und dem gefäßsparenden Resektionskonzept eine Dünndarmlänge von mindestens 1,5–2 m erhalten werden (Öhrvall et al. 2000). Diese Einteilung der Lymphknotenmetastasierung erfuhr im deutschen Sprachraum schnell Anwendung (Stinner und Rothmund 2004; Musholt 2011; Evers et al. 2021).

Eine Überarbeitung erfuhr diese Einteilung 2016 durch Lardière-Deguelte et al. aus Frankreich. Diese modifizierten die Einteilung der Lymphknotenebenen nach Öhrvall et al. in die Stadien 0 bis IV ebenfalls in Relation zum Stamm der A. mesenterica superior. Präoperativ sollte hier mittels Bildgebung eine genauere Einschätzung der Resezierbarkeit von Lymphknotenmetastasen ermöglicht werden. Dabei stellten die Lymphknotenstadien 0 bis II leicht, die Gruppe III up/III down schwer zu entfernende und IV irresektable Lymphknotengruppen dar (Lardière-Deguelte et al. 2016).

Als weiteres Metastasierungsmodell der SI-NEN wurde im selben Jahr das der sogenannten ‚Skip-Metastasen' eingeführt, nach dem darmnahe Lymphknotengruppen bei der Metastasierung von SI-NEN ‚übersprungen' werden können und sich damit erst in nächst höheren Lymphknotenebenen manifestieren. Um einem irresektablen Zustand vorzubeugen, wie er mit dem Stadium IV nach Lardière-Deguelte et al. beschrieben wurde, wurde eine radikale prophylaktische Lymphknotenausräumung auch retropankreatisch gefordert (Pasquer et al. 2016). Zudem wurde konstatiert, dass die Länge des resezierten Dünndarmes nicht mit der Anzahl der entfernten Lymphknoten korreliere (Lardière-Deguelte et al. 2016; Pasquer et al. 2016).

Bartsch et al. beschrieben im deutschsprachigen Raum kürzlich detailliert die Technik der retrograden gefäßschonenden Lymphadenektomie in der Chirurgie der SI-NEN und simplifizierten die Lymphknotenebenen nach Öhrvall et al. Als erste verglichen diese dabei die Ergebnisse eines gefäßsparenden mit dem herkömmlichen Resektionsvorgehen der SI-NEN in Bezug auf Komplikationen, operativer Radikalität und postoperativer Funktionsfähigkeit. Diese konnten zeigen, dass mit einer solchen gefäßsparenden Resektion ein besserer Erhalt der Darmlänge mit einer niedrigeren postoperativen Komplikationsrate – insbesondere mit weniger Symptomen eines Kurzdarmsyndroms – verbunden war. Gleichzeitig zeigte sich ein solches Vorgehen bei SI-NEN 30 cm vom Übergang des Dünn- zum Dickdarm entfernt onkologisch sicher durchführbar (Bartsch et al. 2022, Abbildung 3.73).

Einen weiteren Beitrag zur Gefäßschonung stellt die Möglichkeit des ‚Lymphknoten-Mappings' mit der Nutzung von Methylenblau ähnlich der Lymphknotendarstellung in der Therapie des Mammakarzinoms dar (Wang et al. 2009).

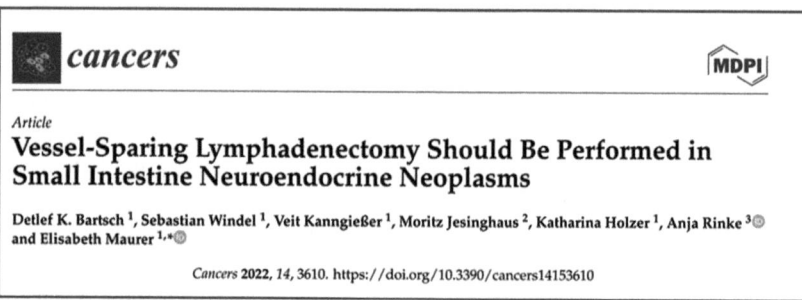

Abbildung 3.73 „Vessel-Sparing Lymphadenectomy Should Be Performed in Small Intestine Neuroendocrine Neoplasms" (Bartsch et al. 2022, S. 3610)

Primärtumorresektion in der chirurgischen Therapie neuroendokriner Neoplasien des Ileums bei bereits erfolgter Metastasierung

Das ‚Karzinoid' nahm mit seinem weniger aggressiven Wachstumsverhalten gegenüber aggressiveren Adenokarzinomen früh eine Sonderstellung in der operativen Therapie der malignen Dünndarmtumoren ein. So stellten die Amerikaner Moertel et al. bei 28 Patienten des eigenen Krankenguts eine mittlere Überlebenszeit von mehr als acht Jahren im natürlichen Krankheitsverlauf nach Diagnosestellung des ‚Dünndarmkarzinoids' bis zum Tod fest. Nach onkologischer Tumorresektion wurde mit einer 5-Jahres-Überlebensrate von 68 % gerechnet (Moertel et al. 1961). Von diversen Autoren wurde damit auch im fortgeschrittenen Krankheitsstadium mit Metastasenbildung in mesenterialen Lymphknoten und Leber eine möglichst radikale und vollständige Entfernung des metastatischen Gewebes einschließlich des Primärtumors gefordert. Krauss konstatierte:

> „Trifft man bei einer Operation […] ein metastasierendes Karzinoid an, so sind im Gegensatz zum Verhalten bei anderen Malignomen weitere chirurgische Maßnahmen unbedingt angezeigt. Außer dem Primärtumor sollte so viel metastatisches Gewebe entfernt werden als nur irgend möglich, da die Prognose der Karzinoidkrankheit selbst in fortgeschrittenen Stadien nicht infaust ist (Krauss 1961, S. 310)."

So galt ein solches Vorgehen auch in einer palliativen Behandlungssituation als geeignet, direkten mechanischen Komplikationen vorzubeugen (Kähler 1967) und eine Linderung der Symptomatik eines Karzinoid-Syndroms zu ermöglichen (Kähler 1967; Köckerling et al. 1986). Auch eine subtotale Tumorresektion galt unabhängig von der Ausdehnung einer bestehenden Metastasierung als möglich, wenn die vollständige Entfernung des Primärtumors nicht machbar war (Köckerling et al. 1986). Die Resektion des Tumorprimarius wurde damit – auch bei fehlender Studiengrundlage – bei bereits erfolgter Metastasierung häufig angestrebt (Makridis et al. 1990; Rothmund und Kisker 1994). In ersten retrospektiven Studien, die den Nutzen der Primärtumorresektion bei bestehender Metastasenbildung untersuchten, wurde ebenso ein radikales Resektionsschema bei SI-NEN mit einer besseren Überlebensprognose assoziiert (Søreide et al. 1992).

Zu Beginn der 2000-er Jahre wurden zunehmend mehr Untersuchungen über den therapeutischen Nutzen der Primärtumorresektion veröffentlicht. Dabei wurde von mehreren deutsch- und nichtdeutschsprachigen Arbeitsgruppen ein längeres Gesamtüberleben bei Resektion des Primarius auch bei diffuser Metastasierung beschrieben (Hellman et al. 2002; Schindl et al. 2002; Boudreaux et al. 2005; Givi et al. 2006). Als eine der bis dato größten Studien hierzu gilt die UKINETS-Studie, die sowohl den Ki67 als auch eine stattgehabte Primärtumorresektion der SI-NEN als unabhängige Faktoren mit Einfluss auf das Gesamtüberleben der betroffenen Patienten bestätigte (Ahmed et al. 2009). Auf Basis dieser ausschließlich retrospektiven Studien mit häufig vorselektierten Studienpopulationen blieb der therapeutische und prognostische Nutzen der Resektion jedoch strittig, zumal andere Gruppen keinen Überlebensvorteil hierdurch feststellen konnten (Strosberg et al. 2009).

Dennoch fand die Primärtumorresektion weitgehend Einzug in die hierauf bezogenen Leitlinien. Entsprechend der Leitlinien der ENETS könne eine palliative Primärtumorresektion SI-NEN-spezifische Komplikationsraten senken und so beispielsweise die Bildung von Darmobstruktionen oder das Auftreten von Blutungen vermeiden (Steinmüller et al. 2008; Niederle et al. 2016; Partelli et al. 2017). Wurde der Primärtumor reseziert, bestehe zudem die Möglichkeit, die Therapie der Metastasen – insbesondere in der Leber – stärker in den Fokus zu nehmen (Fendrich und Bartsch 2011). In der aktuellen S2k-Leitlinie hieß es hierzu:

> „Im Falle einer resektablen Fernmetastasierung, meist der Leber, sollte der Primärtumor [...] entfernt werden. [...]. Bei nicht resektabler Fernmetastasierung und symptomatischem ileojejunalem Tumor (Ileus, Blutung, mesenteriale Ischämie) sollten der Primärtumor und Lymphknotenmetastasen entfernt werden, um die Lebensqualität zu verbessern bzw. den unmittelbaren Tod abzuwenden. Bei irresektabler Fernmetastasierung und asymptomatischem ileojejunalem NET kann die Primärtumorresektion erwogen werden, um Komplikationen vorzubeugen [...]. Zudem kann die Primärtumorresektion in dieser Situation möglicherweise auch zu einer Lebensverlängerung führen (Rinke et al. 2018, S. 625)."

Dennoch bleibt der Nutzen der alleinigen Primärtumorresektion für die Prognose der SI-NEN strittig. Capurso et al. stellten in einer systematischen Übersichtsarbeit einen Überlebensvorteil der palliativen Primärtumorresektion fest, verwiesen jedoch auch auf die Limitationen der ausgewerteten retrospektiven Studien (Capurso et al. 2012). Tierney et al. stellten in einer retrospektiven Auswertung von Daten der ‚National Cancer Database' für alle GEP-NEN einen Überlebensvorteil bei Primärtumorresektion auch ohne Metastasektomie fest (Tierney et al. 2019). Dahingegen kamen zuletzt einige europäische und deutschsprachige Arbeitsgruppen zu gegenteiligen Ergebnissen bei alleiniger Tumorresektion, sahen aber in der Kombination verschiedener therapeutischer Konzepte im Umgang mit SI-NEN – insbesondere der Kombination der Primärtumorresektion mit der ‚Peptide receptor radionuclide therapy' (PRRT) – eine deutlich verbesserte Überlebensprognose (Bertani et al. 2016; Kaemmerer et al. 2021; Maurer et al. 2022).

4 Entwicklung und Bedeutung der chirurgischen Arbeitsgemeinschaft Endokrinologie (CAEK)

Die Chirurgische Arbeitsgemeinschaft Endokrinologie (CAEK) (Abbildung 4.1) ist die Fachgesellschaft endokriner Chirurgen im deutschsprachigen Europa. Gegründet wurde die CAEK 1982 unter dem Namen ‚Arbeitsgemeinschaft Chirurgische Endokrinologie' (ACE) in Marburg an der Lahn. Zu ihren führenden Gründungsmitgliedern zählten Horst Dieter Becker aus Göttingen, Rudolf Berchtold aus Bern, Matthias Rothmund aus Mainz, Hannes Steiner aus Salzburg und schließlich Hans-Dietrich Röher aus Marburg, der zugleich ihr erster Vorsitzender (Tabelle 4.1) wurde. Der Ursprung der chirurgischen Endokrinologie im deutschsprachigen Europa wird in der Chronik der CAEK zentral in die hierauf subspezialisierten Zentren in Hamburg (Zukschwerdt – Bay), München (Zenker – Spelsberg), Heidelberg (Linder – Röher), Mainz (Kümmerle – Rothmund), Wien (Fritsch – Roka, Niederle), Bern (Berchtold – Studer), Salzburg (Steiner – Zimmermann), Hannover (Pichlmayr – Dralle), Göttingen (Peiper – Becker) und Basel (Gemsenjäger) mit ihren führenden chirurgischen Vertretern verortet (CAEK Chronik 2012).

Über die Ziele, Aufgaben und den geistigen Hintergrund der CAEK hielten Röher und Wahl in ihrem Vorwort des Tagungsbands des Gründungssymposiums der Arbeitsgemeinschaft mit über 200 Teilnehmern fest:

„Dieses Symposium und die veranstaltende Gruppe haben verschiedene Wurzeln. Kümmerle veranstaltete bereits 1977 und 1980 in Mainz endokrinologisch-chirurgische Symposien und wies im Vorwort zum letzten Sammelband „Fortschritte der endokrinologischen Chirurgie (1980) auf die sich damals abzeichnende Entwicklung hin. – Nachdem sich 1979 anläßlich des Kongresses *der Société Internationale de* Chirurgie in San Franzisko noch auf Initiative des zu früh verstorbenen schwedischen Kollegen *Peter Heimann* und unter dem ersten Präsidenten *S. Taylor*, London die International Association of Endocrine Surgeons (IAES) formiert und erstmalig mit einem eigenen Programm hervortrat, hat 1982 auch die Deutsche Gesellschaft

Tabelle 4.1 Vorsitzende der CAEK seit ihrer Gründung bis heute (CAEK 2021; DGAV e. V. 2022a; CAEK Chronik 2012)

Zeit des Vorsitzes	Vorsitzende/Vorsitzender	Ort der Tätigkeit zur Zeit des Beginns des Vorsitzes
1981–1986	Prof. Dr. Hans-Dietrich Röher	Marburg
1986–1992	Prof. Dr. Matthias Rothmund	Mainz
1992–1996	Prof. Dr. Horst Dieter Becker	Tübingen
1996–2000	Prof. Dr. Henning Dralle	Halle/Saale
2000–2003	Prof. Dr. Peter E. Goretzki	Düsseldorf
2003–2006	Prof. Dr. Bruno Niederle	Wien
2006–2009	Prof. Dr. Henning Dralle	Halle/Saale
2009–2011	Prof. Dr. Thomas J. Musholt	Mainz
2011–2014	Prof. Dr. Thomas J. Musholt	Mainz
2014–2017	Prof. Dr. Detlef K. Bartsch	Marburg
2017–2021	Prof. Dr. Kerstin Lorenz	Halle/Saale
seit 2021	Prof. Dr. Martin K. Walz	Essen

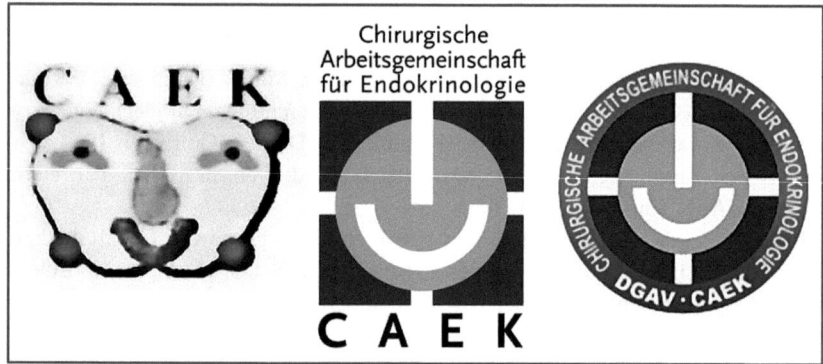

Abbildung 4.1 Historische Logos der CAEK im zeitlichen Verlauf. Von links nach rechts: Logo 1999–2005 vorgestellt von Dralle auf dem 2. Postgradualen Kongress sowie das Logo der CAEK von 2006–2015 und das aktuelle Logo der CAEK. Gedruckt mit Genehmigung der CAEK, 25.08.2022

für Chirurgie eine eigene Arbeitsgemeinschaft für dieses zunehmend anspruchsvolle Spezialgebiet ins Leben gerufen.

Die Ziele dieser ‚Arbeitsgemeinschaft Chirurgische Endokrinologie' (ACE) vereinigen vier Aufgabenbereiche: a) die Verbreitung des aktuellen Kenntnisstandes und der Fortschritte auf diesem Gebiet für Mitglieder unserer Gesellschaft durch jährliche Arbeitstagungen, b) die Schaffung eines wissenschaftlichen Diskussionsforums für speziell engagierte Kollegen, c) die Kontaktintensivierung mit beteiligten medizinischen Nachbardisziplinen wie internistischen Endokrinologen, Radiologen, bzw. Nuklearmedizinern, Pathologen, etc., schließlich d) Kommunikation und Austausch mit gleichartigen Zusammenschlüssen spezialisierter Chirurgen, die nahezu gleichzeitig in USA, England und Skandinavien begründet wurden.

Für das Programm der 1. Tagung unserer neuformierten ACE haben wir bewußt aktuelle Aspekte der unverändert häufigsten endokrin-chirurgischen Behandlungsaufgabe von Schilddrüsenerkrankungen in den Mittelpunkt gestellt. Die Beiträge zu diesem Leitthema sind mit vollem Manuskriptumfang für eine nützliche Informationsverbreitung in diesem Sammelband aufgenommen. – Die dem zweiten Symposiumsteil vorbehalten gebliebenen ‚freien Vorträge' zu Erkrankungen der Nebenschilddrüsen, des endokrinen Pankreas und der Nebennieren sollten zum Neubeginn eine möglichst rege aktive Beteiligung und lebendige Diskussion stimulieren. […].

Der Tagungsbesuch von insgesamt nahezu 200 Kolleginnen und Kollegen ist beredtes Zeugnis für ein lebendiges Interesse. Für eine stets zu erneuernde Attraktivität kommender Arbeitstagungen möchte man sich weiterhin eine Ausgewogenheit zwischen wissenschaftlicher Schwerpunktdiskussion und praktisch-klinisch bedeutsamer Kenntnisvermittlung wünschen (Röher und Wahl 1983)."

Im Jahr 1989 nahm die Arbeitsgemeinschaft ihren heutigen Namen als Teil der ‚Deutschen Gesellschaft für Chirurgie' (DGCH) an. Dem folgte 2003 die Eingliederung der CAEK in die neu gegründete ‚Deutsche Gesellschaft für Viszeralchirurgie' (DGAV) (CAEK Chronik 2012). Auch heute sieht die CAEK „[…] die wissenschaftliche und praktische Förderung der Chirurgie endokriner Organe im deutschsprachigen europäischen Raum" (CAEK Chronik 2012) als ihre Aufgabe an und „vereint Chirurgen mit speziellem Interesse an der Chirurgie endokriner Organe", was die Chirurgie der Schilddrüse, Nebenschilddrüsen, Nebennieren, des Pankreas und der neuroendokrinen Tumoren des Gastrointestinaltraktes umfasst (DGAV e. V. o. D.). Diese Ziele sollen nicht zuletzt durch den Austausch zwischen den endokrin-chirurgisch tätigen Operateuren des deutschsprachigen Raums in jährlichen Tagungen (Tabelle 4.2) und der Zusammenarbeit mit europäischen und weltweit organisierten Gesellschaften der endokrinen Chirurgie, wie der ‚European Society of Endocrine Surgeons' (ESES) oder der ‚International Association of Endocrine Surgeons' (IAES) (DGAV e. V. o. D.), deren Gründung im Jahr 1979 als Vorbild für die Gründung der CAEK stand (IAES 2022), erreicht werden.

Zu den wesentlichen Beiträgen der CAEK zählt die Erstellung und die Mitwirkung an der Erstellung wissenschaftlicher Leitlinien zur Chirurgie benigner und maligner Schilddrüsenerkrankungen, des Hyperparathyreoidismus, der Nebennieren und GEP-NEN. Hierzu zählen u. a.:

- die „Leitlinien zur Therapie der benignen Struma" herausgegeben 1998 von Dralle/Hartel (Dralle und Hartel 1998) sowie die Leitlinie „Operative Therapie benigner Schilddrüsenerkrankungen" unter der Leitung von Musholt/Wahl 2010 (AWMF 2010), Musholt/Bartsch 2015 (AWMF 2015) sowie Musholt/Bartsch 2021 (AWMF 2021);
- die „Leitlinien der Therapie maligner Schilddrüsentumoren" herausgegeben von Hartel/Junginger 1996 (Hartel und Junginger 1996) sowie die Leitlinie „Operative Therapie maligner Schilddrüsenerkrankungen" unter der Leitung von Dralle/Musholt 2012 (AWMF 2012);
- die „Leitlinien zur Therapie des Hyperparathyreoidismus" herausgegeben von Hartel/Dralle 1999 (Hartel und Dralle 1999) sowie die Leitlinie „Operative Therapie des primären und renalen Hyperparathyreoidismus" unter Leitung von Weber/Lorenz/Dotzenrath 2020 (AWMF 2020);
- die „Leitlinien zur chirurgischen Therapie von Nebennierenerkrankungen" herausgegeben von Hartel/Dralle 2000 (Hartel und Dralle 2000) sowie die Leitlinie „Operative Therapie von Nebennierentumoren" unter Leitung von Lorenz/Bartsch 2017 (AWMF 2017);
- die „Leitlinien zur chirurgischen Therapie von neuroendokrinen Tumoren des gastroenteropankreatischen Systems" herausgegeben von Hartel/Goretzki/Frilling/Dralle 2002 (Hartel et al. 2002) und „Neuroendokrine Tumoren" unter chirurgischer Leitung von Bartsch/Goretzki 2018 (Rinke et al. 2018).

Zudem gelang es unter dem Dach der CAEK in neuerer Zeit prospektiv-randomisierte Multicenterstudien zu initiieren und abzuschließen, an denen es im deutschsprachigen Raum lange gemangelt hat (DGAV e. V. 2022b). Hierzu zählten u. a.:

- TOPAR – Total parathyroidectomy with routine thymectomy and autotransplantation versus total parathyroidectomy alone for secondary hyperparathyroidism unter der Leitung von Schlosser/Rothmund (Schlosser et al. 2016);

Tabelle 4.2 Jahrestagungen, Tagungsorte und Tagungspräsidenten der CAEK seit ihrer Gründung in Marburg 1982 (CAEK 2021, S. 4, 22–23)

Jahr	Ort	Tagungspräsidentinnen und Tagungspräsidenten
1982	Marburg	Prof. Dr. Hans-Dietrich Röher
1983	Göttingen	Prof. Dr. Horst Dieter Becker
1984	Mainz	Prof. Dr. Fritz Kümmerle
1985	Bern	Prof. Dr. Rudolf Berchtold
1986	Hamburg	Prof. Dr. Volker Bay
1987	Wien	Prof. Dr. Bruno Niederle
1988	Düsseldorf	Prof. Dr. Hans-Dietrich Röher
1989	Hannover	Prof. Dr. Henning Dralle
1990	München	Prof. Dr. Jörg Rüdiger Siewert
1991	Marburg	Prof. Dr. Matthias Rothmund
1992	Innsbruck	Prof. Dr. Ernst Bodner
1993	Tübingen	Prof. Dr. Horst Dieter Becker
1994	Frankfurt	Prof. Dr. Albrecht Encke
1995	Bremen	Prof. Dr. Istvan Klempa
1996	Feldkirch	Prof. Dr. Gerhard Zimmermann
1997	Halle	Prof. Dr. Henning Dralle
1998	Hamburg	Prof. Dr. Andrea Frilling
1999	Berlin	Prof. Dr. Thomas Steinmüller
2000	Düsseldorf	Prof. Dr. Hans-Dietrich Röher
2001	Bern	Prof. Dr. Markus Büchler
2002	Potsdam	Prof. Dr. Hubertus J. C. Wenisch
2003	Frankfurt	Prof. Dr. Robert A. Wahl
2004	Wien	Prof. Dr. Bruno Niederle, Prof. Dr. Michael Hermann, Prof. Dr. Rudolf Roka
2005	Hamburg	Prof. Dr. Jochen Kußmann
2006	Duisburg	Prof. Dr. Dietmar Simon
2007	Mainz	Prof. Dr. Thomas J. Musholt
2008	Rostock	Prof. Dr. Ernst Klar

(Fortsetzung)

Tabelle 4.2 (Fortsetzung)

Jahr	Ort	Tagungspräsidentinnen und Tagungspräsidenten
2009	Lodz	Prof. Dr. Henning Dralle, Prof. Dr. Krzysztof Kuzdak
2010	Osnabrück	Prof. Dr. Christoph Nies
2011	Innsbruck	Prof. Dr. Rupert Prommegger
2012	Regensburg	Prof. Dr. Ayman Agha
2013	Wuppertal	Prof. Dr. Cornelia Dotzenrath
2014	Basel	Prof. Dr. Daniel Oertli, Dr. Christof Kull, Dr. Thomas Clerici
2015	Mainz	Prof. Dr. Theresia Weber, Prof. Dr. Matthias M. Weber Univ.-Prof. Dr. med. Wolfram Karges
2016	Berlin	Prof. Dr. Thomas Steinmüller
2017	Bern	Prof. Dr. C. A. Seiler, Dr. R. Kaderli
2018	Neuss	Prof. Dr. Peter E. Goretzki
2019	Hamburg	Prof. Dr. Jochen Kußmann, Prof. Dr. Volker Fendrich
2020	-	Ausgefallen aufgrund der Covid-19-Pandemie
2021	Essen	Prof. Dr. Martin K. Walz Dr. Pier F. Alesina
2022	Marburg	Prof. Dr. Detlef K. Bartsch Prof. Dr. Katharina Holzer

- TONIG – Total Versus Near-total Thyroidectomy in Graves Disease unter Leitung von Bartsch/Maschuw (Maurer et al. 2019);
- NEKAR – Registerstudie für Nebenschilddrüsenkarzinome unter Leitung von Lenschow/Fassnacht (Lenschow et al. 2022).

Des Weiteren wurden mit Unterstützung der CAEK das europäische EUROCRINE- und das deutsche StuDoQ/Schilddrüsen-Register verwirklicht, die eine wichtige Ressource zur Qualitätskontrolle und zur wissenschaftlichen Auswertung endokrin-chirurgischen Handelns im Alltag darstellen (DGAV e. V. 2022c; Wellner et al. 2017; Bartsch et al. 2019; Maurer et al. 2020; Eurocrine 2022).

5 Bedeutende deutschsprachige Endokrine Chirurgen und ihr Einfluss auf die Endokrine Chirurgie

Zahlreiche Persönlichkeiten, die in den vorherigen Kapiteln erwähnt wurden, haben wesentlich zum Fortschritt der endokrinen Chirurgie im deutschsprachigen Raum beigetragen. Nicht alle für die endokrine Chirurgie im deutschsprachigen Raum wichtigen Persönlichkeiten können nachfolgend vorgestellt werden. Wie im Methodenteil erläutert, werden sieben im deutschsprachigen Raum tätige Persönlichkeiten aufgeführt, die wissenschaftlich durch ihre Publikationsleistung und ihren akademischen Einfluss herausragten.

5.1 Hans-Dietrich Röher

Hans-Dietrich Röher wurde 1936 in Magdeburg geboren. Er studierte in Göttingen Medizin und promovierte dort 1963. Nach seiner Weiterbildung zum Chirurgen in Bassum und Berlin folgte er seinem dortigen Lehrvater Prof. Fritz Linder 1966 nach Heidelberg, wo sich Röher 1971 habilitierte. Nach dort elfjähriger ärztlicher Tätigkeit wechselte er 1977 zunächst nach Duisburg und 1979 als Direktor der damaligen Klinik für Allgemeinchirurgie an die Philipps-Universität Marburg. Im Jahr 1986 wurde Röher Direktor der Klinik für Allgemein- und Unfallchirurgie der Heinrich-Heine-Universität in Düsseldorf und war 1994–1996 Dekan des dortigen Fachbereichs Medizin, bevor er 2002 emeritiert wurde.

Zu Röhers wesentlichen Leistungen zählt sein Beitrag zur Begründung der institutionell organisierten endokrinen Chirurgie im deutschsprachigen Raum. Er war Gründungsmitglied der IAES 1979, der er 1991–1993 vorstand. Unter anderem auf sein Betreiben geht die Gründung der CAEK in Marburg 1982 zurück, deren erster Vorsitzender er bis 1986 war. Röher ist Träger des ‚Rudolf-Zenker-Preises' sowie des ‚Video-Filmpreises' der Deutschen Gesellschaft für

Chirurgie. Zudem ist er Träger der Ehrendoktorwürde der Stradins-Universität Riga (Churchward o. D.; Stachowicz 2002; CAEK Chronik 2012; DGCH 2022).

Röher erwarb mit seinen Arbeiten auf dem Gebiet der endokrinen Chirurgie in den 1980-er und 90-er Jahren sowohl im deutschen Sprachraum wie auch international große Reputation. Seine klinischen Schwerpunkte lagen in der Chirurgie benigner und maligner Schilddrüsenerkrankungen sowie des Hyperparathyreoidismus. Insbesondere seine Beiträge zur Begründung endokrin-chirurgischer Fachgesellschaften waren maßgebend. Er war laut ‚Web of Science' an über 340 Publikationen beteiligt und hat einen h-Index von 39.

5.2 Matthias Rothmund

Matthias Rothmund wurde 1942 in Darmstadt geboren. Nach seinem Studium 1963–1968 in Mainz und Innsbruck promovierte er 1970 an der Johannes Gutenberg-Universität Mainz. Im Jahr 1976 habilitierte sich Rothmund dort und erhielt drei Jahre später eine Professur unter seinem Lehrer Prof. Fritz Kümmerle. Im Jahr 1987 trat Rothmund die Nachfolge von Prof. Hans-Dietrich Röher als Direktor der Klinik für Visceral-, Thorax- und Gefäßchirurgie der Philipps-Universität Marburg an und blieb dies bis zu seiner Emeritierung 2008. Danach war er Dekan des dortigen Fachbereichs Medizin bis 2013.

Rothmund war zwischen 1986 und 1992 Vorsitzender der CAEK sowie von 1988–1994 Council Member der IAES. Er ist Träger des ‚von-Langenbeck-Preises' und ‚Rudolf-Zenker-Preises' sowie des ‚Edgar-Ungeheuer-Preises' der Deutschen Gesellschaft für Chirurgie. Zudem wurde Rothmund mit der ‚Volkmann-Medaille' der Mitteldeutschen Chirurgenvereinigung und dem ‚Deutschen Qualitätspreis Gesundheit' ausgezeichnet. Seit 2002 ist Rothmund Mitglied der Leopoldina und seit 2008 Ehrenmitglied der ESES (Leopoldina o. D.a; DGCH 2022; Philipps-Universität Marburg 2011).

Rothmunds endokrin-chirurgische Arbeitsschwerpunkte lagen insbesondere in der Chirurgie von Erkrankungen der Nebenschilddrüsen und des endokrinen Pankreas. Im deutschen Sprachraum war er u. a. führend in der Entwicklung der Nebenschilddrüsenautotransplantation und der Transplantation kryokonservierten Nebenschilddrüsengewebes in der Behandlung des sHPT. Ein weiterer Schwerpunkt seines Wirkens lag in der chirurgischen Therapie neuroendokriner Tumoren des Pankreas sowie der Entwicklung neuer Verfahren und Tumormarker in deren Behandlung, worüber er sich weitreichende Reputation erwarb (Leopoldina o. D.a). Rothmund war laut ‚Web of Science' an über 430 Publikationen beteiligt und hat einen h-Index von 43.

5.3 Henning Dralle

Henning Dralle wurde 1950 in Celle geboren. Er studierte 1969–1975 Medizin in Kiel, Würzburg und Mainz. Ende 1975 schloss er sein Studium an der Universität Hamburg ab. Dralle promovierte 1976 an der Ruprecht-Karls-Universität Heidelberg. Er war Assistenzarzt in Hamburg, später in Hannover, wo er sich 1986 unter Prof. Rudolf Pichlmayr habilitierte. Vier Jahre später wurde Dralle dort apl. Professor. Im Jahr 1994 wechselte er als Professor für Allgemein-, Viszeral- und Gefäßchirurgie an die Martin-Luther-Universität Halle-Wittenberg. Mitte 2016 wurde Dralle als Professor für endokrine Chirurgie an das Universitätsklinikum Essen berufen.

Dralle war Vorsitzender der CAEK von 1996–2000 sowie von 2006–2009, Vorsitzender der IAES von 2005–2007 sowie Co-Gründungsvorsitzender der ESES und deren Vorsitzender von 2008–2010. Dralle gründete 2006 die ‚International Thyroid Study Group on Nerve Monitoring' zu Fragestellungen der Indikation, Durchführung und Auswertung des IONM in der Schilddrüsenchirurgie. Er erhielt 1982/83 die ‚Johann Georg Zimmermann-Medaille' und 1985 den ‚Hermann Kümmel-Preis'. Im Jahr 2002 wurde Dralle Mitglied der Leopoldina. Als erster nichtamerikanischer Chirurg erhielt er 2013 den ‚Light of Life Foundation Award' des Memorial Sloan Kettering Cancer Center. Im Jahr 2014 erhielt Dralle den ‚Aldo Pinchera Schilddrüsenkrebspreis' und 2015 den ‚Theresienpreis'. Im selben Jahr wurde Dralle für seine Arbeiten zu den Schilddrüsenmalignomen und der endokrinen Chirurgie die Ehrendoktorwürde der Jagiellonen-Universität Krakau verliehen. Dralle ist u. a. Ehrenmitglied der Italienischen Gesellschaft Endokriner Chirurgen.

Dralles endokrin-chirurgische Arbeitsschwerpunkte liegen in der Chirurgie maligner Schilddrüsenerkrankungen, der multiplen endokrinen Neoplasien sowie der funktionellen Nervenüberwachung in der Schilddrüsenchirurgie. Über seine Beiträge zur Aufklärung der Genotyp-Phänotyp-Korrelation hereditärer medullärer Schilddrüsenkarzinome und zur onkologischen Chirurgie endokriner Tumoren erwarb er internationale Reputation (Dralle und Gast 1976; CAEK Chronik 2012; INMSG 2014; ESES 2021; Leopoldina o. D.b). Dralle war laut ‚Web of Science' an über 820 Publikationen beteiligt und hat einen h-Index von 75.

5.4 Peter E. Goretzki

Peter E. Goretzki wurde 1951 in Berlin-Schöneberg geboren. Er studierte Medizin in Münster, Berlin und Heidelberg und promovierte 1977. Nach einem Jahr in Mannheim folgte er seinem Lehrer Prof. Hans-Dietrich Röher nach Marburg und später nach Düsseldorf, wo sich Goretzki habilitierte. Nach langjähriger Arbeit mit Prof. Röher und sieben Jahren als Professor für Viszeralchirurgie an der Heinrich-Heine-Universität wechselte Goretzki als Chefarzt für Allgemein-, Viszeral-, und Thoraxchirurgie an das Städtische Lukas Krankenhaus Neuss. Im Jahr 2018 wechselte er in die Chirurgie der Charité Universitätsmedizin Berlin.

Goretzki war von 2000–2003 Vorsitzender der CAEK. Von 2001–2004 war er Council Member der IAES und leitete von 2008–2014 deren Postgraduiertenkurse. Goretzki wurde 1986 für seine Habilitationsschrift zur Wachstumsregulation der Schilddrüse von der Heinrich-Heine-Universität-Düsseldorf mit dem ‚R&H Heynen Preis' ausgezeichnet. Im Jahr 1998 erhielt er für die Etablierung menschlicher Zelllinien den ‚Dr. G. Wille Preis' sowie 2013 den ‚Glorinet-Preis' des Netzwerks Neuroendokrine Tumoren. Im Jahr 2018 wurde ihm die Ehrendoktorwürde der Stradins-Universität Riga verliehen.

Goretzkis klinische Schwerpunkte liegen in der Chirurgie benigner und maligner Schilddrüsenerkrankungen sowie der Chirurgie neuroendokriner gastroenteropankreatischer Tumoren. Zu seinen maßgeblichen Leistungen zählt der frühe Aufbau eines molekular- und zellbiologischen Labors unter chirurgischer Leitung in Düsseldorf sowie die Etablierung einer bis heute weltweit genutzten menschlichen Zelllinie eines differenzierten Schilddrüsenkarzinoms. Zudem trug er zum Nachweis der Variabilität verschiedener insulinproduzierender Erkrankungsformen des Pankreas bei (Goretzki 2022, persönliche Mitteilung). Goretzki war laut ‚Web of Science' an über 250 Publikationen beteiligt und hat einen h-Index von 39.

5.5 Bruno Niederle

Bruno Niederle wurde 1953 in Steyr in Niederösterreich geboren. Er studierte zwischen 1971 und 1976 Medizin und erlangte im Jahr seines Studienabschlusses den Dr. med. univ. in Wien. Nach seiner chirurgischen Weiterbildung zwischen 1977 und 1983 und nachfolgender beruflicher Tätigkeit an der Universitätsklinik für Chirurgie in Wien unter Leitung von Prof. Arnulf Fritsch wurde Niederle 1993 außerordentlicher Professor der Universität Wien, wo Niederle zwischen 2000 und 2016 die Professur für Chirurgische Endokrinologie innehatte. Zwischen 2017 und 2018 war Niederle Primarius des Franziskus Spitals Wien.

Niederle war Vorsitzender der CAEK in der Zeit von 2003–2006. Zudem war er Gründungsmitglied und Co-Vorsitzender der Gründungskonferenz der ESES in Wien 2003 und von 2012–2014 deren Präsident. Er ist Träger einer Vielzahl an wissenschaftlichen Forschungs- und Förderpreisen für seine Leistungen insbesondere auf dem Gebiet der Schilddrüsenchirurgie, darunter u. a. des ‚Theodor Billroth-Preises' der Österreichischen Gesellschaft für Chirurgie sowie der Ärztekammer für Wien. Seit 2008 ist er Träger des goldenen Ehrenzeichens für Verdienste um das Land Wien (Volxzeitung 2016; Niederle 2021; MedUni Wien 2022).

Niederles Arbeiten umfassen einen weiten Teil der endokrinen Chirurgie mit Schwerpunkten insbesondere in der onkologischen Schilddrüsenchirurgie und der Chirurgie des Hyperparathyreoidismus sowie der minimalinvasiven Chirurgie endokriner Organe. Reputation erwarb sich Niederle insbesondere in der onkologischen Schilddrüsenchirurgie. Zudem steht sein Name international eng mit der Chirurgie neuroendokrin aktiver Neoplasien in Verbindung. Er war laut ‚Web of Science' an über 390 Publikationen beteiligt und hat einen h-Index von 60.

5.6 Martin K. Walz

Martin K. Walz wurde 1956 in Frankfurt a. M. geboren, wo er 1975–1981 Medizin studierte. Er promovierte 1984. Die Zeit seiner chirurgischen Weiterbildung absolvierte er u. a. in der Allgemeinchirurgie in Essen mit ihrem Direktor Prof. Friedrich-Wilhelm Eigler. Walz habilitierte sich 1997. Im Jahr 1999 wechselte er als Direktor der ‚Klinik für Chirurgie' und des ‚Zentrums für Minimal Invasive Chirurgie' an die Kliniken Essen-Mitte. Im Jahr 2002 wurde er zum Professor für Chirurgie der Universität Essen berufen. Seit 2016 ist Walz Ärztlicher Direktor der Kliniken Essen-Mitte.

Im Jahr 2004 wurde Walz der Ehrendoktortitel der Universität Victor Babes in Temesvar in Rumänien verliehen. Walz ist u. a. Ehrenmitglied der ‚Association of Minimally Access Surgeons of India' sowie der ‚Association of Laparoscopic Surgeons of the United Kingdom and Ireland' und weiterer internationaler chirurgischer Gesellschaften. Seit 2021 ist Martin K. Walz Vorsitzender der CAEK. Walz ist u. a. Träger des ‚Video-Filmpreises' und des ‚Edgar-Ungeheuer-Preises' der Deutschen Gesellschaft für Chirurgie (Walz 1984; Walz 2015; CAEK 2021; DGCH 2022).

Walz' klinische Arbeiten liegen in der onkologischen und endokrinen Chirurgie. Ein wesentlicher Schwerpunkt seiner Forschungsleistung liegt auf dem Gebiet der minimalinvasiven endokrinen Chirurgie der Schilddrüse, Nebenschilddrüsen und allen voran der der Nebennieren. Reputation erlangte er u. a. mit der Entwicklung und Inauguration des retroperitoneoskopischen dorsalen Nebennierenzugangs. Walz war laut ‚Web of Science' an über 210 Publikationen beteiligt und hat einen h-Index von 45.

5.7   Detlef K. Bartsch

Detlef K. Bartsch wurde 1962 in Reutlingen geboren. Er studierte 1983–1990 Medizin an den Universitäten Aachen, Tübingen und Düsseldorf, wo er 1991 promovierte. Seitdem ist er mit kurzen Unterbrechungen am Universitätsklinikum Marburg tätig. Nach seiner Habilitation 1999 erhielt er 2004 eine apl. Professur der Philipps-Universität Marburg. Zwischen 2005 und 2008 war er Chefarzt an den Städtischen Kliniken Bielefeld-Mitte. Seit 2008 ist Bartsch Professor für Allgemein- und Viszeralchirurgie und Direktor der Klinik für Visceral-, Thorax- und Gefäßchirurgie der Philipps-Universität Marburg.

Bartsch war zwischen 2014 und 2017 Vorsitzender der CAEK. Er ist seit 2012 Mitglied des Advisory Boards und seit 2020 Mitglied des Vorstandes der ENETS. Bartsch ist Träger des ‚von-Langenbeck-Preises' der Deutschen Gesellschaft für Chirurgie. Im Jahr 2003 wurde er mit dem ‚Ferdinand-Sauerbruch-Preis' der Berliner Chirurgengesellschaft und 2008 mit dem ‚K.-H.-Bauer-Preis für Krebsforschung' der Deutschen Gesellschaft für Chirurgie ausgezeichnet.

Seine klinischen Schwerpunkte liegen in der Chirurgie des Hyperparathyreoidismus, der MEN1 und der Operationsstrategien bei gastroenteropankreatischen neuroendokrinen Neoplasien mit einem Fokus auf minimalinvasiven Operationstechniken. Internationale Reputation erwarb Bartsch für seine Beiträge zur Chirurgie neuroendokriner Neoplasien des Pankreas und des Dünndarms. Zudem war Bartsch an der Aufklärung der molekularen Genese von gastroenteropankreatischen neuroendokrinen Tumoren beteiligt (Bartsch 2022, persönliche Mitteilung). Er war laut ‚Web of Science' an über 390 Publikationen beteiligt und hat einen h-Index von 52.

Diskussion 6

6.1 Ungeklärte Fragen der endokrinen Chirurgie

6.1.1 Schilddrüsenchirurgie

Die Chirurgie benigner Schilddrüsenerkrankungen unterlag seit ihren Anfängen deutlichen Schwankungen in der Wahl ihres Resektionsausmaßes. Seit den 2000-er Jahren hat sich im deutschsprachigen Mitteleuropa die Thyreoidektomie bzw. die Hemithyreoidektomie gegenüber subtotalen, fast-totalen und funktionsorientierten Resektionsverfahren weitgehend durchgesetzt (Bartsch et al. 2019; Maurer et al. 2020). Empfahl die Leitlinie des Jahres 1998 noch ein funktionsorientiertes Vorgehen mit Belassen eines Schilddrüsenrests angepasster Größe wie beim Morbus Basedow von 5 ml (Dralle und Hartel 1998), wurde zwölf Jahre später ein deutlich radikaleres Vorgehen gefordert. Besonders im Umgang mit dem Morbus Basedow bedeutete dies einen Wechsel von dem standardmäßigen chirurgischen Erhalt einer geringen Menge Schilddrüsengewebes hin zur vollständigen Organentfernung (AWMF 2010). In den neueren Leitlinien ist wieder eine Entspannung dieser vormals strikten Operationsempfehlungen zu sehen (AWMF 2015, 2021). Dennoch bleibt die Frage, ob die Thyreoidektomie in der operativen Therapie benigner knotiger und diffuser Schilddrüsenpathologien in jedem Fall das chirurgische Vorgehen der ersten Wahl darstellen sollte, da sie nicht zuletzt mit dem Organverlust eine lebenslange Substitution mit Schilddrüsenhormonen notwendig macht (Wagner 2014). Eine Beibehaltung radikaler Resektionsstrategien ist vor dem Hintergrund ihrer sicheren Durchführbarkeit (Maurer et al. 2020) und geringeren Rezidivraten gegenüber subtotalen Resektionsverfahren (Agarwal und Aggarwal 2008; Stålberg et al. 2008) dennoch wahrscheinlich.

Ein wesentliches Anliegen der Schilddrüsenchirurgie besteht darin, die die Schilddrüse umgebenden Strukturen effektiv zu schonen. Als technische Unterstützung zur funktionellen Kontrolle des N. recurrens etablierte sich ab der Jahrtausendwende das IONM (Kienast et al. 1998; Lamadé et al. 2000) als Ergänzung zur anatomischen Nervendarstellung (Tschantz 1978; Zornig et al. 1989). Sowohl die intermittierende wie die kontinuierliche Nervenüberwachung sind möglich. Während Nervenschädigungen jedoch bei Nutzung des iIONM häufig erst im Nachhinein festgestellt werden können, kann mittels kontinuierlicher Nervenüberwachung durch Änderungen der Amplitudenhöhe und Latenzzeit der abgeleiteten elektrischen Potentiale eine drohende Nervenläsion frühzeitig angezeigt und diese vermieden werden (Schneider et al. 2013; Schneider et al. 2021). Noch wird das cIONM nicht flächendeckend eingesetzt (Bartsch et al. 2019). Um dessen Überlegenheit gegenüber dem iIONM wissenschaftlich sicher feststellen zu können, sind zudem große Untersuchungen in einem prospektiv-randomisierten Studiendesign notwendig. Da diese allerdings bereits zur Wirksamkeit des iIONM fehlen, ist hiermit im Vergleich des iIONM gegenüber dem cIONM in näherer Zeit nicht zu rechnen. Dabei zeigte die Nutzung des cIONM zuletzt im begrenzten Studienrahmen eine Überlegenheit in der Nervenschonung gegenüber der intermittierenden Überwachung. Es wird sich zeigen, ob das cIONM auf dieser Basis breitere Anwendung in der Schilddrüsenchirurgie findet (Schneider et al. 2021).

Neben dem Einsatz technischer Hilfsmittel zur Verhinderung einer Schädigung des N. recurrens etablierten sich Strategien zum Erhalt der Nebenschilddrüsenfunktion. Zentrale Bedeutung haben hierbei eine sorgfältige und genaue Präparation, die intraoperative Identifikation und der in situ Erhalt der Nebenschilddrüsen (Thomusch et al. 2003c) sowie die Autotransplantation akzidentell entnommener oder devaskularisierter Epithelkörperchen (Trupka und Sienel 2002). Seit Mitte der 2010-er Jahre steht für die intraoperative Vitalitätsprüfung der Nebenschilddrüsen die ‚near-infrared fluorescence'-Technologie zur Verfügung, die dem Chirurgen intraoperativ mit Hilfe der ICG-Färbung die ausreichende Durchblutung der Nebenschilddrüsen sichtbar machen soll (Vidal Fortuny et al. 2016a). Neben einigen Berichten über die erfolgreiche Nutzung der ICG-Färbung zur Vitalitätsprüfung der Nebenschilddrüsen (Vidal Fortuny et al. 2018; Karampinis et al. 2018) bestehen auch Veröffentlichungen, die bisher keinen Mehrwert in deren Nutzung feststellen konnten, was weitere Untersuchungen hierzu notwendig macht (Papavramidis et al. 2020).

Die minimalinvasive Chirurgie und alternative operative Zugangswege in der Schilddrüsenchirurgie sind verglichen zur konventionellen Schilddrüsenchirurgie mit einem größeren präparativen Aufwand, längerer Operationsdauer und höheren Kosten assoziiert (Maurer et al. 2018a). Gleichzeitig erfolgt ihre Anwendung mehr auf Basis der kosmetischen Indikation der Narbenfreiheit am Hals als aus medizinischen Gründen, womit ihre Anwendung in Mitteleuropa im Gegensatz zum asiatischen Raum nur für ein hochselektioniertes Patientengut und spezialisierte Zentren geeignet scheint (Bärlehner und Benhidjeb 2008; Zorron et al. 2018; Ahnen et al. 2022). Im Gegensatz dazu zeigen neue Ablationsverfahren von Schilddrüsengewebe aus der Perspektive minimalinvasiver Überlegungen neue Wege im Umgang mit solitären benignen Schilddrüsenknoten auf. Insbesondere im Hinblick auf die Patientenzufriedenheit und ihre subjektiv wahrgenommene Lebensqualität scheinen hier thermoablative Verfahren der konventionellen Schilddrüsenchirurgie überlegen zu sein (Jin et al. 2021). Zuletzt erschienen in Österreich erste ‚Good Clinical Practice Recommendations' zur Nutzung der Radiofrequenzablation in der Therapie benigner Schilddrüsenknoten (Dobnig et al. 2019). Im Jahr 2020 folgten dem Empfehlungen zum Umgang mit neuen Ablationsverfahren von deutscher Seite (Feldkamp et al. 2020). Thermoablative Verfahren sind in ihrer Anwendung noch nicht weit verbreitet. Inwieweit sich diese in der routinemäßigen Versorgung benigner Schilddrüsenveränderungen und ggf. niedrigmaligner Karzinome im deutschen Sprachraum bewähren, bleibt abzuwarten (Feldkamp et al. 2020).

Die Inzidenz von Schilddrüsenkarzinomen stieg in den vergangenen Jahrzehnten kontinuierlich an. Besonders wird hier eine Zunahme des Anteils der PTC beobachtet, während der Anteil aggressiver, undifferenzierter und anaplastischer Malignommanifestationen zurückgeht. Häufig fallen dabei Tumoren der Tumorstadien I und II auf (Farahati et al. 2019; RKI und GEKID 2020). Ihre komplexe Epidemiologie macht einen zunehmend angepassten und individuellen therapeutischen Umgang besonders mit den kleinen papillären und follikulären Schilddrüsenkarzinomen ohne Fernmetastasierung sowie den NIFTP notwendig. Zudem mehren sich die Hinweise, dass eine Radiojodablation bei Patienten mit kleinen, differenzierten low-risk Karzinomen therapeutisch nicht zwingend notwendig ist (Rahbar et al. 2008; Janovsky et al. 2016; Leboulleux et al. 2022). Basierend hierauf sollte evaluiert werden, ob und bei welchen differenzierten Schilddrüsenkarzinomen die – in Deutschland routinemäßig eingesetzte – postoperative Radiojodtherapie weiterhin indiziert ist (Leboulleux et al. 2022).

Eine umfangreiche präoperative Diagnostik zur Einschätzung der Entität der vorliegenden Schilddrüsenneoplasie sowie des Tumorstadiums bei Karzinomdiagnose ist für ein angepasstes Vorgehen in der therapeutischen Versorgung der DTC elementar. Eine präoperative Risikostratifizierung kann durch die Nutzung der Feinnadelaspirationsbiopsie (FNAB) sowie durch die routinemäßige Bestimmung des Calcitonins bei strukturellen Schilddrüsenveränderungen erfolgen, die im deutschen Sprachraum allerdings bisher nur in eingeschränktem Ausmaß klinische Anwendung fanden (Wienhold et al. 2013). Eine Hilfe in der Malignitätseinschätzung können Klassifikationssysteme wie die Bethesda-Kriterien darstellen (Baloch et al. 2008; Cibas und Ali 2009). Unterstützung in der Differenzierung von Biopsien der FNAB können zudem molekularpathologische und molekulargenetische Marker sein (Xing et al. 2004; Cohen et al. 2004; Musholt et al. 2010; Karger et al. 2012; Cancer Genome Atlas Research Network 2014). Auch eine Differenzierung zwischen histopathologisch schwer voneinander unterscheidbaren follikulären Neoplasien scheint so möglich (Karger et al. 2012; Theurer et al. 2019). Neuere Entwicklungen in der präoperativen Differenzierung von Schilddrüsenkarzinomen zielen auf die Analyse von mikro-RNA-Profilen der Schilddrüsentumoren ab, mit deren Hilfe häufig eine verlässliche Unterscheidbarkeit möglich ist (Nikiforova et al. 2008). Auch eine Abschätzung des Tumorstadiums, deren Aggressivität und der Wirkung chirurgischer Interventionen könnte mit der Analyse der mikro-RNA-Profile von Schilddrüsenkarzinomen machbar sein (Napoli et al. 2022).

Im Zuge des deutlichen Anstiegs der Inzidenz von insbesondere papillären Mikrokarzinomen (PMTC) der Schilddrüse weltweit (Cramer et al. 2010; Ahn et al. 2014; RKI und GEKID 2020) werden alternative behandlungsbezogene Vorgehensweisen im Umgang mit diesen – in ihrem klinischen Verlauf weniger aggressiven – Malignomen diskutiert. Besonders in Japan wurde in diesem Zusammenhang ab den 1990-er Jahren die Möglichkeit der ‚aktiven Überwachung' (‚active surveillance') untersucht. Ein Anliegen ist hier, durch ein abwartendes Verhalten unter Durchführung regelmäßiger Kontrolluntersuchungen mittels hochauflösenden Ultraschalls eine Überbehandlung der häufig nicht behandlungsbedürftigen Mikrokarzinome und operationsassoziierte Komplikationen zu vermeiden (Ito et al. 2003; Ito et al. 2010). Insbesondere bei kleinen PTC mit niedrigem Risiko charakterisiert sich ein solches Vorgehen durch eine signifikant niedrigere Rate an Komplikationen gegenüber dem direkten chirurgischen Eingriff (Oda et al. 2016) und findet mittlerweile in Japan breite Anwendung, wo aktuellen Untersuchungen zufolge bis zu 50 % der Fälle von low-risk PMTC initial einer aktiven Überwachung zugeführt werden (Sugitani et al. 2019). Ob sich diese Ergebnisse auf Mitteleuropa übertragen lassen, bleibt unklar. Insbesondere bei selektionierten Patienten im höheren Lebensalter, mit einem unifokal vorliegenden Karzinom, ohne oder mit sehr geringer Wachstumstendenz kann die Überwachung ausreichend sein. Bei jüngeren Patienten scheint diese hingegen eher ungeeignet (Weber 2021).

Neuere Studien über den Umgang mit sporadischen MTC erachteten zuletzt auch die Hemithyreoidektomie bei eingeschränkter Tumorausdehnung und solitärer Lokalisation als möglich und sprachen der modifizierten, radikalen Lymphknotendissektion eine größere Bedeutung in der Vermeidung der Rezidiventstehung zu (Ito et al. 2018). Vor dem Hintergrund des Rückgangs der Tumorgröße der MTC – der Anteil von MTC kleiner 1 cm stieg in einer größeren Untersuchungsgruppe zwischen 1995 und 2015 von 19 auf 39 % – und einer Abnahme des Anteils beobachteter Lymphknoten- und Fernmetastasierung können solche limitierten Resektionsverfahren auch hier eine Berechtigung erlangen (Machens und Dralle 2016). Eine solche Strategie bleibt jedoch aufgrund einer bisher geringen Datenbasis unsicher, sodass die Thyreoidektomie inklusive Lymphknotendissektion derzeit weiter die operative Methode der Wahl darstellt (Lorenz et al. 2020).

Verglichen mit den übrigen Schilddrüsenkarzinomen haben die ATC seither die schlechteste Überlebensprognose. Hier könnten neoadjuvante Therapiekonzepte mit Multikinase- bzw. Tyrosinkinaseinhibitoren ggf. in Kombination mit BRAF-Inhibitoren zu einem therapeutischen Durchbruch führen (Dierks et al. 2021; Maurer et al. submitted).

6.1.2 Nebenschilddrüsenchirurgie

In der operativen Therapie des sporadischen pHPT hat sich in Europa seit der Jahrtausendwende die fokussierte bzw. unilaterale Halsexploration als operative Methode der Wahl weitgehend durchgesetzt. Ersteingriffe in der operativen Versorgung des sporadischen pHPT weisen mit Heilungsraten von deutlich über 95 % ausgezeichnete Ergebnisse auf. Grundlage dieser erfolgreichen Bilanz stellen moderne lokalisationsdiagnostische Methoden – allen voran die weitverbreitete Sonographie und Sestamibi-Szintigraphie – sowie der Einsatz des ioPTH dar (Bergenfelz et al. 2009b; Ishii et al. 2018; Bergenfelz et al. 2021). Diese lokalisationsdiagnostischen Methoden weisen jedoch für sich genommen jeweils eingeschränkte Trefferraten auf und sind im Falle der Sonographie stark untersucherabhängig (Bergenfelz et al. 2009b). Im Falle der Szintigraphie zeigte sich zudem eine deutliche Einschränkung im Auffinden multiglandulärer Veränderungen. Zuletzt kamen darum neue radiologische und nuklearmedizinische Untersuchungsmethoden zur sicheren Lokalisation von Adenomen für die Behandlung des pHPT auf. Vielversprechend zeigte sich aufgrund einer niedrigen Strahlenbelastung und einer besseren Darstellung von Ein- und Mehrdrüsenerkrankungen die nuklearmedizinische Diagnostik auf Basis der Choline – insbesondere in

Kombination mit der CT oder der MRT (Hellman et al. 1994; Quak et al. 2013; Hessman et al. 2008; Tang et al. 2008; Lezaic et al. 2014; Smaxwil et al. 2021). Für diese werden Sensitivitätswerte deutlich über 90 % berichtet (Smaxwil et al. 2021). Die Fluorocholin-PET ist allerdings noch kostenintensiv und nicht in der Fläche verfügbar (Bergenfelz et al. 2021). Aufgrund ihrer sehr guten diagnostischen Ergebnisse gegenüber allen weiteren zur Verfügung stehenden lokalisationsdiagnostischen Maßnahmen erscheint die Fluorocholin-PET/CT als die derzeit vielversprechendste Technologie im Sinne einer ‚one-stop-shop-Strategie' im präoperativen Umgang mit pHPT-Patienten. Weitere große Studien sind notwendig, um diese Möglichkeiten zu bestätigen (Giovanella et al. 2021).

Einen hohen Stellenwert in der intraoperativen Kontrolle des Erfolgs der chirurgischen Therapie des HPT hat die Bestimmung des PTH nach Adenomexstirpation. Dennoch ist ein Mehrnutzen eines generellen Einsatzes des ioPTH insbesondere bei konkordanter präoperativer Bildgebung strittig (Thielmann und Kerr 2017; Maurer et al. 2018b). Aufgrund der mit der Wartezeit auf das Ergebnis des ioPTH verbundenen Kosten scheint bei konkordanter Bildgebung und bei erfahrenen Chirurgen ein Abwarten auf das ioPTH verzichtbar (Maurer et al. 2018b). Weitere prospektive Studien sind notwendig, um dies zu bestätigen.

Neben dem korrekten Umgang mit dem pHPT kommt der Therapie von dessen sekundärer Manifestation angesichts einer steigenden Anzahl von Patienten mit Niereninsuffizienz in einer alternden Gesellschaft eine wesentliche Bedeutung zu. Nachdem die Parathyreoidektomie ohne Autotransplantation aufgrund der Befürchtungen einer nicht ausreichenden medikamentösen Steuerbarkeit und antizipierten skelettalen Komplikationen des Hypoparathyreoidismus lange Zeit wenig Anwendung fand, zeigten diverse Studien ab den 2000-er Jahren ihre sichere Durchführbarkeit und gute therapeutische Langzeitergebnisse (Hampl et al. 1999; Ockert et al. 2002; Lorenz et al. 2006; Schlosser et al. 2016). Sie wurde auch als mögliches Therapiekonzept in die neue S2k-Leitlinie übernommen und ergänzt damit die subtotale sowie die totale Parathyreoidektomie mit Autotransplantation von Nebenschilddrüsengewebe (AWMF 2020). Die Durchführung weiterer größerer prospektiver Studien ist notwendig, um Stärken und Schwächen der einzelnen operativen Strategien in der Therapie des sHPT adäquat bewerten zu können. Ein erster Schritt wurde hierzu 2016 mit der prospektiv-randomisierten TOPAR-Studie gemacht (Schlosser et al. 2016).

6.1.3 Nebennierenchirurgie

Seit den 1990-er Jahren stellen minimalinvasive Operationsverfahren den Goldstandard der Nebennierenchirurgie dar. Hierbei dominieren laparoskopische über die retroperitoneoskopischen Zugänge (Staubitz et al. 2021). Die roboterassistierte Chirurgie spielt dem gegenüber im klinischen Alltag der Nebennierenchirurgie eine untergeordnete Rolle (Staubitz et al. 2021). Eine kürzlich veröffentlichte Untersuchung des EUROCRINE-Registers ging sowohl auf Vor- wie Nachteile der roboterassistierten Nebennierenoperation und laparoskopischer Vorgehensweisen ein. Sie stellte für die robotergestützte Operation eine geringere Komplikationsrate und Krankenhausverweildauer verglichen zur laparoskopischen Chirurgie fest, während sich die Konversionsraten beider Verfahren zur offenen Chirurgie nicht signifikant unterschieden (Vatansever et al. 2022). Zuletzt ist eine Angleichung der Operationskosten und -sicherheit der roboterassistierten und der offen-konventionellen Chirurgie beschrieben worden (Probst et al. 2016). Weitere prospektive Studien zum Mehrnutzen der roboterassistierten Nebennierenchirurgie gegenüber bisherigen minimalinvasiven Verfahren sind notwendig. Insgesamt scheint diese v. a. für Kliniken mit hohen Patientenzahlen geeignet (Probst et al. 2016).

Während sich langfristig pathologieabhängig wesentliche therapeutische Prinzipien im Umgang mit den benignen Nebennierenrindentumoren etablierten, unterlag die chirurgische Versorgung insbesondere hereditärer Phäochromozytome bis zuletzt Änderungen. In deren chirurgischer Therapie wird ein angepasstes, häufig subtotales Resektionsvorgehen verfolgt, um gesundes, funktionsfähiges Nebennierenrindengewebe zu erhalten. Wurde bis zur Jahrtausendwende von einer Prävalenz familiärer Phäochromozytome in etwa 10 % der Fälle ausgegangen (Farahati und Reiners 1997), stieg dieser Anteil mit Beschreibung der SDH-Mutationen auf über 30 % an (Neumann et al. 2002; Welander et al. 2011). Zusätzlich wurden weitere Suszeptibilitätsgene beschrieben, die die Entwicklung von Phäochromozytomen bedingen bzw. begünstigen (Qin et al. 2010; Comino-Méndez et al. 2011). Insgesamt wird die Molekulargenetik damit einen zunehmenden Beitrag in der Chirurgie des Phäochromozytoms mit individuell angepasstem Resektionsausmaß leisten (Dobschütz und Neumann 2019).

Als wichtiger Faktor im Umgang mit hormoninaktiven Nebennierenraumforderungen hat sich eine Orientierung an deren Größe etabliert. Resektionsvorgehen und -zeitpunkt waren und sind dabei häufig umstritten. Die Leitlinie zum Umgang mit den Inzidentalomen gab basierend auf der Konsensusempfehlung des amerikanischen ‚National Institute of Health' eine gewisse Sicherheit, ab einer Tumorgröße von 4 cm einen chirurgischen Eingriff zu erwägen. Ab 1 cm Größe wird eine weitere Abklärung zufällig entdeckter Nebennierenraumforderungen verlangt (Grumbach et al. 2003; Fassnacht et al. 2016). Der Umgang mit kleineren Inzidentalomen – darunter möglicherweise früh erkannte Malignome – bleibt vor dem Hintergrund einer hohen Prävalenz benigner Nebennierentumoren gegenüber den sehr seltenen aggressiven malignen Formen unklar, was weitere Untersuchungen zur besseren, nichtinvasiven radiologischen und nuklearmedizinischen Abgrenzung dieser Prozesse notwendig macht.

Mit Blick auf eine deutlich steigende Malignomfrequenz ab einer Tumorgröße von 6 cm wird in den aktuellen Leitlinien ein minimalinvasives, operatives Vorgehen bis zu dieser Größe gefordert. Danach wird dort ein offenes Resektionsvorgehen favorisiert (AWMF 2017). Dennoch wurde auch in der Chirurgie größerer Nebennierentumoren und der Nebennierenmalignome ein minimalinvasives Operationsvorgehen bis zu einer Größe von 10 cm in erfahrenen Händen als möglich und sicher durchführbar demonstriert (Walz et al. 2005; Brix et al. 2010; Lombardi et al. 2012; AWMF 2017). Bis zu welcher Tumorgröße welches Vorgehen am meisten Nutzen bei geringstem Risiko bei welcher Tumordignität bietet, bleibt damit zunächst unbeantwortet und bedarf weiterer prospektiver Studien.

6.1.4 Chirurgie neuroendokriner Tumoren von Pankreas und Ileum

Als chirurgisches Vorgehen der Wahl hat sich im Umgang mit dem sporadischen Insulinom bei fehlenden Zeichen von Malignität eine parenchymsparende Resektionsstrategie etabliert. Seit den 2000-er Jahren werden die Enukleation wie auch die Pankreaslinksresektion häufig minimalinvasiv laparoskopisch – oder seltener roboterassistiert – durchgeführt. Insgesamt zeichnen sich diese Verfahren durch einen geringen intraoperativen Blutverlust und durch kürzere Krankenhausverweilzeiten aus (Rinke et al. 2018; Najafi et al. 2020). Im Umgang mit MEN1-assoziierten Insulinomen etablierte sich zuletzt ebenfalls zunehmend eine parenchymsparende Resektionsstrategie (Bartsch et al. 2013; Rinke et al. 2018; Niederle et al. 2021a). Ergänzt wird auch diese durch minimalinvasive und robotergestützte Operationsverfahren. Letztere zeichnen sich mit hoher Bildauflösung und -vergrößerung sowie einer dreidimensionalen Bilddarstellung durch einen häufigeren Milzerhalt über die sicherere Präparation der Milzgefäße aus (Eckhardt et al. 2016; Lopez et al. 2016; Nell et al. 2016). Wesentlich für den Erfolg der minimalinvasiven Operation ist eine sichere präoperative Lokalisationsdiagnostik. Aufgrund molekularer Unterschiede in der Zusammensetzung von Somatostatinrezeptoruntereinheiten ist die herkömmliche, auf den molekularen Untereinheiten der Somatostatinrezeptoren basierende nuklearmedizinische Bildgebung nur eingeschränkt für die Darstellung von Insulinomen geeignet (Gotthardt et al. 2002). Eine Alternative wird darum in der nuklearmedizinischen Insulinomlokalisation mittels GLP-1-SPECT oder -PET in Bildfusion mit der CT oder MRT gesehen (Antwi et al. 2019). Diese leistet eine deutlich sensitivere und spezifischere Abgrenzung der meist kleinen Insulinome nicht nur gegen normales Pankreasparenchym, sondern auch gegen NF-dpNEN bei syndromaler Manifestation. Aufgrund der hohen GLP-1-Rezeptordichte auf der Membranoberfläche von Zellen benigner Insulinome zeigen sich diese ideal für die GLP-1-Rezeptor-basierte Bildgebung, um die weitere Resektionsstrategie festzulegen (Antwi et al. 2019). Ihr Nutzen insbesondere für die minimalinvasive Chirurgie und das operative Vorgehen in der Behandlung (hereditärer) Insulinome wird sich zeigen.

Sporadische Gastrinome sind im Gegensatz zu den sporadischen Insulinomen in der Mehrzahl der Fälle maligne (Fendrich et al. 2009). Von der aktuellen Leitlinie wird abhängig von der Größe sporadischer Gastrinome therapeutisch bei kleinen pankreatischen Tumoren die Enukleation bzw. Pankreaslinksresektion empfohlen. Bei größeren Gastrinomen und solchen mit Beteiligung des Pankreasgangs wird hingegen die Pankreatikoduodenektomie verfolgt (Rinke et al. 2018). Dieses Resektionsvorgehen hat sich weitgehend etabliert (Nießen et al. 2022). Der korrekte Umgang mit dem MEN1-ZES ist hingegen umstrittener. Hier etablierten sich vorwiegend die Resektion nach Thompson und die partielle Pankreatikoduodenektomie (Thompson et al. 1989a; Bartsch et al. 2000a). Als dritte weniger häufig angewandte Resektionsstrategie besteht die pankreaserhaltende Duodenektomie, die sich in der operativen Therapie des MEN1-ZES bisher nicht vollends etablieren konnte (Imamura et al. 2005). Insgesamt überwiegt der Anteil biochemisch ‚geheilter' Patienten bei Durchführung der Pankreatikoduodenektomie gegenüber der Resektion nach Thompson deutlich (Thompson et al. 1989a; Kong et al. 2022). Eine retrospektive Studie zeigte zuletzt eine Gleichwertigkeit des Anteils klinisch relevanter Komplikationen der Pankreatikoduodenektomie bei besserer biochemischer Heilungsrate und subjektiv besser wahrgenommener Lebensqualität verglichen zu weniger radikalen Resektionsstrategien (Kong et al. 2022). Eine abschließende Klärung der langjährig bestehenden Kontroverse der besten therapeutischen Strategie des MEN1-ZES steht weiterhin aus.

Der Zeitpunkt, ab dem bei sporadischen und hereditären NF-pNEN eine operative Entfernung angestrebt werden sollte, ist weiterhin umstritten. Einige Studien zeigten, dass eine abwartende Strategie bei bis zu 2 cm großen NF-pNEN nicht mit einer höheren Sterblichkeit assoziiert sei, sodass bis zu dieser Größe lediglich engmaschige Kontrolluntersuchungen als berechtigt erschienen. Dies wurde auch in die aktuellen Leitlinien aufgenommen. Die zugrundeliegenden Studien umfassten allerdings nur kleine Studienkollektive (Bettini et al. 2011; Gaujoux et al. 2013; Rinke et al. 2018). Größere Registerauswertungen etwa aus den USA wiedersprachen diesen zuletzt und empfahlen eine Überarbeitung der aktuell gültigen Leitlinien (Chivukula et al. 2020). Seit den 2000-er Jahren bestehen auch bei MEN1-assoziierten NF-pNEN Empfehlungen, erst bei einer Tumorgröße von mehr als 2 cm operativ einzugreifen (Triponez et al. 2006b), was auch in die aktuellen Expertenempfehlungen und Leitlinien Aufnahme fand (Niederle et al. 2021a; Rinke et al. 2018). Bei Tumoren zwischen 1 und 2 cm Größe sind regelmäßige Kontrolluntersuchungen notwendig (Rinke et al. 2018). Um die Sicherheit dieses abwartenden Konzepts zu bestätigen, werden weitere Untersuchungen benötigt.

Zuletzt erschienen ebenso vermehrt berichte zur minimalinvasiven Resektion sporadischer wie hereditärer NF-pNEN – mit ähnlichen Vorteilen wie denen der minimalinvasiven Insulinomchirurgie (Eckhardt et al. 2016; Lopez et al. 2016; Nell et al. 2016). Prospektiv-randomisierte Studien zu Nutzen und Risiko der minimalinvasiven Chirurgie im Umgang mit NF-pNEN sind notwendig.

In einem Positionspapier des Advisory Boards der ENETS wurden 2019 weitere ‚unmet needs' der chirurgischen Versorgung der pNEN vorgestellt und diskutiert. Als wesentlich in zukünftiger Diagnostik und Therapie der pNEN wurden darin molekulargenetische Marker u. a. zur Klassifikation der GEP-NEN-Subtypen hervorgehoben (Jensen et al. 2019). Einen wesentlichen Stellenwert könnten hierbei in Zukunft der NETest sowie die Bestimmung frei zirkulierender Tumor-DNA einnehmen, die sich gegenüber der Bestimmung herkömmlicher Tumormarker wie dem Chromogranin A in ihrer laborchemischen und klinischen Aussagekraft überlegen zeigten (Modlin et al. 2013; Boons et al. 2018). Diese Verfahren sind noch nicht in der Breite genutzt, sodass sich deren Einsatzfelder noch zeigen werden, wofür eine Untersuchung in prospektiven Studien notwendig ist (Jensen et al. 2019). Weitere molekulare Subklassifizierungen sind zur Abschätzung von Prognose und notwendigem Resektionsvorgehen insbesondere im Umgang mit NF-pNEN wichtig (Jensen et al. 2019): Zur besseren Unterscheidung der – im histologischen Grading jeweils als gut differenzierte G3-NET sowie schlecht differenzierte G3-NEC klassifizierten – Tumoren wurden zuletzt in umfangreichen Screening-Programmen weitere Marker beschrieben. Hiernach war der Verlust der zelltodregulierenden Proteine ATRX und DAXX eher bei G3-NET zu finden, während der Verlust von p53 und Rb für das Vorliegen der prognostisch schlechteren G3-NEC charakteristisch war. Dies hat insbesondere bei Überlappungen des Ki67-Wertes und nicht eindeutiger histomorphologischer Differenzierbarkeit der Tumoren Auswirkungen auf das – in der Versorgung der pNEN zu wählende – therapeutische Regime (Jiao et al. 2011; Tang et al. 2016).

Auch epigenetische Marker (Stefanoli et al. 2014) und NEN-spezifische mikro-RNA sowie mRNA (Sadanandam et al. 2015) wurden und werden derzeit als Marker für ein angepasstes chirurgisches Vorgehen diskutiert.

Ein wesentliches Problem im therapeutischen Umgang mit den SI-NEN stellt die – bei diesen mit einer Lymphknotenmetastasierung häufig einhergehende – mesenteriale Fibrosierung mit den Komplikationen der Darmobstruktionen und -ischämien durch die Fixierung der darmversorgenden Gefäße bei gleichzeitigem Zusammenziehen des Mesenteriums dar (Öhrvall et al. 2000; Modlin et al. 2004). Dieser Sachverhalt rechtfertigt in einem palliativen Setting den therapeutischen und ggf. prophylaktischen chirurgischen Eingriff (Niederle et al. 2016). Neuere Untersuchungen zur Ätiopathogenese der mesenterialen Fibrosierung brachten diese in Zusammenhang mit der Höhe der im Urin gemessenen 5-HIES (Rodríguez Laval et al. 2018). Auf dieser Basis wurden in der Literatur neue Behandlungsoptionen der mesenterialen Fibrosierung mittels Somatostatinanaloga diskutiert, wozu bisher allerdings keine prospektiven Studien bestehen (Blažević et al. 2018). Wesentlich scheint im Umgang mit der mesenterialen Fibrose die (prophylaktische) chirurgische Intervention (Weber und Dralle 2018).

In der Therapie der SI-NEN etablierten sich zuletzt neue Klassifikationen und Empfehlungen zum Umgang mit Lymphknotenmetastasen. Eine systematische Lymphknotenausräumung zeigte sich dabei gegenüber der selektiven Lymphadenektomie deutlich überlegen (Watzka et al. 2016). Ob während eines chirurgischen Eingriffs eine bestimmte Anzahl an Lymphknoten entfernt werden sollte bleibt umstritten (Watzka et al. 2016; Lardière-Deguelte et al. 2016; Pasquer et al. 2016). Zuletzt wurde auch ein ‚Überspringen' von Lymphknotenebenen in Form der sogenannten ‚Skip-Metastasen' beschrieben, was eine ausgedehnte in diesem Sinne prophylaktische Resektion der mesenterialen Lymphknoten rechtfertige (Pasquer et al. 2016). Zentrale Bedeutung kommt der chirurgischen SI-NEN-Therapie dabei zu, bei möglichst großer Radikalität in der Entfernung der mesenterialen Lymphknoten möglichst viele darmversorgende Blutgefäße zu erhalten, um das Auftreten eines Kurzdarmsyndroms bei zu exzessiver Gefäßresektion zu vermeiden. Mit Vorstellung der Technik der gefäßsparenden retrograden Lymphadenektomie bis zur Lymphknotengruppe am Pankreasunterrand wurde gezeigt, dass auf diese Weise deutlich mehr Dünndarm erhalten werden könne als bei herkömmlicher Resektion, womit niedrigere peri- und postoperative Komplikationsraten assoziiert wurden (Öhrvall et al. 2000; Bartsch et al. 2022). Vor dem Hintergrund der Entwicklung neuer adjuvanter Therapeutika wie der PRRT kommt der Primärtumorresektion der SI-NEN inzwischen eine weitere prognostische Bedeutung zu (Kaemmerer et al. 2021; Maurer et al. 2022). Ob die alleinige Resektion des Tumors bei diffuser Metastasierung hingegen eine Besserung der Überlebensprognose bedeutet, ist weiterhin umstritten und könnte nur durch eine prospektiv-randomisierte Studie geklärt werden.

6.2 Fazit

Die Methoden der viszeralchirurgisch geprägten endokrinen Chirurgie im deutschsprachigen Europa unterlagen seit dem Zweiten Weltkrieg weitreichenden Wandlungen. Zur Mitte des 20. Jahrhunderts dominierten große Jodmangelstrumen die klinische Erscheinung der benignen Schilddrüsenveränderungen Mitteleuropas (Steiner 1983). Der endemische Jodmangel bedingte darüber hinaus – mit einem Schwerpunkt in den alpinen Regionen des deutschsprachigen Raums – eine höhere Inzidenz besonders aggressiver Schilddrüsenkarzinomvarianten, was einen Sachverhalt darstellte, der sich erst nach und nach durch die Einführung der Jodsalzprophylaxe in den betroffenen Ländern änderte (Walthard 1963a; Wahl et al. 1977). Mit Fortschritten in der Nuklearmedizin, allen voran der Schilddrüsenszintigraphie war ab den 1950-er Jahren eine effektive Diagnostik von Schilddrüsenknoten, deren anatomische Lokalisation und Dignitätseinschätzung möglich (Horst 1951, 1952), was schließlich der Entwicklung eines funktionsorientierten Therapieansatzes in der Chirurgie der Schilddrüse den Weg bereitete (Horst et al. 1959; Heim 1961; Zukschwerdt und Bay 1963). Das Konzept der individuellen Anpassung des Ausmaßes der Schilddrüsenresektion gegenüber der standardisierten subtotalen Keilresektion nach Mikulicz setzte sich vor dem Hintergrund eines wachsenden Erkenntnisstandes pathophysiologischer Entstehungsprozesse von Knoten innerhalb der Schilddrüse bis in die 1990-er Jahre im deutschen Sprachraum zunehmend durch (Gemsenjäger 1983; Goretzki et al. 1985). Einen Höhepunkt erreichte die funktionsorientierte Schilddrüsenchirurgie mit ihrer leitliniengemäßen Empfehlung zur Therapie der benignen Struma (Dralle und Hartel 1998).

Mit neuen Kenntnissen zur Schonung anatomischer Strukturen (Stelzner 1988) und einem hohen Rezidivrisiko der nicht vollständig resezierten Struma (Agarwal und Aggarwal 2008) setzte sich ab den 2000-er Jahren zunehmend ein totales Resektionskonzept für die knotige (hyperthyreote) Struma – wie auch für den Morbus Basedow – durch, was in der Forderung der routinemäßigen Thyreoidektomie insbesondere in der Therapie des Morbus Basedow mündete (AWMF 2010). Eine Entspannung dieser strikten Vorgaben wurde in nachfolgenden Leitlinien vorgenommen (AWMF 2015, 2021). In den 2010-er Jahren dominierten die totale Lappenresektion und die Thyreoidektomie als Resektionskonzepte der Therapie der benignen Struma (Maurer et al. 2019; Bartsch et al. 2019).

Die Schonung umgebender Strukturen der Schilddrüse – insbesondere des N. recurrens und der Nebenschilddrüsen – waren stets ein chirurgisches Anliegen. Galt noch bis in die 1960-er und 70-er Jahre hinein der Grundsatz der Nichtdarstellung des N. recurrens bei den meisten Schilddrüseneingriffen (Stucke 1962), erweiterte sich nachfolgend auch in Mitteleuropa die Anzahl der Studien, die die Vorteile der Nervenvisualisierung belegten (Tschantz 1978; Zornig et al. 1989). Im Rahmen der funktionsorientierten Chirurgie wurde die Darstellung anatomischer Strukturen insbesondere bei Resektion an der dorsalen Schilddrüsenkapsel essenziell (Gemsenjäger 1983). Unterstützung erfuhr der Chirurg ab der Jahrtausendwende in der Nervenschonung durch den Einsatz des intraoperativen Neuromonitorings, das sowohl intermittierend wie kontinuierlich die Unversehrtheit des N. recurrens anzeigt (Kienast et al. 1998; Horn und Rötzscher 1999; Lamadé et al. 2000; Schneider et al. 2021). Zur Prüfung der Vitalität der Nebenschilddrüsen steht seit Mitte der 2010-er Jahre die Indocyaningrün-Färbung zur Verfügung (Vidal Fortuny et al. 2016a).

Neue Entwicklungen zur Begrenzung des Ausmaßes der Halsnarbe in der Schilddrüsenchirurgie sind in der Nutzung alternativer operativer Zugangswege (Hüscher et al. 1997; Walz et al. 2001; Bärlehner und Benhidjeb 2008; Schardey et al. 2008; Wilhelm und Metzig 2010; Karakas 2018) und neuer thermoablativer Verfahren zu sehen (Korkusuz et al. 2013). Diese sind jedoch in ihrer Anwendung innerhalb der endokrinen Chirurgie noch wenig verbreitet (Bartsch et al. 2019).

Mit dem Rückgang des Anteils entdifferenzierter Schilddrüsenkarzinome zugunsten der PTC und FTC (Walthard 1963a; Wahl et al. 1977), der besseren Früherkennung der Schilddrüsenmalignome sowie der Einführung der Radiojodtherapie zur Elimination von Karzinommetastasen (Eichler et al. 1951; Horst 1952; Horst et al. 1959) verbesserte sich die Überlebensprognose der Struma maligna in den ersten drei Jahrzehnten nach dem Zweiten Weltkrieg deutlich (Steiner 1983). Das chirurgische Resektionsausmaß der differenzierten Schilddrüsenkarzinome unterlag dabei größeren Wandlungen. Nach einer Zeit der Anwendung subtotaler Resektionskonzepte mit Erhalt von Schilddrüsengewebe wurde die Operation der Struma maligna bis in die 1970-er Jahre zunehmend radikaler (Wahl et al. 1977). In den 1980-er Jahren verbreitete sich ein stadienadaptiertes Resektionsvorgehen (Berchtold et al. 1984), wonach sich wieder die Forderung der Thyreoidektomie als – von wenigen Ausnahmen abgesehen – zu wählende Resektionsstrategie etablierte (Röher et al. 1993). Einfluss auf das Resektionsausmaß hatten zunehmend Subklassifikationen wie das PMTC (Röher et al. 1993) sowie das MIFTC (Hedinger 1988) und NIFPT (Nikiforov et al.

2016), die auch ein eingeschränktes Resektionsausmaß rechtfertigten. Zu den wesentlichen Meilensteinen in der Therapie der Schilddrüsenkarzinome zählt die – auf dem genetischen Screening basierende (Donis-Keller et al. 1993; Mulligan et al. 1993) – prophylaktische Thyreoidektomie, mit deren Durchführung die Manifestation des aggressiven MTC effektiv im Rahmen des hereditären MEN2-Syndroms verhindert werden kann (Wells et al. 1994; Dralle et al. 1998). In der Therapie des bisher prognostisch schlechten ATC zeigte zuletzt der Einsatz neuer Multikinase- bzw. Tyrosinkinaseinhibitoren erfolgversprechende therapeutische Ergebnisse (Maurer et al. submitted).

Fallbeschreibungen des Hyperparathyreoidismus waren im deutschen Sprachraum lange Zeit selten. Erst mit der häufiger berichteten Assoziation der Nierensteinbildung mit dem pHPT wurden auch im deutschen Sprachraum ab den 1960-er Jahren zunehmend mehr Fälle von Nebenschilddrüsenoperationen beschrieben (Seidel und Schmiedt 1963; Schwaiger 1967). Die Einführung der Bestimmung des Serumkalziums in den klinischen Alltag führte schließlich zu einem vermehrten Auffinden des pHPT in früheren Krankheitsstadien (Röher und Schmidt-Gayk 1977; Rothmund et al. 1979).

In der Chirurgie des pHPT galt lange Zeit die Durchführung der bilateralen Halsexploration als Goldstandard für das Auffinden der ursächlichen Nebenschilddrüsenadenome wie auch zum Ausschluss einer multiglandulären Drüsenhyperplasie (Mandl 1933; Seidel und Schmiedt 1963; Schwaiger 1967). Mit neuen Techniken wie der Sonographie (Simeone et al. 1981; Welter et al. 1981b; Friedrich et al. 1997) und neuen histopathologischen Methoden (Tibblin et al. 1982; Tibblin et al. 1991) wurden fokussierte chirurgische Eingriffe an den Nebenschilddrüsen versucht, die eine Einschränkung des operativen Zugangstraumas mit den damit verbundenen Komplikationen zum Ziel hatten. Diese erlangten zunächst gegenüber der offen-chirurgischen Exploration nur eingeschränkte klinische Relevanz (Rothmund et al. 1990b). Erst die Einführung der intraoperativen chirurgischen Erfolgskontrolle der Entfernung allen hyperplastischen Nebenschilddrüsengewebes mittels ioPTH (Nussbaum et al. 1988; Fischer et al. 1990; Nagel et al. 1997) schaffte einen Durchbruch zu Gunsten der unilateralen Halsexploration sowie neuer minimalinvasiver Eingriffe (Gagner 1996; Miccoli et al. 1997), die sich ab der Jahrtausendwende auch im deutschen Sprachraum in ihrer Anwendung rasch verbreiteten (Dralle et al. 1999; Prager et al. 2001; Bergenfelz et al. 2021).

Neben der Sonographie gilt die nuklearmedizinische Diagnostik als von wesentlicher Bedeutung in der präoperativen Lokalisation von Nebenschilddrüsenadenomen. Nach ersten Erfahrungen im deutschen Sprachraum in der Nutzung dieser Technik in den 1960-er Jahren (Bartelheimer et al. 1965; Sack et al. 1965)

6.2 Fazit

führte die Verbesserung und Weiterentwicklung der nuklearmedizinischen Nebenschilddrüsendiagnostik mit der Sestamibi-Szintigraphie ab den 1990-er Jahren zu deren einfacher und zuverlässiger Anwendung in der präoperativen Lokalisation auch atypisch gelegener Adenome (Diaz et al. 1994; Joseph et al. 1994; Bergenfelz et al. 2009a). Ergänzung und Verbesserung fand die nuklearmedizinische Nebenschilddrüsendarstellung in der PET (Hellman et al. 1994), die eine bessere Bildauflösung garantiert und auch multiglanduläre Veränderungen zuverlässig anzeigt (Smaxwil et al. 2021).

Der sHPT galt im Gegensatz zum pHPT bis in die 1960-er Jahre vorrangig der konservativen Therapie zugehörig (Seidel und Schmiedt 1963). Nach ersten operativen Erfolgen in Form der subtotalen (Stanbury et al. 1960) und totalen (Ogg 1967) Parathyreoidektomie in der Therapie des sHPT erschienen auch im deutschen Sprachraum erste chirurgische Fallserien hierzu in den 1970-er Jahren (Pichlmaier und Edel 1971; Ritz et al. 1973; Röher und Wahl 1976). Ergänzt wurde die operative Therapie des sHPT durch die totale Parathyreoidektomie mit Autotransplantation (Alveryd et al. 1975; Wells et al. 1976; Rothmund et al. 1976) sowie durch die Technik der Kryokonservierung chirurgisch entnommenen Nebenschilddrüsengewebes für dessen ggf. später notwendige Reimplantation (Wells et al. 1977; Wagner et al. 1981). Sowohl die subtotale als auch die totale Parathyreoidektomie mit Autotransplantation etablierten sich als operative Methoden der Wahl im Umgang mit dem sHPT (Rothmund et al. 1991). Dahingegen erlangte die totale Parathyreoidektomie ohne Autotransplantation erst seit den 2000-er Jahren zunehmend wieder Bedeutung in der operativen Therapie von Patienten mit sHPT ohne Aussicht auf eine Nierentransplantation (Hampl et al. 1999; Stracke et al. 1999; Ockert et al. 2002; Lorenz et al. 2006; Schlosser et al. 2016).

Die Nebennierenchirurgie war noch Mitte des 20. Jahrhunderts durch eine hohe Mortalität geprägt. Gefahren stellten im Umgang mit den Nebennierenmarktumoren starke intraoperative Blutdruckschwankungen dar (Mandl 1947), während in der Therapie der Nebennierenrindenadenome – allen voran im Umgang mit dem Cushing-Syndrom – nach Adenomentfernung die Manifestation einer schwere Nebennierenrindeninsuffizienz drohte (Priestley et al. 1951). Erst mit Nutzung der Adrenolytika zum Abfangen lebensbedrohlicher Blutdruckspitzen bei Entfernung des Phäochromozytoms (Grimson et al. 1949; Spühler et al. 1949; Hindemith und Rohde 1950) sowie des Cortisols in der Nebennierenrindenchirurgie (Priestley et al. 1951) wurde die (sub-)totale Adrenalektomie in ihrer Durchführung sicher möglich.

Während bereits um 1950 die Chirurgie in der Therapie des AGS mit der Einführung der Cortisolbehandlung der Betroffenen an Bedeutung verlor (Wilkins et al. 1951), wurde 1955 der primäre Hyperaldosteronismus in die Reihe der chirurgischen Nebennierenpathologien aufgenommen (Conn 1955a; Böhm et al. 1960). Während noch in den 1950-er Jahren subtotale Resektionsschemata in ihrer Anwendung in der operativen Therapie von Nebennierenerkrankungen überwogen (Linder und Wunderlich 1956), etablierte sich dort bis in die 1970-er Jahre zunehmend die totale Organentfernung bis auf wenige Ausnahmen (Lenner und Kümmerle 1978). Wesentliche Änderungen in der Therapie der Nebennierenpathologien stellten bis in die 1980-er Jahre ein Rückgang der Bedeutung der Adrenalektomie in der Therapie des hypophysären Cushing-Syndroms, dessen Behandlung zunehmend der Neurochirurgie zugeordnet wurde (Lüdecke et al. 1976; Fahlbusch und Marguth 1978), sowie die Verbreitung der medikamentösen Therapie des primären Hyperaldosteronismus bei bilateraler Rindenhyperplasie dar (Spelsberg und Heberer 1980). Wesentliche Wandlungen in den Resektionskonzepten der Nebennierenchirurgie betreffen das hereditäre Phäochromozytom. Bis in die 1980-er Jahre etablierte sich die bilaterale Adrenalektomie in der Therapie dessen hereditärer, MEN2-assoziierter Variante (Kümmerle et al. 1980; Röher und Branscheid 1986; Grüßner und Rothmund 1987). Dieses Vorgehen änderte sich aufgrund der weitreichenden Konsequenzen dieses schwerwiegenden Eingriffs für die meist jungen Patienten ab den 1990-er Jahren. Sowohl die subtotale (Klempa et al. 1989) wie die bei einseitiger Manifestation unilaterale (Dralle et al. 1988) Adrenalektomie galten in ihrer Durchführung als möglich. Auf Dauer etablierte sich auch im deutschen Sprachraum im Umgang mit hereditären Phäochromozytomen das rindenschonende Resektionsvorgehen (AWMF 2017). – Dies nicht zuletzt auch im Zusammenhang mit der Etablierung neuer minimalinvasiver Operationsverfahren (Walz et al. 1998).

Mitte der 1990-er Jahre verbreiteten sich rasch sowohl laparoskopische (Nies et al. 1993; Pernegger et al. 1993) wie extraperitoneale, endoskopische (Heintz und Junginger 1994; Walz et al. 1995) Operationsverfahren im deutschen Sprachraum, die schnell den Rang als Standardverfahren der Nebennierenchirurgie einnahmen. Ergänzt wurden diese durch – bisher selten angewandte – roboterassistierte Operationsverfahren (Bentas et al. 2002). Die Grundlage der Nutzung dieser minimalinvasiven operativen Zugangswege stellte die Weiterentwicklung bildgebender Verfahren dar. Galt der Ersteingriff noch um 1950 in der Nebennierenchirurgie meist als explorativ (Mandl 1947), wurde mit Hilfe der CT (Stephens et al. 1976) sowie der Rinden- und Markszintigraphie (Conn et al. 1971; Sisson et al. 1981) eine genauere präoperative Operationsplanung möglich.

6.2 Fazit

Moderne Bildgebung führte jedoch in ihrer routinemäßigen Anwendung auch zu häufiger zufällig aufgefundenen hormoninaktiven Nebennierenraumforderungen – sogenannten Inzidentalomen – meist ohne Krankheitswert (Geelhoed und Druy 1982; Copeland 1984; Waldner et al. 1986). Aufgrund des Malignitätsrisikos in Abhängigkeit zur Tumorgröße (Copeland 1984) etablierten sich diverse Schemata und Strategien, die Indikationsstellung zur operativen Versorgung der Nebennieren im Falle der Inzidentalomdiagnose zu erleichtern (Farthmann et al. 1991). Aktuelle Leitlinienempfehlungen zum Umgang mit zufällig entdeckten hormoninaktiven Nebennierentumoren basieren auf amerikanischen Konsensempfehlungen (Grumbach et al. 2003; Fassnacht et al. 2016).

Zu den seltenen endokrin aktiven Tumoren zählen die GEP-NEN, von denen viele mit Ausnahme des Insulinoms (Harris 1924) im Verlauf der zweiten Hälfte des 20. Jahrhunderts beschrieben wurden. Im chirurgischen Umgang mit den meist benignen Insulinomen etablierte sich schnell die Enukleation oder Pankreaslinksresektion als Therapie der Wahl (Harnapp 1936; Reiter 1937; Schwarzhoff 1952). Konnte kein offensichtlicher Tumor gefunden werden, galt lange Zeit eine ‚blinde' Zwei-Drittel-Resektion des Pankreas mit Blick auf sonst drohende krankheitsbedingte Komplikationen als gerechtfertigt. Erst mit zunehmend besserer Lokalisationsdiagnostik (Rückert et al. 1980) und schließlich Nutzung des intraoperativen Ultraschalls (Rückert et al. 1983) und der präoperativen endoskopischen Sonographie (Rösch et al. 1992) wurde die ‚blinde' Resektion genauso wie die sukzessive Abtragung des Pankreas mit histologischer Kontrolle obsolet. Die intraoperative chirurgische Adenomlokalisation wurde zum Goldstandard (Rothmund 1994). Mit Etablierung der laparoskopischen Chirurgie (Gagner et al. 1996b; Langer et al. 2005) erlangte zuletzt wieder die genaue präoperative Darstellung des Insulinoms Bedeutung.

Das von Zollinger und Ellison 1955 beschriebene Syndrom der Hypergastrinämie stellt eine chirurgische Herausforderung dar (Zollinger und Ellison 1955). Im Umgang mit diesem stand die chirurgische Behandlung in einem Spannungsfeld zwischen der Therapie der – mit der übermäßigen Magensaftproduktion verbundenen – Manifestation primär lebensbedrohlicher Ulzera und dem häufig malignen Verhalten des Primärtumors. Aufgrund der häufig fortgeschrittenen Tumorerkrankung mit Metastasenbildung bei Diagnosestellung hatte eine Tumorentfernung häufig keinen kurativen Effekt, weshalb zur Ulkuskontrolle meist der Magen total entfernt werden musste (Silen 1961; Wilson und Ellison 1966; Peiper und Creutzfeldt 1975; Kümmerle und Rückert 1978). Erst mit einer effektiveren Diagnostik in früheren Krankheitsstadien (Yalow und Berson 1970), einem medikamentösen Schutz gegen die Magensäureüberproduktion prä- und postoperativ (Hausamen et al. 1976; Lamers et al. 1978) sowie der anatomischen Erkenntnis, dass sich Gastrinome häufig im Duodenum manifestieren (Stabile et al. 1984; Thompson et al. 1989b), wurde die chirurgische Gastrinomresektion erfolgreicher (Howard et al. 1990; Weinel et al. 1993a). Etabliert hat sich hier im operativen Vorgehen die ausgiebige Exploration des Pankreas durch Palpation und Nutzung des IOUS gefolgt von der Duodenotomie oder der endoskopischen Transillumination der Darmwand zum Auffinden der häufig kleinen Duodenalwandgastrinome Thompson et al. 1989b; Frucht et al. 1990; Sugg et al. 1993. Hieran schließt sich die peripankreatische Lymphadenektomie an (Thompson et al. 1989b; Rothmund 1994; Fendrich und Bartsch 2011; Bartsch et al. 2012).

Die dritte große Gruppe der pNEN bilden die NF-pNEN. Fallberichte und -serien finden sich zu diesen hormoninaktiven NEN vor den 1990-er Jahren im deutschen Schrifttum kaum. Lange Zeit bestand zudem keine klare Abgrenzung zwischen den biochemisch klinisch stummen NEN und anderen ‚Nichtbetazelltumoren' (Heitz et al. 1982). Aufgrund des häufig malignen Potentials der NF-pNEN etablierten sich in deren Therapie aggressive Resektionskonzepte (Kent et al. 1981; Bartsch et al. 2000b; Dralle et al. 2004; Fendrich und Bartsch 2010). Ab den 2010-er Jahren kamen Überlegungen zu weniger aggressiven Therapiestrategien auf, die bei regelmäßigen Kontrolluntersuchungen auch bei NF-pNEN kleiner 2 cm eine beobachtende Strategie erlaubten (Bettini et al. 2011; Gaujoux et al. 2013). Ein solches Vorgehen ist allerdings umstritten (Chivukula et al. 2020). Ein laparoskopisches, operatives Vorgehen bei NF-pNEN scheint möglich und wurde in mehreren Fällen berichtet (Giger et al. 2006; Fendrich et al. 2007), bleibt aber in der klinischen Praxis in seiner Anwendung beschränkt. Beschreibungen weiterer seltener und sehr seltener neuroendokriner Tumoren bestehen. In deren Therapie etablierten sich aufgrund häufig anzutreffender Malignität aggressive chirurgische Strategien (Fendrich und Bartsch 2010).

Nicht zuletzt im Umgang mit erblichen Tumorsyndromen wie den MEN1 etablierten sich ab den 1980-er Jahren Behandlungskonzepte, die sich im Prinzip ihrer Durchführung von dem der häufig solitär vorkommenden sporadischen pNEN unterschieden. Das Resektionsausmaß der hereditären GEP-NEN wird zunehmend individuell an der Tumorentität und dem makroskopischen Tumorbefund ausgerichtet und trägt damit der subjektiven Lebensqualität der betroffenen Patienten Rechnung (Bartsch et al. 2013; Kong et al. 2022).

Nachdem lange Zeit im Umgang mit den SI-NEN sowohl die Primärtumorentfernung in Form der ‚Keilresektion' als auch Lymphknoten- und Metastasenresektionen, wenn dies möglich war, standardmäßig angestrebt wurden (Moertel et al. 1961; Krauss 1961), fand in den vergangenen Jahren ein zunehmend differenziertes Vorgehen im Umgang mit diesen Anwendung. Aufgrund fibrotischer und desmoplastischer Reaktionen mit obstruktiven und ischämischen

6.2 Fazit

Komplikationen (Modlin et al. 2004) stellt die mesenteriale Metastasektomie eine wichtige palliative Maßnahme in der Chirurgie der SI-NEN dar. Es etablierten sich gefäßschonende Resektionsstrategien, um das Risiko des Auftretens eines Kurzdarmsyndroms nach Resektion zu minimieren (Öhrvall et al. 2000; Lardière-Deguelte et al. 2016; Pasquer et al. 2016; Bartsch et al. 2022). Der lange Zeit wahrgenommene Nutzen der Primärtumorresektion (Ahmed et al. 2009) allein ist hingegen nach wie vor strittig. Eine Ergänzung der chirurgischen Resektion durch neue Therapieoptionen wie der PRRT scheint hingegen vielversprechend (Kaemmerer et al. 2021; Maurer et al. 2022).

Seit dem Zweiten Weltkrieg wurden auf dem Gebiet der endokrinen Chirurgie weitreichende Fortschritte und Weiterentwicklungen erzielt, die die operative Therapie endokriner Organe sicherer, weniger invasiv und im therapeutischen Erfolg effektiver machten. Dabei gingen Beschreibungen neuer Krankheitsbilder mit Erkenntnissen in deren Ätiopathogenese sowie bereits bekannter Pathologien einher mit besseren diagnostischen und lokalisationsdiagnostischen Methoden, die Einfluss auf Art, Umfang und Invasivität des endokrin-chirurgischen Vorgehens hatten. Einen wesentlichen Beitrag in dieser Entwicklung leisteten endokrin-chirurgische Fachgesellschaften wie die CAEK, ESES, ENETS und IAES. Deutschsprachige Chirurgen leisten seit den 1980-er Jahren auch international einen immer größeren Beitrag auf dem Gebiet der endokrinen Chirurgie. Weitere Fortschritte in minimalinvasiven und roboterassistierten Operationsverfahren, in molekularbiologischer und -genetischer Diagnostik – und daran ausgerichteten Therapiemethoden – sowie neue Therapeutika bisher chirurgisch nicht ausreichend therapiebarer Krankheitsbilder sind abzusehen.

Anhang

Verzeichnis akademischer Lehrer

Meine akademischen Lehrenden in Marburg waren:
Adamkiewicz, Adhikary, Andrási, Apitzsch, Aust, Bartsch, Bauck, Bauer, Bauer, Bauer, Becker, Becker, Becker, Beneke, Benes, Bender, Benöhr, Bertoune, Besgen, Bette, Birk, Bliemel, Boeckhoff, Bogdan, Bonaterra, Bopp, Brandt, Brehm, Brückner, Cabanel, Cetin, Chung, Cramer, Czubayko, Decher, della Volpe, Dellweg, Denkert, Denzer, Derigs, Dettmeyer, Divchev, Donner-Banzhoff, Drosten, Eberhart, Eggert, Eickmann, Eschbach, Eschbach, Falkenberg, Feuser, Figiel, Forstner, Fritz, Fritz, Fröbius, Geisel, Geisthoff, Geks, Geraedts, Greene, Gress, Grgic, Günther, Gschnell, Haas, Haasenritter, Haberhausen, Halaszovich, Haug, Heers, Hertl, Heß, Hildebrandt, Hoch, Holzer, Homberg, Homm, Hoyer, Huber, Hundt, Irqsusi, Jablonski-Momeni, Jansen, Jerrentrup, Jesinghaus, Josephs, Kalder, Kalder, Kann, Kasperzack, Keber, Keller, Kemmling, Kern, Kerwat, Kinscherf, Kirschbaum, Kluge, Knake, Knöppel, Koczulla, Köhler, Kolb-Niemann, Kortus-Götze, Kruse, Kühnert, Kullmann, Lang, Leonhardt, Liefke, Lill, Lohoff, Lüsebrink, Luster, Mahnken, Maier, Maisner, Mandic, Markus, Maurer, Mehl, Meissner, Melak, Mermoud, Mey, Michiels-Corsten, Milani, Möller, Morin, Mühlenbein, Müller, Müller-Mazzotta, Mutters, Neff, Nenadić, Neubauer, Neumüller, Nimsky, Oberwinkler, Oliver, Opitz, Ostermaier, Pagenstecher, Paul, Pedrosa, Pfaar, Pfützner, Plant, Pöttgen, Pojskic, Preisig-Müller, Quaschner, Ramaswamy, Rastan, Reese, Rehder, Reimann, Renz, Rinke, Roelke, Rost, Röttgers, Ruchholtz, Rüsch, Rust, Sahmland, Saß, Schachtner, Schäfer,

Schäfer, Schartel-Hartick, Schiff, Schlosser, Schmeck, Schmidt, Schneider, Schoner, Schötz, Schreiber, Schroeder, Schu, Schulze, Schulze, Schumacher, Schütz, Schwab, Schwarz, Schymalla, Seifart, Seitz, Sekundo, Sevinc, Shams-Eldin, Simon, Sommer, Stahl, Stehr, Steidl, Steinfeldt, Steininger, Sterr, Stuck, Swaid, Szabo, Teepker, Thangavelu, Theisen, Thieme, Thomas, Timmermann, Timofeev, Trebels, Viniol, Vogelmaier, Vogt, Vojnar, Völlger, Vorwerk, Wagner, Wallot, Weber, Weber, Weber, Weihe, Weiß, Westermann, Westhoff, Wiese, Wiesmann, Wilhelm, Wilhelm, Wirries, Wissniowksi, Wissuwa, Wolf, Worzfeld, Wollmer, Wrocklage, Wulf, Zirbes

Literaturverzeichnis

Aeberhard, P.; König, M. P. (1983): Endokrine Pankreastumoren. In: *Der Chirurg* 54 (2), S. 65–73.

Agarwal, G.; Aggarwal, V. (2008): Is total thyroidectomy the surgical procedure of choice for benign multinodular goiter? An evidence-based review. In: *World Journal of Surgery* 32 (7), S. 1313–1324. https://doi.org/10.1007/s00268-008-9579-8.

Agha, A.; Hornung, M.; Schlitt, H. J. (2011): 30th Annual Meeting of the German Association of Endocrine Surgeons (CAEK): Laparoscopic resection of neuroendocrine tumors of the distal pancreas with and without spleen preservation. In: *Langenbecks Archiv für Chirurgie* 396 (8), S. 1289–1290. https://doi.org/10.1007/s00423-011-0855-y.

Ahmed, A.; Turner, G.; King, B.; Jones, L.; Culliford, D.; McCance, D. et al. (2009): Midgut neuroendocrine tumours with liver metastases: results of the UKINETS study. In: *Endocrine-Related Cancer* 16 (3), S. 885–894. https://doi.org/10.1677/ERC-09-0042.

Ahn, Hyeong Sik; Kim, Hyun Jung; Welch, H. Gilbert (2014): Korea's Thyroid-Cancer "Epidemic" — Screening and Overdiagnosis. In: *New England Journal of Medicine* 371 (19), S. 1765–1767. https://doi.org/10.1056/NEJMp1409841.

Ahn, Jong-Hyuk; Kwak, Jung Hak; Yoon, Sang Gab; Yi, Jin Wook; Yu, Hyeong Won; Kwon, Hyungju et al. (2022): A prospective randomized controlled trial to assess the efficacy and safety of prophylactic central compartment lymph node dissection in papillary thyroid carcinoma. In: *Surgery* 171 (1), S. 182–189. https://doi.org/10.1016/j.surg.2021.03.071.

Ahnen, Thomas von; Wirth, Ulrich; Ahnen, Martin von; Kroenke, Julia; Busch, Peter; Schardey, Hans-Martin; Schopf, Stefan (2022): Endoscopic cephalic access thyroid surgery (EndoCATS) using the retroauricular approach – a single centre retrospective data analysis. In: *Surgical Endoscopy* 36 (1), S. 117–125. https://doi.org/10.1007/s00464-020-08244-6.

Åkerström, G.; Hessman, Ola; Skogseid, Britt (2002): Timing and extent of surgery in symptomatic and asymptomatic neuroendocrine tumors of the pancreas in MEN 1. In: *Langenbecks Archiv für Chirurgie* 386 (8), S. 558–569. https://doi.org/10.1007/s00423-001-0274-6.

Al Kadah, B.; Siemer, S.; Schick, B. (2014): Erste Erfahrungen in der Schilddrüsen- und Nebenschilddrüsenchirurgie mit dem da Vinci®-System. In: *Laryngo- rhino- otologie* 93 (1), S. 25–29. https://doi.org/10.1055/s-0033-1347202.

Albers, Max B.; Librizzi, Damiano; Lopez, Caroline L.; Manoharan, Jerena; Apitzsch, Jonas C.; Slater, Emily P. et al. (2017): Limited Value of Ga-68-DOTATOC-PET-CT in Routine Screening of Patients with Multiple Endocrine Neoplasia Type 1. In: *World Journal of Surgery* 41 (6), S. 1521–1527. https://doi.org/10.1007/s00268-017-3907-9.

Albertini, Ambrosius von (1955): Histologische Geschwulstdiagnostik : systematische Morphologie der menschlichen Geschwülste als Grundlage für die klinische Beurteilung. Stuttgart: Thieme.

Albright, F.; Baird, P. C.; Cope, O.; Bloomberg, E. L. (1934): STUDIES ON THE PHYSIOLOGY OF THE PARATHYROID GLANDS. IV. RENAL COMPLICATIONS OF HYPERPARATHYROIDISM. In: *The American Journal of the Medical Sciences* 187, S. 4964.

Alfidi, R. J.; Haaga, J.; Meaney, T. F.; MacIntyre, W. J.; Gonzalez, L.; Tarar, R. et al. (1975): Computed tomography of the thorax and abdomen; a preliminary report. In: *Radiology* 117 (2), S. 257–264. https://doi.org/10.1148/117.2.257.

Alveryd, A. (1968): Parathyroid glands in thyroid surgery. I. Anatomy of parathyroid glands. II. Postoperative hypoparathyroidism--identification and autotransplantation of parathyroid glands. In: *Acta chirurgica Scandinavica* 389, S. 1–120.

Alveryd, A.; El-Zawahry, M. D.; Herlitz, P.; Nordenstam, H. (1975): Primary hyperplasia of the parathyroids. In: *Acta chirurgica Scandinavica* 141 (1), S. 24–30.

Am Schulte Esch, Jan; Krüger, Martin; Barthlen, Winfried; Förster, Christine; Mohnike, Konrad; Empting, Susann et al. (2021): Technical aspects of paediatric robotic pancreatic enucleation based on a case of an insulinoma. In: *Int J Med Robot* 17 (6), e2317. https://doi.org/10.1002/rcs.2317.

Amaral, J. F. (1994): The experimental development of an ultrasonically activated scalpel for laparoscopic use. In: *Surgical laparoscopy & endoscopy* 4 (2), S. 92–99.

Anderson, W. W.; Mann, J. B.; Kenyon, N.; Farrell, J. J.; Hills, A. G. (1963): Subtotal parathyroidectomy in azotemic renal osteodystrophy. In: *The New England Journal of Medicine* 268, S. 575–580. https://doi.org/10.1056/NEJM196303142681103.

Anlauf, M.; Gerlach, P.; Schott, M.; Raffel, A.; Krausch, M.; Knoefel, W. T. et al. (2011): Pathologie neuroendokriner Neoplasien. In: *Der Chirurg* 82 (7), S. 567–573. https://doi.org/10.1007/s00104-011-2067-y.

Anlauf, Martin; Enosawa, Tetsuji; Henopp, Tobias; Schmitt, Anja; Gimm, Oliver; Brauckhoff, Michael et al. (2008): Primary lymph node gastrinoma or occult duodenal microgastrinoma with lymph node metastases in a MEN1 patient: the need for a systematic search for the primary tumor. In: *The American Journal of Surgical Pathology* 32 (7), S. 1101–1105. https://doi.org/10.1097/PAS.0b013e3181655811.

Antwi, Kwadwo; Nicolas, Guillaume; Fani, Melpomeni; Heye, Tobias; Pattou, Francois; Grossman, Ashley et al. (2019): 68Ga-Exendin-4 PET/CT Detects Insulinomas in Patients With Endogenous Hyperinsulinemic Hypoglycemia in MEN-1. In: *Journal of Clinical Endocrinology and Metabolism* 104 (12), S. 5843–5852. https://doi.org/10.1210/jc.2018-02754.

Anuwong, Angkoon (2016): Transoral Endoscopic Thyroidectomy Vestibular Approach: A Series of the First 60 Human Cases. In: *World Journal of Surgery* 40 (3), S. 491–497. https://doi.org/10.1007/s00268-015-3320-1.

Anuwong, Angkoon; Ketwong, Khwannara; Jitpratoom, Pornpeera; Sasanakietkul, Thanyawat; Duh, Quan-Yang (2018): Safety and Outcomes of the Transoral Endoscopic Thyroidectomy Vestibular Approach. In: *JAMA surgery* 153 (1), S. 21–27. https://doi.org/10.1001/jamasurg.2017.3366.

Arima, M.; Yokoi, H.; Sonoda, T. (1975): Preoperative identification of tumor of the parathyroid by ultrasonotomography. In: *Surgery, Gynecology & Obstetrics* 141 (2), S. 242–244.

Asari, Reza; Koperek, Oskar; Scheuba, Christian; Riss, Philipp; Kaserer, Klaus; Hoffmann, Martha; Niederle, Bruno (2009): Follicular thyroid carcinoma in an iodine-replete endemic goiter region: a prospectively collected, retrospectively analyzed clinical trial. In: *Annals of Surgery* 249 (6), S. 1023–1031. https://doi.org/10.1097/SLA.0b013e3181a77b7b.

Assalia, Ahmad; Gagner, Michel (2004): Laparoscopic pancreatic surgery for islet cell tumors of the pancreas. In: *World Journal of Surgery* 28 (12), S. 1239–1247. https://doi.org/10.1007/s00268-004-7617-8.

Assmann; Krauspe (1935): Verhandlungen Ärztlicher Gesellschaften: Verein für wissenschaftliche Heilkunde Königsberg i. Pr., Sitzung vom 1. April 1935. 3. 37jähr. Pateint mit Nebennierenrindentumor mit dem typischen Symptombild des Interrenalismus. In: *Klinische Wochenschrift* 14 (46), S. 1663. https://doi.org/10.1007/BF01780684.

Astuti, Dewi; Latif, Farida; Dallol, Ashraf; Dahia, Patricia L.M.; Douglas, Fiona; George, Emad et al. (2001): Gene Mutations in the Succinate Dehydrogenase Subunit SDHB Cause Susceptibility to Familial Pheochromocytoma and to Familial Paraganglioma. In: *The American Journal of Human Genetics* 69 (1), S. 49–54. https://doi.org/10.1086/321282.

Astwood, E. B. (1943): Treatment of Hyperthyroidism with Thiourea and Thiouracil. In: *Journal of the American Medical Association* 122 (2), S. 78–81. https://doi.org/10.1001/jama.1943.02840190008003.

Astwood, E. B.; Vanderlaan, W. P. (1946): Treatment of Hyperthyroidism with Propylthiouracil. In: *Annals of Internal Medicine* 25 (5), S. 813–821. https://doi.org/10.7326/0003-4819-25-5-813.

Aurbach, G. D. (1959): Isolation of Parathyroid Hormone after Extraction with Phenol. In: *Journal of Biological Chemistry* 234 (12), S. 3179–3181. https://doi.org/10.1016/S0021-9258(18)69644-9.

AWMF (2010): AWMF online – S2-Leitlinie Operative Therapie benigner Schilddrüsenerkrankungne. Online verfügbar unter https://static.kkle.de/files/Struma.pdf.

AWMF (2012): AWMF online – S2k-Leitlinie: Operative Therapie maligner Schilddrüsenerkrankungen. Online verfügbar unter https://www.dgav.de/fileadmin/media/texte_pdf/caek/Leitlinie_Maligne_Schilddruesenerkrankungen_Operative_Therapie_2012-11.pdf.

AWMF (2015): S2k-Leitlinie: Operative Therapie der benigner Schilddrüsenerkrankungen. AWMF-Registrier Nr. 088/007. Online verfügbar unter https://www.awmf.org/uploads/tx_szleitlinien/088-007l_S2k_operative_Therapie_beningner_Schilddr%C3%BCsenerkrankungen_2015-10-abgelaufen_01.pdf.

AWMF (2017): S2k-Leitlinie: Operative Therapie von Nebennierentumoren. AWMF-Registernummer 088-008.

AWMF (2020): AWMF-online – S2k-Leitlinie: Operative Therapie des primären und renalen Hyperparathyreoidismus. Online verfügbar unter https://www.awmf.org/uploads/tx_szleitlinien/088-009l_S2k_Operative-Therapie-des-primaeren-und-renalen-Hyperparathyreoidismus_2021-02.pdf, zuletzt geprüft am 27.02.2022.

AWMF (2021): S2k-Leitlinie: Operative Therapie benigner Schilddrüsenerkrankungen. AWMF-Registernummer 088/007. Online verfügbar unter https://www.awmf.org/upl oads/tx_szleitlinien/088-007l_S2k_operative_Therapie_benigner_Schilddruesenerkra nkungen_2022-06_1_01.pdf, zuletzt geprüft am 18.06.2022.

Ayav, A.; Bresler, L.; Brunaud, L.; Boissel, P. (2005): Laparoscopic approach for solitary insulinoma: a multicentre study. In: *Langenbeck's archives of surgery* 390 (2), S. 134–140. https://doi.org/10.1007/s00423-004-0526-3.

Baca, I.; Jacek, G.; Grzybowski, L. (2000): Endoskopische Parathyreoidektomie. Operationstechnik bei primärem Hyperparathyreoidismus. In: *Zentralblatt für Chirurgie* 125 (11), S. 916–919. https://doi.org/10.1055/s-2000-10064.

Bakker, W. H.; Krenning, E. P.; Breeman, W. A.; Koper, J. W.; Kooij, P. P.; Reubi, J. C. et al. (1990): Receptor scintigraphy with a radioiodinated somatostatin analogue: radiolabeling, purification, biologic activity, and in vivo application in animals. In: *The Journal of Nuclear Medicine* 31 (9), S. 1501–1509.

Baloch, Zubair W.; Asa, Sylvia L.; Barletta, Justine A.; Ghossein, Ronald A.; Juhlin, C. Christofer; Jung, Chan Kwon et al. (2022): Overview of the 2022 WHO Classification of Thyroid Neoplasms. In: *Endocrine Pathology* 33 (1), S. 27–63. https://doi.org/10.1007/s12022-022-09707-3.

Baloch, Zubair W.; Cibas, Edmund S.; Clark, Douglas P.; Layfield, Lester J.; Ljung, Britt-Marie; Pitman, Martha Bishop; Abati, Andrea (2008): The National Cancer Institute Thyroid fine needle aspiration state of the science conference: a summation. In: *CytoJournal* 5, S. 6. https://doi.org/10.1186/1742-6413-5-6.

Barbeau, A. (1957): Pheochromocytoma; review. In: *L'union medicale du Canada* 86 (10), S. 1045–1081.

Barczynski, Marcin; Konturek, Aleksander; Hubalewska-Dydejczyk, Alicja; Cichon, Stanislaw; Nowak, Wojciech (2009): Evaluation of Halle, Miami, Rome, and Vienna intraoperative iPTH assay criteria in guiding minimally invasive parathyroidectomy. In: *Langenbeck's archives of surgery* 394 (5), S. 843–849. https://doi.org/10.1007/s00423-009-0510-z.

Barczyński, Marcin; Konturek, Aleksander; Stopa, Małgorzata; Cichoń, Stanisław; Richter, Piotr; Nowak, Wojciech (2011): Total thyroidectomy for benign thyroid disease: is it really worthwhile? In: *Annals of Surgery* 254 (5), 724–29; discussion 729–30. https://doi.org/10.1097/SLA.0b013e3182360118.

Bärlehner, E.; Anders, S.; Schwetling, R. (2001): Die laparoskopische Pankreaslinksresektion bei Tumoren. Erste klinische Erfahrungen. In: *Zentralblatt für Chirurgie* 126 (6), S. 482–485. https://doi.org/10.1055/s-2001-14773.

Bärlehner, Eckhard; Benhidjeb, Tahar (2008): Cervical scarless endoscopic thyroidectomy: Axillo-bilateral-breast approach (ABBA). In: *Surgical Endoscopy* 22 (1), S. 154–157. https://doi.org/10.1007/s00464-007-9393-7.

Bartelheimer, H.; Fritzsche, H.; Kuhlencordt, F.; Schneider, C.; Zukschwerdt, L. (1965): Auffindung eines Nebenschilddrüsen-Adenoms erst nach szintigraphischer Darstellung mit75Se-Methionin. In: *Klinische Wochenschrift* 43 (16), S. 854–856. https://doi.org/10.1007/BF01711247.

Bartelheimer, H.; Kuhlencordt, F. (1968): Die Therapie des primären, sekundären und tertiären Hyperparathyreoidismus. In: *Münchener medizinische Wochenschrift* 110 (36), S. 1993–1997.

Bartlett, W. (1951): Recurrent And Persistent Hyperthyroidism. In: *Journal of Clinical Endocrinology and Metabolism* 11 (10), S. 1179–1185. Online verfügbar unter https://archive.org/details/sim_journal-of-clinical-endocrinology-and-metabolism_1951-10_11_10/page/1185/mode/1up, zuletzt geprüft am 16.05.2022.

Bartsch, D. K. (2014): Operative Therapie duodenopankreatischer neuroendokriner Tumoren bei MEN 1. In: H. Dralle (Hg.): Endok235rine Chirurgie : Evidenz und Erfahrung: Evidenz und Erfahrungen. Individualisierte Medizin in der klinischen Praxis. Stuttgart: Schattauer, S. 392–410.

Bartsch, D. K. (2022): Persönliche Mitteilung: Curriculum vitae, 03.05.2022 an J. Dreesen.

Bartsch, D. K.; Dotzenrath, Cornelia; Vorländer, Christian; Zielke, Andreas; Weber, Theresia; Buhr, Heinz J. et al. (2019): Current Practice of Surgery for Benign Goitre-An Analysis of the Prospective DGAV StuDoQ|Thyroid Registry. In: *Journal of clinical medicine* 8 (4). https://doi.org/10.3390/jcm8040477.

Bartsch, D. K.; Langer, P.; Wild, A.; Schilling, T.; Celik, I.; Rothmund, M.; Nies, C. (2000a): Pancreaticoduodenal endocrine tumors in multiple endocrine neoplasia type 1: surgery or surveillance? In: *Surgery* 128 (6), S. 958–966. https://doi.org/10.1067/msy.2000.109727.

Bartsch, D. K.; Waldmann, J.; Fendrich, V.; Boninsegna, L.; Lopez, C. L.; Partelli, S.; Falconi, M. (2012): Impact of lymphadenectomy on survival after surgery for sporadic gastrinoma. In: *The British Journal of Surgery* 99 (9), S. 1234–1240. https://doi.org/10.1002/bjs.8843.

Bartsch, Detlef K.; Albers, Max; Knoop, Richard; Kann, Peter H.; Fendrich, Volker; Waldmann, Jens (2013): Enucleation and Limited Pancreatic Resection Provide Long-Term Cure for Insulinoma in Multiple Endocrine Neoplasia Type 1. In: *Neuroendocrinology* 98 (4), S. 290–298. https://doi.org/10.1159/000357779.

Bartsch, Detlef K.; Fendrich, Volker; Langer, Peter; Celik, Ilhan; Kann, Peter H.; Rothmund, Matthias (2005): Outcome of duodenopancreatic resections in patients with multiple endocrine neoplasia type 1. In: *Annals of Surgery* 242 (6), S. 757–766. https://doi.org/10.1097/01.sla.0000189549.51913.d8.

Bartsch, Detlef K.; Luster, Markus; Buhr, Heinz J.; Lorenz, Dietmar; Germer, Christoph-Thomas; Goretzki, Peter E.; =German Society for General and Visceral Surgery (2018): Indications for the Surgical Management of Benign Goiter in Adults. In: *Deutsches Ärzteblatt International* 115 (1–02), S. 1–7. https://doi.org/10.3238/arztebl.2018.0001.

Bartsch, Detlef K.; Schilling, Thomas; Ramaswamy, Annette; Gerdes, Berthold; Celik, Ilhan; Wagner, Hans-Joachim et al. (2000b): Management of Nonfunctioning Islet Cell Carcinomas. In: *World Journal of Surgery* 24 (11), S. 1418–1424. https://doi.org/10.1007/s002680010234.

Bartsch, Detlef K.; Slater, Emily P.; Albers, Max; Knoop, Richard; Chaloupka, Brunhilde; Lopez, Caroline L. et al. (2014): Higher Risk of Aggressive Pancreatic Neuroendocrine Tumors in MEN1 Patients With MEN1 Mutations Affecting the CHES1 Interacting MENIN Domain. In: *The Journal of Clinical Endocrinology & Metabolism* 99 (11), E2387-E2391. https://doi.org/10.1210/jc.2013-4432.

Bartsch, Detlef K.; Windel, Sebastian; Kanngießer, Veit; Jesinghaus, Moritz; Holzer, Katharina; Rinke, Anja; Maurer, Elisabeth (2022): Vessel-Sparing Lymphadenectomy Should

Be Performed in Small Intestine Neuroendocrine Neoplasms 14 (15), S. 3610. https://doi.org/10.3390/cancers14153610.

Bauer, J. (1930): Ueberfunktion des gesamten Nebennierensystems ohne anatomischen Befund. In: *Wiener klinische Wochenschrift* 43 (19), 592–586.

Bauer, J.; Jellinghaus, J. (1949): Das Cushing-Syndrom: Eine Auswertung an Hand von 175 beschriebenen und 2 eigenen Fällen. In: *Archiv für Innere Medizin* 1, S. 320–350.

Bauer, K. H. (1953): Zur Chirurgie der Hypophyse und der Nebennieren. In: *Langenbecks Archiv für Chirurgie* 274 (6), S. 606–632. https://doi.org/10.1007/BF01398953.

Bauer, K. H. (1954): Über vorläufige Erfahrungen mit der doppelseitigen Adrenalektomie bei generalisierter Mammacarcinom-Metastasierung. In: *Langenbecks Archiv für klinische Chirurgie* 279, S. 111–112.

Bauer, W.; Briner, U.; Doepfner, W.; Haller, R.; Huguenin, R.; Marbach, P. et al. (1982): SMS 201–995: a very potent and selective octapeptide analogue of somatostatin with prolonged action. In: *Life sciences* 31 (11), S. 1133–1140. https://doi.org/10.1016/0024-3205(82)90087-x.

Bay, V. (1980): Operationsindikation, präoperative Vorbereitung, Operation und Nachbehandlung des M. Basedow und der anderen Hyperthyreoseformen. In: *Der Chirurg* 51 (10), S. 619–624.

Bay, V.; Engel, U. (1980): Komplikationen bei Schilddrüsenoperationen. In: *Der Chirurg* 51 (2), S. 91–98.

Bay, V.; Engel, U.; Zornig, C. (1988): Technik und Komplikationen bei Rezidiveingriffen an der Schilddrüse. In: *Wiener klinische Wochenschrift* 100 (11), S. 352–354.

Bayer, J. M. (1959): Ergebnisse und Beurteilung der subtotalen Adrenalektomie beim Hyperfunktions-Cushing. In: *Langenbecks Archiv für Chirurgie* 291 (6), S. 531–561. https://doi.org/10.1007/BF01440131.

Bayer, J. M.; Kracht, J.; Bethge, H.; Hackenberg, K. (1971): Cushing-Rezidiv durch Autotransplantat von Nebennierengewebe nach beiderseitiger totaler Adrenalektomie. In: *Acta Endocrinologica. Supplementum* 152, S. 94.

Baysal, B. E.; Ferrell, R. E.; Willett-Brozick, J. E.; Lawrence, E. C.; Myssiorek, D.; Bosch, A. et al. (2000): Mutations in SDHD, a mitochondrial complex II gene, in hereditary paraganglioma. In: *Science (New York, N.Y.)* 287 (5454), S. 848–851. https://doi.org/10.1126/science.287.5454.848.

Becker, H. D. (1987): Gastro-Entero-pankreatisches System. In: H. D. Röher (Hg.): Endokrine Chirurgie : mit 73 Tab. Stuttgart u.a.

Becker, S. W.; Kahn, D.; Rothman, S. (1942): CUTANEOUS MANIFESTATIONS OF INTERNAL MALIGNANT TUMORS. In: *Arch Derm Syphilol* 45 (6), S. 1069–1080. https://doi.org/10.1001/archderm.1942.01500120037004.

Becker, W. H. (1948): Über die pathologisch-anatomischen Veränderungen bei dem Hyperinsulinismus und ihre chirurgische Bedeutung. In: *Langenbecks Archiv für Chirurgie* 261 (3), S. 251–268. https://doi.org/10.1007/BF01398542.

Becker, W. H. (1953): Indikationsstellung zur Pankreatektomie oder Pankreasresektion bei nicht auffindbarem Inseladenom. In: *Langenbecks Archiv für Chirurgie* 273 (1), S. 699–703. https://doi.org/10.1007/BF01399877.

Beek, D. J.; Nell, S.; Verkooijen, H. M.; Borel Rinkes, I H M; Valk, G. D.; Vriens, M. R. et al. (2020): Surgery for multiple endocrine neoplasia type 1-related insulinoma: long-term outcomes in a large international cohort. In: *The British Journal of Surgery* 107 (11), S. 1489–1499. https://doi.org/10.1002/bjs.11632.

Beheshti, Mohsen; Hehenwarter, Lukas; Paymani, Zeinab; Rendl, Gundula; Imamovic, Larisa; Rettenbacher, Rupert et al. (2018): 18F-Fluorocholine PET/CT in the assessment of primary hyperparathyroidism compared with 99mTc-MIBI or 99mTc-tetrofosmin SPECT/CT: a prospective dual-centre study in 100 patients. In: *European Journal of Nuclear Medicine and Molecular Imaging* 45 (10), S. 1762–1771. https://doi.org/10.1007/s00259-018-3980-9.

Belfiori, Giulio; Wiese, Dominik; Partelli, Stefano; Wächter, Sabine; Maurer, Elisabeth; Crippa, Stefano et al. (2018): Minimally Invasive Versus Open Treatment for Benign Sporadic Insulinoma Comparison of Short-Term and Long-Term Outcomes. In: *World Journal of Surgery* 42 (10), S. 3223–3230. https://doi.org/10.1007/s00268-018-4628-4.

Bellantone, R.; Lombardi, C. P.; Raffaelli, M.; Rubino, F.; Boscherini, M.; Perilli, W. (1999): Minimally invasive, totally gasless video-assisted thyroid lobectomy. In: *The American Journal of Surgery* 177 (4), S. 342–343. https://doi.org/10.1016/s0002-9610(99)00054-9.

Benhidjeb, T.; Wilhelm, T.; Harlaar, J.; Kleinrensink, G-J; Schneider, Tom A. J.; Stark, M. (2009): Natural orifice surgery on thyroid gland: totally transoral video-assisted thyroidectomy (TOVAT): report of first experimental results of a new surgical method. In: *Surgical Endoscopy* 23 (5), S. 1119–1120. https://doi.org/10.1007/s00464-009-0347-0.

Bentas, W.; Wolfram, M.; Bräutigam, R.; Binder, J. (2002): Laparoscopic transperitoneal adrenalectomy using a remote-controlled robotic surgical system. In: *Journal of Endourology* 16 (6), S. 373–376. https://doi.org/10.1089/089277902760261419.

Berchtold, R. (1976): Die operative Behandlung der Basedowschen Krankheit. In: *Schweizerische medizinische Wochenschrift* 106 (36), S. 1213–1215.

Berchtold, R.; Rösler, H.; Büll, U.; Leisner, B.; Emrich, D.; Becker, H. D. et al. (1984): Differenzierte Schilddrüsenkarzinome. Radikalität der therapeutischen Strategie. In: *Deutsche medizinische Wochenschrift* 109 (16), S. 626–634.

Berends, Frits J.; Cuesta, Miguel A.; Kazemier, Geert; van Eijck, Casper H.J.; Herder, Wouter W. de; van Muiswinkel, Johannes M. et al. (2000): Laparoscopic detection and resection of insulinomas. In: *Surgery* 128 (3), S. 386–391. https://doi.org/10.1067/msy.2000.107413.

Bergenfelz, A.; Kanngiesser, V.; Zielke, A.; Nies, C.; Rothmund, M. (2005): Conventional bilateral cervical exploration versus open minimally invasive parathyroidectomy under local anaesthesia for primary hyperparathyroidism. In: *The British Journal of Surgery* 92 (2), S. 190–197. https://doi.org/10.1002/bjs.4814.

Bergenfelz, A.; Schmelz, M.; Bonacker, K.; Nies, C.; Geks, J.; Rothmund, M. (1998): Internationaler Workshop und XVII. Arbeitstagung der Chirurgischen Arbeitsgemeinschaft Endokrinologie (CAEK) der Deutschen Gesellschaft für Chirurgie. Hamburg, Deutschland, 15. bis17. Oktober 1998: Intraoperative Messung von PTH während der Operation eines persistierenden oder rezidivierenden sekundären und primären Hyperparathyreoidismus. (Abstract). In: *Acta Chirurgica Austriaca Supplement* 30 (144), S. 3.

Bergenfelz, A.; van Slycke, S.; Makay, Ö.; Brunaud, L. (2021): European multicentre study on outcome of surgery for sporadic primary hyperparathyroidism. In: *The British Journal of Surgery* 108 (6), S. 675–683. https://doi.org/10.1002/bjs.12025.

Bergenfelz, Anders O. J.; Hellman, Per; Harrison, Barney; Sitges-Serra, Antonio; Dralle, H. (2009a): Positional statement of the European Society of Endocrine Surgeons (ESES) on modern techniques in pHPT surgery. In: *Langenbecks Archiv für Chirurgie* 394 (5), S. 761–764. https://doi.org/10.1007/s00423-009-0533-5.

Bergenfelz, Anders O. J.; Jansson, Svante K. G.; Wallin, Göran K.; Mårtensson, Hans G.; Rasmussen, Lars; Eriksson, Håkan L. O.; Reihnér, Eva I. M. (2009b): Impact of modern techniques on short-term outcome after surgery for primary hyperparathyroidism: a multicenter study comprising 2,708 patients. In: *Langenbecks Archiv für Chirurgie* 394 (5), S. 851–860. https://doi.org/10.1007/s00423-009-0540-6.

Berson, S. A.; Yalow, R. S. (1968): Immunochemical heterogeneity of parathyroid hormone in plasma. In: *The Journal of Clinical Endocrinology & Metabolism* 28 (7), S. 1037–1047. https://doi.org/10.1210/jcem-28-7-1037.

Berson, S. A.; Yalow, R. S.; Aurbach, G. D.; Potts, J. T. (1963): IMMUNOASSAY OF BOVINE AND HUMAN PARATHYROID HORMONE. In: *Proceedings of the National Academy of Sciences of the United States of America* 49 (5), S. 613–617. https://doi.org/10.1073/pnas.49.5.613.

Bertani, Emilio; Fazio, Nicola; Radice, Davide; Zardini, Claudio; Grana, Chiara; Bodei, Lisa et al. (2016): Resection of the Primary Tumor Followed by Peptide Receptor Radionuclide Therapy as Upfront Strategy for the Treatment of G1–G2 Pancreatic Neuroendocrine Tumors with Unresectable Liver Metastases. In: *Annals of Surgical Oncology* 23 (5), S. 981–989. https://doi.org/10.1245/s10434-016-5550-3.

Bette, L.; Blaise, H.; Leppla, W.; Oertel, G. W.; Weinheimer, B. (1963): Direkte Katheterisierung der rechten und linken Nebennierenvene beim Menschen. In: *Klinische Wochenschrift* 41 (20), S. 1025. https://doi.org/10.1007/BF01478868.

Bette, L.; Blaise, H.; Leppla, W.; Oertel, G. W.; Weinheimer, B. (1964): Percutane Katheterisierung der rechten und linken Nebennierenvene beim Menschen. In: *Klinische Wochenschrift* 42 (16), S. 790–794. https://doi.org/10.1007/BF01479130.

Bettini, Rossella; Partelli, Stefano; Boninsegna, Letizia; Capelli, Paola; Crippa, Stefano; Pederzoli, Paolo et al. (2011): Tumor size correlates with malignancy in nonfunctioning pancreatic endocrine tumor. In: *Surgery* 150 (1), S. 75–82. https://doi.org/10.1016/j.surg.2011.02.022.

Beyer, J.; Cordes, U.; Hahn, K.; Eißner, D.; Wolf, R.; Neubauer, M.; Demisch, K. (1974): Die Nebennierenszintigraphie mit 131J-Cholesterin. In: *Deutsche medizinische Wochenschrift* 99 (45), S. 2269–2273.

Beyer, J.; Georgi, M.; Cordes, U.; Brünner, H.; Sell, G.; Krause, U. (1976): Die Lokalisationsdiagnostik des Insulinoms durch Hormonbestimmungen im Splanchnikusgebiet mit Hilfe perkutaner transhepatischer Blutentnahmen. In: *Die Medizinische Welt* 27 (26), S. 1296–1300.

Billroth, T. (1869): Geschwülste der Schilddrüse. In: *Archiv für klinische Chirurgie* 10, S. 158–171. Online verfügbar unter https://ia803001.us.archive.org/11/items/ArchivFrKlin ischeChirurgie.V.10.1869/Archiv%20f%C3%BCr%20klinische%20Chirurgie.%20v.10.1869.pdf, zuletzt geprüft am 06.02.2022.

Bioletto, Fabio; Barale, Marco; Parasiliti-Caprino, Mirko; Prencipe, Nunzia; Berton, Alessandro Maria; Procopio, Massimo et al. (2021): Comparison of the diagnostic accuracy of 18F-Fluorocholine PET and 11C-Methionine PET for parathyroid localization in primary hyperparathyroidism: a systematic review and meta-analysis (Abstract). In: *European Journal of Endocrinology* 185 (1), S. 109–120. https://doi.org/10.1530/EJE-21-0038.

Bircher, E. (1923): Zur Pathologie der Thymus: Experimenteller Morbus Basedowii und Beziehung der Thymus zur Schilddrüse. In: *Langenbecks Archiv für Chirurgie* 182 (3), S. 229–267. https://doi.org/10.1007/BF02819641.

Bishop, P.M.F.; Mowbray, R. R. de; Glover, F. N.; Thorne, M. G. (1954): THE TREATMENT OF CUSHING'S SYNDROME. In: *The Lancet* 264 (6849), S. 1137–1140. https://doi.org/10.1016/S0140-6736(54)91983-2.

Blair, E. L.; Grund, E. R.; Miller, I. T.; Redd, J. D.; Sanders, D. J.; Thompson, M. H.; Venables, C. W. (1975): Metiamide in the Zollinger-Ellison syndrome. In: *Digestive Diseases* 20 (12), S. 1123–1130. https://doi.org/10.1007/bf01070755.

Blanchard, C.; Pattou, F.; Brunaud, L.; Hamy, A.; Dahan, M.; Mathonnet, M. et al. (2017): Randomized clinical trial of ultrasonic scissors versus conventional haemostasis to compare complications and economics after total thyroidectomy (FOThyr). In: *BJS Open* 1 (1), S. 2–10. https://doi.org/10.1002/bjs5.2.

Blažević, Anela; Zandee, Wouter T.; Franssen, Gaston J. H.; Hofland, Johannes; van Velthuysen, Marie-Louise F.; Hofland, Leo J. et al. (2018): Mesenteric fibrosis and palliative surgery in small intestinal neuroendocrine tumours. In: *Endocrine-Related Cancer* 25 (3), S. 245–254. https://doi.org/10.1530/ERC-17-0282.

Bloom, D. A.; Fonkalsrud, E. W. (1974): Surgical Management of Pheochromocytoma in Children. In: *Journal of Pediatric Surgery* 9 (2), S. 179–184. https://doi.org/10.1016/S0022-3468(74)80118-1.

Bloom, S.R; Polak, JuliaM; Pearse, A.G.E (1973): VASOACTIVE INTESTINAL PEPTIDE AND WATERY-DIARRHŒA SYNDROME. In: *The Lancet* 302 (7819), S. 14–16. https://doi.org/10.1016/S0140-6736(73)91947-8.

Bloom, W. (1931): A new type of granular cell in the islets of Langerhans of man. In: *The Anatomical Record* 49 (4), S. 363–371. https://doi.org/10.1002/ar.1090490406.

Blumenthal, H. T.; Walsh, L. B. (1950): Survival of guinea pig thyroid and parathyroid autotransplants previously subjected to extremely low temperatures. In: *Proceedings of the Society for Experimental Biology and Medicine. Society for Experimental Biology and Medicine (New York, N.Y.)* 73 (1), 62–7, illust. https://doi.org/10.3181/00379727-73-17576.

Bodner, Johannes; Fish, John; Lottersberger, Andreas C.; Wetscher, Gerold; Schmid, Thomas (2005): Robotic resection of an ectopic goiter in the mediastinum. In: *Surgical Laparoscopy, Endoscopy & Percutaneous Techniques* 15 (4), S. 249–251. https://doi.org/10.1097/01.sle.0000174549.87048.f5.

Böhm, N.; Nägele, E.; Grundner, H. G.; Wagner, E.; Beneke, G. (1967): Syndrom multipler endokriner Hyperplasien und Adenome (MEHA-Syndrom) mit Zollinger-Ellison-Syndrom. In: *Medizinische Welt* 44, S. 2633–2640.

Böhm, P.; Fritz, K. W.; Bayer, J. M.; Franken, F. H.; Schaede, A. (1960): Ein Fall von primärem Aldosteronismus. In: *Deutsche medizinische Wochenschrift* 85 (27), 1161–1165 +1173–1174. https://doi.org/10.1055/s-0028-1112557.

Bokelmann, D.; Dörr, D.; Linder, F.; Oellers, B.; Röher, H. D.; Rudolph, H.; Trumm, F. A. (1970): Zur Pathologie und Therapie der Struma maligna. In: *Deutsche medizinische Wochenschrift* 95 (13), S. 666–671. https://doi.org/10.1055/s-0028-1108522.

Boland, G. W.; Lee, M. J.; Gazelle, G. S.; Halpern, E. F.; McNicholas, M. M.; Mueller, P. R. (1998): Characterization of adrenal masses using unenhanced CT: an analysis of the CT literature. In: *American Journal of Roentgenology* 171 (1), S. 201–204. https://doi.org/10.2214/ajr.171.1.9648789.

Bolondi, L.; Li Bassi, S.; Gaiani, S.; Campione, O.; Marrano, D.; Barbara, L. (1990): Diagnosis of islet cell tumor by means of endoscopic ultrasonography. In: *Journal of Clinical Gastroenterology* 12 (2), S. 218–221. https://doi.org/10.1097/00004836-199004000-00024.

Bonfils, S.; Landor, J. H.; Mignon, M.; Hervoir, P. (1981): Results of Surgical Management in 92 Consecutive Patients with Zollinger-Ellison Syndrome. In: *Annals of Surgery* 194 (6), S. 692–697. Online verfügbar unter https://journals.lww.com/annalsofsurgery/Fulltext/1981/12000/Results_of_Surgical_Management_in_92_Consecutive.5.aspx.

Bonnet, Stéphane; Hartl, Dana; Leboulleux, Sophie; Baudin, Eric; Lumbroso, Jean D.; Al Ghuzlan, Abir et al. (2009): Prophylactic lymph node dissection for papillary thyroid cancer less than 2 cm: implications for radioiodine treatment. In: *Journal of Clinical Endocrinology and Metabolism* 94 (4), S. 1162–1167. https://doi.org/10.1210/jc.2008-1931.

Bookstein, Joseph J.; Oberman, Harold A. (1966): Appraisal of Selective Angiography in Localizing Islet-Cell Tumors of the Pancreas. In: *Radiology* 86 (4), S. 682–685. https://doi.org/10.1148/86.4.682.

Boons, Gitta; Vandamme, Timon; Peeters, Marc; Beyens, Matthias; Driessen, Ann; Janssens, Katrien et al. (2018): Cell-Free DNA From Metastatic Pancreatic Neuroendocrine Tumor Patients Contains Tumor-Specific Mutations and Copy Number Variations. In: *Frontiers in oncology* 8, S. 467. https://doi.org/10.3389/fonc.2018.00467.

Bordi, C.; Togni, R.; Baetens, D.; Ravazzola, M.; Alaisse-Lagae, F.; Orci, L. (1978): Human Islet Cell Tumor Storing Pancreatic Polypeptide: A Light and Electron Microscopic Study *. In: *The Journal of Clinical Endocrinology & Metabolism* 46 (2), S. 215–219. https://doi.org/10.1210/jcem-46-2-215.

Borot, Sophie; Lapierre, Valérie; Carnaille, Bruno; Goudet, Pierre; Penfornis, Alfred (2010): Results of cryopreserved parathyroid autografts: a retrospective multicenter study. In: *Surgery* 147 (4), S. 529–535. https://doi.org/10.1016/j.surg.2009.10.010.

Borst, H. G. (1966): Struma maligna. In: *Münchener medizinische Wochenschrift* 108 (6), S. 316–320.

Böttger, T. (1997): Morbus Basedow – Thyreoidektomie oder subtotale Resektion? In: *Zentralblatt für Chirurgie* 122 (4), S. 231–235.

Böttger, T.; Heintz, A.; Junginger, T.; Düber, C.; Beyer, J. (1995): Diagnostische und therapeutische Strategie bei multiplen Insulinomen. In: *Der Chirurg* 66 (1), S. 45–49.

Böttger, T.; Schäfer, W.; Beyer, J.; Junginger, T. (1991): Ist eine präoperative Lokalisationsdiagnostik beim organischen Hyperinsulinismus heute noch aktuell?: Ergebnisse einer Umfrage in der BRD. In: *Innere Medizin* 18 (1), S. 7–10. Online verfügbar unter https://www.embase.com/search/results?subaction=viewrecord&id=L21097173&from=export.

Böttger, Th.; Klupp, J.; Sorger, K.; Junginger, Th. (1990): Prognostisch relevante Faktoren beim follikulären Schilddrüsenkarzinom. In: *Langenbecks Archiv für Chirurgie* 375 (5), S. 266–271. https://doi.org/10.1007/BF00184166.

Boudreaux, J. Philip; Putty, Bradley; Frey, Daniel J.; Woltering, Eugene; Anthony, Lowell; Daly, Ivonne et al. (2005): Surgical Treatment of Advanced-Stage Carcinoid Tumors:

Lessons Learned. In: *Annals of Surgery* 241 (6). Online verfügbar unter https://journals.lww.com/annalsofsurgery/Fulltext/2005/06000/Surgical_Treatment_of_Advanced_Stage_Carcinoid.1.aspx.

Bracker, L.; Rath, S.; Dralle, H.; Bucher, M. (2012): Präoperative α-Rezeptoren-Blockade beim asymptomatischen Phäochromozytom? Pro. In: *Der Chirurg* 83 (6), S. 546–550. https://doi.org/10.1007/s00104-011-2195-4.

Brandner, R.; Lamadé, W.; Dickhaus, H. (1998): Intraoperatives Monitoring des Nervus laryngeus recurrens bei Schilddrüsenoperationen. In: *Biomedizinische Technik. Biomedical engineering* 43 Suppl, S. 142–143.

Brauckhoff, M.; Dralle, H. (2012): Funktionserhaltende Adrenalektomie bei Nebennierentumoren. In: *Der Chirurg* 83 (6), S. 519–527. https://doi.org/10.1007/s00104-011-2192-7.

Brauckhoff, M.; Kaczirek, K.; Thanh, P. N.; Gimm, O.; Brauckhoff, Katrin; Bär, Annett et al. (2003a): Technical aspects of subtotal endoscopic adrenalectomy. In: *European surgery* 35 (2), S. 84–88. https://doi.org/10.1046/j.1682-4016.2003.03052.x.

Brauckhoff, Michael; Gimm, Oliver; Thanh, Phuong Nguyen; Bär, Annett; Ukkat, Jörg; Brauckhoff, Katrin et al. (2003b): Critical size of residual adrenal tissue and recovery from impaired early postoperative adrenocortical function after subtotal bilateral adrenalectomy. In: *Surgery* 134 (6), 1020–7; discussion 1027–8. https://doi.org/10.1016/j.surg.2003.08.005.

Brauckhoff, Michael; Gimm, Oliver; Weiss, Carl-Ludwig; Ukkat, Jörg; Sekulla, Carsten; Brauckhoff, Katrin et al. (2004): Multiple endocrine neoplasia 2B syndrome due to codon 918 mutation: clinical manifestation and course in early and late onset disease. In: *World Journal of Surgery* 28 (12), S. 1305–1311. https://doi.org/10.1007/s00268-004-7637-4.

Breidahl, H. D.; Priestley, J. T.; Rynearson, E. H. (1955): Hyperinsulinism: surgical aspects and results. In: *Annals of Surgery* 142 (4), S. 698–709. https://doi.org/10.1097/00000658-195510000-00014.

Breitner, B. (1927): Toxic adenoma? In: *Langenbecks Archiv für Chirurgie* 201 (1), S. 95–98. https://doi.org/10.1007/BF02793920.

Brennan, M. F.; Brown, E. M.; Spiegel, A. M.; Marx, S. J.; Doppman, J. L.; Jones, D. C.; Aurbach, G. D. (1979): Autotransplantation of cryopreserved parathyroid tissue in man. In: *Annals of Surgery* 189 (2), S. 139–142. https://doi.org/10.1097/00000658-197902000-00002.

Brenner, W.; Grimsehl, H.; Sieberns, H. (1966): Zur Lokalisation des Phäochromozytoms. In: *Medizinische Klinik* 61 (14), S. 533–537.

Bretschneider, H. J.; Schattenfroh, C.; Schöb, J. O. (1962): Klinik und Morphologie unterschiedlicher Phaeochromocytom-Typen. In: *Langenbecks Archiv für Chirurgie* 299 (5), S. 665–692. https://doi.org/10.1007/BF01438924.

Brix, David; Allolio, Bruno; Fenske, Wiebke; Agha, Ayman; Dralle, H.; Jurowich, Christian et al. (2010): Laparoscopic versus open adrenalectomy for adrenocortical carcinoma: surgical and oncologic outcome in 152 patients. In: *European Urology* 58 (4), S. 609–615. https://doi.org/10.1016/j.eururo.2010.06.024.

Broder, L. E.; Carter, S. K. (1973): Pancreatic islet cell carcinoma. I. Clinical features of 52 patients. In: *Annals of Internal Medicine* 79 (1), S. 101–107. https://doi.org/10.7326/0003-4819-79-1-101.

Broster, L. R.; Hill, H. Gardiner; Greenfield, J. G. (1932): The adreno-genital syndrome associated with cortical hyperplasia; the results of unilateral adrenalectomy. In: *The British Journal of Surgery* 19 (76), S. 557–570. https://doi.org/10.1002/bjs.1800197606.

Brückner, M.; Padberg, B. C.; Dürig, M.; Schröder, S. (1993): Maligne adrenale Phäochromozytome--Probleme der klinischen Diagnostik und morphologischen Dignitätsbestimmung. In: *Langenbecks Archiv für Chirurgie* 378 (1), S. 37–40. https://doi.org/10.1007/BF00207993.

Brüning, A. (1920): Die Nebennierenreduktion als krampfheilendes Mittel. In: *Deutsche medizinische Wochenschrift* 46 (49), S. 1351–1353.

Buhr, H. J.; Raue, F.; Herfarth, C. (1991): Spezielle Tumorbiologie und Chirurgie des C-Zell-Carcinoms. In: *Der Chirurg* 62 (7), S. 529–535.

Bumke, O.; Küttner, H. (1920): Zur Behandlung von Krämpfen mit Exstirpation einer Nebenniere. In: *Zentralblatt für Chirurgie* 47 (47), S. 1410–1411. Online verfügbar unter https://archive.org/details/zentralblatt-fur-chirurgie-47.1920-hefte-27-52/page/1410/mode/1up, zuletzt geprüft am 07.04.2022.

Burgstaller, T.; Konz; K.; Landvogt, C. (2022): Chirurgie der Nebenschilddrüsen: Aktuelle Diagnostik und Therapie. In: *Hessisches Ärzteblatt* 83 (1), S. 16–25. Online verfügbar unter https://www.laekh.de/fileadmin/user_upload/Heftarchiv/Einzelartikel/2022/01_2022/CME_Fortbildung_Nebenschilddruesen.pdf, zuletzt geprüft am 02.02.2022.

Burk, W. (1901): Über einen Amyloidtumor mit Metastasen. Dissertation. Universität Tübingen, Tübingen. Pathologisches Institut Tübingen. Online verfügbar unter https://ia800701.us.archive.org/26/items/b30599568/b30599568.pdf, zuletzt geprüft am 24.01.2022.

Burkert, S.; Jenny, R. H. (1958): Indikationen zu chirurgischen Eingriffen an den Nebennieren. In: *Langenbecks Archiv für klinische Chirurgie* 286 (5), S. 449–477.

Burnichon, Nelly; Brière, Jean-Jacques; Libé, Rossella; Vescovo, Laure; Rivière, Julie; Tissier, Frédérique et al. (2010): SDHA is a tumor suppressor gene causing paraganglioma. In: *Human Molecular Genetics* 19 (15), S. 3011–3020. https://doi.org/10.1093/hmg/ddq206.

Byrne, M. M.; McGregor, G. P.; Barth, P.; Rothmund, M.; Göke, B.; Arnold, R. (2001): Intestinal proliferation and delayed intestinal transit in a patient with a GLP-1-, GLP-2- and PYY-producing neuroendocrine carcinoma. In: *Digestion* 63 (1), S. 61–68. https://doi.org/10.1159/000051874.

CAEK (2021): Programm: 39. Arbeitstagung der Chirurgischen Arbeitsgemeinschaft Endokrinologie (CAEK) Essen. Online verfügbar unter https://caek2021.de/inhalt/uploads/2021/10/CEAK21-Programm-v_final_web.pdf, zuletzt geprüft am 20.04.2022.

CAEK Chronik (2012). Online verfügbar unter https://www.yumpu.com/de/document/read/10901363/caek-chronik-2012-kurzfassung, zuletzt aktualisiert am 05.03.2013, zuletzt geprüft am 08.07.2022.

Cahill, G. F. (1935): Air Injections to Demonstrate The Adrenals by X-Ray. In: *Journal of Urology* 34 (3), S. 238–243. https://doi.org/10.1016/S0022-5347(17)76948-0.

Calkins, E.; Howard, J. E. (1947): BILATERAL FAMILIAL PHAEOCHROMOCYTOMATA' WITH PAROXYSMAL HYPERTENSION: SUCCESSFUL SURGICAL REMOVAL OF TUMORS IN TWO CASES, WITH DISCUSSION OF CERTAIN DIAGNOSTIC PROCEDURES AND PHYSIOLOGICAL CONSIDERATIONS. In:

The Journal of Clinical Endocrinology & Metabolism 7 (7), S. 475–492. https://doi.org/10.1210/jcem-7-7-475.

Cancer Genome Atlas Research Network (2014): Integrated genomic characterization of papillary thyroid carcinoma. In: *Cell* 159 (3), S. 676–690. https://doi.org/10.1016/j.cell.2014.09.050.

Capdevila, Jaume; Wirth, Lori J.; Ernst, Thomas; Ponce Aix, Santiago; Lin, Chia-Chi; Ramlau, Rodryg et al. (2020): PD-1 Blockade in Anaplastic Thyroid Carcinoma. In: *Journal of clinical oncology : official journal of the American Society of Clinical Oncology* 38 (23), S. 2620–2627. https://doi.org/10.1200/JCO.19.02727.

Capella, C.; Heitz, P. U.; Höfler, H.; Solcia, E.; Klöppel, G. (1995): Revised classification of neuroendocrine tumours of the lung, pancreas and gut. In: *Virchows Archiv für pathologische Anatomie und Physiologie und für klinische Medizin* 425 (6), S. 547–560. https://doi.org/10.1007/BF00199342.

Capelle, W. (1932): Kritische Betrachtungen zur Basedowthymus. In: *Langenbecks Archiv für Chirurgie* 235 (4), S. 280–290. https://doi.org/10.1007/BF02806453.

Caplan, Robert H.; Koob, Lynn; Abellera, R.Mario; Pagliara, Anthony S.; Kovacs, Kalman; Randall, Raymond V. (1978): Cure of acromegaly by operative removal of an islet cell tumor of the pancreas. In: *The American Journal of Medicine* 64 (5), S. 874–882. https://doi.org/10.1016/0002-9343(78)90531-4.

Capurso, G.; Rinzivillo, M.; Bettini, R.; Boninsegna, L.; Delle Fave, G.; Falconi, M. (2012): Systematic review of resection of primary midgut carcinoid tumour in patients with unresectable liver metastases. In: *The British Journal of Surgery* 99 (11), S. 1480–1486. https://doi.org/10.1002/bjs.8842.

Carman, Charles T.; Brashear, Richard E. (1960): Pheochromocytoma as an Inherited Abnormality. In: *The New England Journal of Medicine* 263 (9), S. 419–423. https://doi.org/10.1056/NEJM196009012630901.

Carney, J. Aidan; Sizemore, Glen W.; Sheps, Sheldon G. (1976): Adrenal Medullary Disease in Multiple Endocrine Neoplasia, Type 2: Pheochromocytoma and Its Precursors. In: *American Journal of Clinical Pathology* 66 (2), S. 279–290. https://doi.org/10.1093/ajcp/66.2.279.

Castinetti, Frederic; Qi, Xiao-Ping; Walz, Martin K.; Maia, Ana Luiza; Sansó, Gabriela; Peczkowska, Mariola et al. (2014): Outcomes of adrenal-sparing surgery or total adrenalectomy in phaeochromocytoma associated with multiple endocrine neoplasia type 2: an international retrospective population-based study. In: *The Lancet. Oncology* 15 (6), S. 648–655. https://doi.org/10.1016/S1470-2045(14)70154-8.

Cavallaro, G.; Taranto, G.; Chiofalo, M. G.; Cavallaro, E. (1998): Usefulness of microsurgery to isolation of recurrent laryngeal nerve and parathyroid during thyroidectomy operations. In: *Microsurgery* 18 (8), S. 460–461. https://doi.org/10.1002/(sici)1098-2752(1998)18:8<460::aid-micr6>3.0.co;2-h.

Cazaentre, Thomas; Clivaz, Florence; Triponez, Frédéric (2014): False-Positive Result in 18F-Fluorocholine PET/CT Due to Incidental and Ectopic Parathyroid Hyperplasia. In: *Clinical Nuclear Medicine* 39 (6). Online verfügbar unter https://journals.lww.com/nuclearmed/Fulltext/2014/06000/False_Positive_Result_in_18F_Fluorocholine_PET_CT.28.aspx.

Cesnik, H. (1969): Die chirurgische Behandlung der Nebennierenerkrankungen. In: *Zentralblatt für Chirurgie* 94 (49), S. 1670–1677.

Chandrasekharappa, S. C.; Guru, S. C.; Manickam, P.; Olufemi, S. E.; Collins, F. S.; Emmert-Buck, M. R. et al. (1997): Positional cloning of the gene for multiple endocrine neoplasia-type 1. In: *Science (New York, N.Y.)* 276 (5311), S. 404–407. https://doi.org/10.1126/science.276.5311.404.

Chang, Kenneth J.; Erickson, Richard A.; Nguyen, Phuong (1996): Endoscopic ultrasound (EUS) and EUS-guided fine-needle aspiration of the left adrenal gland. In: *Gastrointestinal Endoscopy* 44 (5), S. 568–572. https://doi.org/10.1016/S0016-5107(96)70010-X.

Chapuis, Y.; Bigourdan, J. M.; Massault, P. P.; Pitre, J.; Palazzo, L. (1998): Exérèse vidéo-laparoscopique des insulinomes. Étude de cinq observations *. In: *Chirurgie* 123 (5), S. 461–467. https://doi.org/10.1016/S0001-4001(99)80073-7.

Chears, W. C.; Thompson, J. E.; Hutcheson, J. B.; Patterson, C. O. (1960): Pancreatic islet tumor with severe diarrhea. In: *The American Journal of Medicine* 29, S. 529–533. https://doi.org/10.1016/0002-9343(60)90048-6.

Chem, K. T.; Rosai, J. (1977): Follicular variant of thyroid papillary carcinoma: a clinicopathologic study of six cases. In: *The American Journal of Surgical Pathology* 1 (2), S. 123–130. https://doi.org/10.1097/00000478-197706000-00003.

Cheung, Kevin; Wang, Tracy S.; Farrokhyar, Forough; Roman, Sanziana A.; Sosa, Julie A. (2012): A Meta-analysis of Preoperative Localization Techniques for Patients with Primary Hyperparathyroidism. In: *Annals of Surgical Oncology* 19 (2), S. 577–583. https://doi.org/10.1245/s10434-011-1870-5.

Chivukula, Sitaram V.; Tierney, John F.; Hertl, Martin; Poirier, Jennifer; Keutgen, Xavier M. (2020): Operative resection in early stage pancreatic neuroendocrine tumors in the United States: Are we over- or undertreating patients? In: *Surgery* 167 (1), S. 180–186. https://doi.org/10.1016/j.surg.2019.04.061.

Choe, Jun-Ho; Kim, Seok Won; Chung, Ki-Wook; Park, Kyoung Sik; Han, Wonshik; Noh, Dong-Young et al. (2007): Endoscopic thyroidectomy using a new bilateral axillo-breast approach. In: *World Journal of Surgery* 31 (3), S. 601–606. https://doi.org/10.1007/s00268-006-0481-y.

Choi, June Young; Lee, Kyu Eun; Chung, Ki-Wook; Kim, Seok-Won; Choe, Jun-Ho; Koo, Do Hoon et al. (2012): Endoscopic thyroidectomy via bilateral axillo-breast approach (BABA): review of 512 cases in a single institute. In: *Surgical Endoscopy* 26 (4), S. 948–955. https://doi.org/10.1007/s00464-011-1973-x.

Christoforides, Christos; Dionigi, Gianlorenzo; Vasileiou, Ioanna; Vamvakidis, Kyriakos (2018): A Historical Account for Thyroid Surgery. In: *Journal of Endocrine Surgery* 18 (1), S. 1. https://doi.org/10.16956/jes.2018.18.1.1.

Chung, Raphael S.; Church, James M.; vanStolk, Rosalind (1995): Pancreas-sparing duodenectomy: Indications, surgical technique, and results. In: *Surgery* 117 (3), S. 254–259. https://doi.org/10.1016/S0039-6060(05)80198-9.

Churchward, M. M. (o. D.): Biography Hans-Dietrich Röher. Online verfügbar unter https://www.iaes-endocrine-surgeons.com/_files/ugd/a79198_c9168355a6de4c93af284456f2c4db02.pdf, zuletzt geprüft am 05.05.2022.

Cibas, Edmund S.; Ali, Syed Z. (2009): The Bethesda System For Reporting Thyroid Cytopathology. In: *American Journal of Clinical Pathology* 132 (5), S. 658–665. https://doi.org/10.1309/AJCPPHLWMI3JV4LA.

Clark, R. L.; Ibanez, M. L.; White, E. C. (1966): What constitutes an adequate operation for carcinoma of the thyroid? In: *Archive of Surgery* 92 (1), S. 23–26. https://doi.org/10.1001/archsurg.1966.01320190025005.

Clark, R. L.; White, E. C.; Russell, W. O. (1959): Total thyroidectomy for cancer of the thyroid: significance of intraglandular dissemination. In: *Annals of Surgery* 149 (6), S. 858–866. https://doi.org/10.1097/00000658-195906000-00009.

Classen, M.; Gail, K.; Breining, H.; Demling, L. (1972): Verner-Morrison-Syndrom (pankreatische Cholera, WDHA-Syndrom). Klinischer Bericht über vier Fälle. In: *Deutsche medizinische Wochenschrift* 97 (8), 277–8 passim. https://doi.org/10.1055/s-0028-110 7341.

Clerici, T.; Lorenz, K. (2013): Operative Therapie – konventionelle und minimal-invasive Verfahren. In: J. R. Siewert, M. Rothmund und V. Schumpelick (Hg.): Praxis der Viszeralchirurgie: Endokrine Chirurgie. Berlin, Heidelberg: Springer Berlin Heidelberg, S. 276–292.

Coakley, A. J.; Kettle, A. G.; Wells, C. P.; O'Doherty, M. J.; Collins, R. E. (1989): 99Tcm sestamibi--a new agent for parathyroid imaging. In: *Nuclear Medicine Communications* 10 (11), S. 791–794. https://doi.org/10.1097/00006231-198911000-00003.

Cogliandolo, A.; Pidoto, R. R.; Causse, X.; Kerdraon, R.; Marc, O. Saint (2001): Minimally invasive management of insulinomas. In: *Surgical Endoscopy* 15 (9), S. 1042. https://doi.org/10.1007/s004640042029.

Cohen, Yoram; Rosenbaum, Eli; Clark, Douglas P.; Zeiger, Martha A.; Umbricht, Christopher B.; Tufano, Ralph P. et al. (2004): Mutational analysis of BRAF in fine needle aspiration biopsies of the thyroid: a potential application for the preoperative assessment of thyroid nodules. In: *Clinical Cancer Research* 10 (8), S. 2761–2765. https://doi.org/10.1158/1078-0432.CCR-03-0273.

Collip, J. B. (1925): THE EXTRACTION OF A PARATHYROID HORMONE WHICH WILL PREVENT OR CONTROL PARATHYROID TETANY AND WHICH REGULATES THE LEVEL OF BLOOD CALCIUM. In: *Journal of Biological Chemistry* 63 (2), S. 395–438. https://doi.org/10.1016/S0021-9258(18)85007-4.

Comino-Méndez, Iñaki; Gracia-Aznárez, Francisco J.; Schiavi, Francesca; Landa, Iñigo; Leandro-García, Luis J.; Letón, Rocío et al. (2011): Exome sequencing identifies MAX mutations as a cause of hereditary pheochromocytoma. In: *Nature Genetics* 43 (7), S. 663–667. https://doi.org/10.1038/ng.861.

Conn, J. W. (1955a): Presidential address. I. Painting background. II. Primary aldosteronism, a new clinical syndrome. In: *The Journal of laboratory and clinical medicine* 45 (1), S. 3–17.

Conn, J. W. (1955b): Primary aldosteronism. In: *The Journal of laboratory and clinical medicine* 45 (4), S. 661–664.

Conn, J. W.; Beierwaltes, W. H.; Lieberman, L. M.; Ansari, A. N.; Cohen, E. L.; Bookstein, J. J.; Herwig, K. R. (1971): PRIMARY ALDOSTERONISM: PREOPERATIVE TUMOR VISUALIZATION BY SCINTILLATION SCANNING. In: *The Journal of Clinical Endocrinology & Metabolism* 33 (4), S. 713–716.

Contin, Pietro; Gooßen, Käthe; Grummich, Kathrin; Jensen, Katrin; Schmitz-Winnenthal, Hubertus; Büchler, Markus W.; Diener, Markus K. (2013): ENERgized vessel sealing systems versus CONventional hemostasis techniques in thyroid surgery—the ENERCON systematic review and network meta-analysis. In: *Langenbecks Archiv für Chirurgie* 398 (8), S. 1039–1056. https://doi.org/10.1007/s00423-013-1137-7.

Cook, G. J.R.; Wong, J. C.H.; Smellie, J.; Young, A. E.; Fogelman, I.; Maisey, M. N. (1996): 35. 11C-methionine PET for patients with persistent or recurrent hyperparathyroidism after surgery. In: *Nuclear Medicine Communications* 17 (11). Online verfügbar unter https://journals.lww.com/nuclearmedicinecomm/Fulltext/1996/11000/35__11C_methionine_PET_for_patients_with.45.aspx.

Cooper, David S.; Tufano, Ralph P. (2012): Prophylactic Central Neck Dissection in Differentiated Thyroid Cancer: A Procedure in Search of an Indication. In: *Thyroid : official journal of the American Thyroid Association* 22 (4), S. 341–343. https://doi.org/10.1089/thy.2012.2204.ed.

Cope, O. (1935): The Surgery of Subtotal Parathyroidectomy. In: *The New England Journal of Medicine* 213, S. 470–474.

Cope, O. (1960): Hyperparathyroidism: Diagnosis and management. In: *The American Journal of Surgery* 99 (4), S. 394–403. https://doi.org/10.1016/0002-9610(60)90134-3.

Copeland, P. M. (1984): The incidentally discovered adrenal mass. In: *Annals of Surgery* 199 (1), S. 116–122. https://doi.org/10.1097/00000658-198401000-00021.

Copp, D. H.; Cameron, E. C.; Cheney, B. A.; Davidson, A. G.; Henze, K. G. (1962): Evidence for calcitonin--a new hormone from the parathyroid that lowers blood calcium. In: *Endocrinology* 70, S. 638–649. https://doi.org/10.1210/endo-70-5-638.

Cordes, U.; Hahn, K.; Eissner, D.; Weigand, H.; Günther, R.; Braun, B. et al. (1982): Szintigraphie adrenerger Tumoren mit 131J-meta-Benzylguanidin. In: *Deutsche medizinische Wochenschrift* 107 (36), S. 1349–1352. https://doi.org/10.1055/s-2008-1070128.

Corner, George W. (1931): The Rise of Medicine at Salerno in the Twelfth Century. In: *Annals of Medical History* 3 (1), S. 1–16.

Coulston, J. E.; Egan, R.; Willis, E.; Morgan, J. D. (2010): Total parathyroidectomy without autotransplantation for renal hyperparathyroidism. In: *The British Journal of Surgery* 97 (11), S. 1674–1679. https://doi.org/10.1002/bjs.7192.

Cramer, John D.; Fu, Pingfu; Harth, Karem C.; Margevicius, Seunghee; Wilhelm, Scott M. (2010): Analysis of the rising incidence of thyroid cancer using the Surveillance, Epidemiology and End Results national cancer data registry. In: *Surgery* 148 (6), 1147–52; discussion 1152–3. https://doi.org/10.1016/j.surg.2010.10.016.

Crocker, E. F.; Bautovich, G. J.; Jellins, J. (1978): Gray-scale echographic visualization of a parathyroid adenoma. In: *Radiology* 126 (1), S. 233–234. https://doi.org/10.1148/126.1.233.

Crooke, A. C. (1946): Basophilism and carcinoma of the pancreas. In: *The Journal of Pathology and Bacteriology* 58 (4), S. 667–673. https://doi.org/10.1002/path.1700580408.

Crout, J.Richard; Pisano, John J.; Sjoerdsma, Albert (1961): Urinary excretion of catecholamines and their metabolites in pheochromocytoma. In: *American Heart Journal* 61 (3), S. 375–381. https://doi.org/10.1016/0002-8703(61)90609-3.

Cuschieri, A. (2000): Laparoscopic hand-assisted surgery for hepatic and pancreatic disease. In: *SURGICAL ENDOSCOPY AND OTHER INTERVENTIONAL TECHNIQUES* 14 (11), S. 991–996. https://doi.org/10.1007/s004640080120.

Cuschieri, A.; Hall, A. W.; Clark, J. (1978): Value of laparoscopy in the diagnosis and management of pancreatic carcinoma. In: *Gut* 19 (7), S. 672–677. https://doi.org/10.1136/gut.19.7.672.

Cuschieri, Alfred (1996): Laparoscopic Pancreatic Resections. In: *Seminars in Laparoscopic Surgery* 3 (1), S. 15–20. https://doi.org/10.1177/155335069600300104.
Cushing, Harvey (1932): The Basophil Adenomas of the Pituitary Body and Their Clinical Manifestations (Pituitary Basophilism). In: *Obesity Research* 2 (5), S. 486–508. https://doi.org/10.1002/j.1550-8528.1994.tb00097.x.
Daggett, P. R.; Goodburn, E. A.; Kurtz, A. B.; Le Quesne, L. P.; Morris, D. V.; Nabarro, J. D.; Raphael, M. J. (1981): Is preoperative localisation of insulinomas necessary? In: *The Lancet* 1 (8218), S. 483–486. https://doi.org/10.1016/s0140-6736(81)91859-6.
Dagradi, A.; Serio, G. (1984): Pancreatectomia intermedia. In: *Enciclopedia medica italiana. Pancreas* 11, S. 850–851. Online verfügbar unter https://archive.org/details/bub_gb_PfL 5IX1ZgUsC/page/n440/mode/1up, zuletzt geprüft am 30.05.2022.
Dalton, G. (1974): Transsphenoidal hypophysectomy for pituitary tumours. In: *Proceedings of the Royal Society of Medicine* 67 (9), S. 885–889.
Dargent, Marcel (1948): THYROIDECTOMY WITH BLOCK DISSECTION OF THE NECK FOR CARCINOMA OF THE THYROID GLAND. In: *The Lancet* 252 (6532), S. 721–723. https://doi.org/10.1016/S0140-6736(48)91159-3.
Dasari, Arvind; Shen, Chan; Halperin, Daniel; Zhao, Bo; Zhou, Shouhao; Xu, Ying et al. (2017): Trends in the Incidence, Prevalence, and Survival Outcomes in Patients With Neuroendocrine Tumors in the United States. In: *JAMA Oncol* 3 (10), S. 1335–1342. https://doi.org/10.1001/jamaoncol.2017.0589.
Davis, W. E.; Rea, J. L.; Templer, J. (1979): Recurrent laryngeal nerve localization using a microlaryngeal electrode (87).
de Blasi, S. (1966): THE MANAGEMENT OF THE PATIENT WITH A PHAEOCHROMO- CYTOMA. In: *British journal of anaesthesia* 38 (9), S. 740–752. https://doi.org/10.1093/bja/38.9.740.
Deckers, S.; Derdelinckx, L.; Col, V.; Hamels, J.; Maiter, D. (1999): Peritoneal carcinomatosis following laparoscopic resection of an adrenocortical tumor causing primary hyperaldosteronism. In: *Hormone research* 52 (2), S. 97–100. https://doi.org/10.1159/000 023442.
Decourcy, J. L. (1934): Subtotal Bilateral Adrenalectomy for Hyperadrenalism (Essential Hypertension). In: *Annals of Surgery* 100 (2), S. 310–318. https://doi.org/10.1097/000 00658-193408000-00006.
Defechereux, Th; Rinken, F.; Maweja, S.; Hamoir, E.; Meurisse, M. (2003): Evaluation of the ultrasonic dissector in thyroid surgery. A prospective randomised study. In: *Acta chirurgica Belgica* 103 (3), S. 274–277. https://doi.org/10.1080/00015458.2003.11679422.
Defreyne, L.; Moser, C.; Scheidt, T.; Kubale, R.; Meessen, S.; Koch, B.; Kramann, B. (1992): Intraarterielle Calciumprovokation zur präoperativen Lokalisationsdiagnostik des okkulten Insulinoms. In: *Deutsche medizinische Wochenschrift* 117 (48), S. 1829–1837. https://doi.org/10.1055/s-2008-1062517.
Deininger, H. K. (1974): Die Möglichkeiten der radiologischen Diagnostik des Insulinoms. In: *Der Radiologe* 14 (4), S. 173–181.
Demling, L. (1960): The Zollinger-Ellison syndrome. In: *Deutsche medizinische Wochenschrift* 85, S. 899–900. https://doi.org/10.1055/s-0029-1209724.
Desai, Mihir M.; Gill, Inderbir S.; Kaouk, Jihad H.; Matin, Surena F.; Sung, Gyung Tak; Bravo, Emmanuel L. (2002): Robotic-assisted laparoscopic adrenalectomy. In: *Urology* 60 (6), S. 1104–1107. https://doi.org/10.1016/S0090-4295(02)02011-3.

Dettmar, H. (1956): Zur Chirurgie der Nebenniere. In: *Zeitschrift fur Urologie* 49 (9), S. 513–534.

Deveney, C. W.; Deveney, K. S.; Way, L. W. (1978): The Zollinger-Ellison syndrome--23 years later. In: *Annals of Surgery* 188 (3), S. 384–393. https://doi.org/10.1097/00000658-197809000-00014.

Dexter, S. P. L.; Martin, I. G.; Leindler, L.; Fowler, R.; McMahon, M. J. (1999): Laparoscopic enucleation of a solitary pancreatic insulinoma. In: *Surgical Endoscopy* 13 (4), S. 406–408. https://doi.org/10.1007/s004649901000.

DGAV e.V. (o. D.): Arbeitsgemeinschaften, CAEK – Deutsche Gesellschaft für Allgemein- und Viszeralchirurgie e.V. (DGAV). Online verfügbar unter http://webcache.googleusercontent.com/search?q=cache:QLljQHdPENEJ:www.dgav.de/arbeitsgemeinschaften/caek.html+&cd=1&hl=de&ct=clnk&gl=de, zuletzt aktualisiert am 01.07.2022, zuletzt geprüft am 08.07.2022.

DGAV e.V. (2022a): Arbeitsgemeinschaften, CAEK, Vorstand / Kontakt – Deutsche Gesellschaft für Allgemein- und Viszeralchirurgie e.V. (DGAV). Online verfügbar unter http://www.dgav.de/arbeitsgemeinschaften/caek/vorstand-kontakt.html, zuletzt aktualisiert am 20.04.2022, zuletzt geprüft am 20.04.2022.

DGAV e.V. (2022b): Arbeitsgemeinschaften, CAEK, Studienübersicht – Deutsche Gesellschaft für Allgemein- und Viszeralchirurgie e.V. (DGAV). Online verfügbar unter http://www.dgav.de/arbeitsgemeinschaften/caek/studienuebersicht.html, zuletzt aktualisiert am 10.05.2022, zuletzt geprüft am 10.05.2022.

DGAV e.V. (2022c): StuDoQ – Deutsche Gesellschaft für Allgemein- und Viszeralchirurgie e.V. (DGAV). Online verfügbar unter http://www.dgav.de/studoq.html, zuletzt aktualisiert am 14.05.2022, zuletzt geprüft am 14.05.2022.

DGCH (2022): Preisträger der Deutschen Gesellschaft für Chirurgie. Online verfügbar unter https://www.dgch.de/index.php?id=65&L=30#c235, zuletzt aktualisiert am 14.05.2022, zuletzt geprüft am 14.05.2022.

Di Stasio, Enrico; Carrozza, Cinzia; Pio Lombardi, Celestino; Raffaelli, Marco; Traini, Emanuela; Bellantone, Rocco; Zuppi, Cecilia (2007): Parathyroidectomy monitored by intraoperative PTH: The relevance of the 20 min end-point. In: *Clinical Biochemistry* 40 (9), S. 595–603. https://doi.org/10.1016/j.clinbiochem.2006.12.007.

Diaz, M.; Bockisch, A.; Hahn, K.; Walgenbach (1994): Szintigraphische Darstellung ektoper Nebenschilddrüsen- adenome mit 99mTc-MIBI – 2 Fallbeispiele. In: *Nuklearmedizin. Nuclear medicine* 33 (1), S. 42–45. https://doi.org/10.1055/s-0038-1629676.

Dierks, Christine; Seufert, Jochen; Aumann, Konrad; Ruf, Juri; Klein, Claudius; Kiefer, Selina et al. (2021): Combination of Lenvatinib and Pembrolizumab Is an Effective Treatment Option for Anaplastic and Poorly Differentiated Thyroid Carcinoma. In: *Thyroid : official journal of the American Thyroid Association* 31 (7), S. 1076–1085. https://doi.org/10.1089/thy.2020.0322.

Dietrich, C. F.; Wehrmann, T.; Hoffmann, C.; Herrmann, G.; Caspary, W. F.; Seifert, H. (1997): Detection of the adrenal glands by endoscopic or transabdominal ultrasound. In: *Endoscopy* 29 (9), S. 859–864. https://doi.org/10.1055/s-2007-1004322.

DiGiulio, W.; Morales, J. O. (1969): The value of the selenomethionine Se 75 scan in preoperative localization of parathyroid adenomas. In: *Journal of the American Medical Association* 209 (12), S. 1873–1880.

DiGiulio, Walter; Beierwaltes, William H. (1964): Parathyroid Scanning With Selenium Labelled Methionine. In: *Journal of Nuclear Medicine* 5 (6), S. 417.

Dionigi, Gianlorenzo; Kraimps, Jean-Louis; Schmid, Kurt Werner; Hermann, Michael; Sheu-Grabellus, Sien-Yi; Wailly, Pierre de et al. (2014): Minimally invasive follicular thyroid cancer (MIFTC)—a consensus report of the European Society of Endocrine Surgeons (ESES). In: *Langenbecks Archiv für Chirurgie* 399 (2), S. 165–184. https://doi.org/10.1007/s00423-013-1140-z.

Dobnig, Harald; Amrein, Karin (2018): Monopolar Radiofrequency Ablation of Thyroid Nodules: A Prospective Austrian Single-Center Study. In: *Thyroid : official journal of the American Thyroid Association* 28 (4), S. 472–480. https://doi.org/10.1089/thy.2017.0547.

Dobnig, Harald; Zechmann, Wolfgang; Hermann, Michael; Lehner, Michael; Heute, Dirk; Mirzaei, Siroos et al. (2019): Radiofrequency ablation of thyroid nodules: "Good Clinical Practice Recommendations" for Austria. An interdisciplinary statement from the following professional associations: Austrian Thyroid Association (ÖSDG), Austrian Society for Nuclear Medicine and Molecular Imaging (OGNMB), Austrian Society for Endocrinology and Metabolism (ÖGES), Surgical Endocrinology Working Group (ACE) of the Austrian Surgical Society (OEGCH). In: *Wiener Medizinische Wochenschrift*, S. 1–9. https://doi.org/10.1007/s10354-019-0682-2.

Dobschütz, E. von; Neumann, H.P.H. (2019): Genetik von Phäochromozytomen und ihre Bedeutung in der Chirurgie. In: *Der Chirurg* 90 (1), S. 15–22. https://doi.org/10.1007/s00104-018-0741-z.

Donis-Keller, H.; Dou, S.; Chi, D.; Carlson, K. M.; Toshima, K.; Lairmore, T. C. et al. (1993): Mutations in the RET proto-oncogene are associated with MEN 2A and FMTC. In: *Human Molecular Genetics* 2 (7), S. 851–856. https://doi.org/10.1093/hmg/2.7.851.

Doppman, J. L. (1986): Reoperative Parathyroid Surgery; Localization Procedures. In: Progress in Surgery : Prog Surg, S. 117–132. Online verfügbar unter https://www.karger.com/DOI/10.1159/000412364.

Doppman, J. L.; Miller, D. L.; Chang, R.; Shawker, T. H.; Gorden, P.; Norton, J. A. (1991): Insulinomas: localization with selective intraarterial injection of calcium. In: *Radiology* 178 (1), S. 237–241. https://doi.org/10.1148/radiology.178.1.1984311.

Dotzenrath, C. (2014): Chirurgische Therapie des renalen Hyperparathyreoidismus. In: Henning Dralle, Joachim Jähne und Ayman Agha (Hg.): Endokrine Chirurgie. Evidenz und Erfahrung ; individualisierte Medizin in der klinischen Praxis ; mit 88 Tabellen. Individualisierte Medizin in der klinischen Praxis. Stuttgart: Schattauer, S. 249–265.

Dralle, H. (2009a): Endokrine Chirurgie: Quo vadis? In: *Der Chirurg* 80 (2), S. 85–87. https://doi.org/10.1007/s00104-008-1616-5.

Dralle, H. (2009b): Rekurrens- und Nebenschilddrüsenpräparation in der Schilddrüsenchirurgie. In: *Der Chirurg* 80 (4), S. 352–363. https://doi.org/10.1007/s00104-008-1646-z.

Dralle, H.; Damm, I.; Scheumann, G. F.; Kotzerke, J.; Kupsch, E.; Geerlings, H.; Pichlmayr, R. (1994a): Compartment-oriented microdissection of regional lymph nodes in medullary thyroid carcinoma. In: *Surgery Today* 24 (2), S. 112–121. https://doi.org/10.1007/BF02473391.

Dralle, H.; Gast, E. (1976): Dokumentation über Umfang und Entwicklungstendenzen der Berufs- und Erwerbsunfähigkeitsrenten der Arbeiterrentenversicherung in den Jahren

1960 – 1970: Lebenslauf. Dissertation. Ruprecht-Karl-Universität Heidelberg, Heidelberg. Abteilung für sozialmedizinische Epidemiologie und Arbeitsphysiologie.

Dralle, H.; Gimm, O.; Simon, D.; Frank-Raue, Karin; Görtz, G.; Niederle, B. et al. (1998): Prophylactic Thyroidectomy in 75 Children and Adolescents with Hereditary Medullary Thyroid Carcinoma: German and Austrian Experience. In: *World Journal of Surgery* 22 (7), S. 744–751. https://doi.org/10.1007/s002689900463.

Dralle, H.; Hartel, W. (1998): Leitlinie zur Therapie der benignen Struma. In: *Beilage zu den Mitteilungen der Deutschen Gesellschaft für Chirurgie* (3).

Dralle, H.; Höppner, W.; Raue, F. (1996): Prophylaktische Thyreoidektomie: Konsequenzen der genetischen Diagnostik in Familien mit multipler endokriner Neoplasie Typ 2. In: *Deutsches Ärzteblatt* 93 (14), S. 899–901. Online verfügbar unter https://www.aerzteblatt.de/archiv/1029/Prophylaktische-Thyreoidektomie-Konsequenzen-der-genetischen-Diagnostik-in-Familien-mit-multipler-endokriner-Neoplasie-Typ-2, zuletzt geprüft am 25.01.2021.

Dralle, H.; Ipta, M.; Henschel, E.; Schürmeyer, T.; Grosse, H.; Gratz, K. F. et al. (1988): Operative Therapie des sporadischen und familiären Phäochromozytoms. In: *Acta medica Austriaca* 15 (4), S. 108–111.

Dralle, H.; Lorenz, K.; Nguyen-Thanh, P. (1999): Minimally invasive video-assisted parathyroidectomy – selective approach to localized single gland adenoma. In: *Langenbecks Archiv für Chirurgie* 384 (6), S. 556–562. https://doi.org/10.1007/s004230050243.

Dralle, H.; Lorenz, K.; Schabram, P.; Musholt, T. J.; Dotzenrath, C.; Goretzki, P. E. et al. (2013): Intraoperatives Neuromonitoring in der Schilddrüsenchirurgie. Empfehlungen der Chirurgischen Arbeitsgemeinschaft Endokrinologie. In: *Der Chirurg* 84 (12), S. 1049–1056. https://doi.org/10.1007/s00104-013-2656-z.

Dralle, H.; Lorenz, Kerstin; Machens, Andreas (2011): State of the art: surgery for endemic goiter—a plea for individualizing the extent of resection instead of heading for routine total thyroidectomy. In: *Langenbecks Archiv für Chirurgie* 396 (8), S. 1137–1143. https://doi.org/10.1007/s00423-011-0809-4.

Dralle, H.; Machens, A. (2010): European endocrine surgery in the 150-year history of Langenbeck's Archives of Surgery. In: *Langenbecks Archiv für Chirurgie* 395 (1), S. 43–55. https://doi.org/10.1007/s00423-010-0615-4.

Dralle, H.; Machens, A.; Lorenz, K. (2014a): Vorgehen bei Genträgern eines hereditären medullären Schilddrüsenkarzinoms. In: Henning Dralle, Joachim Jähne und Ayman Agha (Hg.): Endokrine Chirurgie. Evidenz und Erfahrung ; individualisierte Medizin in der klinischen Praxis ; mit 88 Tabellen. Individualisierte Medizin in der klinischen Praxis. Stuttgart: Schattauer, S. 182–204.

Dralle, H.; Scheumann, G. F.; Nashan, B.; Brabant, G. (1994b): Review: recent developments in adrenal surgery. In: *Acta chirurgica Belgica* 94 (3), S. 137–140.

Dralle, H.; Schober, O.; Hesch, R. D. (1987): Operatives Therapiekonzept der Immunthyreopathie. In: *Langenbecks Archiv für Chirurgie* 371 (3), S. 217–232. https://doi.org/10.1007/BF01259433.

Dralle, H.; Sekulla, C.; Lorenz, K.; Brauckhoff, M.; Machens, A. (2008): Intraoperative monitoring of the recurrent laryngeal nerve in thyroid surgery. In: *World Journal of Surgery* 32 (7), S. 1358–1366. https://doi.org/10.1007/s00268-008-9483-2.

Dralle, H.; Stang, A.; Sekulla, C.; Rusner, C.; Lorenz, K.; Machens, A. (2014b): Strumachirurgie in Deutschland: Weniger Operationen, geänderte Resektionsstrategien, weniger

Komplikationen. In: *Der Chirurg* 85 (3), S. 236–245. https://doi.org/10.1007/s00104-013-2705-7.

Dralle, Henning; Jähne, Joachim; Agha, Ayman (Hg.) (2014c): Endokrine Chirurgie. Evidenz und Erfahrung ; individualisierte Medizin in der klinischen Praxis ; mit 88 Tabellen. Individualisierte Medizin in der klinischen Praxis. Stuttgart: Schattauer.

Dralle, Henning; Krohn, Sabine L.; Karges, Wolfram; Boehm, Bernhard O.; Brauckhoff, Michael; Gimm, Oliver (2004): Surgery of Resectable Nonfunctioning Neuroendocrine Pancreatic Tumors. In: *World Journal of Surgery* 28 (12), S. 1248–1260. https://doi.org/10.1007/s00268-004-7609-8.

DuBois-Ferrière, H. (1939): A propos d'un insulome de la queue du pancréas Existe-t-il des carcinomes par induction? In: *Helvetica medica acta* 6 (4), S. 458–465.

Dueseberg, R.; Hänze, S. (1964): Operative Indikationen bei Nebennierenerkrankungen. In: *Deutsche medizinische Wochenschrift* 89, S. 545–552. https://doi.org/10.1055/s-0028-1111052.

Duff, C.; Largiadèr, F. (1986): Kryopreservation von Nebenschilddrüsengewebe: Prüfung einer vereinfachten Methode. In: *Langenbecks Archiv für Chirurgie* 367 (4), S. 227–234. https://doi.org/10.1007/BF01263403.

Duh, Q. Y.; Siperstein, A. E.; Clark, O. H.; Schecter, W. P.; Horn, J. K.; Harrison, M. R. et al. (1996): Laparoscopic adrenalectomy. Comparison of the lateral and posterior approaches. In: *Archives of Surgery* 131 (8), 870–5; discussion 875–6. https://doi.org/10.1001/archsurg.1996.01430200080014.

Dunhill, T. P. (1909): Remarks ON PARTIAL THYROIDECTOMY, WITH SPECIAL REFERENCE TO EXOPHTHALMIC GOITRE, AND OBSERVATIONS ON 113 OPERATIONS UNDER LOCAL ANAESTHESIA. In: *British Medical Journal* 1 (2525), S. 1222–1225. https://doi.org/10.1136/bmj.1.2525.1222.

Dupuy, Damian E.; Monchik, John M.; Decrea, Carmen; Pisharodi, Latha (2001): Radiofrequency ablation of regional recurrence from well-differentiated thyroid malignancy. In: *Surgery* 130 (6), S. 971–977. https://doi.org/10.1067/msy.2001.118708.

DZTA (2022): Home – Deutsches Zentrum für Thermoablation e.V. Online verfügbar unter https://dzta.de/, zuletzt aktualisiert am 20.06.2022, zuletzt geprüft am 14.07.2022.

Eckhardt, S.; Maurer, E.; Fendrich, V.; Bartsch, D. K. (2015): Transaxilläre roboterassistierte Schilddrüsenresektion : Erste Erfahrungen mit einer neuen Operationsmethode. In: *Der Chirurg* 86 (10), S. 976–982. https://doi.org/10.1007/s00104-015-0008-x.

Eckhardt, Sabine; Schicker, Christoph; Maurer, Elisabeth; Fendrich, Volker; Bartsch, D. K. (2016): Robotic-Assisted Approach Improves Vessel Preservation in Spleen-Preserving Distal Pancreatectomy. In: *Digestive Surgery* 33 (5), S. 406–413. https://doi.org/10.1159/000444269.

Eckhauser, F. E.; Cheung, P. S.; Vinik, A. I.; Strodel, W. E.; Lloyd, R. V.; Thompson, N. W. (1986): Nonfunctioning malignant neuroendocrine tumors of the pancreas. In: *Surgery* 100 (6), S. 978–988.

Edis, A. J.; Beahrs, O. H.; van Heerden, J. A.; Akwari, O. E. (1977): "Conservative" versus "liberal" approach to parathyroid neck exploration. In: *Surgery* 82 (4), S. 466–473.

Edis, A. J.; Evans, T. C. (1979): High-resolution, real-time ultrasonography in the preoperative location of parathyroid tumors. Pilot study. In: *The New England Journal of Medicine* 301 (10), S. 532–534. https://doi.org/10.1056/NEJM197909063011007.

Eger, W. (1956): Der experimentelle Hyperparathyreoidismus. Referat. In: *Verhandlungen der Deutschen Gesellschaft für Innere Medizin* 62, S. 403–423.

Eger, W. (1967): Chirurgie der Epithelkörperchen. Funktionelle Morphologie und Pathologie der Nebenschilddrüsen. (Pathologisches Referat). In: *Langenbecks Archiv für Chirurgie* 319, S. 165–178. https://doi.org/10.1007/BF02659253.

Egli, F.; Girard, J.; Kapp, J. P.; Heitz, P. h. (1972): INSULINOMA Diagnostic Problems in a 12-year-old Boy. In: *Acta Paediatrica* 61 (5), S. 619–622. https://doi.org/10.1111/j.1651-2227.1972.tb15957.x.

Eichler, O.; Hess, H.; Linder, F.; Schmeiser, K. (1951): Radioiodine therapy of thyroid carcinoma. In: *Langenbecks Archiv für klinische Chirurgie* 269 (1), S. 19–36.

Eigler, F. W. (1980): Rundgespräch: Dringliche Eingriffe in der endokrinen Chirurgie. In: *Langenbecks Archiv für Chirurgie* 352 (1), S. 219. https://doi.org/10.1007/BF01292013.

Eiselsberg, A. von (1892): Ueber erfolgreiche Einheilung der Katzenschilddrüse in die Bauchdecke und Auftreten von Tetanie nach deren Exstirpation. In: *Wiener klinische Wochenschrift* 5 (5), S. 81–85. Online verfügbar unter https://archive.org/details/wiener klinischew05unse/page/81/mode/1up, zuletzt geprüft am 12.05.2022.

Elisei, Rossella; Schlumberger, Martin J.; Müller, Stefan P.; Schöffski, Patrick; Brose, Marcia S.; Shah, Manisha H. et al. (2013): Cabozantinib in progressive medullary thyroid cancer. In: *Journal of clinical oncology : official journal of the American Society of Clinical Oncology* 31 (29), S. 3639–3646. https://doi.org/10.1200/JCO.2012.48.4659.

Ellis, H. (1965): MALIGNANT NONFUNCTIONING ISLET CELL TUMOUR OF THE PANCREAS IN A 14-YEAR-OLD GIRL. In: *Proceedings of the Royal Society of Medicine* 58 (6), S. 432–434. Online verfügbar unter https://pubmed.ncbi.nlm.nih.gov/14291269.

Ellison, E.Christopher; Carey, Larry C.; Sparks, Joann; O'Dorisio, Thomas M.; Mekhjian, Hagop S.; Fromkes, John J. et al. (1987): Early surgical treatment of gastrinoma. In: *The American Journal of Medicine* 82 (5, Supplement 2), S. 17–24. https://doi.org/10.1016/0002-9343(87)90423-2.

El-Naggar, M.; Suerte, E.; Rosenthal, E. (1977): Sodium nitroprusside and lidocaine in the anaesthetic management of pheochromocytoma. In: *Canadian Anaesthetists' Society journal* 24 (3), S. 353–360. https://doi.org/10.1007/BF03005108.

Enderlen, E.; Hotz, G. (1918): Beiträge zur Anatomie der Struma und zur Kropfoperation. In: *Zeitschrift für angewandte Anatomie und Konstitutionslehre* 3, S. 57–79. Online verfügbar unter https://archive.org/details/zeitschrift-fur-angewandte-anatomie-und-konstitutionsle hre-3.1918/page/n2/mode/2up, zuletzt geprüft am 21.12.2021.

Enderlen, E.; Hotz, G. (1920): Beiträge zur Anatomie der Struma und zur Kropfoperation. In: *Zeitschrift für angewandte Anatomie und Konstitutionslehre* 3, S. 57–79.

ENETS (o.D.): History to Date – enets.org. Online verfügbar unter https://www.enets.org/history-to-date.html, zuletzt aktualisiert am 23.06.2022, zuletzt geprüft am 08.07.2022.

Engel, A.; Euler, U. S. von (1950): DIAGNOSTIC VALUE OF INCREASED URINARY OUTPUT OF NORADRENALINE AND ADRENALINE IN PHÆOCHROMOCYTOMA. In: *The Lancet* 256 (6630), S. 387. https://doi.org/10.1016/S0140-6736(50)91342-0.

Engelmann, K.; Sjoerdsma, A. (1964): Chronic Medical Therapy for Pheochromocytoma. In: *Annals of Internal Medicine* 61 (2), S. 229–241. https://doi.org/10.7326/0003-4819-61-2-229.

Literaturverzeichnis

Erdheim, J. (1903): Zur normalen und pathologischen Histologie der Glandula thyreoidea, parathyreoidea und Hypophysis. In: *Beitr. Pathol. Anat.* 33, 158–236.

ESES (2021): European Society of Endocrine Surgeons: History. Online verfügbar unter http://www.eses.cc/pdf/ESES_History_2021-3.pdf, zuletzt geprüft am 08.02.2022.

Esnault, O.; Rouxel, A.; Le Nestour, E.; Gheron, G.; Leenhardt, L. (2010): Minimally invasive ablation of a toxic thyroid nodule by high-intensity focused ultrasound. In: *American Journal of Neuroradiology* 31 (10), S. 1967–1968. https://doi.org/10.3174/ajnr.A1979.

Esnault, Olivier; Franc, Brigitte; Ménégaux, Fabrice; Rouxel, Agnès; Kerviler, Eric de; Bourrier, Pierre et al. (2011): High-intensity focused ultrasound ablation of thyroid nodules: first human feasibility study. In: *Thyroid : official journal of the American Thyroid Association* 21 (9), S. 965–973. https://doi.org/10.1089/thy.2011.0141.

Euler, U. S. von; Hellner, S. (1951): Excretion of Noradrenaline, Adrenaline, and Hydroxytyramine in Urine. In: *Acta Physiologica Scandinavica* 22 (2–3), S. 161–167. https://doi.org/10.1111/j.1748-1716.1951.tb00765.x.

Eurocrine (2022): About Eurocrine | European Registry for Endocrine Surgery. Online verfügbar unter https://eurocrine.eu/about-eurocrine, zuletzt aktualisiert am 14.05.2022, zuletzt geprüft am 14.05.2022.

Evers, Maximilian; Rinke, Anja; Rütz, Johannes; Ramaswamy, Annette; Maurer, Elisabeth; Bartsch, Detlef K. (2021): Prognostic Factors in Curative Resected Locoregional Small Intestine Neuroendocrine Neoplasms. In: *World Journal of Surgery* 45 (4), S. 1109–1117. https://doi.org/10.1007/s00268-020-05884-6.

Faaborg-Andersen, Kaleb (1957): Electromyographic investigation of intrinsic laryngeal muscles in humans : an investigation of subjects with normally movable vocal cords and patients with vocal cords paresis. Zugl.: Kopenhagen, Univ., Diss., 1957.

Fahlbusch, R.; Marguth, F. (1978): Developments in surgical treatment of pituitary adenomas. In: *Neurosurgical Review* 1 (1), S. 5–13. https://doi.org/10.1007/BF01647456.

Fahrländer, H.; Nissen, R.; Scheidegger, S.; Pfeiffer, K.; Besendorf, H.; Strässle, R. (1961): Nicht-insulinproduzierendes Pancreasadenom mit Ulcus duodeni (Zollinger-Ellison-Syndrom). In: *Schweizerische medizinische Wochenschrift* 91 (43), S. 1288–1292.

Falconi, M.; Eriksson, B.; Kaltsas, G.; Bartsch, D. K.; Capdevila, J.; Caplin, M. et al. (2016): ENETS Consensus Guidelines Update for the Management of Patients with Functional Pancreatic Neuroendocrine Tumors and Non-Functional Pancreatic Neuroendocrine Tumors. In: *Neuroendocrinology* 103 (2), S. 153–171. https://doi.org/10.1159/000443171.

Falconi, M.; Plöckinger, U.; Kwekkeboom, D. J.; Manfredi, R.; Körner, M.; Kvols, L. et al. (2006): Well-Differentiated Pancreatic Nonfunctioning Tumors/Carcinoma. In: *Neuroendocrinology* 84 (3), S. 196–211. https://doi.org/10.1159/000098012.

Farahati, J.; Reiners, C. (1997): Nuklearmedizinische Diagnostik des Phäochromozytoms. In: *Zentralblatt für Chirurgie* 122 (6), S. 443–446.

Farahati, Jamshid; Mäder, Uwe; Gilman, Elena; Görges, Rainer; Maric, Ines; Binse, Ina et al. (2019): Changing trends of incidence and prognosis of thyroid carcinoma. In: *Nuklearmedizin. Nuclear medicine* 58 (02), S. 86–92.

Farthmann, E. H.; Köbberling, J.; Hintze, G.; Röher, H. D.; Simon, D.; Schildberg, F. W. et al. (1991): Inzidentalome der Nebenniere: wann operieren? In: *Langenbecks Archiv für Chirurgie* 376 (4), S. 247–252.

Fasshauer, H.; Freundlieb, O.; Dostal, G.; Littmann, K.; Tharandt, L.; Strötges, M. W. (1984): Intraoperative Lokalisation von Phäochromozytom-Metastasen nach Applikation von 131J-meta-Benzyl-Guanidin. In: *Nuklearmedizin* 23 (4), S. 203–205.

Fassnacht, Martin; Arlt, Wiebke; Bancos, Irina; Dralle, Henning; Newell-Price, John; Sahdev, Anju et al. (2016): Management of adrenal incidentalomas: European Society of Endocrinology Clinical Practice Guideline in collaboration with the European Network for the Study of Adrenal Tumors. In: *European Journal of Endocrinology* 175 (2), G1-G34. https://doi.org/10.1530/EJE-16-0467.

Feil, W. (1997): Schilddrüsenresektion mit Ultrazision. In: *Acta Chirurgica Austriaca Supplement* (130), S. 23.

Feldkamp, Joachim; Grünwald, F.; Luster, Markus; Lorenz, Kerstin; Vorländer, Christian; Führer, Dagmar (2020): Non-Surgical and Non-Radioiodine Techniques for Ablation of Benign Thyroid Nodules: Consensus Statement and Recommendation. In: *Exp Clin Endocrinol Diabetes* 128 (10), S. 687–692.

Feldman, Andrew L.; Sharaf, Renu N.; Skarulis, Monica C.; Bartlett, David L.; Libutti, Steven K.; Weinstein, Lee S. et al. (1999): Results of heterotopic parathyroid autotransplantation: A 13-year experience. In: *Surgery* 126 (6), S. 1042–1048. https://doi.org/10.1067/msy.2099.101580.

Fendrich, V.; Bartsch, D. K. (2010): Diagnostik und operative Therapie des Gastrinoms, Vipoms, Glukagonoms, Somatostatinoms und nichtfunktioneller endokriner Pankreastumoren. In: *Zentralblatt für Chirurgie* 135 (3), S. 210–217. https://doi.org/10.1055/s-0030-1247352.

Fendrich, V.; Bartsch, D. K.; Langer, P.; Zielke, A.; Rothmund, M. (2004): Diagnostik und operative Therapie beim Insulinom--Erfahrungen bei 40 Patienten. In: *Deutsche medizinische Wochenschrift* 129 (17), S. 941–946. https://doi.org/10.1055/s-2004-823060.

Fendrich, V.; Bartsch, D. K.; Langer, P.; Zielke, A.; Rothmund, M. (2005): Zollinger-Ellison-Syndrom Das gewandelte Verständnis der Chirurgie. In: *Der Chirurg* 76 (3), S. 217–226. https://doi.org/10.1007/s00104-004-0995-5.

Fendrich, V.; Habbe, N.; Celik, I.; Langer, P.; Zielke, A.; Bartsch, D. K.; Rothmund, M. (2007): Operative Therapie und Langzeitüberleben bei neuroendokrinen Pankreastumoren--Erfahrungen bei 144 Patienten. In: *Deutsche medizinische Wochenschrift* 132 (5), S. 195–200. https://doi.org/10.1055/s-2007-959309.

Fendrich, V.; Maurer, E.; Bartsch, D. K. (2014): Roboter-assisted surgical management of neuroendocrine tumors of the pancreas. 33rd Annual Meeting of the German Association of Endocrine Surgeons (CAEK) (Abstract). In: *Langenbecks Archiv für Chirurgie* 399 (8), S. 1093–1094. https://doi.org/10.1007/s00423-014-1251-1.

Fendrich, V.; Ramaswamy, A.; Nies, C. (2003): Persistenz eines primären Hyperaldosteronismus nach subtotaler Adrenalektomie. In: *Der Chirurg* 74 (5), S. 473–477. https://doi.org/10.1007/s00104-003-0622-x.

Fendrich, V.; Waldmann, J.; Bartsch, D. K.; Langer, P. (2009): Surgical management of pancreatic endocrine tumors. In: *Nature Reviews Clinical Oncology* 6 (7), S. 419–428. https://doi.org/10.1038/nrclinonc.2009.82.

Fendrich, Volker; Bartsch, D. K. (2011): Surgical treatment of gastrointestinal neuroendocrine tumors. In: *Langenbecks Archiv für Chirurgie* 396 (3), S. 299–311. https://doi.org/10.1007/s00423-011-0741-7.

Feng, Bing; Liang, Ping; Cheng, Zhigang; Yu, Xiaoling; Yu, Jie; Han, Zhiyu; Liu, Fangyi (2012): Ultrasound-guided percutaneous microwave ablation of benign thyroid nodules: experimental and clinical studies. In: *European Journal of Endocrinology* 166 (6), S. 1031–1037. https://doi.org/10.1530/EJE-11-0966.

Ferlin, G.; Borsato, N.; Camerani, M.; Conte, N.; Zotti, D. (1983): New perspectives in localizing enlarged parathyroids by technetium-thallium subtraction scan. In: *Journal of Nuclear Medicine* 24 (5), S. 438–441.

Fernández-Cruz, L.; Benarroch, G.; Torres, E.; Astudillo, E.; Saenz, A.; Taura, P. (1993): Laparoscopic Approach to the Adrenal Tumors. In: *Journal of Laparoendoscopic Surgery* 3 (6), S. 541–546. https://doi.org/10.1089/lps.1993.3.541.

Fernández-Cruz, L.; Herrera, M.; Sáenz, A.; Pantoja, J. P.; Astudillo, E.; Sierra, M. (2001): Laparoscopic pancreatic surgery in patients with neuroendocrine tumours: indications and limits. In: *Best Practice & Research Clinical Endocrinology & Metabolism* 15 (2), S. 161–175. https://doi.org/10.1053/beem.2001.0133.

Fernández-Cruz, L.; Sáenz, A.; Astudillo, E.; Martinez, I.; Hoyos, S.; Pantoja, J. P.; Navarro, S. (2002): Outcome of laparoscopic pancreatic surgery: endocrine and nonendocrine tumors. In: *World Journal of Surgery* 26 (8), S. 1057–1065. https://doi.org/10.1007/s00 268-002-6673-1.

Fernández-Cruz, Laureano; Blanco, Laia; Cosa, Rebeca; Rendón, Héctor (2008): Is Laparoscopic Resection Adequate in Patients with Neuroendocrine Pancreatic Tumors? In: *World Journal of Surgery* 32 (5), S. 904–917. https://doi.org/10.1007/s00268-008-9467-2.

Fernández-Cruz, Laureano; Martínez, Isidro; Cesar-Borges, Gleydson; Astudillo, Emiliano; Orduña, David; Halperin, Irene et al. (2005): Laparoscopic Surgery in Patients With Sporadic and Multiple Insulinomas Associated With Multiple Endocrine Neoplasia Type 1. In: *Journal of Gastrointestinal Surgery* 9 (3), S. 381–388. https://doi.org/10.1016/j.gassur.2004.06.009.

Fernández-Cruz, Laureano; Molina, Víctor; Vallejos, Rodrigo; Jiménez Chavarria, Enrique; López-Boado, Miguel-Angel; Ferrer, Joana (2012): Outcome after laparoscopic enucleation for non-functional neuroendocrine pancreatic tumours. In: *HPB : the official journal of the International Hepato Pancreato Biliary Association* 14 (3), S. 171–176. https://doi.org/10.1111/j.1477-2574.2011.00422.x.

Feyrter, Friedrich (1938): Über diffuse endokrine epitheliale Organe. Leipzig: Barth.

Findley, Thomas; Moore, JerryD.; Brackney, EdwinL. (1961): SUBTOTAL PARATHYROIDECTOMY FOR RENAL HYPERPARATHYROIDISM. In: *The Lancet* 278 (7212), S. 1150–1151. https://doi.org/10.1016/S0140-6736(61)91072-8.

Fine, Richard N.; Rosoff, Leonard; Grushkin, Carl M.; Donnell, George N.; Lieberman, Ellin (1970): Total parathyroidectomy in the treatment of renal osteodystrophy. In: *The Journal of Pediatrics* 76 (1), S. 32–40. https://doi.org/10.1016/S0022-3476(70)80126-3.

Finney, J. M. (1928): RESECTION OF THE PANCREAS. In: *Annals of Surgery* 88 (3), S. 584–592. https://doi.org/10.1097/00000658-192809000-00027.

Fischer, S.; Flentje, D.; Kettelhack, C.; Schmidt-Gayk, J.; Buhr, H.; Herfarth, C. (1990): Intraoperative and postoperative PTH secretion mode in patients with hyperparathyroidism. In: *World Journal of Surgery* 14 (3), S. 349–353. https://doi.org/10.1007/BF0165 8524.

Fischli, Stefan; Suter-Widmer, Isabelle; Nguyen, Ba Tung; Müller, Werner; Metzger, Jürg; Strobel, Klaus et al. (2018): The Significance of 18F-Fluorocholine-PET/CT as Localizing Imaging Technique in Patients with Primary Hyperparathyroidism and Negative Conventional Imaging. In: *Frontiers in Endocrinology* 8 (380). https://doi.org/10.3389/fendo.2017.00380.

Flisberg, K.; Lindholm, T. (1969): Electrical stimulation of the human recurrent laryngeal nerve during thyroid operation. In: *Acta Oto-Laryngologica* 263, S. 63–67. https://doi.org/10.3109/00016487009131523.

Flörcken, H. (1951): Die Chirurgie der Schilddrüse : Für Chirurgen, Ärzte und Studierende, auf Grund eigener Erfahrungen. Reprint 2018. Berlin (14).

Förster, G.; Schulz, G.; Kahaly, G. (1997): Medikamentöse Vorbehandlung beim Phäochromozytom. In: *Zentralblatt für Chirurgie* 122 (6), S. 454–459.

Foster, G. V.; Baghdiantz, A.; Kumar, M. A.; Slack, E.; Soliman, H. A.; MacIntyre, I. (1964): Thyroid Origin of Cacitonin. In: *Nature* 202, S. 1303–1305. https://doi.org/10.1038/2021303a0.

Fraker, D. L.; Norton, J. A. (1989): The role of surgery in the management of islet cell tumors. In: *Gastroenterology clinics of North America* 18 (4), S. 805–830. Online verfügbar unter https://archive.org/details/sim_gastroenterology-clinics-of-north-america_1989-12_18_4/page/805/mode/1up, zuletzt geprüft am 07.08.2022.

Fränkel, F. (1886): Ein Fall von doppelseitigem, völlig latent verlaufenen Nebennierentumor und gleichzeitiger Nephritis mit Veränderungen am Circulationsapparat und Retinitis. In: *Virchows Archiv für pathologische Anatomie und Physiologie und für klinische Medizin* 103 (2), S. 244–263. https://doi.org/10.1007/BF01938677.

Frank-Raue, K.; Höppner, W.; Buhr, H.; Herfarth, C.; Ziegler, R.; Raue, F. (1996): Application of genetic screening in families with hereditary medullary thyroid carcinoma. In: *Exp Clin Endocrinol Diabetes* 104 (Suppl 4), S. 108–110. https://doi.org/10.1055/s-0029-1211715.

Franksson, C.; Birke, G.; Plantin, L. O. (1959): Adrenal autotransplantation in Cushing's Syndrome. In: *Acta chirurgica Scandinavica* 117, S. 409–415.

Frei, U.; Klempa, I.; Fassbinder, W.; Koch, K. M. (1977): Autologe Epithelkörperchentransplantation bei der operativen Behandlung des sekundären, azotämischen Hyperparathyreoidismus. In: *Verhandlungen der Deutschen Gesellschaft fur Innere Medizin* 83, S. 1315–1319.

Freyschmidt, P.; Franke, H.; Häring, R. (1967): Das Schilddrüsenkarzinom. In: *Deutsches medizinisches Journal* 18 (18), S. 542–547.

Fricke, M.; Zick, R.; Mitzkat, H. J. (1978): Das Insulinom im Computer-Tomogramm. In: *Der Radiologe* 18 (7), S. 252–254.

Fried, M.; Gyr, K. (1986): Therapie der Vipome. In: *Deutsche medizinische Wochenschrift* 111 (46), S. 1768–1769. https://doi.org/10.1055/s-2008-1068709.

Friedrich, J.; Krause, U.; Saller, B.; Eigler, F. W. (1997): Die unilaterale Halsexploration beim primären Hyperparathyreoidismus. In: *Langenbecks Archiv für Chirurgie. Supplement. Kongressband. Deutsche Gesellschaft fur Chirurgie. Kongress* 114, S. 1157–1160.

Frilling, A.; Görges, R.; Clauer, U.; Tecklenborg, K.; Broelsch, C. E. (2000): Minimalinvasive Parathyreoidektomie in Lokalanaesthesie in Verbindung mit Ultrasonographie, Sestamibi-Szintigraphie und intraoperativer Parathormonmessung. In: *Der Chirurg* 71 (12), S. 1474–1479. https://doi.org/10.1007/s001040051246.

Frilling, Andrea; Dralle, H.; Eng, C.; Raue, F.; Broelsch, C. E. (1995): Presymptomatic DNA screening in families with multiple endocrine neoplasia type 2 and familial medullary thyroid carcinoma. In: *Surgery* 118 (6), S. 1099–1104. https://doi.org/10.1016/S0039-6060(05)80120-5.

Fritz, K. W.; Böhm, P. (1963): Primärer Aldosteronismus. In: *Deutsche medizinische Wochenschrift* 88, S. 1505–1512. https://doi.org/10.1055/s-0028-1112257.

Frölich, Jürgen C.; Bloomgarden, Zachary T.; Oates, John A.; McGuigan, James E.; Rabinowitz, David (1978): The Carcinoid Flush. In: *The New England Journal of Medicine* 299 (19), S. 1055–1057. https://doi.org/10.1056/NEJM197811092991908.

Frucht, H.; Norton, J. A.; London, J. F.; Vinayek, R.; Doppman, J. L.; Gardner, J. D. et al. (1990): Detection of duodenal gastrinomas by operative endoscopic transillumination. A prospective study. In: *Gastroenterology* 99 (6), S. 1622–1627. https://doi.org/10.1016/0016-5085(90)90466-e.

Fu, Bin; Zhang, Xu; Wang, Gong-xian; Lang, Bin; Ma, Xin; Li, Hong-zhao et al. (2011): Long-term results of a prospective, randomized trial comparing retroperitoneoscopic partial versus total adrenalectomy for aldosterone producing adenoma. In: *The Journal of Urology* 185 (5), S. 1578–1582. https://doi.org/10.1016/j.juro.2010.12.051.

Fujimoto, Y.; Oka, A.; Omoto, R.; Hirose, M. (1967): Ultrasound scanning of the thyroid gland as a new diagnostic approach. In: *Ultrasonics* 5, S. 177–180. https://doi.org/10.1016/s0041-624x(67)80065-9.

Funke, M.; Kim, M.; Hasse, Ch.; Bartsch, D.; Rothmund, M. (1997): Ergebnisse eines standardisierten Therapiekonzepts bei primärem Hyperparathyreoidismus. In: *Deutsche medizinische Wochenschrift* 122 (48), S. 1475–1481. 1475.

Funovics, J.; Függer, R.; Schulz, F.; Zöch, G.; Ulrich, W. (1984): Tumoren des endokrinen Pankreas. In: *Zentralblatt für Chirurgie* 109 (23), S. 1473–1481.

Gaeke, R. F.; Kaplan, E. L.; Rubenstein, A.; Starr, J.; Burke, G. (1975): Insulin and proinsulin release during calcium infusion in a patient with islet-cell tumor. In: *Metabolism: clinical and experimental* 24 (9), S. 1029–1034. https://doi.org/10.1016/0026-0495(75)90096-7.

Gagner, M. (1996): Endoscopic subtotal parathyroidectomy in patients with primary hyperparathyroidism. In: *The British Journal of Surgery* 83 (6), S. 875. https://doi.org/10.1002/bjs.1800830656.

Gagner, M.; Lacroix, A.; Bolté, E. (1992): Laparoscopic adrenalectomy in Cushing's syndrome and pheochromocytoma. In: *The New England Journal of Medicine* 327 (14), S. 1033. https://doi.org/10.1056/NEJM199210013271417.

Gagner, M.; Lacroix, A.; Prinz, R. A.; Bolté, E.; Albala, D.; Potvin, C. et al. (1993): Early experience with laparoscopic approach for adrenalectomy. In: *Surgery* 114 (6), 1120–1125.

Gagner, M.; Pomp, A. (1994): Laparoscopic pylorus-preserving pancreatoduodenectomy. In: *Surgical Endoscopy* 8 (5), S. 408–410. https://doi.org/10.1007/BF00642443.

Gagner, M.; Pomp, A.; Heniford, B. T.; Pharand, D.; Lacroix, A. (1997): Laparoscopic adrenalectomy: lessons learned from 100 consecutive procedures. In: *Annals of Surgery* 226 (3), 238–46; discussion 246–7. https://doi.org/10.1097/00000658-199709000-00003.

Gagner, Michel; Breton, Gail; Pharand, Daniel; Pomp, Alfons (1996a): Is laparoscopic adrenalectomy indicated for pheochromocytomas? In: *Surgery* 120 (6), S. 1076–1080. https://doi.org/10.1016/S0039-6060(96)80058-4.

Gagner, Michel; Pomp, Alfons; Herrera, M. F. (1996b): Early experience with laparoscopic resections of islet cell tumors. In: *Surgery* 120 (6), S. 1051–1054. https://doi.org/10.1016/S0039-6060(96)80054-7.

Galmiche, J. P.; Colin, R.; DuBois, P. M.; Chayvialle, J. A.; Descos, F.; Paulin, C.; Geffroy, Y. (1978): Calcitonin secretion by a pancreatic somatostatinoma. In: *The New England Journal of Medicine* 299 (22), S. 1252. https://doi.org/10.1056/NEJM197811302992213.

Ganda, O. P.; Weir, G. C.; Soeldner, J. S.; Legg, M. A.; Chick, W. L.; Patel, Y. C. et al. (1977): "Somatostatinoma": a somatostatin-containing tumor of the endocrine pancreas. In: *The New England Journal of Medicine* 296 (17), S. 963–967. https://doi.org/10.1056/NEJM197704282961703.

Garré, Carl (1949): Lehrbuch der Chirurgie. 14./15. Aufl. Berlin u.a.

Garré, Carl; Bauer, Karl Heinrich; Stich, Rudolf (1958): Lehrbuch der Chirurgie. 16./17. Aufl. Berlin u.a.

Gaujoux, Sébastien; Partelli, Stefano; Maire, Frédérique; D'Onofrio, Mirko; Larroque, Béatrice; Tamburrino, Domenico et al. (2013): Observational Study of Natural History of Small Sporadic Nonfunctioning Pancreatic Neuroendocrine Tumors. In: *The Journal of Clinical Endocrinology & Metabolism* 98 (12), S. 4784–4789. https://doi.org/10.1210/jc.2013-2604.

Gebauer, A.; Rümelin, K.; Becker, H. (1958): Malignes Dünndarmkarzinoid. In: *Deutsche medizinische Wochenschrift* 83 (15), S. 620–625.

Gebauer, Alfred; Linke, Adolf (1950): Das Cushing-Syndrom bei Nebennierenrindentumoren. In: *Deutsche medizinische Wochenschrift* 75 (27/28), S. 932–936.

Geelhoed, G. W.; Druy, E. M. (1982): Management of the adrenal „incidentaloma". In: *Surgery* 92 (5), S. 866–874.

Gemsenjäger, E. (1973): Die selektive Strumektomie. In: *Schweizerische Rundschau für Medizin Praxis = Revue suisse de medecine Praxis* 62 (16), S. 492–496.

Gemsenjäger, E. (1983): Autonomie, chirurgische Verfahrenswahl und funktionelle Resultate bei multinodöser Struma. In: H. D. Röher und R. A. Wahl (Hg.): Chirurgische Endokrinologie : Symposium Marburg 1982. Symposium Marburg 1982. Marburg. Arbeitsgemeinschaft Chirurgische Endokrinologie. Stuttgart: Thieme, S. 47–57.

Gemsenjäger, E. (1993a): Zur Operationstechnik bei Eingriffen an der Schilddrüse. In: *Der Chirurg* 64 (9), S. 725–731.

Gemsenjäger, E. (1993b): Zur Strumachirurgie von Kocher bis heute. In: *Schweizerische medizinische Wochenschrift* 123 (6), S. 207–213.

Gemsenjäger, E.; Frahm, H. (1969): Aspekte und Fortschritte der Chirurgie endokriner Hypertonien infolge Nebennieren-Erkrankungen. In: *Der Chirurg* 40 (7), S. 309–311.

Gemsenjäger, E.; Valko, Ph; Schweizer, I. (2002): Morbus Basedow. Von subtotaler zu totaler Thyreoidektomie. In: *Praxis* 91 (6), S. 206–215. https://doi.org/10.1024/0369-8394.91.6.206.

Gemsenjäger, Ernst; Heitz, Philipp U.; Martina, Benedict (1997): Selective Treatment of Differentiated Thyroid Carcinoma. In: *World Journal of Surgery* 21 (5), S. 546–552. https://doi.org/10.1007/PL00012284.

Georgi, M. (1975): Technik und Ergebnisse der Nebennierenphlebographie.

Georgi, M.; Jaschke, W.; Trede, M.; Millelstaedt, G. von; Gordes, U.; Suilerhauf, K.; Magni, E. (1980): Erfahrungen mit der Computertomographie und der Nebennierenphelbographie in der Diagnostik hormonaktiver Nebennierenprozesse. In: *Der Radiologe*.

Geroulanos, S.; Messmer, B.; Hahnloser, P. (1972): Primäre Dünndarmtumoren. In: *Helvetica chirurgica Acta* 39 (1), S. 241–250.

Gerstel, G. (1938): Über multiple Tumoren der Drüsen mit innerer Sekretion bei einem Akromegalen. In: *Frankfurter Zeitung für Pathologie* 52, S. 485–499.

Geßmann, T.; Schabram, J.; Andres, V.; Wahl, R. A. (2001): Internationaler Workshop und 20. Arbeitstagung der Chirurgischen Arbeitsgemeinschaft Endokrinologie (CAEK) der Deutschen Gesellschaft für Chirurgie gemeinsam mit dem 13. Berner Symposium über aktuelle Techniken in der Chirurgie. Bern, Schweiz, 15. bis 17. November 2001: MIVA-T: Minimal-invasive Schilddrüsenchirurgie. (Abstract). In: *Acta Chirurgica Austriaca Supplement* 33 (179), S. 4–5.

Geyer, G.; Haschek, H.; Schimatzek, A.; Leibl, W. (1971): Die beidseitige totale Adrenalektomie beim hypophysären Cushing-Syndrom und ihre Ergebnisse. In: *Wiener klinische Wochenschrift* 83 (15), S. 258–266.

Giebel, G. D.; Knoblich, A. (1989): Taktik und Ergebnisse in der operativen Behandlung des Hyperparathyreoidismus. In: *Zentralblatt für Chirurgie* 114 (9), S. 557–570.

Gifford, R. W.; Kvale, W. F.; Maher, F. T.; Roth, G. M.; Priestley, J. T. (1964): CLINICAL FEATURES, DIAGNOSIS AND TREATMENT OF PHEOCHROMOCYTOMA: A REVIEW OF 76 CASES. In: *Mayo Clinic Proceedings* 39 (4), S. 281–302. Online verfügbar unter https://archive.org/details/sim_mayo-clinic-proceedings_1964-04_39_4/page/281/mode/1up, zuletzt geprüft am 21.07.2022.

Giger, U.; Michel, J. M.; Wiesli, P.; Schmid, C.; Krahenbuhl, L. (2006): Laparoscopic surgery for benign lesions of the pancreas. In: *Journal of Laparoendoscopic & Advanced Surgical Techniques. Part A* 16 (5), S. 452–457. https://doi.org/10.1089/lap.2006.16.452.

Gill, I. S.; Sung, G. T.; Hsu, T. H.; Meraney, A. M. (2000): Robotic remote laparoscopic nephrectomy and adrenalectomy: the initial experience. In: *The Journal of Urology* 164 (6), S. 2082–2085. https://doi.org/10.1016/S0022-5347(05)66973-X.

Gilmour, J. R. (1938): The gross anatomy of the parathyroid glands. In: *The Journal of Pathology and Bacteriology* 46 (1), S. 133–149. https://doi.org/10.1002/path.1700460113.

Gimm, O.; Armanios, Mary; Dziema, Heather; Neumann, Hartmut P. H.; Eng, Charis (2000): Somatic and Occult Germ-line Mutations in SDHD, a Mitochondrial Complex II Gene, in Nonfamilial Pheochromocytoma1. In: *Cancer Research* 60 (24), S. 6822–6825.

Gimm, O.; Nguyen Thanh, P.; Brauckhoff, M.; Dralle, H. (2003): Enucleation of insulinomas: quick insulin assay enables intraoperative confirmation of complete resection. 22nd Annual Meeting of the Surgical Working Group of Endocrine Surgery (CAEK) of the German Society of Visceral Surgery, 5 and 6 December 2003, Frankfurt am Main, Germany (Abstract). In: *Langenbecks Archiv für Chirurgie* 388 (6), S. 430. https://doi.org/10.1007/s00423-003-0438-7.

Giovanella, Luca; Bacigalupo, Lorenzo; Treglia, Giorgio; Piccardo, Arnoldo (2021): Will 18F-fluorocholine PET/CT replace other methods of preoperative parathyroid imaging? In: *ENDOCRINE* 71 (2), S. 285–297. https://doi.org/10.1007/s12020-020-02487-y.

Giulianotti, Pier Cristoforo; Coratti, Andrea; Angelini, Marta; Sbrana, Fabio; Cecconi, Simone; Balestracci, Tommaso; Caravaglios, Giuseppe (2003): Robotics in General Surgery: Personal Experience in a Large Community Hospital. In: *Archives of Surgery* 138 (7), S. 777–784. https://doi.org/10.1001/archsurg.138.7.777.

Givi, Babak; Pommier, SuEllen J.; Thompson, Alivia K.; Diggs, Brian S.; Pommier, Rodney F. (2006): Operative resection of primary carcinoid neoplasms in patients with liver metastases yields significantly better survival. In: *Surgery* 140 (6), S. 891–898. https://doi.org/10.1016/j.surg.2006.07.033.

Gley, E. (1891): Sur les foctions du corps thyroïde. In: *Comptes Rendus des Séances de la Société de Biologie et de Ses Filiales Paris* 43, S. 841–842.

Glushien, A. S.; Mansuy, M. M.; Littman, D. S. (1953): Pheochromocytoma; its relationship to the neurocutaneous syndromes. In: *The American Journal of Medicine* 14 (3), S. 318–327. https://doi.org/10.1016/0002-9343(53)90043-6.

Gold, J.; Rosenfeld, A. T.; Sostman, D.; Burrell, M.; Taylor, K. J. (1978): Nonfunctioning islet cell tumors of the pancreas: radiographic and ultrasonographic appearances in two cases. In: *American Journal of Roentgenology* 131 (4), S. 715–717. https://doi.org/10.2214/ajr.131.4.715.

Goldenberg, M.; Snyder, C. H.; Aranow, H. (1947): New test for hypertension due to circulating epinephrine. In: *Journal of the American Medical Association* 135 (15), S. 971–976.

Gonzalez, Ricardo J.; Shapiro, Suzanne; Sarlis, Nicholas; Vassilopoulou-Sellin, Rena; Perrier, Nancy D.; Evans, Douglas B.; Lee, Jeffrey E. (2005): Laparoscopic resection of adrenal cortical carcinoma: A cautionary note. In: *Surgery* 138 (6), S. 1078–1086. https://doi.org/10.1016/j.surg.2005.09.012.

Goretzki, P E. (2022): Persönliche Mitteilung: Curriculum vitae, 28.07.2022 an J. Dreesen.

Goretzki, P.; Starke, A.; Lammers, B.; Schwarz, K.; Röher, H-D (2010): Pankreatischer Hyperinsulinismus--Wandel des Krankheitsbildes mit spezifischen Unterschieden auch bei sporadischen Erkrankungsformen (Eigene Erfahrung an 144 operierten Patienten von 1986–2009). In: *Zentralblatt für Chirurgie* 135 (3), S. 218–225. https://doi.org/10.1055/s-0030-1247316.

Goretzki, P. E.; Krause-Paulus, R. M.; Pohl, P.; Lammers, B. (2003): Thyroid Surgery without Knot Tying. 22nd Annual Meeting of the Surgical Working Group of Endocrine Surgery (CAEK) of the German Society of Visceral Surgery, 5 and 6 December 2003, Frankfurt am Main, Germany (Abstract). In: *Langenbecks Archiv für Chirurgie* 388 (6), S. 430. https://doi.org/10.1007/s00423-003-0438-7.

Goretzki, P. E.; Pajonk, D. A.; Wolf, A.; Simon, D.; Franke, C.; Röher, H.-D. (2001): Video-assisted adrenal surgery. In: *Viszeralchirurgie* 36 (2), S. 69–74. https://doi.org/10.1055/s-2001-12717.

Goretzki, P. E.; Pohl, P.; Terörde, N.; Krause-Paulus, R. M.; Lammers, B. J. (2005): Neue Methoden in der Schilddrüsenchirurgie – Die ligaturfreie Präparation und Resektion mit LigaSure™. In: *Viszeralchirurgie* 40 (03), S. 214–218. https://doi.org/10.1055/s-2005-836539.

Goretzki, P. E.; Simon, D.; Dotzenrath, Cornelia; Röher, H.-D. (1996): Surgery for pheochromocytoma in MEN II patients— a radical versus a limited approach. In: *Acta Chirurgica Austriaca* 28 (5), S. 296–299. https://doi.org/10.1007/BF02629281.

Goretzki, P. E.; Wahl, R. A.; Branscheid, D.; Joseph, K.; Tsuchiya, A.; Röher, H. D. (1985): Indication for operation of patients with autonomously functioning thyroid tissue in endemic goiter areas. In: *World Journal of Surgery* 9 (1), S. 149–154. https://doi.org/10.1007/BF01656269.

Görg, C.; Schwerk, W. B.; Bittinger, A.; Euer, B.; Görg, K. (1992): Sonographisch gesteuerte Feinnadelpunktion von Nebennierentumoren. In: *Deutsche medizinische Wochenschrift* 117 (12), S. 448–454. https://doi.org/10.1055/s-2008-1062332.

Görtz, G.; Häring, R.; Tung, L. C. (1983): Operatives Vorgehen und dessen Ergebnisse bei der Hyperthyreose vom Typ Basedow. In: H. D. Röher und R. A. Wahl (Hg.): Chirurgische Endokrinologie : Symposium Marburg 1982. Symposium Marburg 1982. Marburg. Arbeitsgemeinschaft Chirurgische Endokrinologie. Stuttgart: Thieme, S. 4–14.

Görtz, G.; Kress, J. H.; Schmid, K. W. (1996): Die prophylaktische Thyreoidektomie beim hereditären medullären Schilddrüsenkarzinom. In: *Langenbecks Archiv für Chirurgie. Supplement. Kongressband. Deutsche Gesellschaft für Chirurgie. Kongress* 113, S. 199–201.

Gosset, A.; Masson, P. (1914): Tumeurs endocrines de l'appendice. In: *La Presse Médicale* (25), S. 237–240. Online verfügbar unter https://archive.org/details/BIUSante_100 000x1914xartorig/page/237/mode/1up, zuletzt geprüft am 08.05.2022.

Gotthardt, Martin; Fischer, Marc; Naeher, Inga; Holz, Josefin B.; Jungclas, Hartmut; Fritsch, Hans-Walter et al. (2002): Use of the incretin hormone glucagon-like peptide-1 (GLP-1) for the detection of insulinomas: initial experimental results. In: *European Journal of Nuclear Medicine and Molecular Imaging* 29 (5), S. 597–606. https://doi.org/10.1007/s00259-002-0761-1.

Graham, A. (1924): Malignant Epithelial Tumors of the Throid. In: *Surgery, Gynecology & Obstetrics* 39 (6), S. 781–790. Online verfügbar unter https://archive.org/details/sim_jou rnal-of-the-american-college-of-surgeons_1924-12_39_6/page/781/mode/1up, zuletzt geprüft am 28.05.2022.

Gramática, L.; Herrera, M. F.; Mercado-Luna, A.; Sierra, M.; Verasay, G.; Brunner, N. (2002): Videolaparoscopic Resection of Insulinomas: Experience in Two Institutions. In: *World Journal of Surgery* 26 (10), S. 1297–1300. https://doi.org/10.1007/s00268-002-6711-z.

Gregory, R. A.; Tracy, H. J.; French, J. M.; Sircus, W. (1960): Extraction of a gastrin-like substance from a pancreatic tumour in a case of Zollinger-Ellison syndrome. In: *The Lancet* 1 (7133), S. 1045–1048. https://doi.org/10.1016/s0140-6736(60)90932-6.

Grimson, K. S.; Longino, F. H.; Kernodle, C. E.; O'Rear, H. B. (1949): TREATMENT OF A PATIENT WITH A PHEOCHROMOCYTOMA: Use of an Adrenolytic Drug Before and During Operation. In: *Journal of the American Medical Association* 140 (16), S. 1273–1274. https://doi.org/10.1001/jama.1949.82900510003006a.

Groeben, H. (2012): Präoperative α-Rezeptoren-Blockade beim Phäochromozytom? – Kontra. In: *Der Chirurg* 83 (6), S. 551–554. https://doi.org/10.1007/s00104-011-2196-3.

Groeben, H.; Nottebaum, B. J.; Alesina, P. F.; Traut, A.; Neumann, H. P.; Walz, M. K. (2017): Perioperative α-receptor blockade in phaeochromocytoma surgery: an observational case series. In: *British journal of anaesthesia* 118 (2), S. 182–189. https://doi.org/10.1093/bja/aew392.

Groeben, H.; Walz, M. K.; Nottebaum, B. J.; Alesina, P. F.; Greenwald, A.; Schumann, R. et al. (2020): International multicentre review of perioperative management and outcome for catecholamine-producing tumours. In: *The British Journal of Surgery* 107 (2), e170-e178. https://doi.org/10.1002/bjs.11378.

Gross, J.; Pitt-Rivers, Rosalind; Trotter, W. R. (1952): EFFECT OF 3 : 5 : 3'-L-TRIIODOTHYRONINE IN MYXŒDEMA. In: *The Lancet* 259 (6717), S. 1044–1045. https://doi.org/10.1016/S0140-6736(52)90695-8.

Grosse, H.; Schröder, D.; Schober, O.; Hausen, B.; Dralle, H. (1990): Die Bedeutung einer hochdosierten alpha-Rezeptorenblockade für Blutvolumen und Hämodynamik beim Phäochromocytom. In: *Der Anaesthesist* 39 (6), S. 313–318.

Grumbach, Melvin M.; Biller, Beverly M. K.; Braunstein, Glenn D.; Campbell, Karen K.; Carney, J. Aidan; Godley, Paul A. et al. (2003): Management of the clinically inapparent adrenal mass ("incidentaloma"). In: *Annals of Internal Medicine* 138 (5), S. 424–429. https://doi.org/10.7326/0003-4819-138-5-200303040-00013.

Grünwald, F.; Späth, G.; Menzel, C.; Pavics, L.; Sudhop, T.; Liesegang, P. et al. (1995): Nebenschilddrüsenszintigraphie mit 99mTc-MIBI. In: *Medizinische Klinik* 90 (8), S. 450–455.

Grüßner, R.; Rothmund, M. (1987): Die multiple endokrine Neoplasie Type II. In: *Deutsche medizinische Wochenschrift* 112 (23), S. 934–937. https://doi.org/10.1055/s-2008-1068171.

Guillemin, P.; Bessot, M. (1957): Chronic calcifying pancreatitis in renal tuberculosis: pancreatojejunostomy using an original technic. In: *Memoires. Academie de chirurgie (France)* 83 (27–28), S. 869–871.

Günther, R. W.; Müller-Leisse, C. (1991): Lokalisationsdiagnostik bei Hyperparathyreoidismus. In: M. Rothmund und G. Delling (Hg.): Hyperparathyreoidismus. 2. Aufl. Stuttgart u.a.: Thieme, S. 120–144.

Haas, P. A. (1958): Beziehugen zwischen dem Rezidiv der Struma und dem der Hyperthyreosesymptome. In: *Der Chirurg* 29 (7), S. 307–311.

Hadra; Östreich (1896): Operative Heilung eines Falles von Morbus Addisonii durch Exstirpation einer tuberkulösen Nebenniere 23 (48), S. 1144. Online verfügbar unter https://archive.org/details/zentralblatt-fur-chirurgie-23.1896m/page/1144/mode/1up?q=nebenniere, zuletzt geprüft am 07.04.2022.

Halloran, L. G.; Swank, M.; Haynes, B. W. (1975): Letter: Metiamide in Zollinger-Ellison syndrome. In: *The Lancet* 1 (7901), S. 281. https://doi.org/10.1016/s0140-6736(75)91186-1.

Halsted, W. S. (1909): AUTO- AND ISOTRANSPLANTATION, IN DOGS, OF THE PARATHYROID GLANDULES. In: *Journal of Experimental Medicine* 11 (1), S. 175–199. https://doi.org/10.1084/jem.11.1.175.

Halsted, W. S.; Evans, H. M. (1907): THE PARATHYROID GLANDULES. THEIR BLOOD SUPPLY, AND THEIR PRESERVATION IN OPERATION UPON THE THYROID GLAND. In: *Annals of Surgery* 46 (4), S. 489–506. Online verfügbar unter https://journals.lww.com/annalsofsurgery/Fulltext/1907/10000/THE_PARATHYROID_GLANDULES__THEIR_BLOOD_SUPPLY,_AND.1.aspx.

Halter, G. (1963): Zur Frage der Nebennierenexstirpation beim adrenogenitalen Symptomkomplex. In: *Archiv für Gynakologie* 198, S. 475–479. https://doi.org/10.1007/BF00674222.

Hamberger, B.; Telenius-Berg, M.; Cedermark, B.; Grondal, S.; Hansson, B. G.; Werner, S. (1987): Subtotal adrenalectomy in multiple endocrine neoplasia type 2. In: *Henry Ford Hospital medical journal* 35 (2–3), S. 127–128.

Hamelmann, H.; Haubold, U.; Pabst, H. W. (1967): Prä- und intraoperative Lokalisation von Nebenschilddrüsenadenomen. In: *Langenbecks Archiv für Chirurgie* 319, S. 206–209. https://doi.org/10.1007/BF02659258.

Hamilton, J. G. (1940): Deposition of radioactive iodine in human thyroid tissue. Berkeley, Los Angeles: University of California press (University of California publications in pharmacology, v. 1, no. 28).

Hampl, H.; Steinmüller, T.; Fröhling, P.; Naoum, C.; Leder, K.; Stabell, U. et al. (1999): Long-term results of total parathyroidectomy without autotransplantation in patients with and without renal failure. In: *Mineral and electrolyte metabolism* 25 (3), S. 161–170. https://doi.org/10.1159/000057440.

Hao, Huai-Xiang; Khalimonchuk, Oleh; Schraders, Margit; Dephoure, Noah; Bayley, Jean-Pierre; Kunst, Henricus et al. (2009): SDH5, a gene required for flavination of succinate dehydrogenase, is mutated in paraganglioma. In: *Science (New York, N.Y.)* 325 (5944), S. 1139–1142. https://doi.org/10.1126/science.1175689.

Hardy, J. D.; Eraslan, S. (1963): PARATHYROID HORMONE ACTIVITY IN VENOUS DRAINAGE OF FUNCTIONING INTRATHORACIC PARATHYROID ADENOMA. In: *Surgery* 54 (5), S. 752–755. Online verfügbar unter https://archive.org/details/sim_surgery_1963-11_54_5, zuletzt geprüft am 15.05.2022.

Harington, C. R. (1926): Chemistry of Thyroxine: Constitution and Synthesis of Desiodo-Thyroxine. In: *The Biochemical journal* 20 (2), S. 300–313. https://doi.org/10.1042/bj0200300.

Harnapp, G. O. (1936): Hyperinsulinismus. In: *Deutsche medizinische Wochenschrift* 62 (21), S. 840–842.

Harris, Dean A.; Wheeler, Malcolm H. (2005): History of Adrenal Surgery. In: Dimitrios Linos und Jon A. van Heerden (Hg.): Adrenal Glands: Diagnostic Aspects and Surgical Therapy. Berlin, Heidelberg: Springer Berlin Heidelberg, S. 1–6.

Harris, S. (1924): HYPERINSULINISM AND DYSINSULINISM. In: *Journal of the American Medical Association* 83 (10), S. 729–733. https://doi.org/10.1001/jama.1924.02660100003002.

Harrison, J. H.; Thorn, G. W.; Jenkins, D. (1952): Further observations on total adrenalectomy in man. In: *Transactions of the American Association of Genito-Urinary Surgeons* 44, S. 85–100. Online verfügbar unter https://archive.org/details/sim_transactions-of-the-american-association-of-genito-urinary-surgeons_june-19-21-1952_44/page/85/mode/1up?view=theater, zuletzt geprüft am 05.04.2022.

Hartel, W.; Dralle, H. (1999): Grundlagen der Chirurgie: Leitlinien zu Therapie des Hyperparathyreoidismus. In: *Beilage zu den Mitteilungen der Deutschen Gesellschaft für Chirurgie* (4).

Hartel, W.; Dralle, H. (2000): Grundlagen der Chirurgie: Leitlinien zur chirurgischen Therapie von Nebennierenerkrankungen. In: *Beilage zu den Mitteilungen der Deutschen Gesellschaft für Chirurgie* (4).

Hartel, W.; Goretzki, P. E.; Frilling, A.; Dralle, H. (2002): Grundlagen der Chirurgie. Veröffentlichungen der Deutschen Gesellschaft für Chirurgie: Leitlinien zur chirurgischen Therapie von neuroendokrinen Tumoren des gastroenteropankreatischen Systems. In: *Beilage zu den Mitteilungen der Deutschen Gesellschaft für Chirurgie* (3).

Hartel, W.; Junginger, T. (1996): Grundlagen der Chirurgie: Leitlinien der Therapie maligner Schilddrüsentumoren. In: *Beilage zu den Mitteilungen der Deutschen Gesellschaft für Chirurgie* (3).

Hartley, F. (1905): II. Thyroidectomy for Exophthalmic Goitre. In: *Annals of Surgery* 42 (1), S. 33–48. https://doi.org/10.1097/00000658-190507000-00003.

Haubold, U.; Karl, H. J.; Frey, K. W. (1968): Präoperative szintigraphische Lokalisation von Nebenschilddrüsenadenomen mit 75Se-Selenmethionin. In: *Münchener medizinische Wochenschrift* 110 (16), S. 1011–1019.

Hausamen, T. U.; Fritsch, W. P.; Jungblut, R.; Strohmeyer, G. (1976): Zur konservativen Therapie peptischer Ulcera beim Zollinger-Ellison-Syndrom. In: *Verhandlungen der Deutschen Gesellschaft fur Innere Medizin* 82 Pt 1, S. 1014–1016.

Haynie, Thomas P.; Otte, William K.; Wright, James C. (1964): Visualization of a Hyperfunctioning Parathyroid Adenoma Using Se⁷⁵ Selenomethionine and the Photoscanner. In: *Journal of Nuclear Medicine* 5 (9), S. 710. Online verfügbar unter https://jnm.snmjournals.org/content/5/9/710.long, zuletzt geprüft am 05.09.2022.

Hazard, J. B.; Hawk, W. A.; Crile, G., Jr. (1959): Medullary (Solid) Carcinoma of the Thyroid – A Clinicopathologic Entity. In: *The Journal of Clinical Endocrinology & Metabolism* 19 (1), S. 152–161. https://doi.org/10.1210/jcem-19-1-152.

Hazard, J. B.; Kenyon, R. (1954): Encapsulated angioinvasive carcinoma (angioinvasive adenoma) of thyroid gland. In: *American Journal of Clinical Pathology* 24 (7), S. 755–766. https://doi.org/10.1093/ajcp/24.7.755.

Hebestreit, H.-P.; von Keiser, D. (1973): Nebennierenszintigraphie mit 131J-19-Jodocholesterol unter Berücksichtigung der Niereninsuffizienz. — Eine für die Routine geeignete Methode? In: *RöFo : Fortschritte auf dem Gebiete der Röntgenstrahlen und der Nuklearmedizin* 119 (09), S. 296–300.

Hedeland, H.; Ostberg, G.; Hökfelt, B. (1968): On the prevalence of adrenocortical adenomas in an autopsy material in relation to hypertension and diabetes. In: *Acta medica Scandinavica* 184 (3), S. 211–214. https://doi.org/10.1111/j.0954-6820.1968.tb02445.x.

Hedinger, Christoph (1988): Histological typing of thyroid tumours. 2. Aufl. Berlin u.a.

Heemken, R.; Lorenz, K.; Nguyen-Thanh, P.; Holzheimer, R. G.; Dralle, H. (1998): Internationaler Workshop und XVII. Arbeitstagung der Chirurgischen Arbeitsgemeinschaft Endokrinologie (CAEK) der Deutschen Gesellschaft für Chirurgie. Hamburg, Deutschland, 15. bis17. Oktober 1998: Minimal invasive videoassistierte Parathyreoidektomie bei lokalisierter Eindrüsenerkrankung des primären Hyperparathyreoidismus (Abstract). In: *Acta Chirurgica Austriaca Supplement* 30 (144), S. 2–3.

Heim, W. (1961): Die „funktionskritische Operation" bei Schilddrüsenerkrankungen. In: *Zentralblatt für Chirurgie* 86 (9), S. 755–764.

Heintz, A.; Junginger, T. (1994): Die endoskopische, extraperitoneale Adrenalektomie. In: *Der Chirurg* 65 (12), S. 1140–1142.

Heintz, A.; Junginger, T. (1995): Die endoskopische retroperitoneal Adrenalektomie. In: *Deutsche medizinische Wochenschrift* 120 (49), S. 1685–1688. https://doi.org/10.1055/s-2008-1055528.

Heinz-Peer, G.; Hönigschnabl, S.; Niederle, B.; Lechner, G. (1999): Charakterisierung von Nebennierenraumforderungen. Kann die Bildgebung die Biopsie ersetzen? In: *Der Radiologe* 39 (7), S. 578–583. https://doi.org/10.1007/s001170050553.

Heitz, P. U.; Kasper, M.; Polak, J. M.; Klöppel, G. (1982): Pancreatic Endocrine Tumors. In: *Human Pathology* 13 (3), S. 263–271. https://doi.org/10.1016/s0046-8177(82)80183-4.

Hellman, P.; Ahlström, H.; Bergström, M.; Sundin, A.; Långström, B.; Westerberg, G. et al. (1994): Positron emission tomography with 11C-methionine in hyperparathyroidism. In: *Surgery* 116 (6), S. 974–981.

Hellman, Per; Lundström, Tobias; Öhrvall, Ulf; Eriksson, Barbro; Skogseid, Britt; Öberg, Kjell et al. (2002): Effect of Surgery on the Outcome of Midgut Carcinoid Disease with Lymph Node and Liver Metastases. In: *World Journal of Surgery* 26 (8), S. 991–997. https://doi.org/10.1007/s00268-002-6630-z.

Heniford, B.Todd; Iannitti, David A.; Hale, Jonathan; Gagner, Michel (1997): The role of intraoperative ultrasonography during laparoscopic adrenalectomy. In: *Surgery* 122 (6), S. 1068–1074. https://doi.org/10.1016/S0039-6060(97)90210-5.

Hennessy, John F.; Gray, Timothy K.; Cooper, Cary W.; Ontjes, David A. (1973): STIMULATION OF THYROCALCITONIN SECRETION BY PENTAGASTRIN AND CALCIUM IN TWO PATIENTS WITH MEDULLARY CARCINOMA OF THE THYROID. In: *The Journal of Clinical Endocrinology & Metabolism* 36 (1), S. 200–203. https://doi.org/10.1210/jcem-36-1-200.

Henry, J. F.; Defechereux, T.; Gramatica, L.; Boissezon, C. de (1999): Minimally invasive videoscopic parathyroidectomy by lateral approach. In: *Langenbecks Archiv für Chirurgie* 384 (3), S. 298–301. https://doi.org/10.1007/s004230050207.

Hermann, M. (2007): 26th Annual Meeting of the Surgical Working Group of Endocrine Surgery (CAEK) of the German Society of Visceral Surgery, 23–24 November 2007, Mainz, Germany: CONTINUOUS NEUROMONITORING OF THE RECURRENT LARYNGEAL NERVE BY VAGUS NERVE STIMULATION WITH A NEW FLEXIBLE CONDUCTIVE ELECTRODE (Abstract). In: *Langenbecks Archiv für Chirurgie* 392 (6), S. 839–855. https://doi.org/10.1007/s00423-007-0233-y.

Hermann, M.; Keminger, K.; Kober, F.; Nekahm, D. (1991): Risikofaktoren der Recurrensparese. Eine statistische Analyse an 7566 Strumaoperationen. In: *Der Chirurg* 62 (3), 182–7; discussion 188.

Hermann, Michael; Gschwandtner, Elisabeth; Schneider, Max; Handgriff, Laura; Prommegger, Rupert (2020): Moderne Schilddrüsenchirurgie – das endokrin-chirurgische Verständnis des Operateurs und seine Verantwortung für Resektionsausmaß und Komplikationsrate. In: *Wiener Medizinische Wochenschrift* 170 (15–16), S. 379–391. https://doi.org/10.1007/s10354-020-00750-5.

Hertz, S.; Roberts, A.; Evans, R. D. (1938): Radioactive iodine as an indicator in the study of thyroid physiology. In: *Proceedings of the Society for Experimental Biology and Medicine. Society for Experimental Biology and Medicine (New York, N.Y.)* 38 (4), S. 510–513.

Hesch, R. D.; McIntosh, C.; Lüderitz, B.; Hauswaldt, C.; Schuster, R. (1974): Schema zu einer Diagnostik bei primärem Hyperparathyreoidismus. In: *Deutsche medizinische Wochenschrift* 99 (50), 2562–4, 2566–7, 2569–70. https://doi.org/10.1055/s-0028-1108172.

Hesch, R. D.; McIntosh, C. H.; Woodhead, J. S. (1975): New aspects of radioimmunochemical measurement of human parathyroid hormone using the labelled antibody technique. In: *Hormone and metabolic research = Hormon- und Stoffwechselforschung = Hormones et metabolisme* 7 (4), S. 347–352. https://doi.org/10.1055/s-0028-1093728.

Hess, W. (1946): Ueber ein endokrin inaktives Carcinom der Langerhansschen Inseln. In: *Schweizerische medizinische Wochenschrift* 76 (35), S. 802–804.

Hessman, O.; Westerdahl, J.; Al-Suliman, N.; Christiansen, P.; Hellman, P.; Bergenfelz, A. (2010): Randomized clinical trial comparing open with video-assisted minimally invasive parathyroid surgery for primary hyperparathyroidism. In: *The British Journal of Surgery* 97 (2), S. 177–184. https://doi.org/10.1002/bjs.6810.

Hessman, Ola; Stålberg, Peter; Sundin, A.; Garske, Ulrike; Rudberg, Claes; Eriksson, Lars-Gunnar et al. (2008): High success rate of parathyroid reoperation may be achieved with improved localization diagnosis. In: *World Journal of Surgery* 32 (5), 774–81; discussion 782–3. https://doi.org/10.1007/s00268-008-9537-5.

Heyder, N. (1985): Localization of an insulinoma by ultrasonic endoscopy. In: *The New England Journal of Medicine* 312 (13), S. 860–861. https://doi.org/10.1056/nejm19850328 3121318.

Hickey, R. C.; Samaan, N. A. (1975): Human parathyroid autotransplantation: proved function by radioimmunoassay of plasma parathyroid hormone. In: *Archives of Surgery* 110 (8), S. 892–895. https://doi.org/10.1001/archsurg.1975.01360140036007.

Higashihara, E.; Tanaka, Y.; Horie, S.; Aruga, S.; Nutahara, K.; Homma, Y. et al. (1992): A case report of laparoscopic adrenalectomy (abstract). In: *Nihon Hinyokika Gakkai zasshi. The japanese journal of urology* 83 (7), S. 1130–1133. https://doi.org/10.5980/jpnjurol1 989.83.1130.

Hindemith, H.; Rohde, M. (1950): Diagnosis and therapy of pheochromocytoma. In: *Münchener medizinische Wochenschrift* 92 (27–28), S. 1081–1092.

Hirschowitz, B. I. (1994): Clinical Course of Nonsurgically Treated Zollinger-Ellison Syndrome. In: Frontiers of Gastrointestinal Research : Front Gastrointest Res, S. 360–371. Online verfügbar unter https://www.karger.com/DOI/10.1159/000423511.

Hoff, Ferdinand (1934): Klinische und experimentelle Beiträge zur Frage des Kalkhaushaltes. In: A. Géronne (Hg.): Sechsundvierzigster Kongress: Gehalten zu Wiesbaden vom 9.–12. April 1934. Munich: J.F. Bergmann-Verlag, S. 441–447.

Hoffmann, S.; Nies, C.; Rothmund, M. (1999): Chirurgie des Schilddrüsenkarzinoms. In: *Therapeutische Umschau. Revue therapeutique* 56 (7), S. 390–395. https://doi.org/10. 1024/0040-5930.56.7.390.

Höfle, G.; Gasser, R. W.; Lhotta, K.; Janetschek, G.; Kreczy, A.; Finkenstedt, G. (1998): Adrenocortical carcinoma evolving after diagnosis of preclinical Cushing's syndrome in an adrenal incidentaloma. A case report. In: *Hormone research* 50 (4), S. 237–242. https://doi.org/10.1159/000023282.

Hofmann, J. W.; Fox, P. S.; Wilson, S. D. (1973): Duodenal wall tumors and the Zollinger-Ellison syndrome. Surgical management. In: *Archives of Surgery* 107 (2), S. 334–339. https://doi.org/10.1001/archsurg.1973.01350200194040.

Hofmann, M.; Maecke, H.; Börner, A.; Weckesser, E.; Schöffski, P.; Oei, M. et al. (2001): Biokinetics and imaging with the somatostatin receptor PET radioligand 68Ga-DOTATOC: preliminary data. In: *European Journal of Nuclear Medicine* 28 (12), S. 1751–1757. https://doi.org/10.1007/s002590100639.

Hofstädter, F.; Ladurner, D.; Leitner, G. (1980): Die endemische Struma vor und nach der Kropfprophylaxe. In: *Deutsche medizinische Wochenschrift* 105 (9), S. 296–302. https:// doi.org/10.1055/s-2008-1070653.

Holl, G. (1930): 2 männliche Fälle von Nebennierenrindentumoren mit innersekretorischen Störungen. In: *Langenbecks Archiv für Chirurgie* 226 (3), S. 277–295. https://doi.org/10.1007/BF02793339.

Holm, H. H.; Kristensen, J. K.; Rasmussen, S. N.; Pedersen, J. F. (1972): Ultrasonic diagnosis of juxtarenal masses. In: *Scandinavian journal of urology and nephrology* 6, Suppl 15:83–8. https://doi.org/10.3109/00365597209133650.

Holmes, Gordon (1925): A Case of Virilism Associated with a Suprarenal Tumour: Recovery after Its Removal. In: *QJM* os-18 (70), S. 143–152. https://doi.org/10.1093/qjmed/os-18.70.143.

Holtz, Peter; Credner, Karl; Kroneberg, Günther (1947): Über das sympathicomimetische pressorische Prinzip des Harns („Urosympathin"). In: *Naunyn-Schmiedebergs Archiv für experimentelle Pathologie und Pharmakologie* 204 (1), S. 228–243. https://doi.org/10.1007/BF00738347.

Horch, R.; Dahl, H. D.; Jaeger, K.; Schäfer, T. (1989): Zur Häufigkeit der Rekurrensparese nach Schilddrüsenoperationen. In: *Zentralblatt für Chirurgie* 114 (9), S. 577–582.

Höring, E.; Räth, U.; Rücker, S.; Gaisberg, U. von; Meincke, J.; Walendzik, J. et al. (1994): Somatostatinrezeptor-Szintigraphie in der Primärdiagnostik und Nachsorge bei Gastrinomen. In: *Deutsche medizinische Wochenschrift* 119 (11), S. 367–374. https://doi.org/10.1055/s-2008-1058703.

Horn, D.; Rötzscher, V. M. (1999): Intraoperative electromyogram monitoring of the recurrent laryngeal nerve: experience with an intralaryngeal surface electrode. In: *Langenbecks Archiv für Chirurgie* 384 (4), S. 392–395. https://doi.org/10.1007/s004230050219.

Horn, R. C. (1951): Carcinoma of the thyroid. Description of a distinctive morphological variant and report of seven cases. In: *Cancer* 4 (4), S. 697–707. https://doi.org/10.1002/1097-0142(195107)4:4<697::AID-CNCR2820040407>3.0.CO;2-8.

Horst, W. (1951): Zur diagnostischen Anwendung von Radiojod 131. In: *Strahlentherapie* 85 (1), S. 183–186.

Horst, W. (1952): Die diagnostische und therapeutische Anwendung des Radiojodids (131 J)*. In: *RöFo : Fortschritte auf dem Gebiete der Röntgenstrahlen und der Nuklearmedizin* 77 (12), S. 567–578.

Horst, W.; Petersen, I.; Zukschwerdt, L. (1959): Chirurgie und Radiologie in der Behandlung von Schilddrüsenerkrankungen. In: *Medizinische Klinik* 54 (13), S. 549–555.

Howard, J. M.; Moss, N. H.; Rhoads, J. E. (1950): Hyperinsulinism and islet cell tumors of the pancreas; with 398 recorded tumors. In: *Surgery, Gynecology & Obstetrics Supplement* 90 (5), S. 417–455. Online verfügbar unter https://archive.org/details/sim_journal-of-the-american-college-of-surgeons_1950-05_90_supplement-5/mode/1up?q=+, zuletzt geprüft am 03.08.2022.

Howard, T. J.; Zinner, M. J.; Stabile, B. E.; Passaro, E. (1990): Gastrinoma Excision for Cure: A Prospective Analysis. In: *Annals of Surgery* 211 (1). Online verfügbar unter https://journals.lww.com/annalsofsurgery/Fulltext/1990/01000/Gastrinoma_Excision_for_Cure__A_Prospective.2.aspx.

Howland, G.; Campell, W. R.; Maltby, E. J.; Robinson, W. L. (1929): DYSINSULINISM: CONVULSIONS AND COMA DUE TO ISLET CELL TUMOR OF THE PANCREAS, WITH OPERATION AND CURE. In: *Journal of the American Medical Association* 93 (9), S. 674–679. https://doi.org/10.1001/jama.1929.02710090014006.

Huber, G. F.; Hüllner, M.; Schmid, C.; Brunner, A.; Sah, B.; Vetter, D. et al. (2018): Benefit of 18F-fluorocholine PET imaging in parathyroid surgery. In: *European Radiology* 28 (6), S. 2700–2707. https://doi.org/10.1007/s00330-017-5190-4.

Huber, P. (1956): Wann ist bei der malignen Struma die erweiterte Radikaloperation angezeigt? In: *Klinische Medizin* 11 (9), S. 417–425.

Huellner, Martin W.; Aberle, Susanne; Sah, Bert-Ram; Veit-Haibach, Patrick; Bonani, Marco; Schmid, Christoph; Steinert, Hans (2016): Visualization of Parathyroid Hyperplasia Using 18F-Fluorocholine PET/MR in a Patient With Secondary Hyperparathyroidism. In: *Clinical Nuclear Medicine* 41 (3). Online verfügbar unter https://journals.lww.com/nuclearmed/Fulltext/2016/03000/Visualization_of_Parathyroid_Hyperplasia_Using.42.aspx.

Hüfner, M.; Hesch, R. D. (1971): Radioimmunochemische Bestimmungsmethode für menschliches Calcitonin. In: *Klinische Wochenschrift* 49 (20), S. 1149–1150. https://doi.org/10.1007/bf01487595.

Huggins, C.; Scott, W. W. (1945): Bilateral Adrenalectomy in Prostatic Cancer: Clinical Features and Urinary Excretion of 17-Ketosteroids and Estrogen. In: *Annals of Surgery* 122 (6), S. 1031–1041. Online verfügbar unter https://pubmed.ncbi.nlm.nih.gov/17858696.

Hundahl, S. A.; Cady, B.; Cunningham, M. P.; Mazzaferri, E.; McKee, R. F.; Rosai, J. et al. (2000): Initial results from a prospective cohort study of 5583 cases of thyroid carcinoma treated in the united states during 1996. U.S. and German Thyroid Cancer Study Group. An American College of Surgeons Commission on Cancer Patient Care Evaluation study. In: *Cancer* 89 (1), S. 202–217. https://doi.org/10.1002/1097-0142(20000701)89:1<202::aid-cncr27>3.0.co;2-a.

Hurvitz, R. J.; Perzik, S. L.; Morgenstern, L. (1968): In vivo staining of the parathyroid glands. A clinical study. In: *The Archives of Surgery* 97 (5), S. 722–726. https://doi.org/10.1001/archsurg.1968.01340050062007.

Hüscher, C. S.; Chiodini, S.; Napolitano, C.; Recher, A. (1997): Endoscopic right thyroid lobectomy. In: *Surgical Endoscopy* 11 (8), S. 877. https://doi.org/10.1007/s004649900476.

IAES (2022): World Journal of Surgery. Online verfügbar unter https://www.iaes-endocrine-surgeons.com/wjs, zuletzt aktualisiert am 11.02.2022, zuletzt geprüft am 11.02.2022.

Ikeda, Y.; Takami, H.; Niimi, M.; Kan, S.; Sasaki, Y.; Takayama, J. (2002): Endoscopic thyroidectomy and parathyroidectomy by the axillary approach. In: *Surgical Endoscopy* 16 (1), S. 92–95. https://doi.org/10.1007/s004640080175.

Ikeda, Y.; Takami, H.; Sasaki, Y.; Kan, S.; Niimi, M. (2000): Endoscopic neck surgery by the axillary approach. In: *Journal of the American College of Surgeons* 191 (3), S. 336–340. https://doi.org/10.1016/s1072-7515(00)00342-2.

Imamura, M.; Takahashi, K.; Adachi, H.; Minematsu, S.; Shimada, Y.; Naito, M. et al. (1987): Usefulness of selective arterial secretin injection test for localization of gastrinoma in the Zollinger-Ellison syndrome. In: *Annals of Surgery* 205 (3), S. 230–239. https://doi.org/10.1097/00000658-198703000-00003.

Imamura, Masayuki; Komoto, Izumi; Doi, Ryuichiro; Onodera, Hisashi; Kobayashi, Hiroyuki; Kawai, Yasuhiro (2005): New Pancreas-preserving Total Duodenectomy Technique. In: *World Journal of Surgery* 29 (2), S. 203–207. https://doi.org/10.1007/s00268-004-7585-z.

Ingemansson, S.; Larsson, L. I.; Lunderquist, A.; Stadil, F. (1977): Pancreatic vein catheterization with gastrin assay in normal patients and in patients with the Zollinger-Ellison syndrome. In: *The American Journal of Surgery* 134 (5), S. 558–563. https://doi.org/10.1016/0002-9610(77)90433-0.

Ingemansson, S.; Lunderquist, A.; Lundquist, I.; Lövdahl, R.; Tibblin, S. (1975): Portal and pancreatic vein catheterization with radioimmunologic determination of insulin. In: *Surgery, Gynecology & Obstetrics* 141 (5), S. 705–711.

INMSG (2014): Henning Dralle. Online verfügbar unter https://inmsg.wordpress.com/board/henning-dralle/, zuletzt aktualisiert am 11.12.2016, zuletzt geprüft am 14.05.2022.

Irvin, G. L.; Fishman, L. M.; Sher, J. A. (1983): Familial pheochromocytoma. In: *Surgery* 94 (6), S. 938–940.

Irvin, G. L. 3rd; Molinari, A. S.; Figueroa, C.; Carneiro, D. M. (1999): Improved success rate in reoperative parathyroidectomy with intraoperative PTH assay. In: *Annals of Surgery* 229 (6), 874–8; discussion 878–9. https://doi.org/10.1097/00000658-199906000-00015.

Irvin, George L.; Dembrow, Victor D.; Prudhomme, David L. (1991): Operative monitoring of parathyroid gland hyperfunction. In: *The American Journal of Surgery* 162 (4), S. 299–302. https://doi.org/10.1016/0002-9610(91)90135-Z.

Irvin, George L.; Deriso, George T. (1994): A new, practical intraoperative parathyroid hormone assay. In: *The American Journal of Surgery* 168 (5), S. 466–468. https://doi.org/10.1016/S0002-9610(05)80101-1.

Isenberg, Jon I.; Walsh, John H.; Passaro, Edward; Moore, Edward W.; Grossman, Morton I. (1972): Unusual Effect of Secretin on Serum Gastrin, Serum Calcium, and Gastric acid Secretion in a Patient with Suspected Zollinger-Ellison Syndrome. In: *Gastroenterology* 62 (4), S. 626–631. https://doi.org/10.1016/S0016-5085(72)80048-9.

Ishii, H.; Mihai, R.; Watkinson, J. C.; Kim, D. S. (2018): Systematic review of cure and recurrence rates following minimally invasive parathyroidectomy. In: *BJS Open* 2 (6), S. 364–370. https://doi.org/10.1002/bjs5.77.

Ito, Yasuhiro; Miyauchi, Akira; Inoue, Hiroyuki; Fukushima, Mitsuhiro; Kihara, Minoru; Higashiyama, Takuya et al. (2010): An Observational Trial for Papillary Thyroid Microcarcinoma in Japanese Patients. In: *World Journal of Surgery* 34 (1), S. 28. https://doi.org/10.1007/s00268-009-0303-0.

Ito, Yasuhiro; Miyauchi, Akira; Kihara, Minoru; Higashiiyama, Takuya; Fukushima, Mitsuhiro; Miya, Akihiro (2018): Static Prognostic Factors and Appropriate Surgical Designs for Patients with Medullary Thyroid Carcinoma: The Second Report from a Single-Institution Study in Japan. In: *World Journal of Surgery* 42 (12), S. 3954–3966. https://doi.org/10.1007/s00268-018-4738-z.

Ito, Yasuhiro; Miyauchi, Akira; Yabuta, Tomonori; Fukushima, Mitsuhiro; Inoue, Hiroyuki; Tomoda, Chisato et al. (2008): Alternative Surgical Strategies and Favorable Outcomes in Patients with Medullary Thyroid Carcinoma in Japan: Experience of a Single Institution. In: *World Journal of Surgery* 33 (1), S. 58. https://doi.org/10.1007/s00268-008-9795-2.

Ito, Yasuhiro; Uruno, Takashi; Nakano, Keiichi; Takamura, Yuuki; Miya, Akihiro; Kobayashi, Kaoru et al. (2003): An observation trial without surgical treatment in patients with papillary microcarcinoma of the thyroid. In: *Thyroid : official journal of the American Thyroid Association* 13 (4), S. 381–387. https://doi.org/10.1089/105072503321669875.

James, A. G.; Crocker, S.; Woltering, E.; Ferrara, J.; Farrar, W. (1985): A simple method for identifying and testing the recurrent laryngeal nerve. In: *Surgery, Gynecology & Obstetrics* 161 (2), S. 185–186.

Janovsky, C. C. P. S.; Maciel, R. M. B.; Camacho, C. P.; Padovani, Rosalia P.; Nakabashi, Claudia C.; Yang, Ji H. et al. (2016): A Prospective Study Showing an Excellent Response of Patients with Low-Risk Differentiated Thyroid Cancer Who Did Not Undergo Radioiodine Remnant Ablation after Total Thyroidectomy. In: *Eur Thyroid J* 5 (1), S. 44–49. https://doi.org/10.1159/000442048.

Jatzko, G. R.; Lisborg, P. H.; Müller, M. G.; Wette, V. M. (1994): Recurrent nerve palsy after thyroid operations--principal nerve identification and a literature review. In: *Surgery* 115 (2), S. 139–144.

Jensen, Robert T.; Bodei, Lisa; Capdevila, Jaume; Couvelard, Anne; Falconi, Massimo; Glasberg, Simona et al. (2019): Unmet Needs in Functional and Nonfunctional Pancreatic Neuroendocrine Neoplasms. In: *Neuroendocrinology* 108 (1), S. 26–36. https://doi.org/10.1159/000494258.

Jiao, Yuchen; Shi, Chanjuan; Edil, Barish H.; Wilde, Roeland F. de; Klimstra, David S.; Maitra, Anirban et al. (2011): DAXX/ATRX, MEN1, and mTOR pathway genes are frequently altered in pancreatic neuroendocrine tumors. In: *Science (New York, N.Y.)* 331 (6021), S. 1199–1203. https://doi.org/10.1126/science.1200609.

Jin, Hao; Lin, Weidong; Lu, Ligong; Cui, Min (2021): Conventional thyroidectomy vs thyroid thermal ablation on postoperative quality of life and satisfaction for patients with benign thyroid nodules. In: *European Journal of Endocrinology* 184 (1), S. 131–141. https://doi.org/10.1530/EJE-20-0562.

Johansson, K.; Anderberg, B.; Asberg, B. (1994): Endoscopic retroperitoneal adrenalectomy. A technique useful for surgery of minor tumors. In: *Lakartidningen* 91 (37), 3278, 3281.

Jonas, J. (2016): Total-endoscopic Thyroid Resection in ABBA-Technique: Comments on the Integration of Intraoperative Neuromonitoring. In: *Zentralblatt für Chirurgie* 141 (5), S. 565–569. Online verfügbar unter https://www.embase.com/search/results?subaction=viewrecord&id=L617896044&from=export.

Joosten, U.; Brune, E.; Kersting, J. U.; Hohlbach, G. (1997): Risikofaktoren und Verlauf von Recurrensparesen nach Erstoperationen benigner Schilddrüsenerkrankungen. Ergebnisse einer retrospektiven Analyse von 1556 Patienten. In: *Zentralblatt für Chirurgie* 122 (4), S. 236–245.

Joseph, K.; Stapp, J.; Reinecke, J.; Höffken, H.; Benning, R.; Neuhaus, C. et al. (1992): Rezeptorszintigraphie bei endokrinen gastroenteropankreatischen Tumoren. In: *Deutsche medizinische Wochenschrift* 117 (26), S. 1025–1028. https://doi.org/10.1055/s-2008-1062406.

Joseph, K.; Welcke, U.; Höffken, H.; Koppelberg, T.; Rothmund, M. (1994): Szintigraphische Darstellung von Adenomen der Nebenschilddrüse mit 99mTc-Sestamibi in einem Strumaendemiegebiet. In: *Nuklearmedizin. Nuclear medicine* 33 (3), S. 93–98.

Kaczirek, K.; Prager, G.; Kienast, O.; Dobrozemsky, G.; Dudczak, R.; Niederle, B.; Kurtaran, A. (2003): Combined transmission and (99m)Tc-sestamibi emission tomography for localization of mediastinal parathyroid glands. In: *Nuklearmedizin. Nuclear medicine* 42 (5), S. 220–223.

Kaczirek, Klaus; Asari, Reza; Scheuba, Christian; Niederle, B. (2005): Organic hyperinsulinism and endoscopic surgery. In: *Wiener klinische Wochenschrift* 117 (1), S. 19–25. https://doi.org/10.1007/s00508-004-0287-6.

Kaczirek, Klaus; Ba-ssalamah, Ahmed; Schima, Wolfgang; Niederle, Bruno (2004): The importance of preoperative localisation procedures in organic hyperinsulinism--experience in 67 patients. In: *Wiener klinische Wochenschrift* 116 (11–12), S. 373–378. https://doi.org/10.1007/BF03040916.

Kaemmerer, Daniel; Twrznik, Matthias; Kulkarni, Harshad R.; Hörsch, Dieter; Sehner, Susanne; Baum, Richard P. et al. (2021): Prior Resection of the Primary Tumor Prolongs Survival After Peptide Receptor Radionuclide Therapy of Advanced Neuroendocrine Neoplasms. In: *Annals of Surgery* 274 (1). Online verfügbar unter https://journals.lww.com/annalsofsurgery/Fulltext/2021/07000/Prior_Resection_of_the_Primary_Tumor_Prolongs.38.aspx.

Kähler, H. J. (1967): Grundlagen und Richtlinien der Behandlung von Karzinoiden. In: *Therapie der Gegenwart* 106 (10), S. 1274–1289.

Kalbfleisch, H. H. (1937): Adenome inkretorischer Drüsen bei Hypoglykämie. In: *Frankfurter Zeitung für Pathologie* 50, S. 462–477.

Kalk, Heinz (1934): Paroxysmale Hypertension. In: *Klinische Wochenschrift* 13 (17), S. 613–617. https://doi.org/10.1007/BF01781721.

Kang, Sang-Wook; Jeong, Jong Ju; Yun, Ji-Sup; Sung, Tae Yon; Lee, Seung Chul; Lee, Yong Sang et al. (2009a): Robot-assisted endoscopic surgery for thyroid cancer: experience with the first 100 patients. In: *Surgical Endoscopy* 23 (11), S. 2399–2406. https://doi.org/10.1007/s00464-009-0366-x.

Kang, Sang-Wook; Lee, Seung Chul; Lee, So Hee; Lee, Kang Young; Jeong, Jong Ju; Lee, Yong Sang et al. (2009b): Robotic thyroid surgery using a gasless, transaxillary approach and the da Vinci S system: the operative outcomes of 338 consecutive patients. In: *Surgery* 146 (6), S. 1048–1055. https://doi.org/10.1016/j.surg.2009.09.007.

Kann, P.; Bittinger, F.; Hengstermann, C.; Engelbach, M.; Beyer, J. (1998): Endosonographische Darstellung der Nebennieren: Eine neue Methode. In: *Ultraschall in der Medizin (Stuttgart, Germany : 1980)* 19 (1), S. 4–9. https://doi.org/10.1055/s-2007-993979.

Kann, Peter Herbert (2018): Is endoscopic ultrasonography more sensitive than magnetic resonance imaging in detecting and localizing pancreatic neuroendocrine tumors? In: *Reviews in endocrine & metabolic disorders* 19 (2), S. 133–137. https://doi.org/10.1007/s11154-018-9464-1.

Kaplan, E. L.; Rubenstein, A. H.; Evans, R.; Lee, C. H.; Klementschitsch, P. (1979): Calcium infusion: a new provocative test for insulinomas. In: *Annals of Surgery* 190 (4), S. 501–507. https://doi.org/10.1097/00000658-197910000-00009.

Karakas, E. (2018): Transorale Chirurgie der Schilddrüse und Nebenschilddrüsen. Implementierung und Evaluation der transoralen endoskopischen Technik über den Vestibularzugang (TOETVA). In: *Der Chirurg*, S. 1–8. https://doi.org/10.1007/s00104-018-0635-0.

Karakas, E.; Steinfeldt, T.; Gockel, A.; Sesterhenn, A.; Bartsch, D. K. (2010): Transorale partielle Parathyreoidektomie. In: *Der Chirurg* 81 (11), S. 1020–1025. https://doi.org/10.1007/s00104-010-1922-6.

Karakas, E.; Steinfeldt, T.; Moll, R.; Bartsch, D. K. (2008): NOTES IN THYROID AND PARATHYROID SURGERY. 27th Annual Meeting of the Surgical Working Group of

Endocrine Surgery (CAEK) of the German Society of General and Visceral Surgery, 13–15 November 2008, Rostock, Germany. In: *Langenbecks Archiv für Chirurgie* 393 (6), S. 1026. https://doi.org/10.1007/s00423-008-0416-1.

Karampinis, Ioannis; Di Meo, Giovanna; Gerken, Andreas; Stasiunaitis, Vytautas; Lammert, Alexander; Nowak, Kai (2018): Intraoperative Indocyaningrün-Fluoreszenzbildgebung zur Sicherung vitaler Nebenschilddrüsen bei Schilddrüsenresektionen. In: *Zentralblatt für Chirurgie* 143 (4), S. 380–384. https://doi.org/10.1055/a-0655-7881.

Karger, S.; Krause, K.; Gutknecht, M.; Schierle, K.; Graf, D.; Steinert, F. et al. (2012): ADM3, TFF3 and LGALS3 are discriminative molecular markers in fine-needle aspiration biopsies of benign and malignant thyroid tumours. In: *British Journal of Cancer* 106 (3), S. 562–568. https://doi.org/10.1038/bjc.2011.578.

Karges, W.; Dralle, H.; Raue, F.; Mann, K.; Reiners, C.; Grussendorf, M. et al. (2004): Calcitonin Measurement to Detect Medullary Thyroid Carcinoma in Nodular Goiter: German Evidence-Based Consensus Recommendation. In: *Exp Clin Endocrinol Diabetes* 112 (01), S. 52–58.

Karges, W.; Schaaf, L.; Dralle, H.; Boehm, B. O. (2000): Concepts for screening and diagnostic follow-up in multiple endocrine neoplasia type 1 (MEN1). In: *Exp Clin Endocrinol Diabetes* 108 (5), S. 334–340. https://doi.org/10.1055/s-2000-8146.

Karo, J. J.; Maas, L. C.; Kaine, H.; Gelzayd, E. A. (1978): Ultrasonography and parathyroid adenoma. In: *Journal of the American Medical Association* 239 (20), S. 2163–2164.

Kaserer, K.; Scheuba, C.; Neuhold, N.; Weinhäusel, A.; Haas, O. A.; Vierhapper, H.; Niederle, B. (2001): Sporadic versus familial medullary thyroid microcarcinoma: a histopathologic study of 50 consecutive patients. In: *The American Journal of Surgical Pathology* 25 (10), S. 1245–1251. https://doi.org/10.1097/00000478-200110000-00004.

Kaspar, F. (1942): Zur Technik der Kropfoperation. Nach Erfahrungen bei 12000 Strumaoperationen. In: *Langenbecks Archiv für Chirurgie* 256 (1), S. 4–57. https://doi.org/10.1007/BF02800799.

Käufer, C.; Rühmann, O.; Scheidt, A. (1995): Darf die Rezidivstruma doppelseitig operiert werden? Stellenwert und Ergebnisse der intraoperativen Laryngoskopie. In: *Zentralblatt für Chirurgie* 120 (1), S. 37–42.

Kaufmann, C. (1879): Die Struma maligna. Primäres Sarkoma und Carcinoma strumae. Pathologisch-anatomisch und klinisch bearbeitet. In: *Deutsche Zeitschrift für Chirurgie* 11, S. 401–485. Online verfügbar unter https://archive.org/details/deutschezeitsch00heutgoog/page/408/mode/1up, zuletzt geprüft am 07.05.2022.

Kausch, W. (1910): Beidseitige Resection oder einseitige Exstirpation des Kropfes? In: *Archiv für klinische Chirurgie* 93, S. 829–856.

Keaveny, T. V.; Tawes, R.; Belzer, F. O. (1971): A new method for intra-operative identification of insulinomas. In: *British Journal of Surgery* 58 (3), S. 233–234. https://doi.org/10.1002/bjs.1800580319.

Keminger, K. (1964): Zur radikalen Lymphknotenexstirpation bei Schilddrüsenmalignomen. In: *Klinische Medizin; österreichische Zeitschrift für wissenschaftliche und praktische Medizin* 19, S. 310–319.

Keminger, K.; Kober, F. (1991): Derzeitiger Therapieplan bei hochmalignen Schilddrüsentumoren. In: *Der Chirurg* 62 (7), S. 524–528.

Kendall, E. C. (1915): THE ISOLATION IN CRYSTALLINE FORM OF THE COMPOUND CONTAINING IODIN, WHICH OCCURS IN THE THYROID: ITS CHEMICAL NATURE AND PHYSIOLOGIC ACTIVITY. In: *Journal of the American Medical Association* 64 (25), S. 2042–2043. https://doi.org/10.1001/jama.1915.02570510018005.

Kennedy, J. S.; Stranahan, P. L.; Taylor, K. D.; Chandler, J. G. (1998): High-burst-strength, feedback-controlled bipolar vessel sealing. In: *Surgical Endoscopy* 12 (6), S. 876–878. https://doi.org/10.1007/s004649900733.

Kent, R. B. 3rd; van Heerden, J. A.; Weiland, L. H. (1981): Nonfunctioning islet cell tumors. In: *Annals of Surgery* 193 (2), S. 185–190. https://doi.org/10.1097/00000658-198102000-00010.

Kienast, A.; Richter, C.; Neumann, H. J. (1998): Intraoperatives Neuromonitoring des Nervus laryngeus recurrens--routinemässiger Einsatz in der Schilddrüsenchirurgie. In: *Langenbecks Archiv für Chirurgie. Supplement. Kongressband. Deutsche Gesellschaft für Chirurgie. Kongress* 115, S. 1058–1060.

Kilic, I.; Sunamak, O.; Aydogan, F.; Sen, B.; Altintas, B.; Duren, M.; Ozcan, M. (2007): LigaSure Precise® use in thyroid operations: a comparison with the conventional method. In: *European surgery* 39 (1), S. 54–56. https://doi.org/10.1007/s10353-006-0300-6.

Kim, J. H.; Leeper, R. D. (1983): Treatment of anaplastic giant and spindle cell carcinoma of the thyroid gland with combination Adriamycin and radiation therapy. A new approach. In: *Cancer* 52 (6), S. 954–957. https://doi.org/10.1002/1097-0142(19830915)52:6<954::aid-cncr2820520603>3.0.co;2-d.

Kim, Min Jhi; Nam, Kee-Hyun; Lee, Seul Gi; Choi, Jung Bum; Kim, Tae Hyung; Lee, Cho Rok et al. (2018): Yonsei Experience of 5000 Gasless Transaxillary Robotic Thyroidectomies. In: *World Journal of Surgery* 42 (2), S. 393–401. https://doi.org/10.1007/s00268-017-4209-y.

Kim, Young-Sun; Rhim, Hyunchul; Tae, Kyung; Park, Dong Woo; Kim, Sung Tae (2006): Radiofrequency ablation of benign cold thyroid nodules: initial clinical experience. In: *Thyroid : official journal of the American Thyroid Association* 16 (4), S. 361–367.

Kimura, W.; Inoue, T.; Futakawa, N.; Shinkai, H.; Han, I.; Muto, T. (1996): Spleen-preserving distal pancreatectomy with conservation of the splenic artery and vein. In: *Surgery* 120 (5), S. 885–890. https://doi.org/10.1016/s0039-6060(96)80099-7.

Kind, H. P. (1966): Die Häufigkeit der Struma maligna im Sektions- und Operationsgut des Pathologischen Instituts der Universität Zürich von 1900 bis Mitte 1964. In: *Schweizerische medizinische Wochenschrift* 96 (17), S. 560–568.

Kiriakopoulos, Andreas; Dimitrios, Tsakayannis; Dimitrios, Linos (2004): Use of a diathermy system in thyroid surgery. In: *Archives of Surgery* 139 (9), S. 997–1000. https://doi.org/10.1001/archsurg.139.9.997.

Klammer, F.; Bauer, C.; Stremmel, W. (2000): Standardized morphology-adjusted resection in treatment of benign nodular struma. In: *Der Chirurg* 71 (10), S. 1251–1255. https://doi.org/10.1007/s001040051211.

Klein, E.; Heinze, H. G.; Hoffmann, G.; Reinwein, D.; Schneider, C. (1976): Therapie der Schilddrüsenmalignome. Zusammenfassende Richtlinien aufgrund einer Arbeitstagung der Sektion Schilddrüse der Deutschen Gesellschaft für Endokrinologie. In: *Deutsche medizinische Wochenschrift* 101 (21), S. 835–839.

Klempa, I. (1977): Epithelkörperchenautotransplantation beim sekundären Hyperparathyreoidismus. In: *Langenbecks Archiv für Chirurgie* 344 (3), S. 171–178. https://doi.org/10.1007/BF01254071.

Klempa, I. (2001): Cushing-Syndrom – viszeralchirurgische Standpunkte. In: *Viszeralchirurgie* 36 (6), S. 383–390. https://doi.org/10.1055/s-2001-18334.

Klempa, I.; Frei, U.; Röttger, P.; Schneider, M.; Koch, K. M. (1984): Parathyroid autografts—morphology and function: Six years' experience with parathyroid autotransplantation in uremic patients. In: *World Journal of Surgery* 8 (4), S. 540–544. https://doi.org/10.1007/BF01654932.

Klempa, I.; Menzel, J.; Baca, I. (1989): Subtotale Adrenalektomie versus Autotransplantation der Nebennierenrinde--Alternativverfahren bei der bilateralen Adrenalektomie bei MEN II? In: *Der Chirurg* 60 (4), 266–71; discussion 271–2.

Klempa, I.; Schwedes, U.; Steinau, U. (1980): Transplantation der Nebennierenrinde. Tierexperimentelle Modelle fuer das Cushing- und Conn-Syndrom. In: *Der Chirurg* 51 (10), S. 634–643.

Klöppel, G.; Heitz, P. U. (1988): Pancreatic endocrine tumors. In: *Pathology, Research and Practice* 183 (2), S. 155–168. https://doi.org/10.1016/S0344-0338(88)80043-8.

Klopper, P. J.; Moe, R. E. (1966): Demonstration of the parathyroids during surgery in dogs, with preliminary report of results in some clinical cases. In: *Surgery* 59 (6), S. 1101–1107.

Klotter, H. J.; Rückert, K.; Kümmerle, F.; Rothmund, M. (1987): The use of intraoperative sonography in endocrine tumors of the pancreas. In: *World Journal of Surgery* 11 (5), S. 635–641. https://doi.org/10.1007/bf01655840.

Knappe, G.; Flemming, F.; Stobbe, H.; Wendt, F. (1966): Pankreasinselzelladenom mit der Trias Diarrhoe, Hypokali-ämie und Hyperglykämie. In: *Deutsche medizinische Wochenschrift* 91 (27), S. 1224–1228. https://doi.org/10.1055/s-0028-1111493.

Knöchelmann, R. (1969): Schilddrüsenkarzinom. In: *Deutsches medizinisches Journal* 20 (23), S. 704–706.

Koch, B.; Boettcher, M.; Huschitt, N.; Hülsewede, R. (1996): Muß der Nervus recurrens bei der Schilddrüsenresektion immer freipräpariert werden?: Eine prospektive randomisierte Studie. In: *Der Chirurg* 67 (9), 927–32; discussion 932. https://doi.org/10.1007/pl00002540.

Kocher, E. T. (1877): Ueber die Behandlung weicher Sarcome und Carcinome der Schilddrüse mittelst des Evidement. In: *Zentralblatt für Chirurgie* 4 (45), S. 713–716.

Kocher, E. T. (1882): Ueber die Einfachsten Mittel zur Erzielung Einer Wundheilung Durch Verklebung Ohne Drainröhren. In: R. Volkmann (Hg.): Sammlung Klinischer Vorträge in Verbindung mit deutschen Kliniken, Bd. 224. Leipzig: Breitkopf und Härtel, 1917–1944. Online verfügbar unter https://babel.hathitrust.org/cgi/pt?id=nnc2.ark:/13960/t59c7q022&view=1up&seq=1&skin=2021, zuletzt geprüft am 09.05.2022.

Kocher, E. T. (1883): Ueber die Kropfexstirpation und ihre Folgen. In: *Archiv für klinische Chirurgie* 29, 254–337. Online verfügbar unter file:///D:/Downloads/archivfrklinisc34chirgoog.pdf, zuletzt geprüft am 06.02.2022.

Kocher, E. T. (1893): Es werden 5 Fälle von Kachexia thyreopriva. vorgestellt, welche mit Schilddrüsensaft behandelt sind. In: *Correspondenz-Blatt für Schweizer Aerzte*. 23 (15), S. 529–530. Online verfügbar unter https://archive.org/details/CorrespondenzBlattFrSchweizerrzte189323/page/n547/mode/2up, zuletzt geprüft am 10.07.2022.

Kocher, E. T. (1907): Chirurgische Operationslehre. 5. vielf. umgearb. Aufl. Jena: Fischer. Online verfügbar unter https://archive.org/details/chirurgischeoper1907koch/page/1008/mode/2up, zuletzt geprüft am 20.03.2022.

Köckerling, F.; Scheele, J.; Altendorf, A.; Giedl, J. (1986): Karzinoidtumoren--Therapie und Ergebnisse. In: *Fortschritte der Medizin* 104 (8), S. 171–175.

Koeberle-Wuehrer, R.; Haid, A.; Sprenger-Maehr, H.; Koeberle, D.; Meusburger, E.; Neyer, U. (1999): Stellenwert der intraoperativen Blutabnahme zur Parathormonbestimmung während totaler Parathyreoidektomie mit Autotransplantation bei Patienten mit renalem Hyperparathyreoidismus. In: *Wiener klinische Wochenschrift* 111 (6), S. 246–250.

Kohlhase, Konstantin David; Korkusuz, Yücel; Gröner, Daniel; Erbelding, Christian; Happel, Christian; Luboldt, Wolfgang; Grünwald, Frank (2016): Bipolar radiofrequency ablation of benign thyroid nodules using a multiple overlapping shot technique in a 3-month follow-up. In: *International Journal of Hyperthermia* 32 (5), S. 511–516. https://doi.org/10.3109/02656736.2016.1149234.

Kokko, J. P.; Brown, T. C.; Berman, M. M. (1967): Adrenal adenoma and hypertension. In: *The Lancet* 1 (7488), S. 468–470. https://doi.org/10.1016/s0140-6736(67)91092-6.

Kong, Weihua; Albers, Max Benjamin; Manoharan, Jerena; Goebel, Joachim Nils; Kann, Peter Herbert; Jesinghaus, Moritz; Bartsch, Detlef Klaus (2022): Pancreaticoduodenectomy Is the Best Surgical Procedure for Zollinger-Ellison Syndrome Associated with Multiple Endocrine Neoplasia Type 1. In: *Cancers (Basel)* 14 (8), S. 1928. https://doi.org/10.3390/cancers14081928.

König, M. P.; Studer, H.; Riek, M. (1974): Prophylaxe der endemischen Struma – Erfahrungen in der Schweiz. In: *Therapiewoche* (21), S. 2445–2446.

Koperek, O.; Scheuba, C.; Cherenko, M.; Neuhold, N.; Micco, C. de; Schmid, K. W. et al. (2008): Desmoplasia in medullary thyroid carcinoma: a reliable indicator of metastatic potential. In: *Histopathology* 52 (5), S. 623–630. https://doi.org/10.1111/j.1365-2559.2008.03002.x.

Korkusuz, H.; Happel, C.; Grünwald, F. (2013): Ultrasound guided percutaneous microwave ablation of hypofunctional thyroid nodules: evaluation by scintigraphic 99mTc-MIBI imaging. In: *Nuklearmedizin. Nuclear medicine* 52 (06), N68-N68.

Korkusuz, H.; Happel, C.; Heck, K.; Ackermann, H.; Grünwald, F. (2014a): Percutaneous thermal microwave ablation of thyroid nodules. In: *Nuklearmedizin. Nuclear medicine* 53 (04), S. 123–130.

Korkusuz, Huedayi; Fehre, Niklas; Sennert, Michael; Happel, Christian; Grünwald, Frank (2014b): Early assessment of high-intensity focused ultrasound treatment of benign thyroid nodules by scintigraphic means. In: *Journal of therapeutic ultrasound* 2 (1), S. 18. https://doi.org/10.1186/2050-5736-2-18.

Korkusuz, Huedayi; Fehre, Niklas; Sennert, Michael; Happel, Christian; Grünwald, Frank (2015): Volume reduction of benign thyroid nodules 3 months after a single treatment with high-intensity focused ultrasound (HIFU). In: *Journal of therapeutic ultrasound* 3 (1), S. 4. https://doi.org/10.1186/s40349-015-0024-9.

Korkusuz, Y.; Erbelding, C.; Kohlhase, K.; Luboldt, W.; Happel, C.; Grünwald, F. (2016): Bipolar Radiofrequency Ablation of Benign Symptomatic Thyroid Nodules: Initial Experience. In: *RöFo : Fortschritte auf dem Gebiete der Röntgenstrahlen und der Nuklearmedizin* 188 (7), S. 671–675. https://doi.org/10.1055/s-0041-110137.

Kraenzlin, M. E.; Ch'ng, J. C.; Wood, S. M.; Bloom, S. R. (1983): Can inhibition of hormone secretion be associated with endocrine tumour shrinkage? In: *The Lancet* 2 (8365–66), S. 1501. https://doi.org/10.1016/s0140-6736(83)90847-4.

Kraus, E. J. (1934): Morbus Cushing, Konstitutionelle Fettsucht und Interrenaler Virilismus. In: *Klinische Wochenschrift* 13 (13), S. 487–489. https://doi.org/10.1007/BF01781528.

Kraus, W. G.; Wagner, P. K.; Hahn, K.; Rothmund, M. (1984): Technik und erste Ergebnisse der Nebenschilddrüsen-Subtraktions-Szintigraphie mit 201Thallium und 99mTechnetium. In: *NUC Compact* 15, S. 216–221.

Krauss, H. (1958): Die Chirurgie der Nebenniere. In: *Deutsche medizinische Wochenschrift* 83 (9), S. 317–320. https://doi.org/10.1055/s-0028-1114211.

Krauss, H. (1961): Chirurgie der Karzinoide. In: *Deutsches medizinisches Journal* 12 (10), S. 309–312.

Krejs, G. J.; Orci, L.; Conlon, J. M.; Ravazzola, M.; Davis, G. R.; Raskin, P. et al. (1979): Somatostatinoma syndrome. Biochemical, morphologic and clinical features. In: *The New England Journal of Medicine* 301 (6), S. 285–292. https://doi.org/10.1056/NEJM19 7908093010601.

Krenning, E. P.; Breeman, W.A.P.; Kooij, P.P.M.; Lameris, J. S.; Bakker, W. H.; Koper, J. W. et al. (1989): LOCALISATION OF ENDOCRINE-RELATED TUMOURS WITH RADIOIODINATED ANALOGUE OF SOMATOSTATIN. In: *The Lancet* 333 (8632), S. 242–244. https://doi.org/10.1016/S0140-6736(89)91258-0.

Krenning, E. P.; Kooij, P. P. M.; Bakker, W. H.; Breeman, W. A. P.; Postema, P. T. E.; Kwekkeboom, D. J. et al. (1994): Radiotherapy with a Radiolabeled Somatostatin Analogue, [111In-DTPA-d-Phe1]-Octreotide. In: *Annals of the New York Academy of Sciences* 733 (1), S. 496–506. https://doi.org/10.1111/j.1749-6632.1994.tb17300.x.

Kroiß, Matthias; Koehler, Viktoria Florentine; Spitzweg, Christine (2021): Medulläres Schilddrüsenkarzinom. In: *Deutsche medizinische Wochenschrift* 146 (23), S. 1527–1532. https://doi.org/10.1055/a-1495-2991.

Kubo, G.; Sahm, M. (2003): Ein Erfahrungsbericht mit Ultrazision in der offenen Chirurgie. In: *Zentralblatt für Chirurgie* 128 (12), S. 1062–1065.

Kuhn, F. P.; Günther, R.; Wagner, P. K.; Rothmund, M.; Thelen, M. (1981): B-Scan-Sonographie zur Lokalisationsdiagnostik beim Hyperparathyreoidismus. In: *RöFo : Fortschritte auf dem Gebiete der Röntgenstrahlen und der Nuklearmedizin* 135 (4), S. 412–416. https://doi.org/10.1055/s-2008-1056906.

Kümmerle, F. (1967): Chirurgie der Nebenniere. In: *Langenbecks Archiv für Chirurgie* 319, S. 116–128. https://doi.org/10.1007/BF02659242.

Kümmerle, F. (1971): Hormonaktive Tumoren. In: *Langenbecks Archiv für Chirurgie* 329 (1), S. 451–463. https://doi.org/10.1007/BF01770554.

Kümmerle, F.; Hofmann, S. (1969): Chirurgie der Nebennierenrinde. In: *Der Chirurg* 40 (7), S. 299–303.

Kümmerle, F.; Lenner, V.; Cordes, U.; Günther, R. (1980): Nebennierenchirurgie. Bericht über 154 operative Eingriffe. In: *Deutsche medizinische Wochenschrift* 105 (19), S. 679–685. https://doi.org/10.1055/s-2008-1070729.

Kümmerle, F.; Rückert, K. (1978): Chirurgie des endokrinen Pankreas in der Bundesrepublik. In: *Deutsche medizinische Wochenschrift* 103 (17), S. 729–732. https://doi.org/10.1055/s-0028-1104791.

Kümmerle, F.; Wolff, H. P.; Georgi, M. (1975): Nebennierenrinde. In: *Der Chirurg* 46 (5), S. 204–210.
Kurtaran, Amir; Schmoll-Hauer, Brigitta; Tugendsam, Christina (2020): Aktuelle Diskussion zur risikoadaptierten Therapie des differenzierten Schilddrüsenkarzinoms: Ist weniger (Therapie) wirklich mehr? In: *Wiener Medizinische Wochenschrift* 170 (1–2), S. 15–25. https://doi.org/10.1007/s10354-019-00713-5.
Küster, E. (1896): Die Chirurgie der Nieren, der Harnleiter und der Nebennieren. Stuttgart: Enke (52 b).
Labhart, A. (1969): Die Therapie des Cushing-Syndroms. In: *Deutsche medizinische Wochenschrift* 94 (1), S. 36–37. https://doi.org/10.1055/s-0028-1108898.
Labhart, A.; Froesch, E. R.; Ziegler, W. (1959): Zur Diagnose und Therapie des Cushing-Syndroms. In: *Schweizerische medizinische Wochenschrift* 89 (2), S. 44–53.
Laguesse, M. E. (1894): Sur la formation des ilots de Langerhans dans le pancréas. In: *Comptes Rendus des Séances de la Société de Biologie et de Ses Filiales Paris* (46), S. 819–820.
Lahey, F. H. (1926): The Transplantation of Parathyroids in Partial Thyroidectomy. In: *Surgery, Gynecology & Obstetrics* 42, S. 508–509. Online verfügbar unter https://archive.org/details/in.ernet.dli.2015.116409, zuletzt geprüft am 12.07.2022.
Lahey, F. H.; Hoover, W. B. (1938): INJURIES TO THE RECURRENT LARYNGEAL NERVE IN THYROID OPERATIONS: THEIR MANAGEMENT AND AVOIDANCE. In: *Annals of Surgery* 108 (4), S. 545–562. https://doi.org/10.1097/00000658-193810000-00006.
Lairmore, T. C.; Chen, V. Y.; DeBenedetti, M. K.; Gillanders, W. E.; Norton, J. A.; Doherty, G. M. (2000): Duodenopancreatic resections in patients with multiple endocrine neoplasia type 1. In: *Annals of Surgery* 231 (6), S. 909–918. https://doi.org/10.1097/00000658-200006000-00016.
Lamadé, W.; Fogel, W.; Rieke, K.; Senninger, N.; Herfarth, C. (1996): Intraoperatives Monitoring des Nervus laryngeus recurrens. Eine neue Methode. In: *Der Chirurg* 67 (4), S. 451–454.
Lamadé, W.; Meyding-Lamadé, U.; Buchhold, C.; Brauer, M.; Brandner, R.; Uttenweiler, V. et al. (2000): Erstes kontinuierliches Nerven-Monitoring in der Schilddrüsenchirurgie. In: *Der Chirurg* 71 (5), S. 551–557. https://doi.org/10.1007/s001040051101.
Lamadé, Wolfram; Ulmer, Christoph; Rieber, Fabian; Friedrich, Colin; Koch, Klaus P.; Thon, Klaus-Peter (2011): New backstrap vagus electrode for continuous intraoperative neuromonitoring in thyroid surgery. In: *Surgical innovation* 18 (3), S. 206–213. https://doi.org/10.1177/1553350611409955.
Lamadé, Wolfram; Ulmer, Christoph; Seimer, Andreas; Molnar, Viktor; Meyding-Lamadé, Uta; Thon, Klaus-Peter; Koch, Klaus Peter (2007): A new system for continuous recurrent laryngeal nerve monitoring. In: *MINIMALLY INVASIVE THERAPY & ALLIED TECHNOLOGIES* 16 (3), S. 149–154. https://doi.org/10.1080/13645700701383241.
Lambers, C. B.; Lind, T.; Moberg, S.; Jansen, J. B.; Olbe, L. (1984): Omeprazole in Zollinger-Ellison syndrome. Effects of a single dose and of long-term treatment in patients resistant to histamine H2-receptor antagonists. In: *The New England Journal of Medicine* 310 (12), S. 758–761. https://doi.org/10.1056/NEJM198403223101205.

Lamberts, S. W.; Bakker, W. H.; Reubi, J. C.; Krenning, E. P. (1990): Somatostatin-receptor imaging in the localization of endocrine tumors. In: *The New England Journal of Medicine* 323 (18), S. 1246–1249. https://doi.org/10.1056/NEJM199011013231805.

Lamers, C. B.; Festen, H. P.; van Tongeren, J. H.; Weterman, I. T. (1978): Zollinger-Ellison-Syndrom: totale Gastrektomie oder Langzeittherapie mit Cimetidin? In: *Deutsche medizinische Wochenschrift* 103 (8), S. 356–357.

Landry, Christine S.; Grubbs, Elizabeth G.; Morris, G. Stephen; Turner, Nadine S.; Holsinger, F. Christopher; Lee, Jeffrey E.; Perrier, Nancy D. (2011): Robot assisted transaxillary surgery (RATS) for the removal of thyroid and parathyroid glands. In: *Surgery* 149 (4), S. 549–555. https://doi.org/10.1016/j.surg.2010.08.014.

Lane, M. A. (1907): The cytological characters of the areas of langerhans. In: *American Journal of Anatomy* 7 (3), S. 409–422. https://doi.org/10.1002/aja.1000070304.

Lane, Rodney J.; Coupland, Graham A.E. (1982): Operative ultrasonic features of insulinomas. In: *The American Journal of Surgery* 144 (5), S. 585–587. https://doi.org/10.1016/0002-9610(82)90588-8.

Lang, Gregor (1951): Die Struma maligna. In: *Langenbecks Archiv für Chirurgie* 266 (6), S. 609–618. https://doi.org/10.1007/BF01399542.

Lang, W.; Choritz, H.; Hundeshagen, H. (1986): Risk factors in follicular thyroid carcinomas. A retrospective follow-up study covering a 14-year period with emphasis on morphological findings. In: *The American Journal of Surgical Pathology* 10 (4), S. 246–255.

Lange-Nolde, A.; Zajic, T.; Slawik, M.; Brink, I.; Reincke, M.; Moser, E.; Hoegerle, S. (2006): PET with 18F-DOPA in the imaging of parathyroid adenoma in patients with primary hyperparathyroidism. A pilot study. In: *Nuklearmedizin. Nuclear medicine* 45 (5), S. 193–196.

Langer, P.; Bartsch, D.; Gerdes, B.; Schwetlick, I.; Wild, A.; Brehm, B. et al. (2002): Renin producing neuroendocrine pancreatic carcinoma--a case report and review of the literature. In: *Exp Clin Endocrinol Diabetes* 110 (1), S. 43–49. https://doi.org/10.1055/s-2002-19994.

Langer, P.; Bartsch, D. K.; Fendrich, V.; Kann, P. H.; Rothmund, M.; Zielke, A. (2005): Minimal-invasive operative Therapie des organischen Hyperinsulinismus. In: *Deutsche medizinische Wochenschrift* 130 (10), S. 514–518. https://doi.org/10.1055/s-2005-863085.

Langer, P.; Fendrich, V.; Bartsch, D. K. (2009): Minimal-invasive Resektion neuroendokriner Pankreastumoren. In: *Der Chirurg* 80 (2), S. 105–112. https://doi.org/10.1007/s00104-008-1613-8.

Langer, P.; Rothmund, M.; Bartsch, D. K. (2006): Prophylaktische Chirurgie des Pankreas. In: *Der Chirurg* 77 (1), S. 25–32. https://doi.org/10.1007/s00104-005-1113-z.

Langerhans, P. (1869): Beiträge zur mikroskopischen Anatomie der Bauchspeicheldrüse. Dissertation. Friedrich-Wilhelms-Universität, Berlin.

Lardière-Deguelte, Sophie; Mestier, Louis de; Appéré, François; Vullierme, Marie-Pierre; Zappa, Magaly; Hoeffel, Christine et al. (2016): Toward a Preoperative Classification of Lymph Node Metastases in Patients with Small Intestinal Neuroendocrine Tumors in the Era of Intestinal-Sparing Surgery. In: *Neuroendocrinology* 103 (5), S. 552–559. https://doi.org/10.1159/000441423.

Largiadèr, Felix (1975): Pankreastransplantation. In: *Langenbecks Archiv für Chirurgie* 339 (1), S. 283–287. https://doi.org/10.1007/BF01257519.

Laroche, G. P.; Erris, D. O.; Priestley, J. T.; Scholz, D. A.; Dockerty, M. B. (1968): Hyperinsulinism. Surgical results and management of occult functioning islet cell tumor: review of 154 cases. In: *Archives of Surgery* 96 (5), S. 763–772. https://doi.org/10.1001/archsurg.1968.01330230071009.

Larsson, Catharina; Skogseid, Britt; Öberg, Kjell; Nakamura, Yusuke; Nordenskjöld, Magnus (1988): Multiple endocrine neoplasia type 1 gene maps to chromosome 11 and is lost in insulinoma. In: *Nature* 332 (6159), S. 85–87. https://doi.org/10.1038/332085a0.

Larsson, L. I.; Hirsch, M. A.; Holst, J. J.; Ingemansson, S.; Kühl, C.; Jensen, S. L. et al. (1977): Pancreatic somatostatinoma. Clinical features and physiological implications. In: *The Lancet* 1 (8013), S. 666–668. https://doi.org/10.1016/s0140-6736(77)92113-4.

Lavazza, Matteo; Liu, Xiaoli; Wu, Chewei; Anuwong, Angkoon; Kim, Hoon Yub; Liu, Renbin et al. (2016): Indocyanine green-enhanced fluorescence for assessing parathyroid perfusion during thyroidectomy. In: *Gland surgery* 5 (5), S. 512–521. https://doi.org/10.21037/gs.2016.10.06.

Leboulleux, Sophie; Bournaud, Claire; Chougnet, Cecile N.; Zerdoud, Slimane; Al Ghuzlan, Abir; Catargi, Bogdan et al. (2022): Thyroidectomy without Radioiodine in Patients with Low-Risk Thyroid Cancer. In: *The New England Journal of Medicine* 386 (10), S. 923–932. https://doi.org/10.1056/NEJMoa2111953.

Lee, Hye Yoon; You, Ji Young; Woo, Sang Uk; Son, Gil Soo; Lee, Jae Bok; Bae, Jeoung Won; Kim, Hoon Yub (2015): Transoral periosteal thyroidectomy: cadaver to human. In: *Surgical Endoscopy* 29 (4), S. 898–904. https://doi.org/10.1007/s00464-014-3749-6.

Lee, Kyu Eun; Kim, Hoon Yub; Park, Won Seo; Choe, Jun-Ho; Kwon, Mi Ra; Oh, Seung Keun; Youn, Yeo-Kyu (2009): Postauricular and Axillary Approach Endoscopic Neck Surgery: A New Technique. In: *World Journal of Surgery* 33 (4), S. 767–772. https://doi.org/10.1007/s00268-009-9922-8.

Lehner, A. (1966): Zur Behandlung des Zollinger-Ellison'schen Syndroms. In: *Revue internationale d'hepatologie* 16 (3), S. 719–722.

Lehnert, H.; Hahn, K.; Dralle, H. (2002): Benignes und malignes Phäochromozytom. In: *Der Internist* 43 (2), 196, 199–209. https://doi.org/10.1007/s00108-001-0521-5.

Leisinger, H. J.; Thachil, J.; Mayor, G. (1975): Chirurgie endokriner Überfunktionszustände der Nebenniere. In: *Therapeutische Umschau. Revue therapeutique* 32 (2), S. 88–92.

Lembeck, F. (1954): Über den Nachweis von 5-Oxytryptamin (Enteramin, Serotonin) in Carcinoidmetastasen. In: *Naunyn-Schmiedebergs Archiv für experimentelle Pathologie und Pharmakologie* 221 (1), S. 50–66. https://doi.org/10.1007/BF00246931.

Lemmens, Irma; van de Ven, Wim J. M.; Kas, Koen; Zhang, Chang X.; Giraud, Sophie; Wautot, Virginie et al. (1997): Identification of the Multiple Endocrine Neoplasia Type 1 (MEN1) Gene. In: *Human Molecular Genetics* 6 (7), S. 1177–1183. https://doi.org/10.1093/hmg/6.7.1177.

Lenner, V.; Kümmerle, F. (1978): Chirurgische Behandlung der Nebennierentumoren. In: *Therapiewoche* 28 (30), S. 5569–5578.

Lenschow, Christina; Schrägle, Sina; Kircher, Stefan; Lorenz, Kerstin; Machens, Andreas; Dralle, Henning et al. (2022): Clinical Presentation, Treatment, and Outcome of Parathyroid Carcinoma: Results of the NEKAR Retrospective International Multicenter Study

(Abstract). In: *Annals of Surgery* 275 (2), e479-e487. https://doi.org/10.1097/SLA.000 0000000004144.

Lent, V.; Reismann, B.; Schink, W. (1978): Die Zugangswege zur Nebenniere mit besonderer Berücksichtigung des Interkostalschnitts. In: *Münchener medizinische Wochenschrift* 120 (28), S. 963–966.

Leopoldina (o. D.a): CV_Rothmund_Matthias_D. Online verfügbar unter https://www.leopoldina.org/fileadmin/redaktion/Mitglieder/CV_Rothmund_Matthias_D.pdf, zuletzt geprüft am 22.04.2022.

Leopoldina (o. D.b): Mitglieder: Henning Dralle. Online verfügbar unter https://www.leopoldina.org/mitgliederverzeichnis/mitglieder/member/Member/show/henning-dralle/, zuletzt geprüft am 22.04.2022.

Lepsien, G.; Neufang, T.; Lüdtke, F. E. (1994): Laparoscopic resection of pheochromocytoma. In: *Surgical Endoscopy* 8 (8), S. 906–909. https://doi.org/10.1007/BF00843469.

Leroy-Willig, A.; Bittoun, J.; Luton, J. P.; Louvel, A.; Lefevre, J. E.; Bonnin, A.; Roucayrol, J. C. (1989): In vivo MR spectroscopic imaging of the adrenal glands: distinction between adenomas and carcinomas larger than 15 mm based on lipid content. In: *American Journal of Roentgenology* 153 (4), S. 771–773. https://doi.org/10.2214/ajr.153.4.771.

Leroy-Willig, A.; Roucayrol, J. C.; Luton, J. P.; Courtieu, J.; Niesenbaum, N.; Louvel, A. (1987): In vitro adrenal cortex lesions characterization by NMR spectroscopy. In: *Magnetic Resonance Imaging* 5 (5), S. 339–344. https://doi.org/10.1016/0730-725X(87)90123-8.

Lezaic, Luka; Rep, Sebastijan; Sever, Mojca Jensterle; Kocjan, Tomaz; Hocevar, Marko; Fettich, Jure (2014): ^{18}F-Fluorocholine PET/CT for localization of hyperfunctioning parathyroid tissue in primary hyperparathyroidism: a pilot study. In: *European Journal of Nuclear Medicine and Molecular Imaging* 41 (11), S. 2083–2089. https://doi.org/10.1007/s00259-014-2837-0.

Li, Xiao-long; Xu, Hui-Xiong; Lu, Feng; Yue, Wen-wen; Sun, Li-ping; Bo, Xiao-wan et al. (2016): Treatment efficacy and safety of ultrasound-guided percutaneous bipolar radiofrequency ablation for benign thyroid nodules. In: *The British Journal of Radiology* 89 (1059), S. 20150858. https://doi.org/10.1259/bjr.20150858.

Liang, Mei; Jiang, Jialin; Dai, Hongmei; Hong, Xiafei; Han, Xianlin; Cong, Lin et al. (2018): Robotic enucleation for pediatric insulinoma with MEN1 syndrome: a case report and literature review. In: *BMC Surgery* 18 (1), S. 44. https://doi.org/10.1186/s12893-018-0376-5.

Liddle, G. W. (1960): TESTS OF PITUITARY-ADRENAL SUPPRESSIBILITY IN THE DIAGNOSIS OF CUSHING'S SYNDROME*. In: *The Journal of Clinical Endocrinology & Metabolism* 20 (12), S. 1539–1560. https://doi.org/10.1210/jcem-20-12-1539.

Liddy, Whitney; Wu, Che-Wei; Dionigi, Gianlorenzo; Donatini, Gianluca; Giles Senyurek, Yasemin; Kamani, Dipti et al. (2021): Varied Recurrent Laryngeal Nerve Course Is Associated with Increased Risk of Nerve Dysfunction During Thyroidectomy: Results of the Surgical Anatomy of the Recurrent Laryngeal Nerve in Thyroid Surgery Study, an International Multicenter Prospective Anatomic and Electrophysiologic Study of 1000 Monitored Nerves at Risk from the International Neural Monitoring Study Group (Abstract). In: *Thyroid : official journal of the American Thyroid Association* 31 (11), S. 1730–1740. https://doi.org/10.1089/thy.2021.0155.

Liek, E. (1921): Operation oder Röntgenbehandlung beim Morbus Basedow? In: *Langenbecks Archiv für Chirurgie* 166 (1), S. 144–230. https://doi.org/10.1007/BF02802333.

Lindblom, Pia; Westerdahl, Johan; Bergenfelz, Anders (2002): Low parathyroid hormone levels after thyroid surgery: A feasible predictor of hypocalcemia. In: *Surgery* 131 (5), S. 515–520. https://doi.org/10.1067/msy.2002.123005.

Linder, F. (1949): Über hormonbildende Geschwülste. In: *Ärztliche Wochenschrift* 4 (9/10), S. 137–143.

Linder, F.; Freyschmidt, P. (1961): Die chirurgische Behandlung der Schilddrüsenerkrankungen. In: Bernhard Schlegel (Hg.): Sechsundsechzigster Kongress. Munich, 1961. Munich: J.F. Bergmann-Verlag, S. 143–158.

Linder, F.; Wunderlich, H. H. (1956): Zur chirurgischen Behandlung des Cushing-Syndroms; Eingriffe an den Nebennieren. In: *Deutsche medizinische Wochenschrift* 81 (13), S. 450–458. https://doi.org/10.1055/s-0028-1115716.

Link, R. (1966): Therapie der doppelseitigen Recurrenslähmung. In: *Langenbecks Archiv für Chirurgie* 316 (1), S. 104–118. https://doi.org/10.1007/BF02433589.

Lips, Cornelis; Landsvater, Rudy M.; Hoppener, Jo; Geerdink, Rolf A.; Blijham, Geert; van Veen, Joke M. Jansen-Schillhorn et al. (1994): Clinical Screening as Compared with DNA Analysis in Families with Multiple Endocrine Neoplasia Type 2A. In: *New England Journal of Medicine* 331 (13), S. 828–835. https://doi.org/10.1056/NEJM199409293311302.

Lister, J. (1867): ON THE ANTISEPTIC PRINCIPLE IN THE PRACTICE OF SURGERY. In: *The Lancet* 90 (2299), S. 353–356. https://doi.org/10.1016/S0140-6736(02)51827-4.

Ljungberg, O.; Tibblin, S. (1979): Peroperative fat staining of frozen sections in primary hyperparathyroidism. In: *The American Journal of Pathology* 95 (3), S. 633–641. Online verfügbar unter http://www.ncbi.nlm.nih.gov/pmc/articles/2042301.

Lobe, Thom E.; Wright, Simon K.; Irish, Michael S. (2005): Novel uses of surgical robotics in head and neck surgery. In: *Journal of Laparoendoscopic & Advanced Surgical Techniques. Part A* 15 (6), S. 647–652. https://doi.org/10.1089/lap.2005.15.647.

Lof, S.; van der Heijde, N.; Abuawwad, M.; Al-Sarireh, B.; Boggi, U.; Butturini, G. et al. (2021): Robotic versus laparoscopic distal pancreatectomy: multicentre analysis. In: *The British Journal of Surgery* 108 (2), S. 188–195. https://doi.org/10.1093/bjs/znaa039.

Lohmann, V. (1950): Über Diabetes mellitus bei Nebennierenmarktumoren. In: *Deutsche medizinische Wochenschrift* 75 (04), S. 138–142. https://doi.org/10.1055/s-0028-1117811.

Lombardi, Celestino Pio; Raffaelli, Marco; Crea, Carmela de; Boniardi, Marco; Toma, Giorgio de; Marzano, Luigi Antonio et al. (2012): Open versus endoscopic adrenalectomy in the treatment of localized (stage I/II) adrenocortical carcinoma: Results of a multiinstitutional Italian survey. In: *Surgery* 152 (6), S. 1158–1164. https://doi.org/10.1016/j.surg.2012.08.014.

Lombardi, Celestino Pio; Raffaelli, Marco; Traini, Emanuela; Di Stasio, Enrico; Carrozza, Cinzia; Crea, Carmela de et al. (2008): Intraoperative PTH monitoring during parathyroidectomy: the need for stricter criteria to detect multiglandular disease. In: *Langenbeck's archives of surgery* 393 (5), S. 639–645. https://doi.org/10.1007/s00423-008-0384-5.

Long, C. W. (1849): An Account of the First Use of Sulphuric Ether by Inhalation as an Anæsthetic in Surgical Operations. In: *Survey of Anesthesiology* 35 (6). Online verfügbar unter https://journals.lww.com/surveyanesthesiology/Fulltext/1991/12000/An_Account_ of_the_First_Use_of_Sulphuric_Ether_by.49.aspx.

Lopez, C. L.; Albers, M. B.; Bollmann, C.; Manoharan, J.; Waldmann, J.; Fendrich, V.; Bartsch, D. K. (2015): 34th Annual Meeting of the German Association of Endocrine Surgeons (CAEK) : Minimally invasive versus open pancreatic surgery in patients with multiple endocrine neoplasia type 1 (Abstract). In: *Langenbecks Archiv für Chirurgie* 400 (7), S. 855. https://doi.org/10.1007/s00423-015-1340-9.

Lopez, Caroline L.; Albers, M. B.; Bollmann, Carmen; Manoharan, Jerena; Waldmann, Jens; Fendrich, Volker; Bartsch, D. K. (2016): Minimally Invasive Versus Open Pancreatic Surgery in Patients with Multiple Endocrine Neoplasia Type 1. In: *World Journal of Surgery* 40 (7), S. 1729–1736. https://doi.org/10.1007/s00268-016-3456-7.

Lopez, Caroline L.; Waldmann, Jens; Fendrich, Volker; Langer, Peter; Kann, Peter H.; Bartsch, Detlef K. (2011): Long-term results of surgery for pancreatic neuroendocrine neoplasms in patients with MEN1. In: *Langenbecks Archiv für Chirurgie* 396 (8), S. 1187–1196. https://doi.org/10.1007/s00423-011-0828-1.

Lorente-Poch, L.; Sancho, J. J.; Ruiz, S.; Sitges-Serra, A. (2015): Importance of in situ preservation of parathyroid glands during total thyroidectomy. In: *British Journal of Surgery* 102 (4), S. 359–367. https://doi.org/10.1002/bjs.9676.

Lorenz, D.; van Kaick, G.; Wahl, R.; Meybier, H. (1981): Echographische Lokalisationsdiagnostik von Adenomen und Hyperplasien der Nebenschilddrüse beim primären Hyperparathyreoidismus. In: *RöFo : Fortschritte auf dem Gebiete der Röntgenstrahlen und der Nuklearmedizin* 134 (3), S. 260–264. https://doi.org/10.1055/s-2008-1056350.

Lorenz, K.; Dralle, H. (2010): Intraoperative Parathormonbestimmung beim primären Hyperparathyreoidismus. In: *Der Chirurg* 81 (7), 636, 638–42. https://doi.org/10.1007/s00104-009-1885-7.

Lorenz, K.; Machens, A.; Siebolts, U.; Dralle, H. (2020): Resektionsausmaß beim intrathyreoidalen medullären Schilddrüsenkarzinom. In: *Der Chirurg* 91 (12), S. 1017–1024. https://doi.org/10.1007/s00104-020-01274-9.

Lorenz, K.; Nguyen-Thanh, P.; Dralle, H. (1998): Internationaler Workshop und XVII. Arbeitstagung der Chirurgischen Arbeitsgemeinschaft Endokrinologie (CAEK) der Deutschen Gesellschaft für Chirurgie. Hamburg, Deutschland, 15. bis17. Oktober 1998: Intraoperative PTH-Bestimmung bei Parathyreoidektomien: ein intraoperativer „biochemischer Schnellschnitt" für den Chirurgen (Abstract). In: *Acta Chirurgica Austriaca Supplement* 30 (144), S. 3.

Lorenz, K.; Nguyen-Thanh, P.; Dralle, H. (2000): Unilateral open and minimally invasive procedures for primary hyperparathyroidism: a review of selective approaches. In: *Langenbecks Archiv für Chirurgie* 385 (2), S. 106–117. https://doi.org/10.1007/s004230050252.

Lorenz, Kerstin; Dralle, H. (2007): Surgical treatment of sporadic gastrinoma. In: *Wiener klinische Wochenschrift* 119 (19–20), S. 597–601. https://doi.org/10.1007/s00508-007-0882-4.

Lorenz, Kerstin; Ukkat, Jörg; Sekulla, Carsten; Gimm, Oliver; Brauckhoff, Michael; Dralle, Henning (2006): Total Parathyroidectomy Without Autotransplantation for Renal Hyperparathyroidism: Experience with a qPTH-controlled Protocol. In: *World Journal of Surgery* 30 (5), S. 743–751. https://doi.org/10.1007/s00268-005-0379-0.

Lörincz, Balazs B.; Möckelmann, Nikolaus; Knecht, Rainald (2014): Single-incision transaxillary robotic total thyroidectomy for Graves' disease: improved feasibility and safety with novel robotic instrumentation. In: *European Archives of Oto-Rhino-Laryngology* 271 (12), S. 3349–3353. https://doi.org/10.1007/s00405-014-3250-9.

Lowney, Jennifer K.; Frisella, Margaret M.; Lairmore, Terry C.; Doherty, Gerard M. (1998): Pancreatic islet cell tumor metastasis in multiple endocrine neoplasia type 1: Correlation with primary tumor size. In: *Surgery* 124 (6), S. 1043–1049. https://doi.org/10.1067/msy.1998.92561.

Lubarsch, O. (1888): Ueber den primären Krebs des Ileum nebst Bemerkungen über das gleichzeitige Vorkommen von Krebs und Tuberculose. In: *Virchows Archiv für pathologische Anatomie und Physiologie und für klinische Medizin* 111 (2), S. 280–317. https://doi.org/10.1007/BF01966242.

Lüdecke, D.; Kautzky, R.; Saeger, W.; Schrader, D. (1976): Selective removal of hypersecreting pituitary adenomas? An analysis of endocrine function, operative and microscopical findings in 101 cases. In: *Acta neurochirurgica* 35 (1–3), S. 27–42. https://doi.org/10.1007/BF01405930.

Ludin, H. (1963): Angiographische Nebennierendarstellung. In: *RöFo : Fortschritte auf dem Gebiete der Röntgenstrahlen und der Nuklearmedizin* 99 (11), S. 654–666. https://doi.org/10.1055/s-0029-1227353.

Ludwig, Aaron T.; Wagner, Kristofer R.; Lowry, Patrick S.; Papaconstantinou, Harry T.; Lairmore, Terry C. (2010): Robot-assisted posterior retroperitoneoscopic adrenalectomy. In: *Journal of Endourology* 24 (8), S. 1307–1314. https://doi.org/10.1089/end.2010.0152.

Lux, G.; Heyder, N. (1986): Endoscopic Ultransonography of the Pancreas: Technical Aspects. In: *Scandinavian Journal of Gastroenterology* 21 (sup123), S. 112–118. https://doi.org/10.3109/00365528609091871.

Mabrut, Jean-Yves; Fernandez-Cruz, Laureano; Azagra, Juan Santiago; Bassi, Claudio; Delvaux, Georges; Weerts, Joseph et al. (2005): Laparoscopic pancreatic resection: Results of a multicenter European study of 127 patients. In: *Surgery* 137 (6), S. 597–605. https://doi.org/10.1016/j.surg.2005.02.002.

Machens, Andreas; Brauckhoff, Michael; Gimm, Oliver; Dralle, Henning (2006): Risk-oriented approach to hereditary adrenal pheochromocytoma. In: *Annals of the New York Academy of Sciences* 1073, S. 417–428. https://doi.org/10.1196/annals.1353.045.

Machens, Andreas; Dralle, Henning (2010): Biomarker-Based Risk Stratification for Previously Untreated Medullary Thyroid Cancer. In: *The Journal of Clinical Endocrinology & Metabolism* 95 (6), S. 2655–2663. https://doi.org/10.1210/jc.2009-2368.

Machens, Andreas; Dralle, Henning (2016): Surgical cure rates of sporadic medullary thyroid cancer in the era of calcitonin screening. In: *European Journal of Endocrinology* 175 (3), S. 219–228. https://doi.org/10.1530/EJE-16-0325.

Machens, Andreas; Holzhausen, Hans-Jürgen; Dralle, Henning (2005): The prognostic value of primary tumor size in papillary and follicular thyroid carcinoma. In: *Cancer* 103 (11), S. 2269–2273. https://doi.org/10.1002/cncr.21055.

Maier, G.; Kreis, M. E.; Renn, W.; López Pereira, P.; Häring, H.-U.; Becker, H. D. (1998): Parathyroid hormone after adenectomy for primary hyperparathyroidism. A study of peptide hormone elimination kinetics in humans. In: *The Journal of clinical endocrinology and metabolism* 83 11, S. 3852–3856.

Maier, W. (1981): Echographische Diagnose und Lokalisation des Epithelkörperchenadenoms. In: *Computertomographie* 1 (1), S. 28–32. 347004.

Makridis, C.; Oberg, K.; Juhlin, C.; Rastad, J.; Johansson, H.; Lörelius, L. E.; Akerström, G. (1990): Surgical treatment of mid-gut carcinoid tumors. In: *World Journal of Surgery* 14 (3), 377–83; discussion 384–5. https://doi.org/10.1007/BF01658532.

Mallinson, C. N.; Bloom, S. R.; Warin, A. P.; Salmon, P. R.; Cox, B. (1974): A glucagonoma syndrome. In: *The Lancet* 2 (7871), S. 1–5. https://doi.org/10.1016/s0140-6736(74)913 43-9.

Mandl, F. (1925): Therapeutischer Versuch bei Ostitis fibrosa generalisata mittels Exstirpation eines Epithelkörperchentumors. In: *Wiener klinische Wochenschrift* 38 (36), S. 1343–1344.

Mandl, F. (1933): Zur Technik der Parathyreoidektomie bei Ostitis fibrosa auf Grund neuer Beobachtungen. In: *Langenbecks Archiv für Chirurgie* 240 (3), S. 362–375. https://doi.org/10.1007/BF02791561.

Mandl, F. (1947): Ueber zwei durch Entfernung eines Nebennieren-Marktumors (Pheochromocytom) geheilte Fälle von paroxysmalem Hochdruck. In: *Wiener klinische Wochenschrift* 59 (1), S. 11–16.

Mann, B.; Buhr, H. J.; Faulhaber, J. (1998): Das Konzept der „mikrochirurgischen" Technik beim medullären Schilddrüsenkarzinom. In: *Langenbecks Archiv für Chirurgie. Supplement. Kongressband. Deutsche Gesellschaft für Chirurgie. Kongress* 115, S. 720–723.

Manning, Preston C.; Molnar, George D.; Black, B. M.; Priestley, J. T.; Woolner, L. B. (1963): Pheochromocytoma, Hyperparathyroidism and Thyroid Carcinoma Occurring Coincidentally. In: *New England Journal of Medicine* 268 (2), S. 68–72. https://doi.org/10.1056/NEJM196301102680202.

Mantke, R.; Pross, M.; Klose, S.; Lehnert, H.; Lippert, H. (2003): Einsatz des Ultraschallskalpells in der konventionellen Schilddrüsenchirurgie. Möglichkeiten und Vorteile. In: *Der Chirurg* 74 (8), S. 739–742. https://doi.org/10.1007/s00104-003-0658-y.

Martini, G. A.; Strohmeyer, G.; Haug, P.; Gusek, W. (1964): Inselzelladenom des Pankreas mit urtikariellem Exanthem, Durchfällen sowie Kalium- und Eiweißverlust über den Darm: Über eine besondere Verlaufsform des Zollinger-Ellison-Syndroms. In: *Deutsche medizinische Wochenschrift* 89, S. 313–322. https://doi.org/10.1055/s-0028-1111022.

Mason, H. L.; Myers, C. S.; Kendall, E. C. (1936): THE CHEMISTRY OF CRYSTALLINE SUBSTANCES ISOLATED FROM THE SUPRARENAL GLAND. In: *Journal of Biological Chemistry* 114 (3), S. 613–631. https://doi.org/10.1016/S0021-9258(18)747 90-X.

Mathys, S.; Ziegler, W. H.; Francke, C. (1972): BILATERAL PHEOCHROMOCYTOMA WITH MEDULLARY THYROID-CARCINOMA AND CUSHINGS SYNDROME. In: *Schweizerische medizinische Wochenschrift* 102 (23), 798-&.

Matsumoto, Kenneth K.; Peter, J. B.; Schultze, Raymond G.; Hakim, A. A.; Franck, Peter T. (1966): Watery Diarrhea and Hypokalemia Associated with Pancreatic Islet Cell Adenoma. In: *Gastroenterology* 50 (2), S. 231–242. https://doi.org/10.1016/S0016-508 5(66)80056-2.

Matsuura, Danielli; Yuan, Avery; Harris, Victoria; Shaha, Ashok R.; Tuttle, R. Michael; Patel, Snehal G. et al. (2022): Surgical Management of Low-/Intermediate-Risk Node Negative Thyroid Cancer: A Single-Institution Study Using Propensity Matching Analysis to Compare Thyroid Lobectomy and Total Thyroidectomy (Abstract). In: *Thyroid :*

official journal of the American Thyroid Association 32 (1), S. 28–36. https://doi.org/10.1089/thy.2021.0356.

Mättig, H.; Bildat, D.; Metzger, B. (1998): Senkung der Rate an Rekurrensparesen durch routinemässige Darstellung der Nerven bei Schilddrüsenoperationen. In: *Zentralblatt für Chirurgie* 123 (1), S. 17–20.

Maurer, E.; Eckhardt, S.; Fendrich, V.; Bartsch, D. K. (2014): Roboter-assistierte Hemithyroidektomie – Erste Erfahrungen mit einer neuen Technik (Video). In: *Zeitschrift für Gastroenterologie* 52 (08), KC100.

Maurer, E.; Eilsberger, F.; Wächter, S.; Riera Knorrenschild, J.; Pehl, A.; Neubauer, A. et al. (submitted): Mutation-based, short term neoadjuvant treatment allows resection of stage IVB and IVC anaplastic thyroid cancer. In: *Journal of Personalized Medicine*.

Maurer, E.; Wächter, S.; Bartsch, D. K. (2017): Alternativzugänge in der Schilddrüsenchirurgie. In: *Der Chirurg* 88 (8), S. 675–681. https://doi.org/10.1007/s00104-017-0430-3.

Maurer, Elisabeth; Heinzel-Gutenbrunner, Monika; Rinke, Anja; Rütz, Johannes; Holzer, Katharina; Figiel, Jens et al. (2022): Relevant prognostic factors in patients with stage IV small intestine neuroendocrine neoplasms. In: *Journal of Neuroendocrinology* 34 (1), e13076. https://doi.org/10.1111/jne.13076.

Maurer, Elisabeth; Maschuw, Katja; Reuss, Alexander; Zieren, Hans Udo; Zielke, Andreas; Goretzki, Peter et al. (2019): Total Versus Near-total Thyroidectomy in Graves Disease: Results of the Randomized Controlled Multicenter TONIG-trial. In: *Annals of Surgery* 270 (5), S. 755–761. https://doi.org/10.1097/SLA.0000000000003528.

Maurer, Elisabeth; Vorländer, Christian; Zielke, Andreas; Dotzenrath, Cornelia; Frankenberg, Moritz von; Köhler, Hinrich et al. (2020): Short-Term Outcomes of Surgery for Graves' Disease in Germany. In: *Journal of clinical medicine* 9 (12), S. 4014. https://doi.org/10.3390/jcm9124014.

Maurer, Elisabeth; Wächter, Sabine; Albers, Max; Holzer, Katharina; Bartsch, D. K. (2018a): Die transaxilläre roboterassistierte Thyreoidektomie – Ergebnisse und Akzeptanz einer neuen Operationsmethode. In: *Zentralblatt für Chirurgie* 143 (4), S. 353–360. https://doi.org/10.1055/a-0647-7168.

Maurer, Elisabeth; Wächter, Sabine; Holzer, Katharina; Bartsch, D. K. (2018b): Muss der intraoperative Quick-Parathormonwert beim lokalisierten, sporadischen Hyperparathyreoidismus abgewartet werden? In: *Zentralblatt für Chirurgie* 143 (4), S. 367–372. https://doi.org/10.1055/a-0655-7791.

Mayes, D.; Furuyama, S.; Kem, D. C.; Nugent, C. A. (1970): A Radioimmunoassay for Plasma Aldosterone. In: *The Journal of Clinical Endocrinology & Metabolism* 30 (5), S. 682–685. https://doi.org/10.1210/jcem-30-5-682.

Mayo, C. H. (1927): PAROXYSMAL HYPERTENSION WITH TUMOR OF RETROPERITONEAL NERVE: REPORT OF CASE. In: *Journal of the American Medical Association* 89 (13), S. 1047–1050. https://doi.org/10.1001/jama.1927.02690130035013.

McCarthy, D. M. (1980): The place of surgery in the Zollinger-Ellison syndrome. In: *The New England Journal of Medicine* 302 (24), S. 1344–1347. https://doi.org/10.1056/NEJM198006123022404.

McClintock, J. C.; Stranahan, A.; Alley, R. D.; Baker, W. A. (1954): A thoraco-cervical approach for malignant disease of the thyroid gland. In: *Annals of Surgery* 139 (2), S. 158–165. https://doi.org/10.1097/00000658-195402000-00005.

McGavran, M. H.; Unger, R. H.; Recant, L.; Polk, H. C.; Kilo, C.; Levin, M. E. (1966): A glucagon-secreting alpha-cell carcinoma of the pancreas. In: *The New England Journal of Medicine* 274 (25), S. 1408–1413. https://doi.org/10.1056/NEJM196606232742503.

MedUni Wien (2022): Biobibliografisches Portal der Vertreter/-innen der Wiener Medizinischen Schule(n). Online verfügbar unter https://ub-physicus.meduniwien.ac.at/BG/content/origaz.php?a_suche=true&liste=true&ID_seite=&ID_ort=&a_name=niederle&a_gebd=&a_stbd=&a_record_limit=25, zuletzt aktualisiert am 11.05.2022, zuletzt geprüft am 11.05.2022.

Melby, James C.; Spark, Richard F.; Dale, Sidney L.; Egdahl, Richard H.; Kahn, Paul C. (1967): Diagnosis and Localization of Aldosterone-Producing Adenomas by Adrenal-Vein Catheterization. In: *The New England Journal of Medicine* 277 (20), S. 1050–1056. https://doi.org/10.1056/NEJM196711162772002.

Melvin, W. S.; Needleman, B. J.; Krause, K. R.; Ellison, E. C. (2003): Robotic resection of pancreatic neuroendocrine tumor. In: *Journal of Laparoendoscopic & Advanced Surgical Techniques. Part A* 13 (1), S. 33–36. https://doi.org/10.1089/109264203321235449.

Mercan, S.; Seven, R.; Ozarmagan, S.; Tezelman, S. (1995): Endoscopic retroperitoneal adrenalectomy. In: *Surgery* 118 (6), 1071–5; discussion 1075–6. https://doi.org/10.1016/s0039-6060(05)80116-3.

Meurisse, M.; Defechereux, T.; Maweja, S.; Degauque, C.; Vandelaer, M.; Hamoir, E. (2000): Evaluation of the Ultracision ultrasonic dissector in thyroid surgery. Prospective randomized study. In: *Annales de chirurgie* 125 (5), S. 468–472. https://doi.org/10.1016/s0003-3944(00)00223-6.

Meyer, D.; Engemann, R.; Marx, A.; Thiede, A. (1994): Der funktionell inaktive endokrine Pankreastumor. In: *Der Chirurg* 65 (10), S. 856–860.

Meyer, G.; Schardey, H. M.; Schildberg, F. W. (1995): Die laparoskopische transperitoneale Adrenalektomie. In: *Der Chirurg* 66 (4), S. 413–418.

Miccoli, P.; Berti, P.; Conte, M.; Bendinelli, C.; Marcocci, C. (1999): Minimally invasive surgery for thyroid small nodules: preliminary report. In: *J. Endocrinol. Invest.* 22 (11), S. 849–851.

Miccoli, P.; Pinchera, A.; Cecchini, G.; Conte, M.; Bendinelli, C.; Vignali, E. et al. (1997): Minimally invasive, video-assisted parathyroid surgery for primary hyperparathyroidism. In: *Journal of Endocrinological Investigation* 20 (7), S. 429–430. https://doi.org/10.1007/BF03347996.

Miccoli, Paolo; Bellantone, Rocco; Mourad, Michel; Walz, Martin; Raffaelli, Marco; Berti, Piero (2002): Minimally Invasive Video-assisted Thyroidectomy: Multiinstitutional Experience. In: *World Journal of Surgery* 26 (8), S. 972–975. https://doi.org/10.1007/s00268-002-6627-7.

Miccoli, Paolo; Minuto, Michele N.; Galleri, David; D'Agostino, Jacopo; Basolo, Fulvio; Antonangeli, Lucia et al. (2006): INCIDENTAL THYROID CARCINOMA IN A LARGE SERIES OF CONSECUTIVE PATIENTS OPERATED ON FOR BENIGN THYROID DISEASE. In: *ANZ Journal of Surgery* 76 (3), S. 123–126. https://doi.org/10.1111/j.1445-2197.2006.03667.x.

Michie, W. (1975): Whither thyrotoxicosis? In: *The British Journal of Surgery* 62 (9), S. 673–682. https://doi.org/10.1002/bjs.1800620902.

Michie, W.; Pegg, C. A. S.; Bewsher, P. D. (1972): Prediction of Hypothyroidism after Partial Thyroidectomy for Thyrotoxicosis. In: *British Medical Journal* 1 (5791), S. 13. https://doi.org/10.1136/bmj.1.5791.13.

Miescher, P.; Gsell, O.; Nissen, R.; Neher, R.; Gloor, F.; Suter, L. (1960): Primärer Hyperaldosteronismus: Ein Fall von Connschem Syndrom mit Heilung nach Exstirpation eines Aldosteron produzierenden Nebennierenadenoms. In: *Schweizerische medizinische Wochenschrift* 90 (8), S. 181–186.

Miller, B. S.; Ammori, J. B.; Gauger, P. G.; Broome, J. T.; Hammer, G. D.; Doherty, G. M. (2010): Laparoscopic resection is inappropriate in patients with known or suspected adrenocortical carcinoma. In: *World Journal of Surgery* 34 (6), S. 1380–1385. https://doi.org/10.1007/s00268-010-0532-2.

Miller, Barbra S.; England, Barry G.; Nehs, Matthew; Burney, Richard E.; Doherty, Gerard M.; Gauger, Paul G. (2006): Interpretation of intraoperative parathyroid hormone monitoring in patients with baseline parathyroid hormone levels of <100 pg/mL. In: *Surgery* 140 (6), 883–9; discussion 889–90. https://doi.org/10.1016/j.surg.2006.07.016.

Minner, S.; Rödiger, H.; Mansmann, U.; Böhm, B. (2007): Randomisierte kontrollierte Studie über die Gefässversiegelung in der Schilddrüsenchirurgie. In: *Zentralblatt für Chirurgie* 132 (5), S. 446–450. https://doi.org/10.1055/s-2007-981279.

Mintziras, Ioannis; Peer, Katharina; Goerlach, Jannis; Goebel, Joachim N.; Ramaswamy, Annette; Slater, Emily P. et al. (2021): Adult Proinsulinomatosis Associated With a MAFA Germline Mutation as a Rare Cause of Recurrent Hypoglycemia. In: *Pancreas* 50 (10). Online verfügbar unter https://journals.lww.com/pancreasjournal/Fulltext/2021/11000/Adult_Proinsulinomatosis_Associated_With_a_MAFA.19.aspx.

Mintziras, Ioannis; Ringelband, Rolf; Jähne, Joachim; Vorländer, Christian; Dotzenrath, Cornelia; Zielke, Andreas et al. (2022): Heavier Weight of Resected Thyroid Specimen Is Associated With Higher Postoperative Morbidity in Benign Goiter. In: *Journal of Clinical Endocrinology and Metabolism* 107 (7), e2762-e2769. https://doi.org/10.1210/clinem/dgac214.

Mischke, W. (1977): Lokalisationsdiagnostik endokrin aktiver Nebennierentumoren. In: *Deutsche medizinische Wochenschrift* 102 (51), S. 1888–1890. https://doi.org/10.1055/s-0028-1105592.

Modlin, Irvin; Drozdov, Ignat; Kidd, Mark; Modlin, Irvin M. (2013): The Identification of Gut Neuroendocrine Tumor Disease by Multiple Synchronous Transcript Analysis in Blood. In: *PloS one* 8 (5), e63364. https://doi.org/10.1371/journal.pone.0063364.

Modlin, Irvin M.; Shapiro, Michael D.; Kidd, Mark (2004): Carcinoid tumors and fibrosis: an association with no explanation. In: *The American journal of gastroenterology* 99 (12), S. 2466–2478. https://doi.org/10.1111/j.1572-0241.2004.40507.x.

Moertel, Charles G.; Sauer, William G.; Dockerty, Malcolm B.; Baggenstoss, Archie H. (1961): Life history of the carcinoid tumor of the small intestine. In: *Cancer* 14 (5), S. 901–912. https://doi.org/10.1002/1097-0142(196109/10)14:5<901::AID-CNCR2820140502>3.0.CO;2-Q.

Mongé, J. J.; Judd, E. S.; Gage, R. P. (1964): RADICAL PANCREATODUODENECTOMY: A 22-YEAR EXPERIENCE WITH THE COMPLICATIONS, MORTALITY RATE, AND SURVIVAL RATE. In: *Annals of Surgery* 160 (4), S. 711–722. https://doi.org/10.1097/00000658-196410000-00013.

Moon, K. L.; Hricak, H.; Crooks, L. E.; Gooding, C. A.; Moss, A. A.; Engelstad, B. L.; Kaufman, L. (1983): Nuclear magnetic resonance imaging of the adrenal gland: a preliminary report. In: *Radiology* 147 (1), S. 155–160. https://doi.org/10.1148/radiology.147.1.6828721.

Morgner, K. D.; Otto, P.; Wedemeyer, H. J.; Töllner, D. (1974): Lokalisationsdiagnostik von Nebennierentumoren mit Hilfe der Ultraschalltomographie. In: *Deutsche medizinische Wochenschrift* 99 (29), S. 1519–1521.

Morino, M.; Benincà, G.; Giraudo, G.; Del Genio, G. M.; Rebecchi, F.; Garrone, C. (2004): Robot-assisted vs laparoscopic adrenalectomy: a prospective randomized controlled trial. In: *Surgical Endoscopy* 18 (12), S. 1742–1746. https://doi.org/10.1007/s00464-004-9046-z.

Muhammad, Haris; Santhanam, Prasanna; Russell, Jonathon O. (2021): Radiofrequency ablation and thyroid nodules: updated systematic review. In: *ENDOCRINE* 72 (3), S. 619–632. https://doi.org/10.1007/s12020-020-02598-6.

Mühlhoff, G.; Sack, H.; Schega, W. (1975): Das Phäochromocytom. In: *Der Chirurg* 46 (5), S. 210–215.

Müller, H. (1962): Angiographische Darstellung der Nebennieren. In: *RöFo : Fortschritte auf dem Gebiete der Röntgenstrahlen und der Nuklearmedizin* 97 (12), S. 711–715.

Müller, H. W.; Kruse, H. P.; Schumpelick, V.; Montz, R.; Schneider, C. (1984): European Nuclear Medicine Congress. August 14–17, 1984, Helsinki, Finland. Abstracts: Comparison Between 99m-Tc/201-Tl-Scintigraphy and 5 MHz-Sonography of Parathyroid Glands. In: *European Journal of Nuclear Medicine* 9 (7), A 52. https://doi.org/10.1007/BF00276467.

Müller, P. E.; Schmid, T.; Spelsberg, F. (1998): Die totale Thyreoidektomie bei Jodmangelstruma--eine sinnvolle Behandlungsalternative? In: *Zentralblatt für Chirurgie* 123 (1), S. 39–41.

Mulligan, L. M.; Kwok, J. B.; Healey, C. S.; Elsdon, M. J.; Eng, C.; Gardner, E. et al. (1993): Germ-line mutations of the RET proto-oncogene in multiple endocrine neoplasia type 2A. In: *Nature* 363 (6428), S. 458–460. https://doi.org/10.1038/363458a0.

Mündnich, K. (1955): Die Behandlung des Kropfes und seiner Folgekrankheiten; eine kritische Betrachtung vom laryngologischen Gesichtspunkt. In: *Zeitschrift fur Laryngologie, Rhinologie, Otologie und ihre Grenzgebiete* 34 (6), S. 381–394.

Mündnich, K.; Mandl, W. (1956): Strumektomie und Stimmbandlähmung. In: *Langenbecks Archiv für Chirurgie* 283 (1), S. 13–41. https://doi.org/10.1007/BF01438893.

Münster, W.; Wierny, L.; Porstmann, W. (1966): Angiographie der Nebennieren-Tumoren. In: *RöFo : Fortschritte auf dem Gebiete der Röntgenstrahlen und der Nuklearmedizin* 104 (03), S. 367–378. https://doi.org/10.1055/s-0029-1227861.

Murray, George R. (1891): Note on the Treatment of Myxœdema by Hypodermic Injections of an Extract of the Thyroid Gland of a Sheep. In: *British Medical Journal* 2 (1606), S. 796. https://doi.org/10.1136/bmj.2.1606.796.

Musholt, T. J. (2010): Totale Thyreoidektomie bei Knotenstruma. In: *Der Chirurg* 81 (7), 603–6, 608–11. https://doi.org/10.1007/s00104-009-1880-z.

Musholt, T. J. (2011): Resektionsausmaß bei neuroendokrinen Tumoren des Dünndarms. In: *Der Chirurg* 82 (7), S. 591–597. https://doi.org/10.1007/s00104-011-2070-3.

Musholt, Thomas J. (2020): Resektionsstrategien beim lokal fortgeschrittenen Schilddrüsenkarzinom. In: *Der Chirurg* 91 (12), S. 1030–1037. https://doi.org/10.1007/s00104-020-01262-z.

Musholt, Thomas J.; Fottner, Christian; Weber, Matthias M.; Eichhorn, Waltraud; Pohlenz, Joachim; Musholt, Petra B. et al. (2010): Detection of papillary thyroid carcinoma by analysis of BRAF and RET/PTC1 mutations in fine-needle aspiration biopsies of thyroid nodules. In: *World Journal of Surgery* 34 (11), S. 2595–2603. https://doi.org/10.1007/s00268-010-0729-4.

Nagel, M.; Ockert, D.; Zimmermann, T.; Saeger, H. D. (1997): Intraoperative determination of parathyroid hormone--an alternative to preoperative localization diagnosis. In: *Langenbecks Archiv für Chirurgie. Supplement. Kongressband. Deutsche Gesellschaft fur Chirurgie. Kongress* 114, S. 1154–1156.

Najafi, N.; Mintziras, I.; Wiese, D.; Albers, M. B.; Maurer, E.; Bartsch, D. K. (2020): A retrospective comparison of robotic versus laparoscopic distal resection and enucleation for potentially benign pancreatic neoplasms. In: *Surgery Today* 50 (8), S. 872–880. https://doi.org/10.1007/s00595-020-01966-z.

Nakada, T.; Kubota, Y.; Sasagawa, I.; Yagisawa, T.; Watanabe, M.; Ishigooka, M. (1995): Therapeutic outcome of primary aldosteronism: adrenalectomy versus enucleation of aldosterone-producing adenoma. In: *The Journal of Urology* 153 (6), S. 1775–1780. https://doi.org/10.1016/s0022-5347(01)67303-8.

Napoli, Francesca; Rapa, Ida; Mortara, Umberto; Massa, Federica; Izzo, Stefania; Rigutto, Angelica et al. (2022): MicroRNA profiling predicts positive nodal status in papillary thyroid carcinoma in the preoperative setting. In: *Cancer Cytopathol* n/a (n/a). https://doi.org/10.1002/cncy.22585.

Nell, Sjoerd; Brunaud, Laurent; Ayav, Ahmet; Bonsing, Bert A.; Groot Koerkamp, Bas; Nieveen van Dijkum, Els J. et al. (2016): Robot-assisted spleen preserving pancreatic surgery in MEN1 patients. In: *Journal of Surgical Oncology* 114 (4), S. 456–461. https://doi.org/10.1002/jso.24315.

Nell, Sjoerd; Verkooijen, Helena M.; Pieterman, Carolina R. C.; Herder, Wouter W. de; Hermus, Ad R.; Dekkers, Olaf M. et al. (2018): Management of MEN1 Related Nonfunctioning Pancreatic NETs: A Shifting Paradigm: Results From the DutchMEN1 Study Group. In: *Annals of Surgery* 267 (6). Online verfügbar unter https://journals.lww.com/annalsofsurgery/Fulltext/2018/06000/Management_of_MEN1_Related_Nonfunctioning.27.aspx.

Nell, Walter (1947): Ergebnisse der operativen Behandlung des Morbus Basedow und der Struma basedowificata bei ein-und mehrzeitigem Vorgehen. In: *Langenbecks Archiv für Chirurgie* 260 (1), S. 166–195. https://doi.org/10.1007/BF01398782.

Nelson, D. H.; Meakin, J. W.; Dealy, J. B.; Matson, D. D.; Emerson, K.; Thorn, G. W. (1958): ACTH-producing tumor of the pituitary gland. In: *The New England Journal of Medicine* 259 (4), S. 161–164. https://doi.org/10.1056/NEJM195807242590403.

Nesbit, R. M. (1966): Normokalemic Primary Aldosteronism. In: *Surgery, Gynecology & Obstetrics* 122 (1), S. 114–116. Online verfügbar unter https://archive.org/details/sim_journal-of-the-american-college-of-surgeons_1966-01_122_1/page/114/mode/1up, zuletzt geprüft am 31.07.2022.

Neumann, D. R.; Esselstyn, C. B., JR; MacIntyre, W. J.; Chen, E. Q.; Go, R. T.; Kohse, L. M.; Licata, A. A. (1994): Primary hyperparathyroidism: preoperative parathyroid imaging with regional body FDG PET. In: *Radiology* 192 (2), S. 509–512. https://doi.org/10.1148/radiology.192.2.8029424.

Neumann, H. J. (2000): Intraoperatives neurophysiologisches Monitoring (IONM) des Nervus recurrens und Mikrodissektion. Operationstechnische Verfahren zur Risikominderung von Recurrensparesen. In: *Laryngo- rhino- otologie* 79 (5), S. 290–296. https://doi.org/10.1055/s-2000-343.

Neumann, H. P.; Berger, D. P.; Sigmund, G.; Blum, U.; Schmidt, D.; Parmer, R. J. et al. (1993): Pheochromocytomas, multiple endocrine neoplasia type 2, and von Hippel-Lindau disease. In: *The New England Journal of Medicine* 329 (21), S. 1531–1538. https://doi.org/10.1056/NEJM199311183292103.

Neumann, H. P.; Reincke, M.; Bender, B. U.; Elsner, R.; Janetschek, G. (1999a): Preserved adrenocortical function after laparoscopic bilateral adrenal sparing surgery for hereditary pheochromocytoma. In: *The Journal of clinical endocrinology and metabolism* 84 (8), S. 2608–2610. https://doi.org/10.1210/jcem.84.8.5872.

Neumann, H. P. H.; Bender, B. U.; Reincke, M.; Eggstein, S.; Laubenberger, J.; Kirste, G. (1999b): Adrenal-sparing surgery for phaeochromocytoma. In: *The British Journal of Surgery* 86 (1), S. 94–97. https://doi.org/10.1046/j.1365-2168.1999.00974.x.

Neumann, Hartmut P. H.; Bausch, Birke; McWhinney, Sarah R.; Bender, Bernhard U.; Gimm, O.; Franke, Gerlind et al. (2002): Germ-line mutations in nonsyndromic pheochromocytoma. In: *The New England Journal of Medicine* 346 (19), S. 1459–1466. https://doi.org/10.1056/NEJMoa020152.

Neumann, Hartmut P.H.; Vortmeyer, Alexander; Schmidt, Dieter; Werner, Martin; Erlic, Zoran; Cascon, Alberto et al. (2007): Evidence of MEN-2 in the Original Description of Classic Pheochromocytoma. In: *The New England Journal of Medicine* 357 (13), S. 1311–1315. https://doi.org/10.1056/NEJMoa071407.

Neumann, K.; Langer, R. (1997): Bildgebende Verfahren zur Diagnostik des Phäochromozytoms. In: *Zentralblatt für Chirurgie* 122 (6), S. 438–442.

Newell-Price, John; Bertagna, Xavier; Grossman, Ashley B.; Nieman, Lynnette K. (2006): Cushing's syndrome. In: *The Lancet* 367 (9522), S. 1605–1617. https://doi.org/10.1016/S0140-6736(06)68699-6.

Niccoli-Sire, P.; Murat, A.; Baudin, E.; Henry, J. F.; Proye, C.; Bigorgne, J. C. et al. (1999): Early or prophylactic thyroidectomy in MEN 2/FMTC gene carriers: results in 71 thyroidectomized patients. The French Calcitonin Tumours Study Group (GETC). In: *European Journal of Endocrinology eur j endocrinol* 141 (5), S. 468–474. Online verfügbar unter https://eje.bioscientifica.com/view/journals/eje/141/5/468.xml.

Nicholls, A. G. (1902): Simple Adenoma of the Pancreas arising from an Island of langerhans. In: *The Journal of Medical Research* 8 (2), S. 385–395. Online verfügbar unter https://www.ncbi.nlm.nih.gov/pmc/articles/pmid/19971505/?tool=EBI.

Niederle, B. (2021): Zur Person – Univ.-Prof. Dr. Bruno Niederle. Online verfügbar unter https://www.niederle.cc/dperson.php, zuletzt aktualisiert am 02.2021, zuletzt geprüft am 24.04.2022.

Niederle, B.; Pape, U-F; Costa, F.; Gross, D.; Kelestimur, F.; Knigge, U. et al. (2016): ENETS Consensus Guidelines Update for Neuroendocrine Neoplasms of the Jejunum and Ileum. In: *Neuroendocrinology* 103 (2), S. 125–138. https://doi.org/10.1159/000443170.

Niederle, B.; Prager, G.; Scheuba, C.; Passler, C.; Schindl, M. (2000): Minimal invasive chirurgische Endokrinologie. In: *Acta Chirurgica Austriaca* 32 (SUPPL. 165), S. 39–46. Online verfügbar unter https://www.embase.com/search/results?subaction=viewrecord&id=L32099331&from=export.

Niederle, Bruno; Selberherr, Andreas; Bartsch, Detlef K.; Brandi, Maria L.; Doherty, Gerard M.; Falconi, Massimo et al. (2021a): Multiple Endocrine Neoplasia Type 1 and the Pancreas: Diagnosis and Treatment of Functioning and Non-Functioning Pancreatic and Duodenal Neuroendocrine Neoplasia within the MEN1 Syndrome – An International Consensus Statement. In: *Neuroendocrinology* 111 (7), S. 609–630. https://doi.org/10.1159/000511791.

Niederle, M. B.; Riss, P.; Selberherr, A.; Koperek, O.; Kaserer, K.; Niederle, B.; Scheuba, C. (2021b): Omission of lateral lymph node dissection in medullary thyroid cancer without a desmoplastic stromal reaction. In: *The British Journal of Surgery* 108 (2), S. 174–181. https://doi.org/10.1093/bjs/znaa047.

Niemann, Stephan; Müller, Ulrich (2000): Mutations in SDHC cause autosomal dominant paraganglioma, type 3. In: *Nature Genetics* 26 (3), S. 268–270. https://doi.org/10.1038/81551.

Nies, C. (1997): Minimally invasive adrenalectomy. In: *Chirurgische Gastroenterologie Interdisziplinar* 13 (4), S. 333–337. https://doi.org/10.1159/000190104.

Nies, C.; Bartsch, D.; Schäfer, U.; Rothmund, M. (1993): Laparoskopische Adrenalektomie. In: *Deutsche medizinische Wochenschrift* 118 (50), S. 1831–1836. https://doi.org/10.1055/s-2008-1059520.

Nies, C.; Möbius, E.; Rothmund, M. (1998): Laparoskopische transabdominale Adrenalektomie. In: *Zentralblatt für Chirurgie* 123 (12), S. 1422–1427.

Nießen, A.; Schimmack, S.; Billmann, F.; Hackert, T. (2022): Chirurgie bei neuroendokrinen Neoplasien des Pankreas: State of the Art. In: *Der Chirurg*. https://doi.org/10.1007/s00104-022-01641-8.

Nikiforov, Yuri E.; Seethala, Raja R.; Tallini, Giovanni; Baloch, Zubair W.; Basolo, Fulvio; Thompson, Lester D. R. et al. (2016): Nomenclature Revision for Encapsulated Follicular Variant of Papillary Thyroid Carcinoma: A Paradigm Shift to Reduce Overtreatment of Indolent Tumors. In: *JAMA Oncol* 2 (8), S. 1023–1029. https://doi.org/10.1001/jamaoncol.2016.0386.

Nikiforova, Marina N.; Tseng, George C.; Steward, David; Diorio, Donna; Nikiforov, Yuri E. (2008): MicroRNA Expression Profiling of Thyroid Tumors: Biological Significance and Diagnostic Utility. In: *The Journal of Clinical Endocrinology & Metabolism* 93 (5), S. 1600–1608. https://doi.org/10.1210/jc.2007-2696.

Nissen, R. (1952): Zur Freilegung beider Nebennieren. In: *Der Chirurg* 23 (4), S. 169–171.

NobelPrize.org (2022a): The Nobel Prize in Physiology or Medicine 1909. Online verfügbar unter https://www.nobelprize.org/prizes/medicine/1909/summary/, zuletzt aktualisiert am 18.03.2022, zuletzt geprüft am 18.03.2022.

NobelPrize.org (2022b): The Nobel Prize in Physiology or Medicine 1950. Online verfügbar unter https://www.nobelprize.org/prizes/medicine/1950/summary/, zuletzt aktualisiert am 18.03.2022, zuletzt geprüft am 18.03.2022.

NobelPrize.org (2022c): The Nobel Prize in Physiology or Medicine 1977. Online verfügbar unter https://www.nobelprize.org/prizes/medicine/1977/summary/, zuletzt aktualisiert am 18.03.2022, zuletzt geprüft am 18.03.2022.

Norman, James; Chheda, Hemant (1997): Minimally invasive parathyroidectomy facilitated by intraoperative nuclear mapping. In: *Surgery* 122 (6), S. 998–1004. https://doi.org/10.1016/S0039-6060(97)90201-4.

Norman, James; Chheda, Hemant; Farrell, Connie; Britt, Louis G. (1998): Minimally Invasive Parathyroidectomy for Primary Hyperparathyroidism: Decreasing Operative Time and Potential Complications while Improving Cosmetic Results/Discussion. In: *The American Surgeon* 64 (5), S. 391. Online verfügbar unter https://archive.org/details/sim_american-surgeon_1998-05_64_5/page/n14/mode/1up, zuletzt geprüft am 28.07.2022.

Norton, J. A.; Sigel, B.; Baker, A. R.; Ettinghausen, S. E.; Shawker, T. H.; Krudy, A. G. et al. (1985): Localization of an occult insulinoma by intraoperative ultrasonography. In: *Surgery* 97 (3), S. 381–384.

Numberger, J. (1979): Die Röntgendiagnostik bei Phäochromozytom. In: *Fortschritte der Medizin* 97 (7), S. 265–269.

Nussbaum, S. R.; Thompson, A. R.; Hutcheson, K. A.; Gaz, R. D.; Wang, C. A. (1988): Intraoperative measurement of parathyroid hormone in the surgical management of hyperparathyroidism. In: *Surgery* 104 (6), S. 1121–1127.

Oberhelman, H. A.; Nelsen, T. S.; Johnson, A. N.; Dragstedt, L. R. (1961): Ulcerogenic tumors of the duodenum. In: *Annals of Surgery* 153 (2), S. 214–227. https://doi.org/10.1097/00000658-196115320-00008.

Oberndorfer, S. (1907): Karzinoide Tumoren des Dünndarms. In: *Frankfurter Zeitung für Pathologie* 1, S. 426–430.

Ockert, Stefan; Willeke, Frank; Richter, Axel; Jonescheit, Jens; Schnuelle, Peter; van der Woude, Fokko; Post, Stefan (2002): Total parathyroidectomy without autotransplantation as a standard procedure in the treatment of secondary hyperparathyroidism. In: *Langenbecks Archiv für Chirurgie* 387 (5), S. 204–209. https://doi.org/10.1007/s00423-002-0307-9.

Oda, Hitomi; Miyauchi, Akira; Ito, Yasuhiro; Yoshioka, Kana; Nakayama, Ayako; Sasai, Hisanori et al. (2016): Incidences of Unfavorable Events in the Management of Low-Risk Papillary Microcarcinoma of the Thyroid by Active Surveillance Versus Immediate Surgery. In: *Thyroid : official journal of the American Thyroid Association* 26 (1), S. 150–155. https://doi.org/10.1089/thy.2015.0313.

O'Doherty, M. J.; Kettle, A. G.; Wells, P.; Collins, R. E.; Coakley, A. J. (1992): Parathyroid Imaging with Technetium-99m-Sestamibi: Preoperative Localization and Tissue Uptake Studies. In: *The Journal of Nuclear Medicine* 33 (3), S. 313–318.

Offermann, G.; Opitz, A.; Soerensen, R. (1974): Lokalisation der Nebenschilddrüsenadenome bei primärem Hyperparathyreoidismus durch selektive Parathormonbestimmung. In: *Deutsche medizinische Wochenschrift* 99 (24), S. 1308–1312. Online verfügbar unter https://www.embase.com/search/results?subaction=viewrecord&id=L5044495&from=export.

Ogg, C. S. (1967): Total parathyroidectomy in treatment of secondary (renal) hyperparathyroidism. In: *British Medical Journal* 4 (5575), S. 331–334. https://doi.org/10.1136/bmj.4.5575.331.

Ohgami, M.; Ishii, S.; Arisawa, Y.; Ohmori, T.; Noga, K.; Furukawa, T.; Kitajima, M. (2000): Scarless endoscopic thyroidectomy: breast approach for better cosmesis. In: *Surgical Laparoscopy, Endoscopy & Percutaneous Techniques* 10 (1), S. 1–4.

Öhrvall, Ulf; Eriksson, Barbro; Juhlin, Claes; Karacagil, Sadettin; Rastad, Jonas; Hellman, Per; Åkerström, G. (2000): Method for Dissection of Mesenteric Metastases in Mid-gut Carcinoid Tumors. In: *World Journal of Surgery* 24 (11), S. 1402–1408. https://doi.org/10.1007/s002680010232.

Ohshima, Akira; Simizu, Shuji; Okido, Masayuki; Shimada, Kazuo; Kuroki, Syoji; Tanaka, Masao (2002): Section 1. Parathyroid: Endoscopic neck surgery: current status for thyroid and parathyroid diseases. In: *Biomedicine & Pharmacotherapy* 56, S. 48–52. https://doi.org/10.1016/S0753-3322(02)00229-9.

Olsson, O. (1963): ANGIOGRAPHIC DIAGNOSIS OF AN ISLET CELL TUMOR OF THE PANCREAS. In: *Acta chirurgica Scandinavica* 126, S. 346–351.

O'Riordain, D. S.; O'Brien, T.; van Heerden, J. A.; Service, F. J.; Grant, C. S. (1994): Surgical management of insulinoma associated with multiple endocrine neoplasia type I. In: *World Journal of Surgery* 18 (4), 488–93; discussion 493–4. https://doi.org/10.1007/bf00353743.

Otto, D.; Boerner, A. R.; Hofmann, M.; Brunkhorst, T.; Meyer, G. J.; Petrich, T. et al. (2004): Pre-operative localisation of hyperfunctional parathyroid tissue with 11C-methionine PET. In: *European Journal of Nuclear Medicine* 31 (10), S. 1405–1412. https://doi.org/10.1007/s00259-004-1610-1.

Otto, P.; Lucke, C.; Mitzkat, H.-J. (1974): Sonographische Darstellung eines Inselzelladenoms. In: *Deutsche medizinische Wochenschrift* 99 (46), S. 2344–2347. 2344.

Oussoultzoglou, Elie; Panaro, Fabrizio; Rosso, Edoardo; Zeca, Ion; Bachellier, Philippe; Pessaux, Patrick; Jaeck, Daniel (2008): Use of BiClamp Decreased the Severity of Hypocalcemia after Total Thyroidectomy Compared with LigaSure: A Prospective Study. In: *World Journal of Surgery* 32 (9), S. 1968. https://doi.org/10.1007/s00268-008-9671-0.

Owen, R. (1852): III. On the Anatomy of the Indian Rhinoceros (Rh. unicornis, L.). In: *The Transactions of the Zoological Society of London* 4 (2), S. 31–58. https://doi.org/10.1111/j.1469-7998.1862.tb08046.x.

Pabst, K.; Kümmerle, F.; Hennekeuser, H. H.; Mappes, G. (1969): Beitrag zum Krankheitsbild des Verner-Morrison-Syndroms. In: *Deutsche medizinische Wochenschrift* 94 (1), S. 9–13. https://doi.org/10.1055/s-0028-1108891.

Pacini, Furio; Schlumberger, Martin; Dralle, Henning; Elisei, Rossella; Smit, Johannes W. A.; Wiersinga, Wilmar (2006): European consensus for the management of patients with differentiated thyroid carcinoma of the follicular epithelium. In: *European Journal of Endocrinology eur j endocrinol* 154 (6), S. 787–803. https://doi.org/10.1530/eje.1.02158.

Paloyan, E.; Lawrence, A. M.; Baker, W. H.; Straus, F. H. 2nd (1969): Near-total parathyroidectomy. In: *The Surgical clinics of North America* 49 (1), S. 43–48. https://doi.org/10.1016/s0039-6109(16)38733-3.

Paloyan, E.; Lawrence, A. M.; Brooks, M. H.; Picleman, J. R. (1976): Total thyroidectomy and parathyroid autotransplantation for radiation-associated thyroid cancer. In: *Surgery* 80 (1), S. 70–76. Online verfügbar unter https://archive.org/details/sim_surgery_1976-07_80_1/page/70/mode/1up, zuletzt geprüft am 21.07.2022.

Papadakis, Marios; Manios, Andreas; Schoretsanitis, Georgios; Trompoukis, Constantinos (2016): Landmarks in the history of adrenal surgery. In: *Hormones (Athens, Greece)* 15 (1), S. 136–141. https://doi.org/10.14310/horm.2002.1612.

Papavramidis, Theodosios S.; Anagnostis, Panagiotis; Chorti, Angeliki; Pliakos, Ioannis; Panidis, Stavros; Koutsoumparis, Dimitris; Michalopoulos, Antonios (2020): Do Near-Infrared Intra-Operative Findings Obtained Using Indocyanine Green Correlate with Post-Thyroidectomy Parathyroid Function? the Icgpredict Study. In: *Endocrine practice : official journal of the American College of Endocrinology and the American Association of Clinical Endocrinologists* 26 (9), S. 967–973. https://doi.org/10.4158/EP-2020-0119.

Pappenheimer, A. M.; Wilens, S. L. (1935): Enlargement of the Parathyroid Glands in Renal Disease. In: *The American Journal of Pathology* 11 (1), S. 73–91. Online verfügbar unter https://pubmed.ncbi.nlm.nih.gov/19970192.

Parente, David N.; Kluijfhout, Wouter P.; Bongers, Pim J.; Verzijl, Raoul; Devon, Karen M.; Rotstein, Lorne E. et al. (2018): Clinical Safety of Renaming Encapsulated Follicular Variant of Papillary Thyroid Carcinoma: Is NIFTP Truly Benign? In: *World Journal of Surgery* 42 (2), S. 321–326. https://doi.org/10.1007/s00268-017-4182-5.

Parkes Weber, F. (1926): Cutaneous striae, purpura, high blood-pressure, amenorrhoea and obesity, of the type sometimes connected with cortical tumours of the adrenal glands, occurring in the absence of any such tumour – With some remarks on the morphogenetic and harmonic effects of true hypernephromata of the adrenal cortex. In: *British Journal of Dermatology* 38 (1), S. 1–19. https://doi.org/10.1111/j.1365-2133.1926.tb13154.x.

Partelli, Stefano; Bartsch, Detlef K.; Capdevila, Jaume; Chen, Jie; Knigge, Ulrich; Niederle, Bruno et al. (2017): ENETS Consensus Guidelines for Standard of Care in Neuroendocrine Tumours: Surgery for Small Intestinal and Pancreatic Neuroendocrine Tumours. In: *Neuroendocrinology* 105 (3), S. 255–265. https://doi.org/10.1159/000464292.

Partelli, Stefano; Tamburrino, Domenico; Lopez, Caroline; Albers, Max; Milanetto, Anna Caterina; Pasquali, Claudio et al. (2016): Active Surveillance versus Surgery of Nonfunctioning Pancreatic Neuroendocrine Neoplasms ≤2 cm in MEN1 Patients. In: *Neuroendocrinology* 103 (6), S. 779–786. https://doi.org/10.1159/000443613.

Pasieka, J. (2017): IAES Constitution. Online verfügbar unter https://www.iaes-endocrine-surgeons.com/_files/ugd/a79198_6f41d08beca1432f968b87e9f376ba44.pdf, zuletzt geprüft am 15.05.2022.

Pasquer, Arnaud; Walter, Thomas; Rousset, Pascal; Hervieu, Valérie; Forestier, Julien; Lombard-Bohas, Catherine; Poncet, Gilles (2016): Lymphadenectomy during Small Bowel Neuroendocrine Tumor Surgery: The Concept of Skip Metastases. In: *Annals of Surgical Oncology* 23 (Suppl 5), S. 804–808. https://doi.org/10.1245/s10434-016-5574-8.

Passler, C.; Scheuba, Christian; Prager, Gerhard; Kaserer, Klaus; Flores, Juan A.; Vierhapper, Heinrich; Niederle, B. (1999): Anaplastic (undifferentiated) thyroid carcinoma (ATC). In: *Langenbecks Archiv für Chirurgie* 384 (3), S. 284–293. https://doi.org/10.1007/s004230050205.

Patterson, Emma J.; Gagner, Michel; Salky, Barry; Inabnet, William B.; Brower, Stephen; Edye, Michael et al. (2001): Laparoscopic Pancreatic Resection: Single-Institution Experience of 19 Patients. In: *Journal of the American College of Surgeons* 193 (3), S. 281–287. https://doi.org/10.1016/S1072-7515(01)01018-3.

Pawlik, K. (1896): Casuistischer Beitrag zur Diagnose und Therapie der Geschwülste der Nierengegend. In: *Archiv für klinische Chirurgie* 53, S. 571–619. Online verfügbar unter https://archive.org/details/archivfrklinisc57chirgoog/page/571/mode/1up?q=pawlik, zuletzt geprüft am 24.07.2022.

Pearse, A. G. (1968): Common cytochemical and ultrastructural characteristics of cells producing polypeptide hormones (the APUD series) and their relevance to thyroid and ultimobranchial C cells and calcitonin. In: *Proceedings of the Royal Society of London. Series B, Biological sciences* 170 (1018), S. 71–80. https://doi.org/10.1098/rspb.1968.0025.

Pearse, A. G. (1969): The cytochemistry and ultrastructure of polypeptide hormone-producing cells of the APUD series and the embryologic, physiologic and pathologic implications of the concept. In: *The Journal of Histochemistry and Cytochemistry* 17 (5), S. 303–313. https://doi.org/10.1177/17.5.303.

Pearse, A. G. E.; Polak, Julia M. (1971): Cytochemical evidence for the neural crest origin of mammalian ultimobranchial C cells. In: *Histochemie* 27 (2), S. 96–102. https://doi.org/10.1007/BF00284951.

Peiper, H.; Peiper, H.-J.; Spitzbarth, H. (1953a): Zur Klinik und Therapie der Phäochromozytome. In: *Deutsche medizinische Wochenschrift* 78 (08), S. 253–256.

Peiper, H.; Peiper, H.-J.; Spitzbarth, H. (1953b): Zur Klinik und Therapie der Phäochromozytome. In: *Deutsche medizinische Wochenschrift* 78 (09), S. 296–300.

Peiper, H. J.; Becker, H. D. (1971): Chirurgie des Hyperinsulinismus. In: *Der Chirurg* 42 (3), S. 111–116.

Peiper, H. J.; Creutzfeldt, W. (1975): Endokrine Tumoren des Gastrointestinaltraktes. In: *Der Chirurg* 46 (5), S. 194–203. Online verfügbar unter https://www.embase.com/search/results?subaction=viewrecord&id=L6050920&from=export.

Peiper, H.-J. (1983): Endokrine Chirurgie. In: H. W. Schreiber und G. Carstensen (Hg.): Chirurgie im Wandel der Zeit 1945–1983. Berlin, Heidelberg: Springer Berlin Heidelberg, S. 156–163.

Pereira, José A.; Jimeno, Jaime; Miquel, Joana; Iglesias, Mar; Munné, Asumpta; Sancho, Joan J.; Sitges-Serra, Antonio (2005): Nodal yield, morbidity, and recurrence after central neck dissection for papillary thyroid carcinoma. In: *Surgery* 138 (6), S. 1095–1101. https://doi.org/10.1016/j.surg.2005.09.013.

Pernegger, C.; Keiler, A.; Deisenhammer, C.; Mayr, R. (1993): Laparoskopische Therapie von Nebennierentumoren. In: *Minimal Invasive Chirurgie* 3, S. 82–86.

Petersenn, Stephan; Richter, Paul-Ajoy; Broemel, Thomas; Ritter, Christian O.; Deutschbein, Timo; Beil, Frank-Ulrich et al. (2015): Computed tomography criteria for discrimination of adrenal adenomas and adrenocortical carcinomas: analysis of the German ACC registry. In: *European Journal of Endocrinology* 172 (4), S. 415–422. https://doi.org/10.1530/EJE-14-0916.

Philipps-Universität Marburg (2011): Prof. Dr. Matthias Rothmund – Philipps-Universität Marburg – Fb. 20 – Medizin. Online verfügbar unter https://web.archive.org/web/20110912015700/http://www.uni-marburg.de/fb20/personal/rothmund, zuletzt aktualisiert am 12.09.2011, zuletzt geprüft am 01.09.2022.

Pichlmaier, H.; Edel, H. H. (1971): Die Behandlung des sekundären Hyperparathyreoidismus. In: *MMW, Münchener medizinische Wochenschrift* 113 (23), S. 884–887.

Pichlmayr, R. (1979): Rundgespräch: Chirurgie der Erkrankungen endokriner Organe. In: *Langenbecks Archiv für Chirurgie* Vol. 349, S. 195–196. https://doi.org/10.1007/bf01729495.

Pietrabissa, A.; Shimi, S. M.; Velpen, G.Vander; Cuschieri, A. (1993): Localization of insulinoma by laparoscopic infragastric inspection of the pancreas and contact ultrasonography. In: *Surgical Oncology* 2 (1), S. 83–86. https://doi.org/10.1016/0960-7404(93)900 48-4.

Pincoffs, M. (1929): A case of paroxysmal hypertension associated with suprarenal tumor: In: *Transactions of the Association of American Physicians* 44, S. 295–299.

Pipeleers-Marichal, Miriam; Donow, Christian; Heitz, Philipp U.; Klöppel, Günter (1993): Pathologic aspects of gastrinomas in patients with Zollinger-Ellison syndrome with and without multiple endocrine neoplasia type I. In: *World Journal of Surgery* 17 (4), S. 481–488. https://doi.org/10.1007/BF01655107.

Planta, F. von (1957): Nicht-insulinproduzierende Inselzellgeschwulst des Pancreas und Ulcus pepticum (Zollinger-Ellison-Syndrom). In: *Schweizerische medizinische Wochenschrift* 87 (41), S. 1272–1274.

Plöckinger, U.; Rindi, G.; Arnold, R.; Eriksson, B.; Krenning, E. P.; Herder, W. W. de et al. (2004): Guidelines for the diagnosis and treatment of neuroendocrine gastrointestinal tumours. A consensus statement on behalf of the European Neuroendocrine Tumour Society (ENETS). In: *Neuroendocrinology* 80 (6), S. 394–424. https://doi.org/10.1159/000085237.

Plummer, H. S. (1913): THE CLINICAL AND PATHOLOGIC RELATIONSHIPS OF HYPERPLASTIC AND NONHYPERPLASTIC GOITER. In: *Journal of the American Medical Association* 61 (9), S. 650–651. https://doi.org/10.1001/jama.1913.043500900 18006.

Plummer, H. S.; Boothby, W. M. (1924): The Value of Iodin in Exophthalmic Goiter. In: *Illinois Medical Journal* 46 (6), S. 401–407. Online verfügbar unter https://archive.org/det ails/sim_illinois-medical-journal_1924-12_46_6/page/401/mode/1up, zuletzt geprüft am 13.05.2022.

Pool, Eugene H. (1907): Tetany Parathyreopriva: A Case Report, with a brief Discussion of the Disease and of the Parathyroid Glands. In: *Annals of Surgery* 46 (4). Online verfügbar unter https://journals.lww.com/annalsofsurgery/Fulltext/1907/10000/TETANY_PAR ATHYREOPRIVA__A_CASE_REPORT,_WITH_A.2.aspx.

Porpiglia, Francesco; Fiori, Cristian; Daffara, Fulvia; Zaggia, Barbara; Bollito, Enrico; Volante, Marco et al. (2010): Retrospective evaluation of the outcome of open versus laparoscopic adrenalectomy for stage I and II adrenocortical cancer. In: *European Urology* 57 (5), S. 873–878. https://doi.org/10.1016/j.eururo.2010.01.036.

Porter, M. R.; Frantz, V. K. (1956): Tumors associated with hypoglycemia; pancreatic and extrapancreatic. In: *The American Journal of Medicine* 21 (6), S. 944–961. https://doi.org/10.1016/0002-9343(56)90108-5.

Potchen, E. J. (1963): ISOTOPIC LABELING OF THE RAT PARATHYROID AS DEMONSTRATED BY AUTORADIOGRAPHY. In: *Journal of Nuclear Medicine* 4, S. 480–484.

Potchen, E. J.; Sodee, D. B. (1964): SELECTIVE ISOTOPIC LABELING OF THE HUMAN PARATHYROID: A PRELIMINARY CASE REPORT. In: *The Journal of Clinical Endocrinology & Metabolism* 24, S. 1125–1128. https://doi.org/10.1210/jcem-24-11-1125.

Prager, G.; Czerny, C.; Kurtaran, A.; Passler, C.; Scheuba, C.; Bieglmayer, C.; Niederle, B. (2001): Minimally invasive open parathyroidectomy in an endemic goiter area: a prospective study. In: *Archives of Surgery* 136 (7), S. 810–816. https://doi.org/10.1001/archsurg.136.7.810.

Prager, G.; Czerny, C.; Passler, C.; Scheuba, C.; Kurtaran, A.; Bieglmayer, C.; Niederle, B. (1999a): Internationaler Workshop und XVIII. Arbeitstagung der Chirurgischen Arbeitsgemeinschaft Endokrinologie (CAEK) der Deutschen Gesellschaft für Chirurgie. Berlin, Deutschland, 16. bis 18. September 1999: Erste Erfahrungen mit der minimal invasiven (offenen) Parathyreoidektomie im Strumaendemiegebiet (Abstract). In: *Acta Chirurgica Austriaca Supplement* 31 (154), S. 9–10.

Prager, G.; Scheuba, C.; Passler, C.; Heinz-Peer, G.; Vierhapper, H.; Niederle, B. (1999b): Minimally invasive (endoscopic) adrenalectomy. In: *Acta Chirurgica Austriaca* 31 (3), S. 159–166. https://doi.org/10.1007/BF02619995.

Premachandra, D. J.; Radcliffe, G. J.; Stearns, M. P. (1990): Intraoperative identification of the recurrent laryngeal nerve and demonstration of its function. In: *The Laryngoscope* 100 (1), S. 94–96. https://doi.org/10.1288/00005537-199001000-00019.

Prichard, Brian N.C.; Ross, Eric J. (1966): Use of propranolol in conjunction with alpha receptor blocking drugs in pheochromocytoma. In: *The American Journal of Cardiology* 18 (3), S. 394–398. https://doi.org/10.1016/0002-9149(66)90061-0.

Priesching, A. (1958): Rekurrenspräparation zur Vermeidung operativer Rekurrensverletzungen. In: *Klinische Medizin* 13 (4), S. 170–180.

Priesching, A.; Schönbauer, L. (1957): Über die Möglichkeiten einer Schädigung des Nervus recurrens bei Strumektomien. In: *Langenbecks Archiv für Chirurgie* 287 (1), S. 641–649. https://doi.org/10.1007/BF02444906.

Priest, W. M.; Alexander, M. K. (1957): ISLET-CELL TUMOUR OF THE PANCREAS WITH PEPTIC ULCERATION, DIARRHŒA, AND HYPOKALÆMIA. In: *The Lancet* 270 (7006), S. 1145–1147. https://doi.org/10.1016/S0140-6736(57)92051-2.

Priestley, J. T.; Sprague, R. G.; Walters, W.; Salassa, R. M. (1951): Subtotal adrenalectomy for Cushing's syndrome: a preliminary report of 29 cases. In: *Annals of Surgery* 134 (3), S. 464–475. https://doi.org/10.1097/00000658-195109000-00017.

Primo Medico (o. D.): Informationen zum Bereich Endokrine Chirurgie. Online verfügbar unter https://www.primomedico.com/de/behandlung/endokrine-chirurgie/, zuletzt aktualisiert am 05.07.2022, zuletzt geprüft am 08.07.2022.

Prinz, R. A. (1996): Laparoscopic adrenalectomy. In: *Journal of the American College of Surgeons* 183 (1), S. 71–73. Review.

Probst, Kai Alexander; Ohlmann, Carsten-Henning; Saar, Matthias; Siemer, Stefan; Stöckle, Michael; Janssen, Martin (2016): Robot-assisted vs open adrenalectomy: evaluation of cost-effectiveness and peri-operative outcome. In: *BJU International* 118 (6), S. 952–957. https://doi.org/10.1111/bju.13529.

Profanter, Christoph; Wetscher, Gerold J.; Gabriel, Michael; Sauper, Tonja; Rieger, Michael; Kovacs, Peter et al. (2004): CT-MIBI image fusion: A new preoperative localization technique for primary, recurrent, and persistent hyperparathyroidism. In: *Surgery* 135 (2), S. 157–162. https://doi.org/10.1016/S0039-6060(03)00396-9.

Prommegger, R. (2020): How is thyroid surgery performed in the 21st century? In: *Journal für Klinische Endokrinologie und Stoffwechsel* 13 (4), S. 189–191. https://doi.org/10.1007/s41969-020-00117-6.

Prommegger, R.; Wimmer, G.; Profanter, C.; Sauper, T.; Sieb, M.; Kovacs, P. et al. (2009): Virtual Neck Exploration A New Method for Localizing Abnormal Parathyroid Glands. In: *Annals of Surgery* 250 (5), S. 761–765. https://doi.org/10.1097/SLA.0b013e3181bd906b.

Pross, M.; Manger, T.; Heres, F.; Klose, S.; Lehnert, H.; Ridwelski, K. et al. (2002): Die laparoskopische Adrenalektomie--Ergebnisse mit dem transperitonealen Zugang. In: *Zentralblatt für Chirurgie* 127 (7), S. 610–613. https://doi.org/10.1055/s-2002-32849.

Puccini, M.; Carpi, A.; Cupisti, A.; Caprioli, R.; Iacconi, P.; Barsotti, M. et al. (2010): Total parathyroidectomy without autotransplantation for the treatment of secondary hyperparathyroidism associated with chronic kidney disease: clinical and laboratory long-term follow-up. In: *Biomedicine & Pharmacotherapy* 64 (5), S. 359–362. https://doi.org/10.1016/j.biopha.2009.06.006.

Pyrtek, Ludwig J.; McClelland, Alan D. (1983): Primary surgery for hyperparathyroidism: The lateral approach after preoperative ultrasonographic localization. In: *The American Journal of Surgery* 145 (4), S. 503–507. https://doi.org/10.1016/0002-9610(83)90048-X.

Qin, Yuejuan; Yao, Li; King, Elizabeth E.; Buddavarapu, Kalyan; Lenci, Romina E.; Chocron, E. Sandra et al. (2010): Germline mutations in TMEM127 confer susceptibility to pheochromocytoma. In: *Nature Genetics* 42 (3), S. 229–233. https://doi.org/10.1038/ng.533.

Quak, Elske; Lheureux, Stéphanie; Reznik, Yves; Bardet, Stéphane; Aide, Nicolas (2013): F18-Choline, a Novel PET Tracer for Parathyroid Adenoma? In: *The Journal of Clinical Endocrinology & Metabolism* 98 (8), S. 3111–3112. https://doi.org/10.1210/jc.2013-2084.

Quervain, F. de (1912): Zur Technik der Kropfoperation. In: *Langenbecks Archiv für Chirurgie* 116 (1), S. 574–627. https://doi.org/10.1007/BF02794621.

Quinn, Alanna Jane; Ryan, Éanna J.; Garry, Stephen; James, Danielle L.; Boland, Michael R.; Young, Orla et al. (2021): Use of Intraoperative Parathyroid Hormone in Minimally Invasive Parathyroidectomy for Primary Hyperparathyroidism: A Systematic Review and Meta-analysis. In: *JAMA Otolaryngol Head Neck Surg* 147 (2), S. 135–143. https://doi.org/10.1001/jamaoto.2020.4021.

Raffel, Andreas; Cupisti, Kenko; Krausch, Markus; Wolf, Achim; Schulte, Klaus-Martin; Röher, Hans-Dietrich (2004): Incidentally Found Medullary Thyroid Cancer: Treatment Rationale for Small Tumors. In: *World Journal of Surgery* 28 (4), S. 397–401. https://doi.org/10.1007/s00268-003-7121-6.

Rahbar, K.; Hutzenlaub, V.; Fischer, R.-J.; Schober, O.; Riemann, B. (2008): Risk-profile and outcome of small papillary and follicular thyroid carcinomas ($\leq$1 cm). In: *Nuklearmedizin. Nuclear medicine* 47 (05), S. 188–193.

Raithel, D.; Mühe, E.; Willital, G. (1971): Operative und konservative Behandlung des Hyperinsulinismus. In: *Der Chirurg* 42 (3), S. 121–124.

Randolph, Gregory W.; Healy, Gerald B. (2008): Otolaryngology and the American Association of Endocrine Surgery: time for a change. In: *Surgery* 143 (1), S. 153–154. https://doi.org/10.1016/j.surg.2007.07.038.

Rasmussen, Howard; Craig, Lyman C. (1959): PURIFICATION OF PARATHYROID HORMONE BY USE OF COUNTERCURRENT DISTRIBUTION. In: *Journal of the American Chemical Society* 81, S. 5003.

Rassweiler, J. J.; Henkel, T. O.; Potempa, D. M.; Coptcoat, M.; Alken, P. (1993): The Technique of Transperitoneal Laparoscopic Nephrectomy, Adrenalectomy and Nephroureterectomy. In: *European Urology* 23 (4), 425-&.

Raue, F.; Späth-Röger, M.; Winter, J.; Benker, G.; Buhr, P.; Dorn, R. et al. (1990): Register für das medulläre Schilddrüsenkarzinom in der Bundesrepublik Deutschland. In: *Medizinische Klinik* 85 (3), 113–6, 169.

Reding, R.; Kändler, C. (1986): Hormonal aktive Pankreastumoren (Apudome): Eine Übersicht. In: *Zentralblatt für Chirurgie* 111 (4), S. 177–187. Online verfügbar unter https://www.embase.com/search/results?subaction=viewrecord&id=L16741594&from=export.

Reeve, T. S.; Delbridge, L.; Cohen, A.; Crummer, P. (1987): Total thyroidectomy. The preferred option for multinodular goiter. In: *Annals of Surgery* 206 (6), S. 782–786. https://doi.org/10.1097/00000658-198712000-00016.

Rehfeld, Jens F.; Federspiel, Birgitte; Bardram, Linda (2013): A neuroendocrine tumor syndrome from cholecystokinin secretion. In: *The New England Journal of Medicine* 368 (12), S. 1165–1166. https://doi.org/10.1056/NEJMc1215137.

Rehn, L. (1884): Ueber die Exstirpation des Kropfs bei morbus Basedowii. In: *Berliner Klinische Wochenschrift* 21, S. 163–166. Online verfügbar unter https://archive.org/details/BerlinerKlinischeWochenschrift188421/page/n183/mode/1up, zuletzt geprüft am 07.05.2022.

Reichstein, T. (1936): Über Cortin, das Hormon der Nebennieren-rinde. I. Mitteilung. In: *Helvetica Chimica Acta* 19 (1), S. 29–63. https://doi.org/10.1002/hlca.19360190108.

Reifferscheid, M. (1967): Dünn- und Dickdarm, Ileus: Karzinoid. In: H. Hellner, R. Nissen und K. Vossschulte (Hg.): Lehrbuch der Chirurgie : 737 teils farb. Abb. in 1062 Einzeldarst. u. 18 Farbtaf. 5., neubearb. u. gestraffte Aufl. Stuttgart, S. 608–609.

Reinbach, G. (1899): Erfahrungen über die chirurgische Behandlung der gutartigen Kröpfe in der Mikulicz'schen Klinik. In: *Beiträge zur klinischen Chirurgie* 25 (12), S. 267–343.

Reincke, M.; Winkelmann, W.; Jaursch-Hancke, C.; Kaulen, D.; Nieke, J.; Ollenschläger, G.; Allolio, B. (1989): Diagnostik und Therapie asymptomatischer Nebennierentumoren. In: *Deutsche medizinische Wochenschrift* 114 (22), S. 861–865. https://doi.org/10.1055/s-2008-1066685.

Reiter, G. (1937): Über Zwei Fälle von Inselzelladenom des Pankreas. In: *Klinische Wochenschrift* 16 (24), S. 844–849. https://doi.org/10.1007/BF01774619.

Reitz, R. E.; Pollard, J. J.; Fleischli, D. J.; Wang, C. A.; Cope, O.; Murray, T. M. et al. (1968): Localization of Parathyroid Adenomas by Selective Venous Catheterization and Radioimmunoassay. In: *Clinical Research* 16 (4), S. 524. Online verfügbar unter https://archive.org/details/sim_clinical-research_1968-12_16_4/page/524/mode/1up, zuletzt geprüft am 28.07.2022.

Reitz, R. E.; Pollard, J. J.; Wang, C. A.; Fleischli, D. J.; Cope, O.; Murray, T. M. et al. (1969): Localization of parathyroid adenomas by selective venous catheterization and radioimmunoassay. In: *The New England Journal of Medicine* 281 (7), S. 348–351. https://doi.org/10.1056/NEJM196908142810704.

Reubi, J. C.; Schär, J. C.; Waser, B.; Wenger, S.; Heppeler, A.; Schmitt, J. S.; Mäcke, H. R. (2000): Affinity profiles for human somatostatin receptor subtypes SST1-SST5 of somatostatin radiotracers selected for scintigraphic and radiotherapeutic use. In: *European Journal of Nuclear Medicine* 27 (3), S. 273–282. https://doi.org/10.1007/s002590050034.

Reuter, S. R.; Blair, A. J.; Schteingart, D. E.; Bookstein, J. J. (1967): Adrenal venography. In: *Radiology* 89 (5), S. 805–814. https://doi.org/10.1148/89.5.805.

Reverdin, J.-L.; Reverdin, A. (1883): Note sur vingt-deux opérations du goitre. In: *Revue médicale de la Suisse romande* (4). Online verfügbar unter https://ia801306.us.archive.org/28/items/b22362897/b22362897.pdf, zuletzt geprüft am 07.05.2022.

Reymond, M. A.; Schneider, C.; Hohenberger, W.; Köckerling, F. (1997): Pathogenese von Impfmetastasen nach Laparoskopie. In: *Zentralblatt für Chirurgie* 122 (5), S. 387–394.

Richardson, C. T.; Feldman, M.; McClelland, R. N.; Dickerman, R. M.; Kumpuris, D.; Fordtran, J. S. (1979): Effect of vagotomy in Zollinger-Ellison syndrome. In: *Gastroenterology* 77 (4 Pt 1), S. 682–686. https://doi.org/10.1016/0016-5085(79)90221-X.

Richardson, Charles T.; Peters, Michael N.; Feldman, Mark; McClelland, Robert N.; Walsh, John H.; Cooper, Kelly et al. (1985): Treatment of Zollinger-Ellison syndrome with exploratory laparotomy, proximal gastric vagotomy, and H2-receptor antagonists. A prospective study. In: *Gastroenterology* 89, S. 357–367. https://doi.org/10.1016/0016-5085(85)90337-3.

Richardson, Charles T.; Walsh, John H. (1976): The Value of a Histamine H2-Receptor Antagonist in the Management of Patients with the Zollinger-Ellison Syndrome. In: *The New England Journal of Medicine* 294 (3), S. 133–135. https://doi.org/10.1056/NEJM19760 1152940304.

Riddell, V. H. (1956): Injury to recurrent laryngeal nerves during thyroidectomy; a comparison between the results of identification and non-identification in 1022 nerves exposed to risk. In: *The Lancet* 271 (6944), S. 638–641. https://doi.org/10.1016/s0140-6736(56)923 33-9.

Riedel, B. (1903): Schwierige Kropfoperationen unter localer Anaesthesie. In: *Berliner Klinische Wochenschrift* 40 (11), S. 238–243. Online verfügbar unter https://archive.org/details/BerlinerKlinischeWochenschrift190340/page/n265/mode/1up?view=theater, zuletzt geprüft am 03.07.2022.

Rimpl, I.; Wahl, R. A. (1998): Chirurgie der Knotenstruma: Postoperative Hypocalcaemie in Abhängigkeit von Resektionsausmaß und Handhabung der Nebenschilddrüsen. In: Christian Herfarth (Hg.): Chirurgisches Forum '98 für Experimentelle und Klinische Forschung : Berlin, 28.04. – 02.05.1998. Langenbecks Archiv für Chirurgie. Forumband. Berlin u.a. herfarth1998chirurgisches, S. 1063–1066.

Rindi, G.; Klersy, C.; Albarello, L.; Baudin, E.; Bianchi, A.; Buchler, M. W. et al. (2018): Competitive Testing of the WHO 2010 versus the WHO 2017 Grading of Pancreatic Neuroendocrine Neoplasms: Data from a Large International Cohort Study. In: *Neuroendocrinology* 107 (4), S. 375–386. https://doi.org/10.1159/000494355.

Rindi, G.; Klöppel, G.; Alhman, H.; Caplin, M.; Couvelard, A.; Herder, W. W. de et al. (2006): TNM staging of foregut (neuro)endocrine tumors: a consensus proposal including a grading system. In: *Virchows Archiv für pathologische Anatomie und Physiologie und für klinische Medizin* 449 (4), S. 395–401. https://doi.org/10.1007/s00428-006-0250-1.

Rindi, G.; Klöppel, G.; Couvelard, A.; Komminoth, P.; Körner, M.; Lopes, J. M. et al. (2007): TNM staging of midgut and hindgut (neuro) endocrine tumors: a consensus proposal including a grading system. In: *Virchows Archiv für pathologische Anatomie und Physiologie und für klinische Medizin* 451 (4), S. 757–762. https://doi.org/10.1007/s00428-007-0452-1.

Rinke, A.; Wiedenmann, B.; Auernhammer, C.; Bartenstein, P.; Bartsch, D. K.; Begum, N. et al. (2018): S2k-Leitlinie Neuroendokrine Tumore: AWMF-Reg. 021–27. In: *Zeitschrift für Gastroenterologie* 56 (06), S. 583–681.

Riss, Philipp; Kaczirek, Klaus; Heinz, George; Bieglmayer, Christian; Niederle, B. (2007): A "defined baseline" in PTH monitoring increases surgical success in patients with multiple gland disease. In: *Surgery* 142 (3), S. 398–404. https://doi.org/10.1016/j.surg.2007.05.004.

Riss, Philipp; Scheuba, Katharina; Strobel, Oliver (2021): Endokrine und neuroendokrine Tumoren. In: *Der Chirurg* 92 (11), S. 996–1002. https://doi.org/10.1007/s00104-021-01512-8.

Ritz, E.; Malluche, H. H.; Röher, H. D.; Krempien, B.; Koch, K. M.; Andrassy, K. (1973): Aktuelle Probleme der subtotalen Parathyreoidektomie bei Hämodialysepatienten. In: *Deutsche medizinische Wochenschrift* 98 (10), S. 484–496. https://doi.org/10.1055/s-0028-1106841.

RKI; GEKID (2020): Cancer in Germany in 2015/2016. Robert Koch Institut; Gesellschaft der epidemiologischen Krebsregister in Deutschland e.V. Berlin.

Rodgers, Steven E.; Hunter, George J.; Hamberg, Leena M.; Schellingerhout, Dawid; Doherty, David B.; Ayers, Gregory D. et al. (2006): Improved preoperative planning for directed parathyroidectomy with 4-dimensional computed tomography. In: *Surgery* 140 (6), 932–40; discussion 940–1. https://doi.org/10.1016/j.surg.2006.07.028.

Rodríguez Laval, V.; Pavel, M.; Steffen, I. G.; Baur, A. D.; Dilz, L. M.; Fischer, C. et al. (2018): Mesenteric Fibrosis in Midgut Neuroendocrine Tumors: Functionality and Radiological Features. In: *Neuroendocrinology* 106 (2), S. 139–147. https://doi.org/10.1159/000474941.

Röher, H. D. (1969): Klassifizierung der Struma maligna und ihre Kombinationsbehandlung. In: *Die Medizinische Welt* 26, S. 1480–1484.

Röher, H. D. (1978): Morbus Basedow: Chirurgische Behandlung. In: *Langenbecks Archiv für Chirurgie* 347 (1), S. 137–144. https://doi.org/10.1007/BF01579319.

Röher, H. D. (Hg.) (1987): Endokrine Chirurgie : mit 73 Tab. Stuttgart u.a.

Röher, H. D.; Branscheid, D. (1986): Multiple endokrine Neoplasien--MEN Typ I und II--in klinischer Erscheinung, diagnostischer und chirurgisch-therapeutischer Strategie. In: *Der Chirurg* 57 (9), S. 533–540.

Röher, H. D.; Horster, F. A.; Frilling, A.; Goretzki, P. E. (1991): Morphologie und funktionsgerechte Chirurgie verschiedener Hyperthyreoseformen. In: *Der Chirurg* 62 (3), S. 176–181.

Röher, H. D.; Schmidt-Gayk, H. (1977): Diagnosis of primary and secondary hyperparathyroidism. In: *World Journal of Surgery* 1 (6), S. 709–718. https://doi.org/10.1007/BF01555921.

Röher, H. D.; Simon, D.; Witte, J.; Goretzki, P. E. (1993): Principals of limited or radical surgery for differentiated thyroid cancer. In: *Thyroidology* 5 (3), S. 93–96.

Röher, H. D.; Trede, M. (1972): Intraoperative Epithelkörperchenlokalisation durch Vitalfärbung mittels Toluidinblau-. In: *Der Chirurg* 43 (6), S. 274–277.

Röher, H. D.; Wahl, R. (1976): Chirurgische Aspekte des regulativen Hyperparathyreoidismus infolge Niereninsuffizienz. In: *Langenbecks Archiv für Chirurgie* 343 (1), S. 23–33. https://doi.org/10.1007/BF01261567.

Röher, H. D.; Wahl, R.; Soyka, U. F. (1973): Struma maligna: Symptome-Differentialdiagnostik-Operationsverfahren und Nachbehandlung. In: *Langenbecks Archiv für Chirurgie* 334 (1), S. 473–480. https://doi.org/10.1007/BF01286598.

Röher, H. D.; Wahl, R. A. (1981): Der kalte Schilddrüsenknoten. Eine Stellungnahme aus der Sicht des Chirurgen. In: *Deutsche medizinische Wochenschrift* 106 (20), S. 657–662. https://doi.org/10.1055/s-2008-1070375.

Röher, H. D.; Wahl, R. A. (Hg.) (1983): Chirurgische Endokrinologie : Symposium Marburg 1982. Symposium Marburg 1982. Marburg. Arbeitsgemeinschaft Chirurgische Endokrinologie. Stuttgart: Thieme.

Röher, Hans-Dietrich (1990): Chirurgie der Schilddrüse. In: Hans-Dietrich Röher, Jens-Rainer Allenberg, Burghard Breitner und Franz Gschnitzer (Hg.): Chirurgische Operationslehre : 1. Chirurgie Kopf und Hals. 2. Aufl. München u.a.: Urban & Schwarzenberg (Chirurgische Operationslehre / Breitner. Hrsg. von F. Gschnitzer, Bd. 1), S. 91–113.

Röher, Hans-Dietrich; Schulte, Klaus-Martin (2007): History of Thyroid and Parathyroid Surgery. In: Daniel Oertli und Robert Udelsman (Hg.): Surgery of the Thyroid and Parathyroid Glands. Berlin, Heidelberg: Springer Berlin Heidelberg, S. 1–12.

Rosai, Juan (2005): Handling of thyroid follicular patterned lesions. In: *Endocrine Pathology* 16 (4), S. 279–283. https://doi.org/10.1385/EP:16:4:279.

Rösch, Thomas; Lightdale, Charles J.; Botet, Jose F.; Boyce, Gregory A.; Sivak, Michael V.; Yasuda, Kenjiro et al. (1992): Localization of Pancreatic Endocrine Tumors by Endoscopic Ultrasonography. In: *New England Journal of Medicine* 326 (26), S. 1721–1726. https://doi.org/10.1056/NEJM199206253262601.

Rose, E. (1879): Die chirurgische Behandlung der carcinomatösen Struma (des Krebskropfes). In: *Langenbecks Archiv für Chirurgie* 23, S. 1–40. Online verfügbar unter https://archive.org/details/archivfrklinisc19chirgoog/page/1/mode/1up, zuletzt geprüft am 08.07.2022.

Rosen, Irving B.; Pollard, Alan (1988): Ionized calcium in monitoring effective parathyroidectomy: A preliminary report. In: *World Journal of Surgery* 12 (5), S. 630–634. https://doi.org/10.1007/BF01655868.

Rosenthal, D. B.; Willis, R. A. (1936): The association of chromaffin tumours with neurofibromatosis. In: *J. Pathol.* 42 (3), S. 599–603. https://doi.org/10.1002/path.1700420305.

Rossi, Ricardo L.; Cady, Blake; Meissner, William A.; Wool, Marvin S.; Sedgwick, Cornelius E.; Werber, Joan (1980): Nonfamilial medullary thyroid carcinoma. In: *The American Journal of Surgery* 139 (4), S. 554–560. https://doi.org/10.1016/0002-9610(80)90337-2.

Roth, G. M.; Hightower, N. C.; Barker, N. W.; Priestley, J. T. (1953): FAMILIAL PHEOCHROMOCYTOMA: Report on Three Siblings with Bilateral Tumors. In: *The Archives of Surgery* 67 (1), S. 100–109. https://doi.org/10.1001/archsurg.1953.01260040103015.

Roth, H. (1972): Neuere Aspekte der Kropfchirurgie. In: *Helvetica chirurgica Acta* 39 (5), S. 733–736.

Roth, Sanford I.; Wang, Chiu-an; Potts, John T. (1975): The team approach to primary hyperparathyroidism. In: *Human Pathology* 6 (6), S. 645–648. https://doi.org/10.1016/S0046-8177(75)80073-6.

Rothmund, M. (1979): Der sekundäre Hyperparathyreoidismus und die autologe Epithelkörperchentransplantation. In: *Langenbecks Archiv für Chirurgie* 349 (1), S. 157–163. https://doi.org/10.1007/BF01729488.

Rothmund, M. (1980): Operative Behandlung des sekundären Hyperparathyreoidismus. In: M. Rothmund (Hg.): Hyperparathyreoidismus. Stuttgart, New York: Georg Thieme Verlag; Thieme, S. 234–246.

Rothmund, M. (1984): Sonographische Lokalisation von Nebenschilddrüsen-Adenomen bei Hyperparathyreoidismus. Leser-Zuschriften. In: *Deutsche medizinische Wochenschrift* 109 (36), S. 1382–1383. Online verfügbar unter https://archive.org/details/sim_deutsche-medizinische-wochenschrift_1984-09-07_109_36/page/n62/mode/1up, zuletzt geprüft am 04.07.2022.

Rothmund, M. (1991a): Geschichte und Entwickung des Hyperparathyreoidismus. In: M. Rothmund und G. Delling (Hg.): Hyperparathyreoidismus. 2. Aufl. Stuttgart u.a.: Thieme, S. 1–9.

Rothmund, M. (1991b): Schonende Operationstechniken: Schilddrüsen- und Nebennierenchirurgie. In: *Langenbecks Archiv für Chirurgie. Supplement. Kongressband. Deutsche Gesellschaft für Chirurgie. Kongress*, S. 58–65.

Rothmund, M. (1994): Localization of endocrine pancreatic tumours. In: *The British Journal of Surgery* 81 (2), S. 164–166. https://doi.org/10.1002/bjs.1800810203.

Rothmund, M.; Angelini, L.; Brunt, L. M.; Farndon, J. R.; Geelhoed, G.; Grama, D. et al. (1990a): Surgery for benign insulinoma: an international review. In: *World Journal of Surgery* 14 (3), 393–8; discussion 398–9. https://doi.org/10.1007/BF01658536.

Rothmund, M.; Arnold, R. (1989): Therapie des organischen Hyperinsulinismus. In: *Deutsche medizinische Wochenschrift* 114 (12), S. 468–470. https://doi.org/10.1055/s-2008-1066621.

Rothmund, M.; Delling, G. (Hg.) (1991): Hyperparathyreoidismus. 2. Aufl. Stuttgart u.a.: Thieme.

Rothmund, M.; Kisker, O. (1994): Surgical treatment of carcinoid tumors of the small bowel, appendix, colon and rectum. In: *Digestion* 55 Suppl 3, S. 86–91. https://doi.org/10.1159/000201207.

Rothmund, M.; Köhler, H.; Dieker, P.; Kümmerle, F. (1976): Totale Parathyreoidektomie und autologe Epithelkörperchen- Transplantation bei sekundärem Hyperparathyreoidismus. In: *Deutsche medizinische Wochenschrift* 101 (46), 1669–1675. https://doi.org/10.1055/s-0028-1104320.

Rothmund, M.; Prieto, J. L.; Kümmerle, F. (1979): Primärer Hyperparathyreoidismus. In: *Deutsche medizinische Wochenschrift* 104 (18), S. 653–659. https://doi.org/10.1055/s-0028-1103961.

Rothmund, M.; Wagner, P. K. (1983): Autotransplantation von kryokonserviertem menschlichen Nebenschilddrüsengewebe beim primären und sekundären Hyperparathyreoidismus. In: H. D. Röher und R. A. Wahl (Hg.): Chirurgische Endokrinologie : Symposium Marburg 1982. Symposium Marburg 1982. Marburg. Arbeitsgemeinschaft Chirurgische Endokrinologie. Stuttgart: Thieme, S. 127.

Rothmund, M.; Wagner, P. K. (1984): Assessment of parathyroid graft function after autotransplantation of fresh and cryopreserved tissue. In: *World Journal of Surgery* 8 (4), S. 527–533. https://doi.org/10.1007/bf01654930.

Rothmund, M.; Wagner, P. K.; Seesko, H.; Zielke, A. (1990b): Lehren aus Re-Operationen bei 55 Patienten mit primärem Hyperparathyreoidismus. In: *Deutsche medizinische Wochenschrift* 115 (42), S. 1579–1585. https://doi.org/10.1055/s-2008-1065194.

Rothmund, M.; Wagner, Peter K.; Schark, Claudia (1991): Subtotal parathyroidectomy versus total parathyroidectomy and autotransplantation in secondary hyperparathyroidism: A randomized trial. In: *World Journal of Surgery* 15 (6), S. 745–750. https://doi.org/10.1007/BF01665309.

Rothmund, M.; Zielke, A. (1991): Der solitäre Schilddrüsenknoten--befundgerechte Operation. In: *Der Chirurg* 62 (3), S. 162–168.

Roux-Berger, J.-L.; Naulleau, J.; Contiades, X.-J. (1934): Cortico-surréalome malin, Aortographie. Exèrèse. Guérison opératoire. In: *Bulletins et mémoires de la Société nationale de chirurgie* 40, S. 791–799. Online verfügbar unter https://archive.org/details/BIUSante_90027x1934/page/791/mode/2up, zuletzt geprüft am 28.03.2022.

Rubello, Domenico; Casara, Dario; Fiore, Davide; Muzzio, Piercarlo; Zonzin, Giancarlo; Shapiro, Brahm (2002): An ectopic mediastinal parathyroid adenoma accurately located by a single-day imaging protocol of Tc-99m pertechnetate-MIBI subtraction scintigraphy and MIBI-SPECT-computed tomographic image fusion. In: *Clinical Nuclear Medicine* 27 (3), S. 186–190. https://doi.org/10.1097/00003072-200203000-00008.

Rückert, K.; Günther, R. (1982): Ist die „blinde Pankreaslinksresektion" beim Insulinom noch indiziert? In: *Der Chirurg* 53 (2), S. 98–102.

Rückert, K.; Günther, R.; Klotter, H. J.; Kümmerle, F. (1983): Intraoperative sonographische Lokalisation von Insulinomen. In: *Der Chirurg* 54 (9), S. 589–591.

Rückert, K.; Günther, R.; Kümmerle, F. (1980): Fortschritte in der Lokalisation von Insulinomen. In: *Der Chirurg* 51 (1), S. 32–34.

Ruëff, F. L.; Mohr, K. U. (1970): Nil nocere Rekurrensschädigung bei Kropfoperationen. Befunde--Kriterien--Indikationen aufgrund der Ergebnisse bei 1596 Operierten. In: *Münchener medizinische Wochenschrift* 112 (10), S. 437–443.

Ruiz Rivas, M. (1950): Roentgenological diagnosis; generalized subserous emphysema through a single puncture. In: *The American Journal of Roentgenology, Radium Therapy, and Nuclear Medicine* 64 (5), S. 723–734. Online verfügbar unter https://archive.org/details/sim_ajr-american-journal-of-roentgenology_1950-11_64_5/mode/1up, zuletzt geprüft am 29.07.2022.

Russell, C. F.; Hamberger, B.; van Heerden, J. A.; Edis, A. J.; Ilstrup, D. M. (1982): Adrenalectomy: anterior or posterior approach? In: *The American Journal of Surgery* 144 (3), S. 322–324. https://doi.org/10.1016/0002-9610(82)90010-1.

Sack, H.; Neuhaus, J.; Schega, W.; Körner, M. (1968): Die Bedeutung der medikamentösen Blockade adrenerger alpha- und beta-Rezeptoren für die konservative und operative Behandlung des Phäochromozytoms. In: *Deutsche medizinische Wochenschrift* 93 (4), S. 151–163. https://doi.org/10.1055/s-0028-1105031.

Sack, H.; Petry, R.; Düwell, H. J. (1965): Diagnosing a parathyroid adenoma by selenum-75-methionine using a scintillation chamber. In: *Deutsche medizinische Wochenschrift* 90 (53), S. 2353–2354.

Sadanandam, Anguraj; Wullschleger, Stephan; Lyssiotis, Costas A.; Grötzinger, Carsten; Barbi, Stefano; Bersani, Samantha et al. (2015): A Cross-Species Analysis in Pancreatic Neuroendocrine Tumors Reveals Molecular Subtypes with Distinctive Clinical, Metastatic, Developmental, and Metabolic Characteristics. In: *Cancer Discov* 5 (12), S. 1296–1313. https://doi.org/10.1158/2159-8290.CD-15-0068.

Salassa, R. M.; Laws, E. R.; Carpenter, P. C.; Northcutt, R. C. (1978): Transsphenoidal removal of pituitary microadenoma in Cushing's disease. In: *Mayo Clinic Proceedings* 53

(1), S. 24–28. Online verfügbar unter https://archive.org/details/sim_mayo-clinic-procee dings_1978-01_53_1, zuletzt geprüft am 31.07.2022.

Sample, W. F.; Mitchell, S. P.; Bledsoe, R. C. (1978): Parathyroid ultrasonography. In: *Radiology* 127 (2), S. 485–490. https://doi.org/10.1148/127.2.485.

Sample, W. F.; Sarti, D. A. (1978): Computed tomography and gray scale ultrasonography of the adrenal gland: a comparative study. In: *Radiology* 128 (2), S. 377–383. https://doi.org/10.1148/128.2.377.

Sandonato, Luigi; Cipolla, Calogero; Graceffa, Giuseppa; Fricano, Salvatore; Li Petri, Sergio; Prinzi, Gabriele et al. (2003): Bipolar electrothermic coagulation (ligasure bipolar vessel sealing system) in thyroid surgery (Abstract). In: *Chirurgia italiana* 55 (3), S. 411–415.

Sartori, Paola Vincenza; Fina, Sergio de; Colombo, Giovanni; Pugliese, Francesco; Romano, Fabrizio; Cesana, Giovanni; Uggeri, Franco (2008): Ligasure versus Ultracision® in thyroid surgery: a prospective randomized study. In: *Langenbecks Archiv für Chirurgie* 393 (5), S. 655–658. https://doi.org/10.1007/s00423-008-0386-3.

Sauerbruch, F. (1931): Der Morbus Basedow. In: *Archiv für klinische Chirurgie* 167, S. 332–358.

Saurenmann, P.; Binswanger, R.; Maurer, R.; Stamm, B.; Hegglin, J. (1987): Somatostatin-producing endocrine pancreatic tumor in Recklinghausen's neurofibromatosis. Case report and literature review. In: *Schweizerische medizinische Wochenschrift* 117 (30), S. 1134–1139.

Schaaf, L.; Greschner, M.; Geissler, W.; Eckert, B.; Seif, F. J.; Usadel, K. H. (1990): The importance of multiple endocrine neoplasia syndromes in differential diagnosis. In: *Klinische Wochenschrift* 68 (13), S. 669–672. https://doi.org/10.1007/BF01667014.

Schaaf, L.; Nies, G.; Raue, F.; Tuschy, U.; Seif, F. J.; Trojan, J.; Usadel, K. H. (1994): Diagnostik, Therapie und Screening bei multipler endokriner Neoplasie Typ I (MEN I) in vier endokrinologischen Zentren. In: *Medizinische Klinik* 89 (1), S. 1–6.

Schaaf, L.; Pickel, J.; Zinner, K.; Hering, U.; Hofler, M.; Goretzki, P. E. et al. (2007): Developing effective screening strategies in multiple endocrine neoplasia type 1 (MEN 1) on the basis of clinical and sequencing data of German patients with MEN 1. In: *Exp Clin Endocrinol Diabetes* 115 (8), S. 509–517. https://doi.org/10.1055/s-2007-970160.

Schabram, Jochen; Vorländer, Christian; Wahl, Robert A. (2004): Differentiated Operative Strategy in Minimally invasive, Video-assisted Thyroid Surgery Results in 196 Patients. In: *World Journal of Surgery* 28 (12), S. 1282–1286. https://doi.org/10.1007/s00268-004-7681-0.

Schacht, U.; Kremer, K.; Gross, M.; Versmold, W. (1972): Die Häufigkeit der latenten und manifesten Rekurrensparese nach Schilddrüsenoperationen. In: *Zentralblatt für Chirurgie* 97 (44), S. 1578–1583.

Schafmayer, A.; Köhler, H.; Peiper, H. J. (1986): Das Zollinger-Ellison-Syndrom--Standortbestimmung. In: *Der Chirurg* 57 (9), S. 552–556.

Schardey, Hans Martin; Barone, Mirko; Pörtl, Stefan; Ahnen, Martin von; Ahnen, Thomas von; Schopf, Stefan (2010): Invisible Scar Endoscopic Dorsal Approach Thyroidectomy: A Clinical Feasibility Study. In: *World Journal of Surgery* 34 (12), S. 2997–3006. https://doi.org/10.1007/s00268-010-0769-9.

Schardey, Hans Martin; Schopf, Stefan; Kammal, Michael; Barone, Mirco; Rudert, Wolfgang; Hernandez-Richter, Thomas; Pörtl, Stefan (2008): Invisible scar endoscopic thyroidectomy by the dorsal approach: experimental development of a new technique with human cadavers and preliminary clinical results. In: *Surgical Endoscopy* 22 (4), S. 813–820. https://doi.org/10.1007/s00464-008-9761-y.

Schattenfroh, C. (1959): Adrenogenitales und Cushing-Syndrom in chirurgischer Sicht. In: *Deutsche medizinische Wochenschrift* 84, S. 1859–1865. https://doi.org/10.1055/s-0028-1114539.

Schattenfroh, C. (1967): Nebennieren. In: H. Hellner, R. Nissen und K. Vossschulte (Hg.): Lehrbuch der Chirurgie : 737 teils farb. Abb. in 1062 Einzeldarst. u. 18 Farbtaf. 5., neubearb. u. gestraffte Aufl. Stuttgart, S. 255–267.

Schattenfroh, C.; Schuster, R. (1965): Das Pneumoretroperitoneum bei Überfunktionszuständen der Nebenniere. In: *RöFo : Fortschritte auf dem Gebiete der Röntgenstrahlen und der Nuklearmedizin* 103 (08), S. 155–165.

Schega, W. (1967): Fortschritte in Diagnostik und Therapie des Phäochromocytoms. In: *Langenbecks Archiv für Chirurgie* 319, S. 128–132. https://doi.org/10.1007/BF02659243.

Schega, W.; Josefiak, K.; Körner, M. (1973): Die operative Behandlung des Phäochromozytoms. In: *Medizinische Klinik* 68 (44), S. 1423–1426.

Scherübl, Hans; Streller, Brigitte; Stabenow, Roland; Herbst, Hermann; Höpfner, Michael; Schwertner, Christoph et al. (2013): Clinically detected gastroenteropancreatic neuroendocrine tumors are on the rise: epidemiological changes in Germany. In: *World Journal of Gastroenterology* 19 (47), S. 9012–9019. https://doi.org/10.3748/wjg.v19.i47.9012.

Scheuba, Christian; Kaserer, Klaus; Kaczirek, Klaus; Asari, Reza; Niederle, Bruno (2006): Desmoplastic stromal reaction in medullary thyroid cancer-an intraoperative "marker" for lymph node metastases. In: *World Journal of Surgery* 30 (5), S. 853–859. https://doi.org/10.1007/s00268-005-0391-4.

Scheumann, G. F.; Gimm, O.; Wegener, G.; Hundeshagen, H.; Dralle, H. (1994): Prognostic significance and surgical management of locoregional lymph node metastases in papillary thyroid cancer. In: *World Journal of Surgery* 18 (4), 559–67; discussion 567–8. https://doi.org/10.1007/BF00353765.

Scheumann, G. F.; Wegener, G.; Dralle, H. (1990): Radical surgical intervention with conventional radiation versus multimodality therapy protocol in undifferentiated thyroid cancer. In: *Wiener klinische Wochenschrift* 102 (9), S. 271–273. Study.

Schimmack, S.; Kaiser, J.; Probst, P.; Kalkum, E.; Diener, M. K.; Strobel, O. (2020): Meta-analysis of α-blockade versus no blockade before adrenalectomy for phaeochromocytoma. In: *The British Journal of Surgery* 107 (2), e102-e108. https://doi.org/10.1002/bjs.11348.

Schindl, M.; Kaczirek, K.; Kaserer, K.; Niederle, B. (2000): Is the new classification of neuroendocrine pancreatic tumors of clinical help? In: *World Journal of Surgery* 24 (11), S. 1312–1318. https://doi.org/10.1007/s002680010217.

Schindl, Martin; Kaczirek, Klaus; Passler, Christian; Kaserer, Klaus; Prager, Gerhard; Scheuba, Christian et al. (2002): Treatment of Small Intestinal Neuroendocrine Tumors: Is an Extended Multimodal Approach Justified? In: *World Journal of Surgery* 26 (8), S. 976–984. https://doi.org/10.1007/s00268-002-6628-6.

Schlosser, Katja; Bartsch, D. K.; Diener, Markus K.; Seiler, Christoph; Bruckner, Thomas; Nies, Christoph et al. (2016): Total Parathyroidectomy With Routine Thymectomy and

Autotransplantation Versus Total Parathyroidectomy Alone for Secondary Hyperparathyroidism. Results of a nonconfirmatory multicenter prospective randomized controlled pilot trial. In: *Annals of Surgery* 264 (5), S. 745–753. https://doi.org/10.1097/SLA.0000000000001875.

Schmid, T.; Mühlig, H. P.; Spelsberg, F. (1994): Prophylaktische totale Thyreoidektomie bei Kindern mit MEN IIa-Syndrom. In: *Der Chirurg* 65 (1), S. 48–49.

Schmidt, M. (1974): Sipple-Syndrom. In: *RöFo : Fortschritte auf dem Gebiete der Röntgenstrahlen und der Nuklearmedizin* 121 (3), S. 311–315.

Schmidt, Matthias C.; Kahraman, Deniz; Neumaier, Bernd; Ortmann, Monika; Stippel, Dirk (2011): Tc-99m-MIBI-negative parathyroid adenoma in primary hyperparathyroidism detected by C-11-methionine PET/CT after previous thyroid surgery. In: *Clinical Nuclear Medicine* 36 (12), S. 1153–1155. https://doi.org/10.1097/RLU.0b013e31823360ee.

Schneider, R.; Lamade, W.; Hermann, M.; Goretzki, P.; Timmermann, W.; Hauss, J.; Leinung, S. (2012a): Kontinuierliches intraoperatives Neuromonitoring des N. laryngeus recurrens in der Schilddrüsenchirurgie (CIONM) – Wo stehen wir? Ein Update zum Europäischen Symposium Kontinuierliches Neuromonitoring in der Schilddrüsenchirurgie. In: *Zentralblatt für Chirurgie* 137 (1), S. 88–90. https://doi.org/10.1055/s-0030-1262697.

Schneider, R.; Machens, A.; Sekulla, C.; Lorenz, K.; Elwerr, M.; Dralle, H. (2021): Superiority of continuous over intermittent intraoperative nerve monitoring in preventing vocal cord palsy. In: *The British Journal of Surgery* 108 (5), S. 566–573. https://doi.org/10.1002/bjs.11901.

Schneider, Ralph; Ramaswamy, Annette; Slater, Emily P.; Bartsch, Detlef K.; Schlosser, Katja (2012b): Cryopreservation of parathyroid tissue after parathyroid surgery for renal hyperparathyroidism: does it really make sense? In: *World Journal of Surgery* 36 (11), S. 2598–2604. https://doi.org/10.1007/s00268-012-1730-x.

Schneider, Rick; Przybyl, Joanna; Hermann, Michael; Hauss, Johann; Jonas, Sven; Leinung, Steffen (2009): A new anchor electrode design for continuous neuromonitoring of the recurrent laryngeal nerve by vagal nerve stimulations. In: *Langenbeck's archives of surgery* 394 (5), S. 903–910. https://doi.org/10.1007/s00423-009-0503-y.

Schneider, Rick; Randolph, Gregory W.; Sekulla, Carsten; Phelan, Eimear; Thanh, Phuong Nguyen; Bucher, Michael et al. (2013): Continuous intraoperative vagus nerve stimulation for identification of imminent recurrent laryngeal nerve injury. In: *Head & Neck* 35 (11), S. 1591–1598. https://doi.org/10.1002/hed.23187.

Schön, W. (1935): Ein Beitrag zur Klinik des Morbus Cushing. In: *Deutsche Zeitschrift für Nervenheilkunde* 137 (3), S. 177–186. https://doi.org/10.1007/BF01761188.

Schröder, S.; Böcker, W.; Baisch, H.; Bürk, C. G.; Arps, H.; Meiners, I. et al. (1988): Prognostic factors in medullary thyroid carcinomas. Survival in relation to age, sex, stage, histology, immunocytochemistry, and DNA content. In: *Cancer* 61 (4), S. 806–816. https://doi.org/10.1002/1097-0142(19880215)61:4<806::aid-cncr2820610428>3.0.co;2-g.

Schröder, Sören; Böcker, Werner; Dralle, Henning; Kortmann, Karl-Bernd; Stern, Claudia (1984): The encapsulated papillary carcinoma of the thyroid a morphologic subtype of the papillary thyroid carcinoma. In: *Cancer* 54 (1), S. 90–93. https://doi.org/10.1002/1097-0142(19840701)54:1<90::AID-CNCR2820540119>3.0.CO;2-0.

Schröder, W.; Hölscher, A. H.; Beckurts, K. T.; Schusdziarra, V.; Höfler, H.; Siewert, J. R. (1996): Chirurgische Therapie des Gastrinoms mit assoziiertem Zollinger-Ellison-Syndrom. In: *Zeitschrift für Gastroenterologie* 34 (8), S. 465–472.

Schuh, F. S. (1847): Erfahrungen über die Wirkungen der eingeathmeten Schwefelätzer-Dämpfe bei chirurgischen Operationen. In: *Gesellschaft der Ärzte (Wien): Zeitschrift der K.K. Gesellschaft der Ärzte zu Wien* 3 (2), S. 345–363. Online verfügbar unter https://www.digitale-sammlungen.de/de/view/bsb10086823?q=schuh&page=412,413, zuletzt geprüft am 24.07.2022.

Schumann, C. (1978): Die Therapie der Schilddrüsenkarzinome. In: *Zeitschrift fur ärztliche Fortbildung* 72 (24), S. 1159–1161.

Schusdziarra, V.; Grube, D.; Seifert, H.; Galle, J.; Etzrodt, H.; Beischer, W. et al. (1983): Somatostatinoma syndrome. Clinical, morphological and metabolic features and therapeutic aspects. In: *Klinische Wochenschrift* 61 (14), S. 681–689. https://doi.org/10.1007/BF01487613.

Schwab, M.; Knoll, M. R.; Jentschura, D.; Hagmüller, E. (1997): Hormone inactive neuroendocrine tumors of the pancreas. In: *Der Chirurg* 68 (7), S. 705–709. Online verfügbar unter https://www.embase.com/search/results?subaction=viewrecord&id=L127307797&from=export.

Schwaiger, M. (1967): Chirurgie der Epithelkörperchen. (Chirurgisches Referat). In: *Langenbecks Archiv für Chirurgie* 319, S. 190–197. https://doi.org/10.1007/BF02659255.

Schwarzhoff, E. (1952): Hyperinsulinismus und Inselzelltumoren des Pankreas. In: *Langenbecks Archiv für Chirurgie* 272 (2), S. 136–145. https://doi.org/10.1007/BF01402637.

Schwarzhoff, E. (1953): Klinik und Behandlung des Phaeochromocytoms. In: *Langenbeck's archives of surgery* 275 (3), S. 232–244. https://doi.org/10.1007/BF01438599.

Schwerk, W. B.; Grün, R.; Wahl, R. (1985): Hochauflösende real-time-Sonographie von Epithelkörperchentumoren. In: *Ultraschall in der Medizin (Stuttgart, Germany : 1980)* 6 (1), S. 13–18. https://doi.org/10.1055/s-2007-1006019.

Scott, A.; Ramey, P. (1949): Total thyroidectomy in the management of diffuse toxic goiter. In: *The Journal of Clinical Endocrinology & Metabolism* 9 (10), S. 1048–1053. https://doi.org/10.1210/jcem-9-10-1048.

Seehofer, Daniel; Rayes, Nada; Ulrich, Frank; Müller, Christian; Lang, Martina; Neuhaus, P.; Steinmüller, Thomas (2001): Intraoperative measurement of intact parathyroid hormone in renal hyperparathyroidism by an inexpensive routine assay. In: *Langenbecks Archiv für Chirurgie* 386 (6), S. 440–443. https://doi.org/10.1007/s004230100251.

Seidel, W. C.; Schmiedt, E. (1963): Urolithiasis und Hyperparathyreoidismus. In: *Langenbecks Archiv für Chirurgie* 302 (2), S. 276–304. https://doi.org/10.1007/BF01441061.

Seidlin, S. M.; Marinelli, L. D.; Oshry, E. (1946): Radioactive iodine therapy; effect on functioning metastases of adenocarcinoma of the thyroid. In: *Journal of the American Medical Association* 132 (14), S. 838–847. https://doi.org/10.1001/jama.1946.02870490016004.

Seif, F. J.; Sadowski, P.; Heni, F.; Fischer, R.; Bloom, S. R.; Polak, J. M. (1975): Das vasoaktive intestinale Polypeptid beim Verner-Morrison-Syndrom. In: *Deutsche medizinische Wochenschrift* 100 (09), S. 399–405.

Seiler, C. A.; Wagner, H. E. (1994): Der Nervus laryngeus inferior non-recurrens. Eine wichtige Rarität in der Schilddrüsenchirurgie. In: *Der Chirurg* 65 (4), S. 358–360.

Seipel, Carl M.; Hammar, J. August; Hammar, A.; Sandström, Ivar (1938): AN ENGLISH TRANSLATION OF SANDSTRÖM'S "GLANDULÆ PARATHYREOIDEÆ. In: *Bulletin of the Institute of the History of Medicine* 6 (3), S. 179–222. Online verfügbar unter http://www.jstor.org/stable/44438214, zuletzt geprüft am 24.03.2022.

Seitz, H. D.; Springorum, H. W. (1975): Das Verner-Morrison-Syndrom. In: *Der Chirurg* 46 (5), S. 225–228.
Seldinger, Sven Ivar (1954): Localization of Parathyroid Adenomata by Arteriography. In: *Acta Radiologica* 42 (5), S. 353–366. https://doi.org/10.3109/00016925409175876.
Sellschopp, C.; Rinck, J. P. (1984): Stadiengerechte operative Behandlung der Struma maligna. Ein Therapiekonzept auf der Basis eigener Daten und Ergebnissen aus der Literatur. In: *Fortschritte der Medizin* 102 (24), S. 669–672.
Sennert, Michael; Happel, Christian; Korkusuz, Yücel; Grünwald, Frank; Polenz, Björn; Gröner, Daniel (2018): Further Investigation on High-intensity Focused Ultrasound (HIFU) Treatment for Thyroid Nodules: Effectiveness Related to Baseline Volumes. In: *Academic Radiology* 25 (1), S. 88–94. https://doi.org/10.1016/j.acra.2017.07.011.
Sessa, Fausto; Maragliano, Roberta (2015): Historical Background and Epidemiology. In: Stefano La Rosa und Fausto Sessa (Hg.): Pancreatic Neuroendocrine Neoplasms: Practical Approach to Diagnosis, Classification, and Therapy. Cham: Springer International Publishing, S. 1–11.
Shedd, D. P.; Burget, G. C. (1966): Identification of the recurrent laryngeal nerve. In: *Journal of the American Medical Association* 92 (6), S. 861–864. https://doi.org/10.1001/archsurg.1966.01320240049010.
Shelburne, S. A.; McLaughlin, C. W. (1945): COINCIDENTAL ADENOMAS OF ISLET-CELLS, PARATHYROID GLAND AND PITUITARY GLAND. In: *The Journal of Clinical Endocrinology & Metabolism* 5 (5), S. 232–234. https://doi.org/10.1210/jcem-5-5-232.
Shimazu, Kenzo; Shiba, Eiichi; Tamaki, Yasuhiro; Takiguchi, Shuji; Taniguchi, Eiji; Ohashi, Shuichi; Noguchi, Shinzaburo (2003): Endoscopic thyroid surgery through the axillo-bilateral-breast approach. In: *Surgical Laparoscopy, Endoscopy & Percutaneous Techniques* 13 (3), S. 196–201. https://doi.org/10.1097/00129689-200306000-00011.
Shulkin, B. L.; Wieland, D. M.; Schwaiger, M.; Thompson, N. W.; Francis, I. R.; Haka, M. S. et al. (1992): PET scanning with hydroxyephedrine: an approach to the localization of pheochromocytoma. In: *Journal of Nuclear Medicine* 33 (6), S. 1125–1131.
Siewert, J. R.; Rothmund, M.; Schumpelick, V. (Hg.) (2013): Praxis der Viszeralchirurgie: Endokrine Chirurgie. Berlin, Heidelberg: Springer Berlin Heidelberg.
Sigel, B.; Coelho, J. C.; Nyhus, L. M.; Velasco, J. M.; Donahue, P. E.; Wood, D. K.; Spigos, D. G. (1982): Detection of pancreatic tumors by ultrasound during surgery. In: *Archives of Surgery* 117 (8), S. 1058–1061. https://doi.org/10.1001/archsurg.1982.01380320042011.
Silen, W. (1961): Ulcerogenic tumors of the pancreas (Zollinger-Ellison syndrome). In: *Praxis* 50, S. 1207–1211.
Simeone, J. F.; Mueller, P. R.; Ferrucci, J. T.; vanSonnenberg, E.; Wang, C. A.; Hall, D. A.; Wittenberg, J. (1981): High-resolution real-time sonography of the parathyroid. In: *Radiology* 141 (3), S. 745–751. https://doi.org/10.1148/radiology.141.3.7302232.
Siperstein, Allan E.; Berber, Eren; Morkoyun, Ebru (2002): The use of the harmonic scalpel vs conventional knot tying for vessel ligation in thyroid surgery. In: *The Archives of Surgery* 137 (2), S. 137–142. https://doi.org/10.1001/archsurg.137.2.137.
Sipple, J. H. (1961): The association of pheochromocytoma with carcinoma of the thyroid gland. In: *The American Journal of Medicine* 31 (1), S. 163–166. https://doi.org/10.1016/0002-9343(61)90234-0.

Sisson, J. C.; Frager, M. S.; Valk, T. W.; Gross, M. D.; Swanson, D. P.; Wieland, D. M. et al. (1981): Scintigraphic localization of pheochromocytoma. In: *The New England Journal of Medicine* 305 (1), S. 12–17. https://doi.org/10.1056/NEJM198107023050103.

Skogseid, Britt; Eriksson, Barbro; LUNDQVIST, GUDMAR; LÖRELIUS, LARS-ERIK; Rastad, Jonas; WIDE, LEIF et al. (1991): Multiple Endocrine Neoplasia Type 1: A 10-Year Prospective Screening Study in Four Kindreds*. In: *The Journal of Clinical Endocrinology & Metabolism* 73 (2), S. 281–287. https://doi.org/10.1210/jcem-73-2-281.

Smaxwil, Constantin; Aschoff, Philip; Reischl, Gerald; Busch, Mirjam; Wagner, Joachim; Altmeier, Julia et al. (2021): [(18)F]fluoro-ethylcholine-PET Plus 4D-CT (FEC-PET-CT): A Break-Through Tool to Localize the "Negative" Parathyroid Adenoma. One Year Follow Up Results Involving 170 Patients. In: *Journal of clinical medicine* 10 (8), S. 1648. https://doi.org/10.3390/jcm10081648.

Snyder, C. H.; Rutledge, L. J. (1955): PHEOCHROMOCYTOMA—LOCALIZATION BY AORTOGRAPHY. In: *Pediatrics* 15 (3), S. 312–316. https://doi.org/10.1542/peds.15.3.312.

Søreide, O.; Berstad, T.; Bakka, A.; Schrumpf, E.; Hanssen, L. E.; Engh, V. et al. (1992): Surgical treatment as a principle in patients with advanced abdominal carcinoid tumors. In: *Surgery* 111 (1), S. 48–54.

Sörensen, R.; Banzer, D.; Khalil, M. (1978): Angiographisches Bild eines hormoninaktiven Inselzell-Tumors. In: *RöFo : Fortschritte auf dem Gebiete der Röntgenstrahlen und der Nuklearmedizin* 129 (07), S. 132–133.

Spelsberg, F.; Heberer, G. (1980): Urgent operations in adrenal surgery. In: *Langenbecks Archiv für Chirurgie* 352, S. 213–217. Online verfügbar unter https://www.embase.com/search/results?subaction=viewrecord&id=L11212215&from=export.

Spelsberg, F.; Kemkes, B. M.; Landgraf, R. (1976): Intraoperative Vitalfärbung von Insulinomen mit Toluidinblau-O. In: *Der Chirurg* 47 (1), S. 50–51.

Spelsberg, F.; Müller, O. A. (1987): Die mutliplen endokrinen Neoplasien (MEN-Syndrom). In: H. D. Röher (Hg.): Endokrine Chirurgie : mit 73 Tab. Stuttgart u.a., S. 175–186.

Spelsberg, F.; Oettinger, W.; Marschner, I.; Wood, W. G. (1980): Behandlung des Hyperparathyroidismus. Simultane autologe Epithelkörperchen-Transplantation. In: *Münchener medizinische Wochenschrift* 122 (23), S. 873–874.

Spelsberg, F.; Peller-Sautter, R. H. (1999): Operative Technik beim primären Hyperparathyreoidismus. In: *Der Chirurg* 70 (10), S. 1102–1112. https://doi.org/10.1007/s001040050871.

Spiegel, Allen M.; Marx, Stephen J.; Brennan, Murray F.; BROWN, EDWARD M.; KOEHLER, J. O.A.N.; Aurbach, G. D. (1978): Urinary cAMP Excretion during Surgery: An Index of Successful Parathyroidectomy in Patients with Primary Hyperparathyroidism*. In: *The Journal of Clinical Endocrinology & Metabolism* 47 (3), S. 537–542. https://doi.org/10.1210/jcem-47-3-537.

Spitz, Jonathan D.; Lilly, Michael C.; Tetik, Cihat; Arregui, Maurice E. (2000): Ultrasound-guided Laparoscopic Resection of Pancreatic Islet Cell Tumors. In: *Surgical Laparoscopy Endoscopy & Percutaneous Techniques* 10 (3). Online verfügbar unter https://journals.lww.com/surgical-laparoscopy/Fulltext/2000/06000/Ultrasound_guided_Laparoscopic_Resection_of.14.aspx.

Sprague, R. G. (1953): Cushing's syndrome with special reference to bilateral adrenalectomy. In: *Proceedings of the Royal Society of Medicine* 46 (12), S. 1070–1077. Online verfügbar unter https://www.ncbi.nlm.nih.gov/pmc/articles/pmid/13120840/?tool=EBI.

Spühler, O.; Walther, H.; Brunner, W. (1949): Zur Diagnose, Klinik und operativen Therapie des Phäochromocytoms. Histamintest und Dibenamin. In: *Schweizerische medizinische Wochenschrift* 79 (16), S. 357–361.

Stabile, B. E.; Morrow, Douglas J.; Passaro, Edward (1984): The gastrinoma triangle: Operative implications. In: *The American Journal of Surgery* 147 (1), S. 25–31. https://doi.org/10.1016/0002-9610(84)90029-1.

Stachowicz, V. (2002): Medizinische Fakultät: Prof. Dr. Röher im Ruhestand. Heinrich-Heine-Universität. Online verfügbar unter https://www.hhu.de/die-hhu/presse-und-marketing/aktuelles/pressemeldungen-der-hhu/news-detailansicht/page?tx_news_pi1%5Bnews%5D=7335&cHash=50b3bccf0c6d3f4b6d7b72f0abc20585, zuletzt aktualisiert am 27.02.2002, zuletzt geprüft am 05.05.2022.

Stadil, F.; Bardram, L.; Gustafsen, J.; Efsen, F. (1993): Surgical treatment of the Zollinger-Ellison syndrome. In: *World Journal of Surgery* 17 (4), S. 463–467. https://doi.org/10.1007/BF01655105.

Stålberg, Peter; Svensson, Anna; Hessman, Ola; Akerström, Göran; Hellman, Per (2008): Surgical treatment of Graves' disease: evidence-based approach. In: *World Journal of Surgery* 32 (7), S. 1269–1277. https://doi.org/10.1007/s00268-008-9497-9.

Stamm, B.; Hedinger, Chr E.; Saremaslani, P. (1986): Duodenal and ampullary carcinoid tumors. In: *Virchows Archiv für pathologische Anatomie und Physiologie und für klinische Medizin* 408 (5), S. 475–489. https://doi.org/10.1007/BF00705301.

Stanbury, S. W.; Lumb, G. A.; Nicholson, W. F. (1960): ELECTIVE SUBTOTAL PARATHYROIDECTOMY FOR RENAL HYPERPARATHYROIDISM. In: *The Lancet* 275 (7128), S. 793–798. https://doi.org/10.1016/S0140-6736(60)90678-4.

Starling, J. R.; Harris, C.; Granner, D. K. (1978): Diagnosis of occult familial medullary carcinoma of the thyroid using pentagastrin. In: *The Archives of Surgery* 113 (3), S. 241–243. https://doi.org/10.1001/archsurg.1978.01370150013001.

Staubitz, J. I.; Clerici, T.; Riss, P.; Watzka, F.; Bergenfelz, A.; Bareck, E. et al. (2021): EUROCRINE®: Nebennierenoperationen 2015 bis 2019 – überraschende erste Ergebnisse. In: *Der Chirurg* 92 (5), S. 448–463. https://doi.org/10.1007/s00104-020-01277-6.

Staubitz, J. I.; Watzka, F.; Poplawski, A.; Riss, P.; Clerici, T.; Bergenfelz, A. et al. (2020): Effect of intraoperative nerve monitoring on postoperative vocal cord palsy rates after thyroidectomy: European multicentre registry-based study. In: *BJS Open* 4 (5), S. 821–829. https://doi.org/10.1002/bjs5.50310.

Stefanini, P.; Carboni, M.; Patrassi, N.; Basoli, A. (1974): Beta-islet cell tumors of the pancreas: results of a study on 1,067 cases. In: *Surgery* 75 (4), S. 597–609.

Stefanoli, M.; La Rosa, S.; Sahnane, N.; Romualdi, C.; Pastorino, R.; Marando, A. et al. (2014): Prognostic Relevance of Aberrant DNA Methylation in G1 and G2 Pancreatic Neuroendocrine Tumors. In: *Neuroendocrinology* 100 (1), S. 26–34. https://doi.org/10.1159/000365449.

Steiner, A. L.; Goodman, A. D.; Powers, S. R. (1968): Study of a kindred with pheochromocytoma, medullary thyroid carcinoma, hyperparathyroidism and Cushing's disease: multiple endocrine neoplasia, type 2. In: *Medicine* 47 (5), S. 371–409. https://doi.org/10.1097/00005792-196809000-00001.

Steiner, H. (1955): Untersuchungen über die postoperative Schilddrüsenfunktion und deren Auswirkungen auf die Operationstechnik. In: *Klinische Medizin* 10 (10), S. 481–485.

Steiner, H. (1983): Schilddrüsenchirurgie. In: H. W. Schreiber und G. Carstensen (Hg.): Chirurgie im Wandel der Zeit 1945–1983. Berlin, Heidelberg: Springer Berlin Heidelberg, S. 142–147.

Steiner, H.; Sorg, W.; Zimmermann, G. (1974): Strumarezidiv-Prophylaxe. Operative und medikamentöse Gesichtspunkte. In: *Münchener medizinische Wochenschrift* 116 (25), S. 1237–1242.

Steiner, H.; Zimmermann, G.; Margreiter, R. (1972): Zur Frage der Ligatur der Arteria thyreoidea inferior bei der Strumaresektion. In: *Wiener klinische Wochenschrift* 84 (16), S. 262–265.

Steinmüller, T.; Klupp, J.; Rayes, N.; Ulrich, F.; Jonas, S.; Gräf, K. J.; Neuhaus, P. (2000): Prognostic factors in patients with differentiated thyroid carcinoma. In: *The European journal of surgery = Acta chirurgica* 166 (1), S. 29–33. https://doi.org/10.1080/110241500750009663.

Steinmüller, T.; Ulrich, F.; Rayes, N.; Lang, M.; Seehofer, D.; Tullius, S. G. et al. (2001): Operationsverfahren und Risikofaktoren in der Therapie der benignen Struma multinodosa. Ein statistischer Vergleich der Komplikationshäufigkeit. In: *Der Chirurg* 72 (12), S. 1453–1457. https://doi.org/10.1007/s001040170010.

Steinmüller, Thomas; Kianmanesh, Reza; Falconi, Massimo; Scarpa, Aldo; Taal, Babs; Kwekkeboom, Dik J. et al. (2008): Consensus guidelines for the management of patients with liver metastases from digestive (neuro)endocrine tumors: foregut, midgut, hindgut, and unknown primary. In: *Neuroendocrinology* 87 (1), S. 47–62. https://doi.org/10.1159/000111037.

Stelzner, F. (1988): Die chirurgische Anatomie der Grenzlamellen der Schilddrüse und die Nervi laryngei. In: *Langenbecks Archiv für Chirurgie* 373 (6), S. 355–366. https://doi.org/10.1007/BF01272554.

Stephens, D. H.; Sheedy, P. F.; Hattery, R. R.; Hartman, G. W. (1976): Initial clinical experience with computerized tomography of the body. In: *Radiologic clinics of North America* 14 (1), S. 149–158.

Stevens, F. M.; Flanagan, R. W.; O'Gorman, D.; Buchanan, K. D. (1984): Glucagonoma syndrome demonstrating giant duodenal villi. In: *Gut* 25 (7), S. 784–791. https://doi.org/10.1136/gut.25.7.784.

Stierlin, R. (1907): Nervus recurrens und Kropfoperationen. In: *Langenbecks Archiv für Chirurgie* 89 (1), S. 78–105. https://doi.org/10.1007/BF02819458.

Stimpel, M.; Dralle, H.; zur Mühlen, A. von (1986): Therapie des primären Aldosteronismus. In: *Deutsche medizinische Wochenschrift* 111 (39), S. 1487–1488. https://doi.org/10.1055/s-2008-1068658.

Stinner, B.; Rothmund, M. (2004): Surgical management of neuroendocrine tumors of the small intestine and appendix. In: *Onkologe* 10 (10), S. 1061–1068. https://doi.org/10.1007/s00761-004-0766-4.

Stracke, S.; Jehle, P. M.; Sturm, D.; Schoenberg, M. H.; Widmaier, U.; Beger, H. G.; Keller, F. (1999): Clinical course after total parathyroidectomy without autotransplantation in patients with end-stage renal failure. In: *American Journal of Kidney Diseases* 33 (2), S. 304–311. https://doi.org/10.1016/s0272-6386(99)70305-7.

Stremmel, W. (1976): Die multiple endokrine Neoplasie. In: *Münchener medizinische Wochenschrift* 118 (42), S. 1359–1360.
Strik, M. W.; Anders, S.; Barth, M.; Bärlehner, E.; Benecke, C.; Benhidjeb, T. (2007): Total-videoendoskopische Strumaresektion via „axillobilateral breast approach". Operative Technik und erste Ergebnisse. In: *Der Chirurg* 78 (12), S. 1139–1144. https://doi.org/10.1007/s00104-007-1399-0.
Strodel, W. E.; Talpos, G.; Eckhauser, F.; Thompson, N. (1983): Surgical therapy for small-bowel carcinoid tumors. In: *Archives of Surgery* 118 (4), S. 391–397. https://doi.org/10.1001/archsurg.1983.01390040003001.
Strosberg, Jonathan; Gardner, Nancy; Kvols, Larry (2009): Survival and prognostic factor analysis of 146 metastatic neuroendocrine tumors of the mid-gut. In: *Neuroendocrinology* 89 (4), S. 471–476. https://doi.org/10.1159/000197899.
Stucke, K. (1962): Probleme der Schilddrüsenchirurgie. In: *Deutsche medizinische Wochenschrift* 87, S. 792–797. https://doi.org/10.1055/s-0028-1111830.
Subbiah, Vivek; Kreitman, Robert J.; Wainberg, Zev A.; Cho, Jae Yong; Schellens, Jan H. M.; Soria, Jean Charles et al. (2018): Dabrafenib and Trametinib Treatment in Patients With Locally Advanced or Metastatic BRAF V600-Mutant Anaplastic Thyroid Cancer. In: *Journal of clinical oncology : official journal of the American Society of Clinical Oncology* 36 (1), S. 7–13. https://doi.org/10.1200/JCO.2017.73.6785.
Sudeck, P. (1925): Über die Totalexstirpation der Schilddrüse. In: *Bruns' Beiträge zur klinischen Chirurgie* 133, S. 533.
Sugg, S. L.; Norton, J. A.; Fraker, D. L.; Metz, D. C.; Pisegna, J. R.; Fishbeyn, V. et al. (1993): A prospective study of intraoperative methods to diagnose and resect duodenal gastrinomas. In: *Annals of Surgery* 218 (2), S. 138–144. https://doi.org/10.1097/00000658-199308000-00004.
Sugitani, Iwao; Ito, Yasuhiro; Miyauchi, Akira; Imai, Tsuneo; Suzuki, Shinichi (2019): Active Surveillance Versus Immediate Surgery: Questionnaire Survey on the Current Treatment Strategy for Adult Patients with Low-Risk Papillary Thyroid Microcarcinoma in Japan. In: *Thyroid : official journal of the American Thyroid Association* 29 (11), S. 1563–1571. https://doi.org/10.1089/thy.2019.0211.
Suh, Yong Joon; Choi, June Young; Chai, Young Jun; Kwon, Hyungju; Woo, Jung-Woo; Kim, Su-jin et al. (2015): Indocyanine green as a near-infrared fluorescent agent for identifying parathyroid glands during thyroid surgery in dogs. In: *Surgical Endoscopy* 29 (9), S. 2811–2817. https://doi.org/10.1007/s00464-014-3971-2.
Sunder-Plassmann, P. (1940): Morbus Basedow. In: *Klinische Wochenschrift* 19 (42), S. 1073–1075. https://doi.org/10.1007/BF01774903.
Sundin, A.; Johansson, C.; Hellman, P.; Bergström, M.; Ahlström, H.; Jacobson, G. B. et al. (1996): PET and parathyroid L-[carbon-11]methionine accumulation in hyperparathyroidism. In: *The Journal of Nuclear Medicine* 37 (11), S. 1766–1770.
Süskind, A. (1877): Ueber die Exstirpation von Strumen. Dissertation, Tübingen. Chirurgische Klinik zu Tübingen. Online verfügbar unter https://mdz-nbn-resolving.de/urn:nbn:de:bvb:12-bsb11356331-9, zuletzt geprüft am 08.07.2022.
Süsse, H. J.; Radke, H. (1957): Nachweis und Lokalisierung von Nebennierentumoren mittels Aortographie. In: *RöFo : Fortschritte auf dem Gebiete der Röntgenstrahlen und der Nuklearmedizin* 86 (05), S. 599–604. https://doi.org/10.1055/s-0029-1213197.

Sussman, L. A.; Christie, R.; Whittle, D. E. (1996): Laparoscopic excision of distal pancreas including insulinoma. In: *The Australian and New Zealand journal of surgery* 66 (6), S. 414–416. https://doi.org/10.1111/j.1445-2197.1996.tb01222.x.

Suzuki, S. (1910): Ueber zwei Tumoren aus Nebennierenmarkgewebe (Aus dem pathologischen Institute in Strassburg) (Illustr.). In: *Berliner Klinische Wochenschrift* 47 (35), S. 1623–1625. Online verfügbar unter https://archive.org/details/BerlinerKlinischeW ochenschrift191047Teil2Ab1261/page/n372/mode/1up?q=suzuki, zuletzt geprüft am 31.07.2022.

Sywak, Mark; Cornford, Lachlan; Roach, Paul; Stalberg, Peter; Sidhu, Stan; Delbridge, Leigh (2006): Routine ipsilateral level VI lymphadenectomy reduces postoperative thyroglobulin levels in papillary thyroid cancer. In: *Surgery* 140 (6), 1000–5; discussion 1005–7. https://doi.org/10.1016/j.surg.2006.08.001.

Takagi, H.; Tominaga, Y.; Uchida, K.; Yamada, N.; Morimoto, T.; Yasue, M. (1983): Image diagnosis of parathyroid glands in chronic renal failure. In: *Annals of Surgery* 198 (1), S. 74–79. https://doi.org/10.1097/00000658-198307000-00015.

Tallroth, E.; Wallin, G.; Lundell, G.; Löwhagen, T.; Einhorn, J. (1987): Multimodality treatment in anaplastic giant cell thyroid carcinoma. In: *Cancer* 60 (7), S. 1428–1431. https://doi.org/10.1002/1097-0142(19871001)60:7<1428::aid-cncr2820600703>3.0.co;2-p.

Tang, Bich-Ngoc-Thanh; Moreno-Reyes, Rodrigo; Blocklet, Didier; Corvilain, Bernard; Cappello, Matteo; Delpierre, Isabelle et al. (2008): Accurate pre-operative localization of pathological parathyroid glands using 11C-methionine PET/CT. In: *Contrast Media & Molecular Imaging* 3 (4), S. 157–163. https://doi.org/10.1002/cmmi.243.

Tang, Laura H.; Basturk, Olca; Sue, Jillian J.; Klimstra, David S. (2016): A Practical Approach to the Classification of WHO Grade 3 (G3) Well-differentiated Neuroendocrine Tumor (WD-NET) and Poorly Differentiated Neuroendocrine Carcinoma (PD-NEC) of the Pancreas. In: *The American Journal of Surgical Pathology* 40 (9), S. 1192–1202. https://doi.org/10.1097/PAS.0000000000000662.

Tashijan, A. H.; Howland, B. G.; Melvin, K. E.; Hill, C. S., JR (1970): Immunoassay of human calcitonin. In: *The New England Journal of Medicine* 283 (17), S. 890–895. https://doi.org/10.1056/NEJM197010222831702.

Tashjian, Armen H.; Melvin, Kenneth E. W. (1968): Medullary Carcinoma of the Thyroid Gland. In: *The New England Journal of Medicine* 279 (6), S. 279–283. https://doi.org/10.1056/NEJM196808082790602.

Teichmann, R. K.; Denecke, H.; Heberer, G. (1982): Intraoperative Biochemical Verification of Gastrinomas by a Quick Radioimmunoassay. In: Christian Herfarth, Uwe B. Brückner, Hans-Dietrich Röher und Siegfried Weller (Hg.): Chirurgisches Forum'82 für experimentelle und klinische Forschung. 99. Kongreß der Deutschen Gesellschaft für Chirurgie, München, 14. bis 17. April 1982. München, 1982. Berlin, Heidelberg: Springer Berlin Heidelberg (82), S. 257–260.

Teichmann, R. K.; Landgraf, R.; Spelsberg, F.; Heberer, G. (1980): Krankheitsbilder und operative Therapie bei multiplen endokrinen Adenomatosen (MEA-Syndrome). In: *Der Chirurg* 51 (5), S. 313–320.

Teichmann, R. K.; Spelsberg, F.; Heberer, G. (1981): Intraoperative biochemische Lokalisation von Insulinomen. In: *Fortschritte der Medizin* 99 (15), S. 535–536.

Telenius-Berg, M.; Ponder, M. A.; Berg, B.; Ponder, B. A.; Werner, S. (1989): Quality of life after bilateral adrenalectomy in MEN 2. In: *Henry Ford Hospital medical journal* 37 (3-4), S. 160–163.

Terris, David J.; Singer, Michael C.; Seybt, Melanie W. (2011): Robotic facelift thyroidectomy: II. Clinical feasibility and safety. In: *The Laryngoscope* 121 (8), S. 1636–1641. https://doi.org/10.1002/lary.21832.

Testini, Mario; Nacchiero, Michele; Piccinni, Giuseppe; Portincasa, Piero; Di Venere, Beatrice; Lissidini, Germana; Bonomo, G. Martino (2004): Total thyroidectomy is improved by loupe magnification. In: *Microsurgery* 24 (1), S. 39–42. https://doi.org/10.1002/micr.10195.

Theurer, S.; Dralle, H.; Führer-Sakel, D.; Herrmann, K.; Schmid, K. W. (2019): Morphologische Diagnosekriterien der nichtinvasiven follikulären Neoplasie mit PTC-äquivalenten Kernmerkmalen (NIFTP) : Eine diagnostische Herausforderung zum Nutzen des Patienten. In: *Der Pathologe* 40 (3), S. 220–226. https://doi.org/10.1007/s00292-019-0597-0.

Thevenon, Julien; Bourredjem, Abderrahmane; Faivre, Laurence; Cardot-Bauters, Catherine; Calender, Alain; Murat, Arnaud et al. (2013): Higher risk of death among MEN1 patients with mutations in the JunD interacting domain: a Groupe d'etude des Tumeurs Endocrines (GTE) cohort study. In: *Human Molecular Genetics* 22 (10), S. 1940–1948. https://doi.org/10.1093/hmg/ddt039.

Thielmann, Alexandra; Kerr, Paul (2017): Validation of selective use of intraoperative PTH monitoring in parathyroidectomy. In: *Journal of Otolaryngology – Head & Neck Surgery* 46 (1), S. 10. https://doi.org/10.1186/s40463-017-0188-0.

Thomas-Marques, Laurence; Murat, Arnaud; Delemer, Brigitte; Penfornis, Alfred; Cardot-Bauters, Catherine; Baudin, Eric et al. (2006): Prospective Endoscopic Ultrasonographic Evaluation of the Frequency of Nonfunctioning Pancreaticoduodenal Endocrine Tumors in Patients with Multiple Endocrine Neoplasia Type 1. In: *The American journal of gastroenterology* 101 (2). Online verfügbar unter https://journals.lww.com/ajg/Fulltext/2006/02000/Prospective_Endoscopic_Ultrasonographic_Evaluation.13.aspx.

Thompson, G. B.; van Heerden, J. A.; Martin, J. K., JR; Schutt, A. J.; Ilstrup, D. M.; Carney, J. A. (1985): Carcinoid tumors of the gastrointestinal tract: presentation, management, and prognosis. In: *Surgery* 98 (6), S. 1054–1063. Online verfügbar unter https://archive.org/details/sim_surgery_1985-12_98_6/page/1054/mode/1up, zuletzt geprüft am 08.08.2022.

Thompson, J. C.; Lewis, B. G.; Wiener, I.; Townsend, C. M. (1983): The Role of Surgery in the Zollinger-Ellison syndrome. In: *Annals of Surgery* 197 (5), S. 594–607. https://doi.org/10.1097/00000658-198305000-00014.

Thompson, J. C.; Reeder, D. D.; Bunchman, H. H.; Becker, H. D.; Brandt, E. N. (1972): Effect of secretin on circulating gastrin. In: *Annals of Surgery* 176 (3), S. 384–393. https://doi.org/10.1097/00000658-197209000-00014.

Thompson, M. H.; Venables, C. W.; Miller, I. T.; Reed, J. D.; Sanders, D. J.; Grund, E. R.; Blair, E. L. (1975a): METIAMIDE IN ZOLLINGER-ELLISON SYNDROME. In: *The Lancet* 305 (7897), S. 35–36. https://doi.org/10.1016/S0140-6736(75)92392-2.

Thompson, M. H.; Venables, C. W.; Miller, I. T.; Reed, J. D.; Sanders, D. J.; Grund, E. R.; Blair, E. L. (1975b): Proceedings: Metiamide therapy in the Zollinger-Ellison syndrome. In: *Gut* 16 (5), S. 396–397.

Thompson, N. W. (1992): The surgical treatment of the Zollinger-Ellison syndrome in sporadic and MEN-I patients. In: *Acta Chirurgica Austriaca* 24 (2), S. 82–87. https://doi.org/10.1007/BF02601972.
Thompson, N. W.; Bondeson, A. G.; Bondeson, L.; Vinik, A. (1989a): The surgical treatment of gastrinoma in MEN I syndrome patients. In: *Surgery* 106 (6), S. 1081–1086.
Thompson, N. W.; Vinik, A. I.; Eckhauser, F. E. (1989b): Microgastrinomas of the duodenum. A cause of failed operations for the Zollinger-Ellison syndrome. In: *Annals of Surgery* 209 (4), S. 396–404. https://doi.org/10.1097/00000658-198904000-00002.
Thompson, Norman W.; Lloyd, Ricardo V.; Nishiyama, Ronald H.; Vinik, Aaron I.; Strodel, William E.; Allo, Maria D. et al. (1984): MEN I pancreas: A histological and immunohistochemical study. In: *World Journal of Surgery* 8 (4), S. 561–572. https://doi.org/10.1007/BF01654938.
Thomusch, O.; Dralle, H. (2000a): Endokrine Chirurgie und Evidenz-basierte Medizin. In: *Der Chirurg* 71 (6), S. 635–645. https://doi.org/10.1007/s001040051115.
Thomusch, O.; Dralle, H. (2000b): Vorteile des intraoperativen Neuromonitorings bei Schilddrüsenoperationen. In: *Deutsche medizinische Wochenschrift* 125 (24), S. 774. https://doi.org/10.1055/s-2007-1024495.
Thomusch, O.; Sekulla, C.; Dralle, H. (2003a): Rolle der totalen Thyreoidektomie im primären Therapiekonzept der benignen Knotenstruma. Ergebnisse einer prospektiven Qualitätssicherungsstudie in 45 Kliniken unterschiedlicher Versorgungsstufen. In: *Der Chirurg* 74 (5), S. 437. Online verfügbar unter http://www.zbmed.de/ccmedimages/2003/36155.pdf.
Thomusch, O.; Sekulla, C.; Timmermann, W.; Neumann, H. J.; Kruse, E.; Mühlig, H. P. et al. (2003b): Intraoperative Neuromonitoring in Thyroid Surgery. In: *European surgery* 35 (5), S. 240–245. https://doi.org/10.1007/s10353-003-0019-6.
Thomusch, Oliver; Machens, Andreas; Sekulla, Carsten; Ukkat, Jörg; Brauckhoff, Michael; Dralle, H. (2003c): The impact of surgical technique on postoperative hypoparathyroidism in bilateral thyroid surgery: a multivariate analysis of 5846 consecutive patients. In: *Surgery* 133 (2), S. 180–185. https://doi.org/10.1067/msy.2003.61.
Thomusch, Oliver; Machens, Andreas; Sekulla, Carsten; Ukkat, Jörg; Lippert, Hans; Gastinger, Ingo; Dralle, H. (2000): Multivariate Analysis of Risk Factors for Postoperative Complications in Benign Goiter Surgery: Prospective Multicenter Study in Germany. In: *World Journal of Surgery* 24 (11), S. 1335–1341. https://doi.org/10.1007/s002680010221.
Thornton, J. K. (1890): Abdominal nephrectomy for large sarcoma of the left suprarenal capsule: recovery. In: *Trans Clin Soc Lond* 23, S. 150–153.
Thulin, Lars; Samnegård, Hans; Tydén, Gunnar; Long, DavidH; Efendić, Suad (1978): EFFICACY OF SOMATOSTATIN IN A PATIENT WITH CARCINOID SYNDROME. In: *The Lancet* 312 (8079), S. 43. https://doi.org/10.1016/S0140-6736(78)91348-X.
Tibblin, S.; Bizard, J. P.; Bondeson, A. G.; Bonjer, J.; Bruining, H. A.; Meier, F. et al. (1991): Primary hyperparathyroidism due to solitary adenoma. A comparative multicentre study of early and long-term results of different surgical regimens. In: *European Journal of Surgery* 157 (9), S. 511–515.
Tibblin, S.; Bondeson, A. G.; Bondeson, L.; Ljungberg, O. (1984): Surgical strategy in hyperparathyroidism due to solitary adenoma. In: *Annals of Surgery* 200 (6), S. 776–784. https://doi.org/10.1097/00000658-198412000-00018.

Tibblin, S.; Bondeson, A. G.; Ljungberg, O. (1982): Unilateral parathyroidectomy in hyperparathyroidism due to single adenoma. In: *Annals of Surgery* 195 (3), S. 245–252. https://doi.org/10.1097/00000658-198203000-00001.

Tibblin, S.; Dymling, J. F.; Ingemansson, S.; Telenius-Berg, M. (1983): Unilateral versus bilateral adrenalectomy in multiple endocrine neoplasia IIA. In: *World Journal of Surgery* 7 (2), S. 201–208. https://doi.org/10.1007/bf01656143.

Tibblin, S.; Ingemansson, S.; Berg, M. T. (1975): Surgical Treatment of Sipple's Syndrome. In: F. Linder, H. G. Borst, W. Brendel, F. W. Eigler, W. Isselhard, F. Largiadèr et al. (Hg.): 92. Kongreß der Deutschen Gesellschaft für Chirurgie, München, 7.–10. Mai 1975. Berlin, Heidelberg, 1975. Berlin, Heidelberg: Springer Berlin Heidelberg, S. 227–230.

Tierney, John F.; Chivukula, Sitaram V.; Wang, Xuanji; Pappas, Sam G.; Schadde, Erik; Hertl, Martin et al. (2019): Resection of primary tumor may prolong survival in metastatic gastroenteropancreatic neuroendocrine tumors. In: *Surgery* 165 (3), S. 644–651. https://doi.org/10.1016/j.surg.2018.09.006.

Timmers, H. J. L. M.; Chen, C. C.; Carrasquillo, J A.; Whatley, M.; Ling, A.; Havekes, B. et al. (2009): Comparison of 18F-fluoro-L-DOPA, 18F-fluoro-deoxyglucose, and 18F-fluorodopamine PET and 123I-MIBG scintigraphy in the localization of pheochromocytoma and paraganglioma. In: *The Journal of Clinical Endocrinology & Metabolism* 94 (12), S. 4757–4767. https://doi.org/10.1210/jc.2009-1248.

Tollefsen, H. R.; Shah, J. P.; Huvos, A. G. (1972): Papillary carcinoma of the thyroid. Recurrence in the thyroid gland after initial surgical treatment. In: *The American Journal of Surgery* 124 (4), S. 468–472. https://doi.org/10.1016/0002-9610(72)90068-2.

Toneto, Marcelo (2014): Historical evolution of the surgical treatment of pancreatic cancer. In: *Scientia Medica* 24, e1. https://doi.org/10.15448/1980-6108.2014.2.17647.

Toneto, Marcelo; Prill, Shandi; Debon, Letícia; Furlan, Fernando; Steffen, Nedio (2016): The history of the parathyroid surgery. In: *Revista do Colégio Brasileiro de Cirurgiões* 43, S. 214–222. https://doi.org/10.1590/0100-69912016003003.

Toyoda, Junya; Sahara, Kota; Tsilimigras, Diamantis I.; Miyake, Kentaro; Yabushita, Yasuhiro; Homma, Yuki et al. (2021): Survival Benefit of Primary Tumor Resection Among Elderly Patients with Pancreatic Neuroendocrine Tumors. In: *World Journal of Surgery* 45 (12), S. 3643–3651. https://doi.org/10.1007/s00268-021-06281-3.

Treglia, Giorgio; Piccardo, Arnoldo; Imperiale, Alessio; Strobel, Klaus; Kaufmann, Philipp A.; Prior, John O.; Giovanella, Luca (2019): Diagnostic performance of choline PET for detection of hyperfunctioning parathyroid glands in hyperparathyroidism: a systematic review and meta-analysis. In: *European Journal of Nuclear Medicine and Molecular Imaging* 46 (3), S. 751–765. https://doi.org/10.1007/s00259-018-4123-z.

Triponez, Frederic; Dosseh, David; Goudet, Pierre; Cougard, Patrick; Bauters, Catherine; Murat, Arnaud et al. (2006a): Epidemiology data on 108 MEN 1 patients from the GTE with isolated nonfunctioning tumors of the pancreas. In: *Annals of Surgery* 243 (2), S. 265–272. https://doi.org/10.1097/01.sla.0000197715.96762.68.

Triponez, Frederic; Goudet, Pierre; Dosseh, David; Cougard, Patrick; Bauters, Catherine; Murat, Arnaud et al. (2006b): Is Surgery Beneficial for MEN1 Patients with Small (≤ 2 cm), Nonfunctioning Pancreaticoduodenal Endocrine Tumor? An Analysis of 65 Patients from the GTE. In: *World Journal of Surgery* 30 (5), S. 654–662. https://doi.org/10.1007/s00268-005-0354-9.

Troch, Marlene; Koperek, Oskar; Scheuba, Christian; Dieckmann, Karin; Hoffmann, Martha; Niederle, Bruno; Raderer, Markus (2010): High efficacy of concomitant treatment of undifferentiated (anaplastic) thyroid cancer with radiation and docetaxel. In: *The Journal of Clinical Endocrinology & Metabolism* 95 (9), E54–7. https://doi.org/10.1210/jc.2009-2827.

Trupka, A.; Hallfeldt, K.; Horn, K.; Gärtner, R.; Landgraf, R. (2001): Intraoperatives Monitoring des intakten parathormons (iPTH) in der Chirurgie des primären Hyperparathyreoidismus mit einem neuen Schnelltest. In: *Der Chirurg* 72 (5), S. 578–583. https://doi.org/10.1007/s001040170138.

Trupka, A.; Sienel, W. (2002): Simultane Autotransplantation von Nebenschilddrüsengewebe im Rahmen der totalen Thyreoidektomie wegen M. Basedow oder benigner Knotenstruma. In: *Zentralblatt für Chirurgie* 127 (05), S. 439–442.

Tschantz, P. (1978): Prävention der Rekurrensparese und der Nebenschilddrüsen-Läsion bei Thyreoidektomie. In: *Fortschritte der Medizin* 96 (45), S. 2286–2288.

Tschopp, K.; Probst, R. (1994): Neue Aspekte in der Schilddrüsenchirurgie mit dem intraoperativen Monitoring des N. laryngeus recurrens. In: *Laryngo-Rhino-Otol.* 73 (11), S. 568–572. https://doi.org/10.1055/s-2007-997197.

Tschopp, Kurt P.; Gottardo, Christine (2002): Comparison of various methods of electromyographic monitoring of the recurrent laryngeal nerve in thyroid surgery. In: *Ann Otol Rhinol Laryngo* 111 (9), S. 811–816. https://doi.org/10.1177/000348940211100909.

Tsutsui, Hidemitsu; Usuda, Jitsuo; Kubota, Mitsuhiro; Yamada, Masae; Suzuki, Akihiko; Shibuya, Hiroshi et al. (2008): Endoscopic tumor ablation for laryngotracheal intraluminal invasion secondary to advanced thyroid cancer. In: *Acta Oto-Laryngologica* 128 (7), S. 799–807. https://doi.org/10.1080/00016480701714285.

Turner, R. C.; Morris, P. J.; Lee, E.C.G.; Harris, E. A.; Dick, R. (1978): LOCALISATION OF INSULINOMAS. In: *The Lancet* 311 (8063), S. 515–518. https://doi.org/10.1016/S0140-6736(78)90548-2.

Uchida, M.; Imaide, Y.; Yoneda, K.; Uehara, H.; Ukimura, O.; Itoh, Y. et al. (1994): Endoscopic adrenalectomy by retroperitoneal approach for primary aldosteronism. In: *Hinyokika kiyo. Acta urologica Japonica* 40 (1), S. 43–46.

Udenfriend, S.; Titus, E.; Weissbach, H. (1955): The identification of 5-hydroxy-3-indoleacetic acid in normal urine and a method for its assay. In: *Journal of Biological Chemistry* 216 (2), S. 499–505.

Underdahl, L. O.; Woolner, L. B.; Black, B. M. (1953): MULTIPLE ENDOCRINE ADENOMAS: REPORT OF 8 CASES IN WHICH THE PARATHYROIDS, PITUITARY AND PANCREATIC ISLETS WERE INVOLVED*. In: *The Journal of Clinical Endocrinology & Metabolism* 13 (1), S. 20–47. https://doi.org/10.1210/jcem-13-1-20.

Urban, K. (1927): Zur Frage der Verhütung des Mysödems und der Tetanie bei Kropfoperationen. In: *Zentralblatt für Chirurgie* (31), S. 1937–1940.

Utech, C.; Bieler, E. U.; Pfannenstiel, P. (1984): Sonographische Lokalisation von Nebenschilddrüsen-Adenomen bei Hyperparathyreoidismus. In: *Deutsche medizinische Wochenschrift* 109 (28–29), S. 1108–1111. https://doi.org/10.1055/s-2008-1069332.

v. Eiselsberg, A. (1908): Ueber Vorkommen und Behandlung der Tetania parathyreopriva beim Menschen. Sonderabdruck aus „Beiträge zur Physiologie und Pathologie". Stuttgart: Verlag von Ferdinand Enke. Online verfügbar unter https://ia801302.us.archive.org/22/items/b22441219/b22441219.pdf, zuletzt geprüft am 04.02.2022.

v. Recklinghausen, F. (1891): Die fibröse oder deformirende Ostitis, die Osteomalacie und die osteoplastische Carcinose in ihren gegenseitigen Beziehungen. Hierzu 5 Tafeln. In: *Festschrift Rudolf Virchow zu seinem 71. Geburtstage Berlin Reimer*, S. 1–89.

Vagefi, Parsia A.; Razo, Oswaldo; Deshpande, Vikram; McGrath, Deborah J.; Lauwers, Gregory Y.; Thayer, Sarah P. et al. (2007): Evolving patterns in the detection and outcomes of pancreatic neuroendocrine neoplasms: the Massachusetts General Hospital experience from 1977 to 2005. In: *Archives of Surgery* 142 (4), S. 347–354. https://doi.org/10.1001/archsurg.142.4.347.

van Heerden, J. A. (1985): Bilateral subtotal adrenal resection for bilateral pheochromocytomas in multiple endocrine neoplasia, type IIa: A case report. In: *Surgery* 98 (2), S. 363–366. Online verfügbar unter https://archive.org/details/sim_surgery_1985-08_98_2/page/363/mode/1up, zuletzt geprüft am 06.04.2022.

van Heerden, J. A.; Smith, S. L.; Miller, L. J. (1986): Management of the Zollinger-Ellison syndrome in patients with multiple endocrine neoplasia type I. In: *Surgery* 100 (6), S. 971–977.

van Nieuwenhove, Y.; Vandaele, S.; Beeck, B. op de; Delvaux, G. (2003): Neuroendocrine tumors of the pancreas. In: *SURGICAL ENDOSCOPY AND OTHER INTERVENTIONAL TECHNIQUES* 17 (10), S. 1658–1662. https://doi.org/10.1007/s00464-002-9268-x.

Vatansever, Safa; Nordenström, Erik; Raffaelli, Marco; Brunaud, Laurent; Makay, Özer; Almquist, Martin et al. (2022): Robot-assisted versus conventional laparoscopic adrenalectomy: Results from the EUROCRINE Surgical Registry. In: *Surgery* 171 (5), S. 1224–1230. https://doi.org/10.1016/j.surg.2021.12.003.

Vermeulen, Anton H. M. (2010): The birth of endocrine pathology: How Erdheim misunderstood parathyroids. In: *Virchows Archiv für pathologische Anatomie und Physiologie und für klinische Medizin* 457 (3), S. 283–290. https://doi.org/10.1007/s00428-010-0953-1.

Verner, J. V.; Morrison, A. B. (1958): Islet cell tumor and a syndrome of refractory watery diarrhea and hypokalemia. In: *The American Journal of Medicine* 25 (3), S. 374–380. https://doi.org/10.1016/0002-9343(58)90075-5.

Vezakis, A.; Davides, D.; Larvin, M.; McMahon, M. J. (1999): Laparoscopic surgery combined with preservation of the spleen for distal pancreatic tumors. In: *SURGICAL ENDOSCOPY AND OTHER INTERVENTIONAL TECHNIQUES* 13 (1), S. 26–29. https://doi.org/10.1007/s004649900891.

Vidal Fortuny, J.; Belfontali, V.; Sadowski, S. M.; Karenovics, W.; Guigard, S.; Triponez, F. (2016a): Parathyroid gland angiography with indocyanine green fluorescence to predict parathyroid function after thyroid surgery. In: *British Journal of Surgery* 103 (5), S. 537–543. https://doi.org/10.1002/bjs.10101.

Vidal Fortuny, J.; Sadowski, S. M.; Belfontali, V.; Guigard, S.; Poncet, A.; Ris, F. et al. (2018): Randomized clinical trial of intraoperative parathyroid gland angiography with indocyanine green fluorescence predicting parathyroid function after thyroid surgery. In: *British Journal of Surgery* 105 (4), S. 350–357. https://doi.org/10.1002/bjs.10783.

Vidal Fortuny, Jordi; Guigard, Sébastien; Diaper, John; Karenovics, Wolfram; Triponez, Frédéric (2016b): Subtotal Parathyroidectomy Under Indocyanine Green Angiography. In: *VideoEndocrinology* 3 (1). https://doi.org/10.1089/ve.2015.0056.

Viola, D.; Materazzi, G.; Valerio, L.; Molinaro, E.; Agate, L.; Faviana, P. et al. (2015): Prophylactic central compartment lymph node dissection in papillary thyroid carcinoma: clinical implications derived from the first prospective randomized controlled single institution study. In: *The Journal of Clinical Endocrinology & Metabolism* 100 (4), S. 1316–1324. https://doi.org/10.1210/jc.2014-3825.

Volxzeitung (Hg.) (2016): Univ.Prof.Dr. Bruno Niederle. Univ. PROFESSOR für Spezielle Chirurgie. Chirurgische Endokrinologie. Online verfügbar unter http://www.volxze itung.at/allentsteig/wp-content/uploads/2016/10/Wirken-von-Univ.Prof.Dr.B.-Niederle-an-der-Universit%C3%A4t-Wien_Hochformat.pdf, zuletzt aktualisiert am 26.10.2016, zuletzt geprüft am 25.04.2022.

Von der Mühll, R. (1928): Contribution à l'étude des Paragangliomes de la Surrénale. Dissertation, Lausanne.

Voutilainen, P. E.; Haapiainen, R. K.; Haglund, C. H. (1998): Ultrasonically activated shears in thyroid surgery. In: *The American Journal of Surgery* 175 (6), S. 491–493. https://doi.org/10.1016/s0002-9610(98)00073-7.

Wachsmuth, W.; Huebner, H. (1962): Berücksichtigung und Steuerung des hormonalen Stoffwechsels bei der chirurgischen Behandlung des Phäochromozytoms. In: *Deutsches medizinisches Journal* 13, S. 223–230.

Wächter, Sabine; Vorländer, C.; Schabram, J.; Mintziras, I.; Fülber, I.; Manoharan, J. et al. (2020): Anaplastic thyroid carcinoma: changing trends of treatment strategies and associated overall survival. In: *European Archives of Oto-Rhino-Laryngology* 277 (5), S. 1507–1514. https://doi.org/10.1007/s00405-020-05853-8.

Wada, Michihito; Nagano, Nobuo; Nemeth, Edward F. (1999): The calcium receptor and calcimimetics. In: *Current Opinion in Nephrology and Hypertension* 8 (4). Online verfügbar unter https://journals.lww.com/co-nephrolhypertens/Fulltext/1999/07000/The_calcium_r eceptor_and_calcimimetics.6.aspx.

Waddell, W. R.; Coppinger, W. R.; Loughry, R. W. (1968): Pancreaticoduodenectomy for Zollinger-Ellison syndrome. In: *Annals of Surgery* 168 (4), S. 641–654. https://doi.org/10.1097/00000658-196810000-00011.

Wagner, H. E.; Seiler, Ch (1994): Recurrent laryngeal nerve palsy after thyroid gland surgery. In: *The British Journal of Surgery* 81 (2), S. 226–228. https://doi.org/10.1002/bjs.1800810222.

Wagner, P. K. (1991): Operative Therapie des sekundären Hyperparathyreoidismsus. In: M. Rothmund und G. Delling (Hg.): Hyperparathyreoidismus. 2. Aufl. Stuttgart u.a.: Thieme, S. 200–215.

Wagner, P. K. (2014): Die Schilddrüse – ein überflüssiges Organ? In: Henning Dralle, Joachim Jähne und Ayman Agha (Hg.): Endokrine Chirurgie. Evidenz und Erfahrung ; individualisierte Medizin in der klinischen Praxis ; mit 88 Tabellen. Individualisierte Medizin in der klinischen Praxis. Stuttgart: Schattauer, S. 23–37.

Wagner, P. K.; Lenner, V.; Mangold, G.; Rothmund, M. (1984): Autotransplantation in der endokrinen Chirurgie. In: *Deutsche medizinische Wochenschrift* 109 (42), S. 1609–1614. https://doi.org/10.1055/s-2008-1069423.

Wagner, P. K.; Rothmund, M. (1990): Langzeitergebnisse nach Replantation von autologem kältekonserviertem Nebenschilddrüsengewebe. In: *Deutsche medizinische Wochenschrift* 115 (49), S. 1863–1867. https://doi.org/10.1055/s-2008-1065238.

Wagner, P. K.; Rothmund, M.; Gabbert, H.; Krause, U. (1980): Kältekonservierung von humanem Nebenschilddrüsengewebe. In: *Langenbecks Archiv für Chirurgie* 353 (3), S. 183–191. https://doi.org/10.1007/BF01261962.

Wagner, P. K.; Rothmund, M.; Kümmerle, F.; Kessler, F. J.; Gabbert, H.; Krause, U. (1981): Autotransplantation von kältekonserviertem menschlichem Nebenschilddrüsengewebe. In: *Deutsche medizinische Wochenschrift* 106 (12), S. 363–367. https://doi.org/10.1055/s-2008-1070318.

Wagner, P. K.; Rumpelt, H. J.; Rothmund, M. (1986): Vereinfachtes Verfahren der Kältekonservierung von menschlichem Nebenschilddrüsengewebe zur Replantation. In: *Der Chirurg* 57 (4), S. 253–257.

Wagner, P. K.; Seesko, H. G.; Rothmund, M. (1991): Replantation of cryopreserved human parathyroid tissue. In: *World Journal of Surgery* 15 (6), S. 751–755. https://doi.org/10.1007/bf01665310.

Wahl, R.; Nievergelt, J.; Röher, H. D.; Oellers, B. (1977): Radikale Thyreoidektomie wegen maligner Schilddrüsentumoren. Erfolgsaussichten und Komplikationen. In: *Deutsche medizinische Wochenschrift* 102 (1), 13–6, 19–20. https://doi.org/10.1055/s-0028-1104834.

Wahl, R. A.; Goretzki, P. E.; Joseph, K.; Röher, H. D. (1985): Radikalitätsprinzipien bei der Operation maligner Schilddrüsentumoren. In: *Langenbecks Archiv für Chirurgie* 366, S. 61–68. https://doi.org/10.1007/BF01836607.

Wahl, R. A.; Rimpl, I. (1998): Selektive (=morphologiegerechte und funktionskritische) Chirurgie der Knotenstruma: Abhängigkeit des Risikos der Recurrensparese von Darstellung und Manipulation des Nerven. In: Christian Herfarth (Hg.): Chirurgisches Forum '98 für Experimentelle und Klinische Forschung : Berlin, 28.04. – 02.05.1998. Langenbecks Archiv für Chirurgie. Forumband. Berlin u.a. herfarth1998chirurgisches, S. 1051–1054.

Wahl, R. A.; Schmidt-Gayk, H.; Cordes, H.; Meybier, H.; Tschahargane, C. (1981): Früherkennung des C-Zell-Karzinoms durch Familien-Screening. In: *Deutsche medizinische Wochenschrift* 106 (42), S. 1377–1380. https://doi.org/10.1055/s-2008-1070515.

Wahl, R. A.; Seel, A. W.; Müller, B.; Vietmeier, P. (1990): Welchen Platz hat die „selektive Schilddrüsenresektion" in der Chirurgie der benignen Knotenstrumen. In: *Langenbecks Archiv für Chirurgie. Supplement II, Verhandlungen der Deutschen Gesellschaft für Chirurgie. Deutsche Gesellschaft für Chirurgie. Kongress*, S. 941–946.

Waldner, H.; Wilker, D.; Eibl-Eibesfeldt, B. (1986): Therapeutisches Vorgehen beim „Incidentalom" der Nebenniere. In: *Der Chirurg* 57 (9), S. 557–559.

Wallgren, A.; Norin, T. (1973): Combined chemotherapy and radiation therapy in spindle and giant cell carcinoma of the thyroid gland. Report of a case. In: *Acta radiologica: therapy, physics, biology* 12 (1), S. 17–20. https://doi.org/10.3109/02841867309131087.

Walters, W.; Wilder, R. M.; Kepler, E. J. (1934): THE SUPRARENAL CORTICAL SYNDROME WITH PRESENTATION OF TEN CASES. In: *Annals of Surgery* 100 (4). Online verfügbar unter https://journals.lww.com/annalsofsurgery/Fulltext/1934/10000/THE_SUPRARENAL_CORTICAL_SYNDROME_WITH_PRESENTATION.10.aspx.

Walthard, B. (1963a): Der Gestaltwandel der Struma maligna mit Bezug auf die Jodprophylaxe des Kropfes. In: *Schweizerische medizinische Wochenschrift* 93 (23), 809-&.

Walthard, B. (1963b): Die Einteilung der Struma maligna. In: *Wiener Medizinische Wochenschrift* 113 (44), S. 818–820.

Walz, M. K. (1984): Zytologische und zytophotometrische Untersuchungen an den Entzündungszellen einer Fremdkörperreaktion: Lebenslauf. Dissertation. Universitätsklinikum Essen, Essen. Institut für Pathologie.

Walz, M. K. (2012): Minimal-invasive Nebennierenchirurgie. Transperitonealer oder retroperitonealer Zugang? In: *Der Chirurg* 83 (6), S. 536–545. https://doi.org/10.1007/s00104-011-2194-5.

Walz, M. K.; Lederbogen, S.; Limmer, Julia C.; Peitgen, K.; Mann, K. (2001): Die videoskopisch-assistierte HemithyreoidektomieOperative Technik und erste Ergebnisse. In: *Der Chirurg* 72 (9), S. 1054–1057. https://doi.org/10.1007/s001040170074.

Walz, M. K.; Peitgen, K.; Krause, U.; Eigler, F. W. (1995): Die dorsale retroperitoneoskopische Adrenalektomie--eine neue operative Technik. In: *Zentralblatt für Chirurgie* 120 (1), S. 53–58.

Walz, M. K.; Petersenn, S.; Koch, J. A.; Mann, K.; Neumann, H. P.H.; Schnii, K. W. (2005): Endoscopic treatment of large primary adrenal tumours. In: *British Journal of Surgery* 92 (6), S. 719–723. https://doi.org/10.1002/bjs.4964.

Walz, Martin K. (2015): Kurzportrait Martin K. Walz. Online verfügbar unter https://www.dgav.de/fileadmin/media/texte_pdf/2015-02-20_Bewerbung_Walz.pdf, zuletzt aktualisiert am 20.02.2015, zuletzt geprüft am 26.04.2022.

Walz, Martin K.; Alesina, Piero F. (2009): Single access retroperitoneoscopic adrenalectomy (SARA)--one step beyond in endocrine surgery. In: *Langenbeck's archives of surgery* 394 (3), S. 447–450. https://doi.org/10.1007/s00423-008-0418-z.

Walz, Martin K.; Gwosdz, Roland; Levin, Stephanie L.; Alesina, Piero F.; Suttorp, Anna-Carinna; Metz, Klaus A. et al. (2008): Retroperitoneoscopic adrenalectomy in Conn's syndrome caused by adrenal adenomas or nodular hyperplasia. In: *World Journal of Surgery* 32 (5), S. 847–853. https://doi.org/10.1007/s00268-008-9513-0.

Walz, Martin K.; Peitgen, Klaus; Diesing, Daniela; Petersenn, Stephan; Janssen, Onno E.; Philipp, Thomas et al. (2004): Partial versus Total Adrenalectomy by the Posterior Retroperitoneoscopic Approach: Early and Long-term Results of 325 Consecutive Procedures in Primary Adrenal Neoplasias. In: *World Journal of Surgery* 28 (12), S. 1323–1329. https://doi.org/10.1007/s00268-004-7667-y.

Walz, Martin K.; Peitgen, Klaus; Hoermann, Rudolf; Giebler, Reiner M.; Mann, Klaus; Eigler, Friedrich W. (1996): Posterior Retroperitoneoscopy as a New Minimally Invasive Approach for Adrenalectomies: Results of 30 Adrenalectomies in 27 Patients. In: *World Journal of Surgery* 20 (7), S. 769–774. https://doi.org/10.1007/s002689900117.

Walz, Martin K.; Peitgen, Klaus; Saller, Bernhard; Giebler, Reiner M.; Lederbogen, Sebastian; Nimtz, Konstanze et al. (1998): Subtotal Adrenalectomy by the Posterior Retroperitoneoscopic Approach. In: *World Journal of Surgery* 22 (6), S. 621–627. https://doi.org/10.1007/s002689900444.

Wang, C. A.; Rieder, S. V. (1978): A density test for the intraoperative differentiation of parathyroid hyperplasia from neoplasia. In: *Annals of Surgery* 187 (1), S. 63–67. https://doi.org/10.1097/00000658-197801000-00012.

Wang, Yi-Zarn; Joseph, Saju; Lindholm, Erika; Lyons, John; Boudreaux, J. Philip; Woltering, Eugene A. (2009): Lymphatic mapping helps to define resection margins for midgut carcinoids. In: *Surgery* 146 (6), S. 993–997. https://doi.org/10.1016/j.surg.2009.09.005.

Wanke, R. (1951): Operative Behandlung der Nebennierengeschwülste. In: *Langenbeck's archives of surgery* 267 (1), S. 530–539. https://doi.org/10.1007/BF02100846.

Wanke, R. (1962): Parathyroid gland surgery in primary hyperparathyroidism. In: *Der Chirurg* 33, S. 53–57.

Warshaw, A. L. (1988): Conservation of the spleen with distal pancreatectomy. In: *Archives of Surgery* 123 (5), S. 550–553. https://doi.org/10.1001/archsurg.1988.01400290032004.

Watzka, F. M.; Fottner, C.; Miederer, M.; Weber, M. M.; Schad, A.; Lang, H.; Musholt, T. J. (2016): Surgical Treatment of NEN of Small Bowel: A Retrospective Analysis. In: *World Journal of Surgery* 40 (3), S. 749–758. https://doi.org/10.1007/s00268-016-3432-2.

Weber, F.; Dralle, H. (2018): Chirurgische Aspekte bei kleinen neuroendokrinen Dünndarmtumoren. In: *Der Chirurg* 89 (6), S. 428–433. https://doi.org/10.1007/s00104-018-0607-4.

Weber, H. (1948): Über Häufigkeit und Prognose bösartiger Schilddrüsengeschwülste. In: *Deutsche medizinische Wochenschrift* 73 (9–12), S. 129–131. https://doi.org/10.1055/s-0028-1118078.

Weber, T.; Cammerer, G.; Schick, C.; Solbach, C.; Hillenbrand, A.; Barth, T. F. et al. (2010): C-11 Methionine Positron Emission Tomography/Computed Tomography Localizes Parathyroid Adenomas in Primary Hyperparathyroidism. In: *Hormone and metabolic research = Hormon- und Stoffwechselforschung = Hormones et metabolisme* 42 (3), S. 209–214. https://doi.org/10.1055/s-0029-1243185.

Weber, Theresia (2021): Aktuelle Therapiestrategien beim papillären Mikrokarzinom der Schilddrüse. In: *Journal für Klinische Endokrinologie und Stoffwechsel* 14 (4), S. 140–144. https://doi.org/10.1007/s41969-021-00149-6.

Weber, Theresia; Maier-Funk, Clemens; Ohlhauser, Dagmar; Hillenbrand, Andreas; Cammerer, Gregor; Barth, Thomas F. et al. (2013): Accurate preoperative localization of parathyroid adenomas with C-11 methionine PET/CT. In: *Annals of Surgery* 257 (6), S. 1124–1128. https://doi.org/10.1097/SLA.0b013e318289b345.

Wedell, J.; Schulte, H. D. (1968): Zur chirurgischen Problematik der Carcinoide des Gastro-Intestinaltraktes. In: *Langenbecks Archiv für Chirurgie* 322, S. 121–126. https://doi.org/10.1007/BF02453804.

Weinel, R. J.; Neuhaus, C.; Klotter, H. J.; Trautmann, M. E.; Arnold, R.; Rothmund, M. (1993a): Standardisiertes chirurgisches Konzept zur Diagnostik und Therapie des Zollinger-Ellison-Syndroms. In: *Deutsche medizinische Wochenschrift* 118 (14), S. 485–492. https://doi.org/10.1055/s-2008-1059353.

Weinel, R. J.; Neuhaus, C.; Stapp, J.; Klotter, H. J.; Trautmann, M. E.; Joseph, K. et al. (1993b): Preoperative localization of gastrointestinal endocrine tumors using somatostatin-receptor scintigraphy. In: *Annals of Surgery* 218 (5), S. 640–645. https://doi.org/10.1097/00000658-199321850-00009.

Welander, J.; Söderkvist, P.; Gimm, O. (2011): Genetics and clinical characteristics of hereditary pheochromocytomas and paragangliomas. In: *Endocrine-Related Cancer* 18 (6), R253–76. https://doi.org/10.1530/ERC-11-0170.

Welbourn, Richard Burkewood; Friesen, Stanley R.; Da Johnston, Ivan; Sellwood, Ronald A. (1990): The history of endocrine surgery. New York: Greenwood Publishing Group.

Wellner, Ulrich F.; Klinger, Carsten; Lehmann, Kai; Buhr, Heinz; Neugebauer, Edmund; Keck, Tobias (2017): The pancreatic surgery registry (StuDoQlPancreas) of the German Society for General and Visceral Surgery (DGAV) – presentation and systematic quality evaluation. In: *Trials* 18 (1), S. 163. https://doi.org/10.1186/s13063-017-1911-x.

Wells, S. A.; Baylin, S. B.; Leight, G. S.; Dale, J. K.; Dilley, W. G.; Farndon, J. R. (1982): The importance of early diagnosis in patients with hereditary medullary thyroid carcinoma. In: *Annals of Surgery* 195 (5), S. 595–599. https://doi.org/10.1097/00000658-198205000-00008.

Wells, S. A.; Burdick, James F.; Ketcham, Alfred S.; Christiansen, Christine; Abe, Minoru; Sherwood, Louis (1973): TRANSPLANTATION OF THE PARATHYROID GLANDS IN DOGS Biochemical, Histological, and Radioimmunoassay Proof of Function. In: *Transplantation* 15 (1). Online verfügbar unter https://journals.lww.com/transplantjournal/Fulltext/1973/01000/TRANSPLANTATION_OF_THE_PARATHYROID_GLANDS_IN_DOGS.27.aspx.

Wells, S. A.; Chi, D. D.; Toshima, K.; Dehner, L. P.; Coffin, C. M.; Dowton, S. B. et al. (1994): Predictive DNA testing and prophylactic thyroidectomy in patients at risk for multiple endocrine neoplasia type 2A. In: *Annals of Surgery* 220 (3), 237–47; discussion 247–50. https://doi.org/10.1097/00000658-199409000-00002.

Wells, S. A.; Stirman, J. A.; Bolman, R. M.; Gunnells, J. C. (1978): Transplantation of the parathyroid glands. Clinical and experimental results. In: *The Surgical clinics of North America* 58 (2), S. 391–402. https://doi.org/10.1016/s0039-6109(16)41491-x.

Wells, Samuel A.; Ellis, George J.; Gunnells, J. Caulie; Schneider, Arthur B.; Sherwood, Louis M. (1976): Parathyroid Autotransplantation in Primary Parathyroid Hyperplasia. In: *The New England Journal of Medicine* 295 (2), S. 57–62. https://doi.org/10.1056/NEJM197607082950201.

Wells, Samuel A.; Gunnells, J. Caulie; Gutman, Robert A.; Shelburne, John D.; Schneider, Arthur B.; Sherwood, Louis M. (1977): The successful transplantation of frozen parathyroid tissue in man. In: *Surgery* 81 (1), S. 86–90.

Wells, Samuel A.; Gunnells, J. Caulie; Shelburne, John D.; Schneider, Arthur B.; Sherwood, Louis M. (1975): Transplantation of the parathyroid glands in man: clinical indications and results. In: *Surgery* 78 (1), S. 34–44.

Wells, Samuel A.; Robinson, Bruce G.; Gagel, Robert F.; Dralle, Henning; Fagin, James A.; Santoro, Massimo et al. (2012): Vandetanib in patients with locally advanced or metastatic medullary thyroid cancer: a randomized, double-blind phase III trial. In: *Journal of clinical oncology : official journal of the American Society of Clinical Oncology* 30 (2), S. 134–141. https://doi.org/10.1200/JCO.2011.35.5040.

Wells, T. Spencer (1879): Remarks on Forcipressure and the Use of Pressure Forceps in Surgery. In: *British Medical Journal* 2 (966), S. 3. https://doi.org/10.1136/bmj.2.966.3.

Welter, G.; Schmidt, K. R.; Welter, H. F.; Pfeifer, K. J.; Spelsberg, F. (1981a): Sonographische Diagnostik vergrösserter Nebenschilddrüsen beim Hyperparathyreoidismus. In: *RöFo : Fortschritte auf dem Gebiete der Röntgenstrahlen und der Nuklearmedizin* 134 (3), S. 254–259. https://doi.org/10.1055/s-2008-1056349.

Welter, G.; Welter, H. F.; Spelsberg, F. (1981b): Präoperative sonographische Lokalisationsdiagnostik vergrösserter Nebenschilddrüsen bei Verdacht auf Hyperparathyreoidismus. In: *Der Chirurg* 52 (6), S. 385–388.

Wendler, Julia; Kroiss, Matthias; Gast, Katja; Kreissl, Michael C.; Allelein, Stephanie; Lichtenauer, Urs et al. (2016): Clinical presentation, treatment and outcome of anaplastic thyroid carcinoma: results of a multicenter study in Germany. In: *European Journal of Endocrinology* 175 (6), S. 521–529. https://doi.org/10.1530/EJE-16-0574.

Wermer, P. (1954): Genetic aspects of adenomatosis of endocrine glands. In: *The American Journal of Medicine* 16 (3), S. 363–371. https://doi.org/10.1016/0002-9343(54)90353-8.

Wermer, P. (1963): ENDOCRINE ADENOMATOSIS AND PEPTIC ULCER IN A LARGE KINDRED. INHERITED MULTIPLE TUMORS AND MOSAIC PLEIOTROPISM IN MAN. In: *The American Journal of Medicine* 35, S. 205–212. https://doi.org/10.1016/0002-9343(63)90212-2.

Wermer, P. (1974): Multiple Endocrine Adenomatosis; Multiple Hormone-Producing Tumours, a Familial Syndrome. In: *Clinics in Gastroenterology* 3 (3), S. 671–684. https://doi.org/10.1016/S0300-5089(21)00082-1.

Werning, C.; Siegenthaler, W. (1971): Therapie des Phäochromozytoms. In: *Deutsche medizinische Wochenschrift* 96 (3), S. 124–126. https://doi.org/10.1055/s-0028-1108214.

Whipple, A. O. (1938): The Surgical Therapy of Hyperinsulinism. In: *Journal international de chirurgie* 3, S. 237–276.

White, Matthew L.; Gauger, Paul G.; Doherty, Gerard M. (2007): Central lymph node dissection in differentiated thyroid cancer. In: *World Journal of Surgery* 31 (5), S. 895–904. https://doi.org/10.1007/s00268-006-0907-6.

Whittle, D. E.; Schroeder, D.; Purchas, S. H.; Sivakumaran, P.; Conaglen, J. V. (1994): Laparoscopic retroperitoneal left adrenalectomy in a patient with Cushing's syndrome. In: *The Australian and New Zealand journal of surgery* 64 (5), S. 375–376. https://doi.org/10.1111/j.1445-2197.1994.tb02227.x.

Wiedenmann, B.; Jensen, R. T.; Mignon, M.; Modlin, C. I.; Skogseid, B.; Doherty, G.; Oberg, K. (1998): Preoperative diagnosis and surgical management of neuroendocrine gastroenteropancreatic tumors: general recommendations by a consensus workshop. In: *World Journal of Surgery* 22 (3), S. 309–318. https://doi.org/10.1007/s002689900387.

Wieland, D. M.; Brown, L. E.; Tobes, M. C.; Rogers, W. L.; Marsh, D. D.; Mangner, T. J. et al. (1981): Imaging the primate adrenal medulla with 123I and 131I metaiodobenzylguanidine: concise communication. In: *Journal of Nuclear Medicine* 22 (4), S. 358–364.

Wienhold, Romy; Scholz, Markus; Adler, J. Rgen-Bernhard; G Nster, Christian; Paschke, Ralf (2013): The management of thyroid nodules: a retrospective analysis of health insurance data. In: *Deutsches Ärzteblatt International* 110 (49), S. 827–834. https://doi.org/10.3238/arztebl.2013.0827.

Wikimedia Commons contributors (2014): File:Paul Langerhans 1878.jpg. Hg. v. Wikimedia Commons. Online verfügbar unter https://commons.wikimedia.org/w/index.php?title=File:Paul_Langerhans_1878.jpg&oldid=129851584, zuletzt aktualisiert am 26.07.2014, zuletzt geprüft am 03.08.2022.

Wikimedia Commons contributors (2015): File:Theodor Billroth.jpg. Hg. v. Wikimedia Commons. Online verfügbar unter https://commons.wikimedia.org/w/index.php?title=File:Theodor_Billroth.jpg&oldid=182802767, zuletzt aktualisiert am 25.12.2015, zuletzt geprüft am 03.08.2022.

Wikimedia Commons contributors (2020): File:Emil Theodor Kocher nobel.jpg. Hg. v. Wikimedia Commons. Online verfügbar unter https://commons.wikimedia.org/w/index.php?title=File:Emil_Theodor_Kocher_nobel.jpg&oldid=403127474, zuletzt aktualisiert am 10.03.2020, zuletzt geprüft am 03.08.2022.

Wikimedia Commons contributors (2021): File:Ludwig Zukschwerdt.JPG. Hg. v. Wikimedia Commons. Online verfügbar unter https://commons.wikimedia.org/w/index.php?title=File:Ludwig_Zukschwerdt.JPG&oldid=561693072, zuletzt aktualisiert am 19.05.2021, zuletzt geprüft am 03.08.2022.

Wikimedia Commons contributors (2022): File:Rehn-ludwig-in-kallmorgen-wilhelm-siebenhundert-jahre-heilkunst-in-frankfurt-am-main-frankfurt-diesterweg-1936-tafel-X.jpg. Hg. v. Wikimedia Commons. Online verfügbar unter https://commons.wikimedia.org/w/index.php?title=File:Rehn-ludwig-in-kallmorgen-wilhelm-siebenhundert-jahre-heilkunst-in-frankfurt-am-main-frankfurt-diesterweg-1936-tafel-X.jpg&oldid=669237305, zuletzt aktualisiert am 28.06.2022, zuletzt geprüft am 03.08.2022.

Wild, Damian; Antwi, Kwadwo; Fani, Melpomeni; Christ, Emanuel R. (2021): Glucagon-like Peptide-1 Receptor as Emerging Target: Will It Make It to the Clinic? In: *Journal of Nuclear Medicine* 62 (Suppl 2), 44S-50S. https://doi.org/10.2967/jnumed.120.246009.

Wild, Damian; Mäcke, Helmut; Christ, Emanuel; Gloor, Beat; Reubi, Jean Claude (2008): Glucagon-like peptide 1-receptor scans to localize occult insulinomas. In: *The New England Journal of Medicine* 359 (7), S. 766–768. https://doi.org/10.1056/NEJMc0802045.

Wilder, R. M.; Allan, F. N.; Power, M. H.; Robertson, H. E. (1927): CARCINOMA OF THE ISLANDS OF THE PANCREAS. In: *Journal of the American Medical Association* 89 (5), S. 348–355. https://doi.org/10.1001/jama.1927.02690050014007.

Wilhelm, Thomas; Metzig, Andreas (2010): Endoscopic minimally invasive thyroidectomy: first clinical experience. In: *Surgical Endoscopy* 24 (7), S. 1757–1758. https://doi.org/10.1007/s00464-009-0820-9.

Wilhelm, Thomas; Metzig, Andreas (2011): Endoscopic Minimally Invasive Thyroidectomy (eMIT): A Prospective Proof-of-Concept Study in Humans. In: *World Journal of Surgery* 35 (3), S. 543–551. https://doi.org/10.1007/s00268-010-0846-0.

Wilkins, L.; Lewis, R. A.; Klein, R.; Gardner, L. I.; Crigler, J.; Rosemberg, E.; Migeon, C. J. (1951): TREATMENT OF CONGENITAL ADRENAL HYPER-PLASIA WITH CORTISONE*. In: *The Journal of Clinical Endocrinology & Metabolism* 11 (1), S. 1–25. https://doi.org/10.1210/jcem-11-1-1.

Wilkinson, D. S. (1973): Necrolytic migratory erythema with carcinoma of the pancreas. In: *Transactions of the St. John's Hospital Dermatological Society* 59 (2), S. 244–250.

Williams, E. D. (1965): A REVIEW OF 17 CASES OF CARCINOMA OF THE THYROID AND PHAEOCHROMOCYTOMA. In: *Journal of clinical pathology* 18 (3), S. 288–292. https://doi.org/10.1136/jcp.18.3.288.

Williams, E. D.; Brown, C. L.; Doniach, I. (1966): Pathological and clinical findings in a series of 67 cases of medullary carcinoma of the thyroid. In: *Journal of clinical pathology* 19 (2), S. 103–113. https://doi.org/10.1136/jcp.19.2.103.

Williams, E. D.; Sandler, M. (1963): The classification of carcinoid tumours. In: *The Lancet* 1 (7275), S. 238–239. https://doi.org/10.1016/s0140-6736(63)90951-6.

Williams, E. D.; Siebenmann, R. E.; Sobin, Leslie H.; World Health Organization (1980): Histological typing of endocrine tumours / E. D. Williams, in collaboration with R. E. Siebenmann, L. H. Sobin and pathologists in 13 countries. Geneva: World Health Organization (International histological classification of tumours, no. 23). Online verfügbar unter https://apps.who.int/iris/handle/10665/41597.

Wilson, H.; Butterick, O. D. (1959): Massive liver resection for control of severe vasomotor reactions secondary to malignant carcinoid. In: *Annals of Surgery* 149 (5), S. 641–647. https://doi.org/10.1097/00000658-195905000-00004.

Wilson, S. D.; Ellison, E. H. (1966): Survival in patients with the Zollinger-Ellison syndrome treated by total gastrectomy. In: *The American Journal of Surgery* 111 (6), S. 787–791. https://doi.org/10.1016/0002-9610(66)90173-5.

Wilson, S. R.; Rosen, I. E. (1979): Abdominal biopsy with ultrasound guidance. In: *Journal of the Canadian Association of Radiologists* 30 (3), S. 138–139. Online verfügbar unter https://archive.org/details/sim_canadian-association-of-radiologists-journal_1979-09_30_3/page/n7/mode/1up, zuletzt geprüft am 01.08.2022.

Winterberg, B.; Fischer, M.; Vetter, H. (1982): Scintigraphy in pheochromocytoma. In: *Klinische Wochenschrift* 60 (12), S. 631–633. https://doi.org/10.1007/BF01711439.

Witte, Jürgen; Goretzki, P E.; Dotzenrath, Cornelia; Simon, D.; Felis, Petra; Neubauer, Mareike; Röher, Hans D. (2000): Surgery for Graves' Disease: Total versus Subtotal Thyroidectomy—Results of a Prospective Randomized Trial. In: *World Journal of Surgery* 24 (11), S. 1303–1311. https://doi.org/10.1007/s002680010216.

Witte, Jürgen; Goretzki, Peter E.; Dieken, Jan; Simon, Dietmar; Röher, Hans D. (2002): Importance of Lymph Node Metastases in Follicular Thyroid Cancer. In: *World Journal of Surgery* 26 (8), S. 1017–1022. https://doi.org/10.1007/s00268-002-6668-y.

Witzel, K.; Benhidjeb, T. (2009): Monitoring of the recurrent laryngeal nerve in totally endoscopic thyroid surgery. In: *European surgical research. Europaische chirurgische Forschung. Recherches chirurgicales europeennes* 43 (2), S. 72–76. https://doi.org/10.1159/000220596.

Witzel, K.; Rahden, B. H. A. von; Kaminski, C.; Stein, H. J. (2008): Transoral access for endoscopic thyroid resection. In: *Surgical Endoscopy* 22 (8), S. 1871–1875. https://doi.org/10.1007/s00464-007-9734-6.

Witzel, Kai (2007): The axillary access in unilateral thyroid resection. In: *Langenbecks Archiv für Chirurgie* 392 (5), S. 617–621. https://doi.org/10.1007/s00423-006-0132-7.

Witzigmann, H.; Schwarz, R.; Kohlhaw, K.; Pohl, K.; Hauss, J. (1997): Neuroendocrine pancreas tumors with particular consideration of the insulinoma and gastrinoma. In: *Chirurgische Gastroenterologie mit interdisziplinären Gesprächen* 13 (SUPPL. 1), S. 36–42. https://doi.org/10.1159/000190118.

Wojta, H. (1957): Subtotale Nebennierenresektion beim Morbus Cushing. In: *Langenbecks Archiv für Chirurgie* 287 (1), S. 773–780. https://doi.org/10.1007/BF02444934.

Wölfler, A. (1882): Die Kropfextirpationen an Hofr. Billroth's Klinik von 1877 bis 1881. In: *Wiener Medizinische Wochenschrift* 32 (1), S. 5–7. Online verfügbar unter https://anno.onb.ac.at/cgi-content/anno-plus?aid=wmw&datum=1882&page=9&size=45, zuletzt geprüft am 24.07.2022.

Woodtli, W.; Gemsenjäger, E.; Heitz, P. U.; Gloor, F.; Rösch, W.; Bosseckert, H. (1982): Endokrine Tumoren (APUDome) des Duodenums--Eine kooperative Studie. In: *Schweizerische Rundschau fur Medizin Praxis = Revue suisse de medecine Praxis* 71 (25), S. 1045–1053.

Woodtli, W.; Hedinger, C. (1978): Inselzelltumoren des Pankreas und ihre Syndrome. II. Zollinger-Ellison-Syndrom, Glukagonomsyndrom, multiple endokrine Adenomatose und Inselzelltumoren ohne nachweisbare endokrine Aktivität. In: *Schweizerische medizinische Wochenschrift* 108 (50), S. 1997–2007.

Woolner, L. B.; Beahrs, Oliver H.; Black, B.Marden; McConahey, William M.; Keating, F.Raymond (1961): Classification and prognosis of thyroid carcinoma: A study of 885 cases observed in a thirty year period. In: *The American Journal of Surgery* 102 (3), S. 354–387. https://doi.org/10.1016/0002-9610(61)90527-X.

Wray, H. L.; Monchik, J. M.; Earll, J. M. (1974): Urinary Cyclic AMP During Surgery for Hyperparathyroidism. In: *Clinical Research* 22 (1), 43A. Online verfügbar unter https://archive.org/details/sim_clinical-research_1974-01_22_1/page/n89/mode/1up?q=wray, zuletzt geprüft am 28.07.2022.

Wullstein, C.; Holzer, K.; Pession, U.; Woeste, G.; Bechstein, W. O. (2003): 22nd Annual Meeting of the Surgical Working Group of Endocrine Surgery (CAEK) of the German Society of Visceral Surgery, 5 and 6 December 2003, Frankfurt am Main, Germany: Initial experience in robotic-assisted laparoscopic surgery of insulinomas (Abstract). In: *Langenbecks Archiv für Chirurgie* 388 (6), S. 442–443. https://doi.org/10.1007/s00423-003-0438-7.

Wyman, S. M.; Robbins, L. L. (1954): Roentgen recognition of parathyroid adenoma. In: *The American Journal of Roentgenology, Radium Therapy, and Nuclear Medicine* 71 (5), S. 777–784.

Xing, Mingzhao; Tufano, Ralph P.; Tufaro, Anthony P.; Basaria, Shehzad; Ewertz, Marge; Rosenbaum, Eli et al. (2004): Detection of BRAF mutation on fine needle aspiration biopsy specimens: a new diagnostic tool for papillary thyroid cancer. In: *Journal of Clinical Endocrinology and Metabolism* 89 (6), S. 2867–2872. https://doi.org/10.1210/jc.2003-032050.

Yalow, R. S.; Berson, S. A. (1959): Assay of Plasma Insulin in Human Subjects by Immunological Methods. In: *Nature* 184 (4699), S. 1648–1649. https://doi.org/10.1038/1841648b0.

Yalow, R. S.; Berson, S. A. (1970): Radioimmunoassay of gastrin. In: *Gastroenterology* 58 (1), S. 1–14. Online verfügbar unter https://archive.org/details/sim_gastroenterology_1970-01_58_1, zuletzt geprüft am 05.08.2022.

Yalow, R. S.; Glick, S. M.; Roth, J.; Roth, S.; Berson, S. A. (1964): Radioimmunoassay of Human Plasma ACTH. In: *The Journal of Clinical Endocrinology & Metabolism* 24 (11), S. 1219–1225. https://doi.org/10.1210/jcem-24-11-1219.

Yeh, T. S.; Jan, Y. Y.; Hsu, B. R.; Chen, K. W.; Chen, M. F. (2000): Video-assisted endoscopic thyroidectomy. In: *The American Journal of Surgery* 180 (2), S. 82–85. https://doi.org/10.1016/s0002-9610(00)00429-3.

Yeung, G. H. (1998): Endoscopic surgery of the neck: a new frontier. In: *Surgical laparoscopy & endoscopy* 8 (3), S. 227–232.

Yoshida, Takanori; Bandoh, Toshio; Ninomiya, Koichi; Matsumoto, Toshifumi; Baatar, Dolgor; Kitano, Seigo (1998): Laparoscopic Enucleation of a Pancreatic Insulinoma: Report of a Case. In: *Surgery Today* 28 (11), S. 1188–1191. https://doi.org/10.1007/s005950050311.

Young, A. E.; Gaunt, J. I.; Croft, D.; Collins, R. E.; Wells, C. P.; Coakley, A. J. (1983): Location of parathyroid adenomas by 201Tl and 99mTc subtraction scanning. In: *British Medical Journal* 287 (6389), S. 427–428. https://doi.org/10.1136/bmj.287.6389.427-b.

Young, Hugh H. (1936): A technique for simultaneous exposure and operation on the adrenals. In: *Surgery, Gynecology & Obstetrics* 63, S. 179–188. Online verfügbar unter https://archive.org/details/in.ernet.dli.2015.71284/page/n181/mode/2up, zuletzt geprüft am 18.03.2022.

Young, James A.; Chapman, William H. H. III; Kim, Victor B.; Albrecht, Robert J.; Ng, Peter C.; Nifong, L. Wiley; Chitwood,, W. Randolph Jr. (2002): Robotic-Assisted Adrenalectomy for Adrenal Incidentaloma: Case and Review of the Technique. In: *Surgical Laparoscopy Endoscopy & Percutaneous Techniques* 12 (2). Online verfügbar unter https://journals.lww.com/surgical-laparoscopy/Fulltext/2002/04000/Robotic_Assisted_Adrenalectomy_for_Adrenal.12.aspx.

Yu, Hyeong Won; Chung, Joon Woo; Yi, Jin Wook; Song, Ra-Yeong; Lee, Joon-Hyop; Kwon, Hyungju et al. (2017): Intraoperative localization of the parathyroid glands with indocyanine green and Firefly(R) technology during BABA robotic thyroidectomy. In: *Surgical Endoscopy* 31 (7), S. 3020–3027. https://doi.org/10.1007/s00464-016-5330-y.

Yue, Wenwen; Wang, Shurong; Wang, Bin; Xu, Qingling; Yu, Shoujun; Yonglin, Zhang; Wang, Xiju (2013): Ultrasound guided percutaneous microwave ablation of benign thyroid nodules: safety and imaging follow-up in 222 patients. In: *European Journal of Radiology* 82 (1), e11–6. https://doi.org/10.1016/j.ejrad.2012.07.020.

Zachert, H. (1958): Ein Beitrag zur Kosmetik bei der Strumaoperation. In: *Medizinische Klinik* 53 (3), S. 96–97.

Zaidi, Nisar; Bucak, Emre; Okoh, Alexis; Yazici, Pinar; Yigitbas, Hakan; Berber, Eren (2016): The utility of indocyanine green near infrared fluorescent imaging in the identification of parathyroid glands during surgery for primary hyperparathyroidism. In: *Journal of Surgical Oncology* 113 (7), S. 771–774. https://doi.org/10.1002/jso.24240.

Zanetti, G. (1927): Contributo allo studio dei tumori del pancreas. In: *Archivio per le scienze mediche* 49, S. 505.

Zeiger, Martha A.; Shen, Wen T.; Felger, Erin A. (2013): The Supreme Triumph of the Surgeon's Art': Narrative History of Endocrine Surgery. Berkley, Los Angeles, London: University of California Medical Humanities Press. Online verfügbar unter https://escholarship.org/uc/item/8404t39b, zuletzt geprüft am 09.05.2022.

Zenker, R.; Bedacht, R.; Zimmermann, H. (1966a): Die Bedeutung der Angiographie für die Therapie bei Inselzellgeschwülsten. In: *Münchener medizinische Wochenschrift* 108 (35), S. 1691–1696.

Zenker, R.; Forell, M. M.; Erpenbeck, R. (1966b): Zur Kenntnis eines seltenen, durch ein Pankreasadenom verursachten Krankheitssyndroms. In: *Deutsche medizinische Wochenschrift* 91 (14), S. 634–640.

Zimmer, T.; Stölzel, U.; Bäder, M.; Koppenhagen, K.; Hamm, B.; Buhr, H. et al. (1996): Endoscopic ultrasonography and somatostatin receptor scintigraphy in the preoperative localisation of insulinomas and gastrinomas. In: *Gut* 39 (4), S. 562–568. https://doi.org/10.1136/gut.39.4.562.

Zimmermann, Wilhelm (1951): Die Ausscheidung der 17-Ketosteroide im Harn als Methode zur Beurteilung der Nebennierenrindenaktivität. In: *Klinische Wochenschrift* 29 (21), S. 371. https://doi.org/10.1007/BF01477331.

Zocholl, G.; Kuhn, F. P.; Kraus, W. G.; Wagner, P. (1986): Hochauflösende 7,5-/10-MHz-B-Scan-Sonographie zur Lokalisationsdiagnostik beim Hyperparathyreoidismus. In: *RöFo : Fortschritte auf dem Gebiete der Röntgenstrahlen und der Nuklearmedizin* 144 (4), S. 422–427. https://doi.org/10.1055/s-2008-1048816.

Zollinger, R. M. (1985): Gastrinoma: factors influencing prognosis. In: *Surgery* 97 (1), S. 49–54.

Zollinger, R. M.; Ellison, E. H. (1955): Primary peptic ulcerations of the jejunum associated with islet cell tumors of the pancreas. In: *Annals of Surgery* 142 (4), 709–23; discussion, 724–8.

Zollinger, R. M.; Grant, G. N. (1964): ULCEROGENIC TUMOR OF THE PANCREAS. In: *JAMA* 190, S. 181–184. https://doi.org/10.1001/jama.1964.03070160005001.

Zollinger, Robert M.; Craig, Thomas V. (1960): Ulcerogenic tumors of the pancreas. In: *The American Journal of Surgery* 99 (4), S. 424–432. https://doi.org/10.1016/0002-9610(60)90138-0.

Zornig, C.; Heer, K. de; Koenecke, S.; Engel, U.; Bay, V. (1989): Darstellung des Nervus recurrens bei Schilddrüsenoperationen--Standortbestimmung. In: *Der Chirurg* 60 (1), S. 44–48.

Zornoza, J.; Ordonez, N.; Bernardino, M. E.; Cohen, M. A. (1981): Percutaneous biopsy of adrenal tumors. In: *Urology* 18 (4), S. 412–416. https://doi.org/10.1016/0090-4295(81)90407-6.

Zorron, R.; Bures, C.; Brandl, A.; Seika, P.; Müller, V.; Alkhazraji, M. et al. (2018): Tipps und technische Aspekte zur Durchführung der transoralen endoskopischen Thyreoidektomie mit vestibulärem Zugang (TOETVA): eine neue narbenlose Technik für die Halschirurgie. In: *Der Chirurg* 89 (7), S. 529–536. https://doi.org/10.1007/s00104-018-0658-6.

Zukschwerdt, L.; Bay, V. (1963): Die gezielte Operationstechnik im Nichtendemiegebiet (unter besonderer Berücksichtigung des Adenomproblems). In: *Wiener Medizinische Wochenschrift* 113 (44), S. 823–826.

Zukschwerdt, L.; Bay, V.; Horst, W. (1963): Das toxische Adenom der Schilddrüse. In: *Medizinische Klinik* 58, S. 598–601.

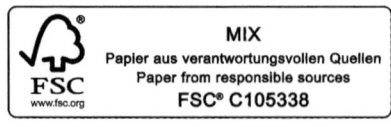

MIX
Papier aus verantwortungsvollen Quellen
Paper from responsible sources
FSC® C105338

If you have any concerns about our products,
you can contact us on
ProductSafety@springernature.com

In case Publisher is established outside the EU,
the EU authorized representative is:
**Springer Nature Customer Service Center GmbH
Europaplatz 3, 69115 Heidelberg, Germany**

Printed by Libri Plureos GmbH
in Hamburg, Germany